实用现代疾病护理

主 编　姜丽燕　倪序美　王晓慧　张景兰　杨淑英

SHIYONG XIANDAI JIBING HULI

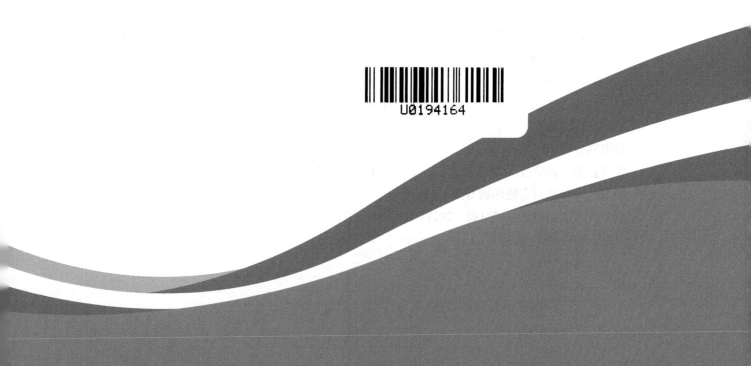

科学技术文献出版社
SCIENTIFIC AND TECHNICAL DOCUMENTATION PRESS
·北京·

图书在版编目（CIP）数据

实用现代疾病护理 / 姜丽燕等主编. —北京：科学技术文献出版社，2017.9
ISBN 978-7-5189-3355-6

Ⅰ . ①实… Ⅱ . ①姜… Ⅲ . ①护理学 Ⅳ . ①R47

中国版本图书馆 CIP 数据核字(2017)第 228980 号

实用现代疾病护理

策划编辑：曹沧晔　　　责任编辑：曹沧晔　　　责任校对：赵　瑗　　　责任出版：张志平

出 版 者	科学技术文献出版社
地　　址	北京市复兴路15号　邮编　100038
编 务 部	(010) 58882938，58882087（传真）
发 行 部	(010) 58882868，58882874（传真）
邮 购 部	(010) 58882873
官方网址	www.stdp.com.cn
发 行 者	科学技术文献出版社发行　全国各地新华书店经销
印 刷 者	南京金陵印刷有限公司
版　　次	2017年9月第1版　2017年9月第1次印刷
开　　本	880×1230　1/16
字　　数	580千
印　　张	18
书　　号	ISBN 978-7-5189-3355-6
定　　价	148.00元

前　言

随着社会的发展和人们生活水平的提高，以人为本成为护理工作的基本原则。人们需要在身心舒适、愉悦的状态下健康生活，这就对护理工作提出了更高、更新的要求，同时也对护理人员提出了新的挑战，并为护理工作者提供了施展才华的广阔空间和发展事业的良好机遇。21世纪是高度信息化、充满竞争、充满生机的知识经济时代，护士有责任利用高科技的发展所带来的机遇，让最新的服务理念与临床实践密切结合，使知识、能力更具有实践价值，使更多的患者受益。

《实用现代疾病护理》内容涵盖了呼吸系统疾病护理、循环系统疾病护理、消化系统疾病护理、内分泌系统疾病护理、神经系统疾病护理。详细阐述了各部分护理理论及实践，内容上力求先进性和科学性，突出实用性，希望能成为临床医师的一本工具书。参编的各位作者紧密结合国家医疗卫生事业的最新进展和护理学的发展趋势，在编写的过程中，参考了大量的护理学书籍和教材，归纳了最新的护理学研究进展，为护理工作增添了新观点和新内容。

由于参与编写的作者较多，写作方式和文笔风格不一，再加上编者时间和篇幅有限，难免存在疏漏和不足之处，望广大读者提出宝贵意见和建议，以便再版时修订，谢谢。

编　者
2017年9月

目 录

第一篇　呼吸系统疾病护理

第二篇　循环系统疾病护理

第三篇 消化系统疾病护理

第四篇　内分泌系统疾病护理

第五篇　神经系统疾病护理

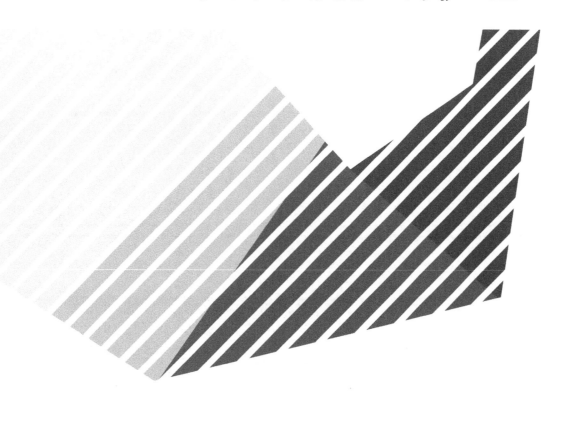

第一篇

呼吸系统疾病护理

第一章

第一章

呼吸系统专科诊疗技术与护理

呼吸是人的基本需要。无论是急性突发性呼吸困难，还是慢性持续性呼吸困难，都会导致机体缺氧而危及生命和健康。护士有责任采取有效措施，掌握改善呼吸功能的护理技术，以解除患者的痛苦，满足患者的需要。

第一节　吸痰法

吸痰法（aspiration）是指经口、鼻腔、人工气道将呼吸道的分泌物吸出，以保持呼吸道通畅，预防吸入性肺炎、肺不张、窒息等并发症的一种方法。临床上主要用于年老体弱、危重、昏迷及麻醉未清醒前等各种原因引起的不能有效咳嗽排痰者。

临床有电动负压吸引器吸痰法和中心吸引装置吸痰法。

一、电动负压吸引器

（一）构造及作用原理

1. 构造　主要由马达、偏心轮、气体过滤器、压力表及安全瓶和储液瓶组成。安全瓶和储液瓶是两个容器，容量为 1 000mL，瓶塞上有 2 根玻璃管，并有橡胶管相互连接。

2. 原理　接通电源后，马达带动偏心轮，从吸气孔吸出瓶内的空气，并由排气孔排出，这样不断地循环转动，使瓶内产生负压，将痰吸出。

（二）用物

（1）电动吸引器 1 台，多头电源插板。

（2）无菌治疗盘内放有盖容器 2 只（分别盛有无菌生理盐水和消毒吸痰管数根，成年人使用 12 ~ 14 号吸痰管，小儿使用 8 ~ 12 号吸痰管，气管插管患者使用 6 号吸痰管），无菌纱布，无菌止血钳或镊子，无菌持物钳置于盛有消毒液瓶内，弯盘。

（3）必要时备压舌板，开口器，拉舌钳，盛有消毒液的玻璃瓶（系于床栏）。

（三）操作方法

（1）检查吸引器各部连接是否完善，有无漏气：接通电源，打开开关，检查吸引器性能，调节负压。一般成年人吸痰负压 0.3 ~ 0.4mmHg（0.040 ~ 0.053kPa），小儿吸痰 0.25 ~ 0.3mmHg（0.033 ~ 0.040kPa），将吸痰管置于水中，试验吸引力，并冲洗皮管。

（2）将患者头部转向护士，并略有后仰：夹取纱布，吸痰管与玻璃接管另一侧连接。

（3）插入吸痰管，其顺序是由口腔前庭→颊部→咽部，将各部吸尽。如口腔吸痰有困难时，可由鼻腔插入（颅底骨折患者禁用），其顺序由鼻腔前庭→下鼻道→鼻后孔→咽部→气管（20 ~ 25cm），将分泌物逐段吸尽。若有气管插管或气管切开时，可由插管或套管内插入，将痰液吸出。昏迷患者可用压舌板或开口器先将口启开，再行吸引。

（4）吸痰时：吸痰管应自下向上，并左右旋转，以吸尽痰液，防止固定一处吸引而损伤黏膜，吸痰管取出后，吸水冲洗管内痰液，以免阻塞。

（5）吸痰中：随时擦净喷出的分泌物，注意观察患者呼吸频率的改变。在吸引过程中，如患者咳嗽厉害，应稍等片刻后再行吸出。

（6）吸毕：关闭吸引器开关，弃吸痰导管于小桶内，吸引胶管玻璃接头插入床栏上盛有消毒液瓶内备用，将患者口腔周围擦净。观察吸出液的量、颜色及性状，必要时做好记录。

（四）注意事项

（1）吸痰前，检查电动吸引器性能是否良好，连接是否正确。

（2）严格执行无菌操作：需分别由鼻、口腔、气管插管或气管套管内吸痰时，应各用1根吸痰管，防止上呼吸道感染播散到下呼吸道。每吸痰1次，更换1次吸痰管。

（3）插管时不可带负压，即反折吸痰管，吸痰动作轻柔，不可上下提插，避免损伤呼吸道黏膜。

（4）一次吸痰时间不应超过15s，吸引器连续使用时间不超过3min。

（5）痰液黏稠时，可使用蒸汽吸入，也可向气管插管或气管套管内滴入生理盐水或化痰药物，使痰稀释便于吸出。所用的吸痰管，其外径不得超过套管口径的1/2。

（6）储液瓶内的吸出液应及时倾倒，不应超过瓶的2/3，以免痰液吸入马达，损坏机器。储液瓶洗净后，应盛少量的水，以防痰液黏附于瓶底，妨碍清洗。

二、中心吸引装置

利用管道通路到达各病室床单位，替代电动吸引器，较为普遍。中心吸引装置吸痰法操作方法如下。

（一）用物

（1）壁挂式吸引器。

（2）治疗盘内放：一次性带盖治疗碗3个（分别盛放试吸液、冲管液和无菌纱布），一次性PE手套，一次性吸痰管。

（二）操作方法

（1）备齐用物，携至床旁，检查壁挂式吸引器各管连接是否正确，吸气管和排气管是否接错。

（2）将吸引器后盖的两个挂孔对准固定在墙上的真空管路插孔挂牢，玻璃接管与吸引器导管连接。

（3）按增加的方向旋动调节手轮，仪器即可接通真空管路的负压。调节负压，一般成人吸痰负压0.04～0.05kPa，小儿0.03～0.04kPa。

（4）向患者解释，以取得合作，将患者的头侧转，面向护士，并略有后仰。戴上PE手套，吸痰管与玻璃接管另一侧连接。

（5）抽吸生理盐水润滑导管前端检查是否通畅，有无漏气，左手反折导管，右手拿取导管前端缓慢插入口、鼻腔，由深部向上提拉，左右旋转，吸净痰液。每次吸痰时间不超过15s，痰多者应间隔3～5min再吸。

（6）每次吸痰完毕，应用无菌生理盐水抽吸冲洗，以防导管被痰液阻塞。

（7）吸毕，关吸引管，按减少的方向把调节手柄旋转，切断瓶内及吸管的负压。

（三）注意事项

（1）吸痰前应检查吸引器效能是否良好，各种连接管连接是否严密、正确。

（2）吸痰时要遵守无菌操作的原则，各种无菌物、导管及无菌水均应定时更换，以防污染呼吸道。

（3）插入导管动作应轻稳，不可用力，减少导管在呼吸道黏膜上拖、拉，采取间断吸引，以保护呼吸道黏膜。

（4）两次吸引之间应重新给患者吸氧，以防血氧过低。发现阵发性咳嗽及心律失常应立即停止吸引。

（姜丽燕）

第二节　氧气吸入疗法

氧是生命活动所必需的物质，如果组织得不到足够的氧或不能充分利用氧，组织的代谢、功能，甚至形态结构都有可能发生异常改变，这一过程称为缺氧。

氧气吸入疗法（oxygen therapy）是指通过给氧，提高动脉氧分压（PaO_2）和动脉血氧饱和度（SaO_2），增加动脉血氧含量（CaO_2），纠正各种原因造成的缺氧状态，促进组织的新陈代谢，维持机体生命活动的一种治疗方法。

一、供氧装置

现在临床常用的供氧装置是中心供氧装置。供应站总开关控制，各用氧单位配氧气表，打开流量表即可使用。此法迅速、方便。

目前，也有一些基层医院或室外临时救护所不具备中心供氧的条件，可以选择氧气筒供氧，配备氧气压力装置表。

二、供氧方法

1. 双侧鼻导管给氧法　将双侧鼻导管插入鼻孔内约1cm，导管环固定稳妥即可。此法比较简单，患者感觉比较舒服，容易接受，因而是目前临床上常用的给氧方法之一。

2. 面罩法　将面罩置于患者的口鼻部供氧，用松紧带固定，再将氧气接管连接于面罩的氧气进孔上，呼出的气体从面罩两侧孔排出。由于口、鼻部都能吸入氧气，效果较好。调节氧流量每分钟6～8L。可用于病情较重、氧分压明显下降者。

3. 头罩法　将患者头部置于头罩里，罩面上有多个孔，可以保持罩内一定的氧浓度、温度和湿度。头罩与颈部之间要保持适当的空隙，防止二氧化碳潴留及重复吸入。此法主要用于小儿。

4. 氧气枕法　氧气枕是一长方形橡胶枕，枕的一角有一橡胶管，上有调节器可调节氧流量，氧气枕充入氧气，接上湿化瓶即可使用。此法可用于家庭氧疗、危重患者的抢救或转运途中，以枕代替氧气装置。

三、供氧浓度

空气中的氧含量为20.93%，为达到治疗效果，吸入氧气的浓度必须高于空气中的氧气浓度。吸氧浓度可通过以下公式换算：

吸入氧浓度% = 21 + 4 × 氧流量（L/min）

氧气用量依病情而定，给氧浓度取决于缺氧状态，用鼻导管，成人轻度缺氧者，一般每分钟1～2L；中度缺氧者每分钟2～4L；重度缺氧者每分钟4～6L。对于缺氧伴有二氧化碳潴留的患者，应控制氧流量每分钟1～2L，以改善缺氧，同时又可避免二氧化碳潴留加重。对重度缺氧，不伴有二氧化碳潴留的患者，吸入氧浓度不需加以控制，通常达35%以上。高浓度吸氧时，常用间断给氧，如持续给氧的时间超过24h，则浓度不超过60%为宜，以防发生氧中毒。

四、注意事项

（1）用氧前，检查氧气装置有无漏气，是否通畅。

（2）严格遵守操作规程，注意用氧安全，切实做好"四防"，即防震、防火、防热、防油。

（3）使用氧气时，应先调节流量后应用。停用氧时，应先拔出导管，再关闭氧气开关。中途改变流量，先分离鼻导管与湿化瓶连接处，调节好流量再接上。以免一旦开关出错，大量氧气进入呼吸道而损伤肺部组织。

（4）用氧过程中，注意观察患者脉搏、血压、精神状态、皮肤颜色、呼吸方式等情况有无改善，衡量氧疗效果，同时可监测动脉血气分析判断疗效，根据变化及时调整用氧浓度。

（5）常用湿化液有蒸馏水：急性肺水肿用 20% ~30% 乙醇，具有降低肺泡内泡沫的表面张力，使肺泡泡沫破裂、消散，改善肺部气体交换，减轻缺氧症状的作用。

（姜丽燕）

第三节　吸入疗法

一、氧气驱动雾化吸入

氧气驱动雾化吸入疗法是临床上一种较好的祛痰、消炎、局部用药手段。具有操作简单、药物直达病灶、局部病灶药物浓度高、安全性好、不良反应小等优点。

（一）原理

基本原理是利用高速氧气流通过毛细管口并在管口产生负压，将药液由相邻的管口吸出，所吸出的药液又被毛细管口高速的氧气流撞击成细小的雾滴，成气雾状喷出，随患者呼吸进入呼吸道而达到治疗的作用。

（二）目的

（1）治疗呼吸道感染，消除炎症，稀释痰液以有利于痰液的排出，治疗急、慢性呼吸道炎症。

（2）解痉平喘，改善通气功能，用于治疗哮喘。

（三）用物准备

1. 必备物品　如下所述。

（1）雾化吸入器 1 套。

（2）吸氧装置 1 套：吸氧装置和湿化瓶（不装水）。

（3）10mL 注射器：用于抽吸药液。

（4）药品：按医嘱备药。

2. 常用药物及其作用　如下所述。

（1）湿化祛痰药：如 α - 糜蛋白酶 2.5 ~5.0mg 加生理盐水 10mL 稀释后应用。

（2）支气管扩张药：如异丙肾上腺素 0.25 ~0.50mg 加生理盐水 5 ~10mL；0.5% 非布丙醇加生理盐水 10mL；地塞米松 2 ~5mg 加生理盐水 5 ~10mL。

（3）抗生素类药：常用药物有青霉素和庆大霉素。青霉素每次 5 万 ~10 万 IU，加生理盐水 5 ~10mL，注意应在皮试阴性的情况下应用；庆大霉素每次 4 万 ~8 万 IU，加生理盐水 10mL，以达到控制炎症的功效。

（四）操作方法

（1）按医嘱抽取药液，用蒸馏水稀释或溶解药物在 10mL 以内，注入雾化器的储液罐内。

（2）将雾化器储液罐与入管口旋紧连接，然后下端再与氧气装置的延长导管相连，注意连接应紧密，防止漏气。

（3）将洁净的口含嘴取出，与雾化器的吸入管口相连。

（4）调节氧气装置，储液罐有雾化液气体出现，下端无药液漏出，即雾化器安装完毕。

（五）注意事项

（1）在治疗前护士应详细介绍雾化吸入疗法的意义和方法、时间、效果及如何正确地配合，以达到最佳的治疗效果。

（2）操作时先检查雾化器各部件连接是否良好，有雾气出现时再让患者吸入。初次做此治疗，应教会患者使用方法：嘱患者漱口以清洁口腔，取舒适体位，最好采用半坐位或坐位，患者手持雾化器，用口完全含住雾化器吸嘴，紧闭口唇，用持雾化器的手堵住雾化器的开放端口，同时深吸气，可使药液充分达到支气管和肺内，吸入雾化液气后再屏气 1 ~ 2s，效果更好。

（3）吸入时间不宜过长，一般为 15 ~ 20min，氧流量不宜过大。

（4）治疗完毕，取下雾化器，关闭氧气，清理用物，协助患者漱口。每次要将储液罐、吸入管口、口含嘴冲洗干净，消毒后再用冷开水洗净，使患者能得到更好的休息。

二、超声雾化吸入

超声波雾化器是应用超声波声能，将药液变成细微的气雾，由呼吸道吸入，达到治疗目的，其特点是雾量大小可以调节，雾滴小而均匀，药液随着深而慢的吸气被吸入终末支气管及肺泡。又因雾化器电子部分能产热，对雾化液有加温作用，使患者吸入温暖、舒适的气雾。

（一）超声波雾化器的结构

（1）超声波发生器：通电后输出高频电能。雾化器面板上操纵调节器有电源开关、雾化开关、雾量调节旋钮、指示灯及定时器。

（2）水槽与晶体换能器：水槽盛冷蒸馏水，其底部有一晶体换能器，接收发生器输出的高频电能，将其转化为超声波声能。

（3）雾化罐（杯）与透声膜：雾化罐盛药液，其底部是一半透明的透声膜，声能可透过此膜与罐内药液作用，产生雾滴喷出。

（4）螺纹管和口含嘴（或面罩）。

（二）原理

当超声波发生器输出高频电能，使水槽底部晶体换能器转换为超声波声能，声能振动并透过雾化罐底部的透声膜，作用于雾化罐内的液体，破坏了药液的表面张力和惯性，使药液成为微细的雾滴，通过导管随患者吸气而进入呼吸道。

（三）目的

（1）消炎、镇咳、祛痰。

（2）解除支气管痉挛，使气道通畅，改善通气功能。

（3）在胸部手术前后，预防呼吸道感染。

（4）配合人工呼吸做呼吸道湿化或间歇雾化吸入药物。

（5）应用抗癌药物治疗肺癌。

（四）使用方法

（1）接上电源，雾化储液罐与雾化器连接。

（2）将待吸入的药物放入储液罐。

（3）打开雾化器上的开关，嘱患者深呼气至残气位，张开口腔，张口咬住喷嘴，缓慢深吸气到肺总量时可屏气 4 ~ 10s，注意吸气时盖住储液罐上端开口，呼气时打开。

（4）持续雾化时间 10 ~ 15min。

（五）注意事项

（1）使用前，先检查机器各部有无松动、脱落等异常情况。机器和雾化罐编号要一致。

（2）水槽底部的晶体换能器和雾化罐底部的透声膜薄而质脆，易破碎，应轻按，不能用力过猛。

（3）水槽和雾化罐切忌加温水或热水。

（4）特殊情况需连续使用，中间须间歇 30min。

（5）每次使用完毕，将雾化罐和"口含嘴"浸泡于消毒溶液内 60min。

（姜丽燕）

第四节　胸腔穿刺术

胸腔穿刺的目的是抽取胸腔积液送检，明确胸腔积液的性质，协助诊断；排除胸腔积液或积气，缓解压迫症状，避免胸膜粘连增厚；胸腔内注射药物，辅助治疗。适用于胸腔积液性质不明者；大量胸腔积液或气胸者；脓胸抽脓灌洗治疗或恶性胸腔积液者。

一、术前准备

1. 患者准备　向患者解释操作的目的、术中可能产生的不适及注意事项。消除患者的紧张情绪，使其积极配合。穿刺部位经直接叩诊，或结合 X 线、超声检查确定。胸腔积液者，其穿刺点在患侧肩胛下第 7～9 肋间隙或腋中线 6～7 肋间隙；气胸者，取患侧锁骨中线第 2 肋间隙进针。

2. 用物准备　常规消毒治疗盘一套，无菌胸腔穿刺包（内有胸腔穿刺针或气胸针和与之相连的胶管、5mL 和 50mL 的注射器、7 号针头、血管钳、洞巾、纱布），1% 普鲁卡因或 20% 利多卡因针剂，1∶1 000 肾上腺素，无菌手套，无菌试管，量杯等。

二、术中配合

1. 体位　协助患者反坐靠背椅上，双臂平放于椅背上缘；危重患者取半卧位，上臂支撑头颈部，使肋间隙增宽。

2. 方法　常规消毒穿刺点皮肤，术者戴手套、铺洞巾，护士用胶布固定洞巾两上角，以防滑脱；打开利多卡因，供医生抽吸药液，进行逐层浸润麻醉直达胸膜。术者左手示指和拇指固定穿刺部位的皮肤和肋间，右手持穿刺针（将与之相连的胶管用血管钳夹紧），沿局麻处肋骨上缘缓慢刺入胸壁直到胸膜，将 50mL 注射器接上胶管，松开止血钳，抽取胸腔积液或气体，针筒抽满后再次用血管钳夹紧胶管，然后取下注射器，将液体注入弯盘中。术毕拔出穿刺针，穿刺点消毒后覆盖无菌纱布，稍用力压迫穿刺部位片刻，用胶布固定。

3. 术中的护理要点　操作中密切观察患者的脉搏、面色等变化，以判断患者对穿刺的耐受性。注意询问患者有无异常的感觉，如患者有任何不适，应减慢或立即停止抽吸。抽吸时，若患者突觉头晕、心悸、面色苍白、脉细、四肢发凉，提示患者可能出现"胸膜反应"，应立即停止抽吸，协助患者平卧，密切观察血压，防止休克。

三、术后护理

（1）嘱患者半卧位或平卧位休息，观察呼吸、脉搏、血压等；注意观察穿刺点有无渗血或液体流出；注入药物者，嘱患者转动体位，以便药液在胸腔内混匀，并观察患者对注入药物的反应。

（2）记录抽出液体的色、质、量，及时送检标本。

四、注意事项

（1）每次抽液、抽气时不宜过快、过多，以防胸腔内压骤然下降，发生肺水肿、循环障碍或纵隔移位等意外。首次抽液量不宜超过 600mL，之后每次抽液量不宜超过 1 000mL，诊断性抽液 50～100mL 即可。

（2）按需要留取胸腔积液标本，如需要，再注射药物。

（3）严格无菌操作。

（姜丽燕）

第五节　胸腔闭式引流术

胸腔闭式引流指将胸膜腔内的气体或液体引流到体外，且引流系统与大气不相通。其主要目的是将胸膜腔内的气体或液体排出；重建胸膜腔内负压，促使肺复张；平衡胸腔两侧压力，预防纵隔移位及肺萎陷。

一、适应证

无严格量化指标，近年来指征已放宽，其适应原则主要有：
（1）自发性气胸，肺压缩 >50% 者。
（2）外伤性血、气胸，尤其外伤较重者便于连续观察引流情况，以便及时处理。
（3）大量或持续胸腔积液，需要彻底引流，便于诊断治疗者。
（4）脓胸早期彻底引流，以利于炎症消散、肺复张。
（5）胸内手术后的引流。

二、禁忌证

（1）非胸腔内积气或积液肺大疱、肺囊肿等。
（2）出血性疾病、接受抗凝治疗者。
（3）精神疾病或不合作者。
（4）局部皮肤感染者。

三、并发症

（1）麻醉药过敏严重时可引起休克。
（2）胸膜反应头晕、面色苍白、出汗、心悸、胸部压迫感或剧痛、昏厥等。
（3）切口感染可导致胸腔感染。
（4）出血可能导致血胸。

四、胸腔引流管的安置部位

插管部位通常选择在患侧胸部锁骨中线第 2 肋间或腋前线第 4~5 肋间。可依据体征及胸部 X 线检查结果确定。如果为局限性气胸则需经 X 线检查定位后选择最佳插管部位。对于并发胸腔积液较多的气胸，插管的部位应选择在气液交界面，以利于排气同时排液。

五、胸腔引流的装置

传统的胸腔闭式引流装置有 3 种，即单瓶、双瓶、三瓶。目前，各种一次性使用的塑料胸腔引流装置已被临床广泛应用。

单瓶水封系统：胸腔闭式引流瓶内装无菌生理盐水 500mL。"水封"是指瓶内的水封绝了空气，使空气不能穿透水面，只能将空气从胸膜腔内引出而不能使空气由长管进入胸膜腔。瓶盖上有 2 个孔，其中一个插有长管上连胸腔引流管、下端插至水面下 1~2cm，将胸膜腔压力维持在 10~20Pa 以下；另一个孔保持瓶内空间与大气相通作为空气通路，由胸膜腔引流出的气体浮出水面后经此孔排出。一般情况下，瓶内长管中的水柱高出水平面 8~10cm，并随呼吸上下波动。

六、护理

1. 引流 如下所述。
（1）用物准备：治疗盘 1 套、胸腔穿刺包、胸腔穿刺针、引流瓶、无菌手套、5mL 注射器 1 支、垫巾、缝线、聚维酮碘、药品（2% 利多卡因 10mL，0.9% 盐水 500mL，遵医嘱准备药物）、止血钳 2 把。
（2）操作过程
1）向患者解释引流的目的和注意事项。
2）配合医生，严格执行无菌操作。

3）皮肤切口处要求缝合严密并固定，以免发生漏气或引流管脱出。

4）打开无菌胸腔引流瓶，倒入无菌生理盐水，使长管在液面下 3~4cm，妥善固定。并在引流瓶的水位线上注明日期、时间和液量。

5）完善护理记录：核对患者→说明目的→备齐用物→摆好体位→置入胸管→连接引流瓶→保持通畅→妥善固定→注意观察。

（3）注意事项

1）保持管道密闭，任何一处有空气进入胸膜腔都会产生正压导致肺萎陷或纵隔移位，因此要确保引流系统的密闭性。胸腔置管处以无菌敷料包盖严密。

2）引流系统所有接头要连接紧密、固定妥善，随时检查引流装置是否密闭及引流管有无脱落，患者每一次改变体位时都要查看。

3）若引流管自胸腔滑脱，立即用手封闭伤处皮肤，消毒处理后以凡士林纱布封闭伤口，并协助医师进一步处理。

4）若引流管连接处脱落或引流瓶损坏，应立即用两把止血钳双重夹闭胸腔闭式引流管，更换引流装置。

5）搬动患者或更换引流瓶时，双重夹闭引流管以防空气进入胸腔。

6）瓶内长管浸入水下 3~4cm，引流瓶始终保持直立。

7）自胸膜腔内引流出的气体进入引流瓶会产生气泡，间歇性气泡是正常的，若呼气及吸气时均产生持续性气泡，提示可能有空气渗入引流系统或胸膜腔，应立即找出渗漏点并修补，若引流系统无渗漏点但却有快速的气泡，提示发生了相当大的空气漏失（如支气管胸膜瘘），立即通知医师采取措施预防肺萎陷、纵隔偏移及皮下气肿。

2. 保持引流管通畅　胸腔闭式引流主要靠重力引流，有效保持引流通畅的方法有以下几种。

（1）患者通常取半卧位，使胸腔容积增大，有利于呼吸及引流。若患者能躺向插管一侧，应密切观察勿躺在引流管上，以防压迫或扭曲胸管；侧躺时可在胸管两侧垫以折叠的毛巾以防胸管受压。

（2）经常查看引流管路是否通畅，保证胸管无扭曲或受到压迫、无血凝块堵塞等情况。观察引流管是否通畅的最简单方法是观察引流瓶内是否有气体排出及水封瓶中水柱波动情况。术后初期，水柱波动范围较大，但随着胸膜腔内气体或液体的排出，残腔缩小，水封瓶中水柱波动范围也逐渐缩小。当水封瓶中水柱停止波动时，应根据患者情况及体征，必要时可行胸透和胸部拍摄 X 线片，以确定引流管是否被血块、脓块等堵塞，是否被胸带、敷料或缝线压迫扭曲。怀疑引流管有梗阻时，可通过挤压、旋转等方法解除梗阻，并嘱患者咳嗽、深呼吸，如以上方法均不能恢复其波动，应及时通知医师处理。

（3）使用胸腔闭式引流时，应鼓励患者深呼吸和咳嗽，不仅能清除支气管分泌物，还能促进肺扩张、促使胸膜腔内气体或液体排出。患者早期下床活动时，要妥善携带胸腔闭式引流装置。

3. 严格无菌操作，防止逆行感染　如下所述。

（1）引流装置应保持无菌，水封瓶内装无菌生理盐水，更换引流瓶或其他连接管时应遵守无菌原则。

（2）保持胸壁引流口处敷料清洁、干燥，一旦渗湿，及时更换。

（3）引流瓶应低于胸壁引流口平面 60~100cm，搬运患者时应夹闭管路，以防瓶内液体反流回胸膜腔。

（4）按规定时间更换引流瓶及引流瓶内的液体（液体最长不超过 24h），更换时严格无菌操作。

4. 观察记录　如下所述。

（1）注意观察长管中水柱波动，因为水柱波动的幅度反映无效腔及胸膜腔内负压的大小。一般情况下，水柱上下波动 4~6cm。若波动过高可能存在肺不张；若无波动提示引流管不畅或肺已完全扩张；若患者出现胸闷气促、气管向健侧偏移等肺受压的症状，应怀疑为引流管被血块阻塞，立即通知医生处理。

（2）观察引流液体的量、性质、颜色等，准确记录：胸腔手术后第一个 24h 的引流量通常为 200~500mL。术后引流液多为血性，但若数小时后引流液仍为血性或血性引流液停止后再次出现，应考虑患者胸腔内可能发生快速的出血，要立即通知医师处理。

5. 拔管　如下所述。

（1）一般置管引流 48～72h 后，临床观察无气体溢出或引流量明显减少且颜色变浅，24h 引流液 < 50mL，脓液 <10mL，患者无呼吸困难，听诊患侧呼吸音正常（肺叶切除术后例外），X 线胸片示肺膨胀良好、胸膜腔内无积液积气，即可拔管。

（2）拔管时患者可坐在床边或躺在健侧，嘱患者先深吸一口气，在吸气末迅速拔除引流管，立即用凡士林纱布和厚敷料封闭胸部伤口，外加包扎固定。

（3）拔管后观察患者有无胸闷、呼吸困难、伤口漏气、渗液、出血、皮下气肿等，如有异常及时通知医师处理。

（姜丽燕）

第六节　纤维支气管镜检查

纤维支气管镜是一种由光导玻璃纤维束制成的可以弯曲的支气管内镜，它具有管径细、视镜弯曲度可调节和视野范围大等优点，能够直接观察气管、支气管、肺段及亚肺段支气管，便于做支气管黏膜的刷检和活检、经支气管肺活检和肺泡灌洗，目前已成为呼吸系统疾病诊断及治疗的重要工具。

纤维支气管镜检查的目的是为了确定侵犯气管、支气管病变的部位和范围，明确肺部疾病的病理和细胞学诊断；清除阻塞气道的分泌物或气管内异物，也可进行气管、支气管内的介入治疗等。

一、术前准备

1. 患者准备　向患者说明检查的目的，操作过程及有关配合注意事项，消除紧张情绪，取得配合。拍摄胸片，检测肝功能、血小板出凝血时间，行心电图检查。术前禁食水 4h，术前 30min 肌内注射阿托品 0.5mg，地西泮 10mg。有活动义齿者应取下。检查前要询问有无药物过敏史。

2. 用物准备　纤维支气管镜、冷光源、活检钳、细胞刷、负压吸引器、吸氧装置、氧气、鼻导管、注射器、纱布、治疗巾、防护眼罩、防护服、无菌手套、标本瓶、玻璃刷片、2% 利多卡因、肾上腺素、生理盐水。

二、术中配合

（1）麻醉：先以 2% 利多卡因 5mL 雾化吸入和咽喉部喷雾局麻。以 2% 利多卡因喷入一侧鼻孔，然后以 1%～2% 麻黄碱溶液浸泡的棉签收缩该侧的鼻甲黏膜，充分麻醉鼻腔黏膜和收缩鼻黏膜血管。

（2）嘱患者全身放松，平静呼吸，检查者在直视下循腔插入，先检查健侧，后检查患侧。

（3）根据需要配合医生做好吸引、活检、治疗等，标本采集后立即固定送检。

（4）术中严密观察病情变化。

三、术后护理

（1）术后禁食水 2h，2h 后进温凉流质或半流质饮食为宜。

（2）术后 0.5h 内减少说话，使声带得到休息。鼓励患者咳出痰液或血液，术后少量咯血属正常现象，应向患者解释勿使其产生紧张心理。

（3）检查后如有声嘶或咽喉部疼痛，给予雾化吸入。

（4）密切观察患者有无发热、胸痛，观察呼吸道出血情况，若为痰中带血丝，不需特殊处理，当出血较多时，及时通知医生，发生大咯血时配合抢救。

（5）及时留取痰标本送检。

四、注意事项

（1）患者因麻醉术后咽喉部可能有不适感，2h 后如需进食水，应逐渐尝试进行，可先小口饮水，吞咽顺利、无呛咳方能进食。

（2）经气管镜活检的患者应注意咯血及气胸等并发症出现，如咯血不止或有胸闷、气短、呼吸困难等症状，应及时报告医生，立即处理。

（3）少数患者在做完纤维支气管镜后，可能出现继发感染、发热、咳嗽、痰多等情况，可酌情应用抗生素治疗。

（4）严格无菌操作。

（姜丽燕）

第七节　动脉血气分析

动脉血气分析能客观反映呼吸衰竭的性质和程度，是判断有无缺氧和二氧化碳潴留的最可靠方法。对指导氧疗、机械通气各种参数的调节以及酸碱和电解质失衡均有重要意义。适用于各种疾病、创伤或手术发生呼吸衰竭、心肺复苏后、急慢性呼吸衰竭，以及机械通气的患者。

一、术前准备

1. 患者准备　向患者说明穿刺的目的和注意事项。让患者取坐位或卧位，以方便采血和舒适为宜。充分暴露采血部位。

2. 物品准备　一次性血气针（无须备肝素溶液）或 2mL 无菌注射器，皮肤消毒液，无菌消毒棉签，橡皮塞，肝素稀释液等。

二、术中配合

（1）用 2mL 无菌注射器抽吸肝素钠稀释溶液 1～2mL，来回抽动针芯，使肝素溶液与注射器充分接触，然后排净注射器内的肝素钠溶液和空气（如一次性血气针则无须抽吸肝素溶液）。

（2）选择动脉血管，一般选择股动脉、桡动脉或肱动脉为穿刺部位，先用手指摸清动脉的搏动、走向和深度；常规消毒穿刺部位皮肤及操作者触摸动脉的手指（一般为左手中指和示指）；用左手示指和中指固定动脉，右手持注射器与皮肤呈 30°～45°角穿刺为宜，若取股动脉等深动脉穿刺，则需垂直进针，当见有血液自动流入针管内则穿刺成功，采血 1～2mL 即可。

（3）拔出针头后，立即用消毒干棉签压迫穿刺处，操作者迅速将针头斜面刺入橡皮塞，用手旋转注射器数次，使血液和肝素溶液充分混匀。

三、术后护理

（1）采集后立即送检，详细填写化验单，注明采血时间、吸氧方法及浓度、患者体温、机械通气参数等。

（2）拔出针头后，立即用消毒干棉签压迫穿刺处，请第二人继续按压 5min 以上。

四、注意事项

（1）采血前了解患者诊断，如有经血液传染的传染病患者，操作人员要做好保护措施。

（2）尽量保持患者情绪稳定，因为患者紧张、恐惧、剧烈活动或明显气喘均可影响检查结果。

（3）防止空气进入标本中，如有气泡立即排出，以免影响检查结果。

（4）避免反复穿刺引起局部皮下瘀血。如抽出血液为暗红色，应警惕为静脉血。

（5）如有凝血机制障碍者，应延长按压时间。

（6）严格无菌操作。

（姜丽燕）

第二章

呼吸系统常见症状的护理

第一节　咳嗽与咳痰

一、定义

咳嗽是呼吸系统最常见的症状之一。咳嗽是一种反射性防御动作，通过咳嗽可以有效清除呼吸道内分泌物和进入气道内的异物。咳嗽是由于延髓咳嗽中枢受刺激引起的。但咳嗽也有不利的一面，它可使呼吸道内感染扩散，剧烈的咳嗽可导致呼吸道出血，甚至诱发自发性气胸等。因此若长期、频繁、剧烈咳嗽影响工作、休息，则为病理状态。

咳痰是气管、支气管的分泌物或肺泡内的渗出液，借助咳嗽将其排出称为咳痰。

二、护理评估

1. 病因评估　如下所述。

（1）呼吸道疾病：从鼻咽部至小支气管整个呼吸道黏膜受到刺激时，可引起咳嗽。咽喉炎、喉结核、喉癌等可引起干咳，气管–支气管炎、支气管扩张、支气管哮喘、支气管内膜结核可引起咳嗽各种物理（包括异物）、化学过敏因素对气管、支气管的刺激可引起咳嗽肺部细菌、结核菌、真菌、病毒、支原体或寄生虫感染以及肺部肿瘤均可引起咳嗽和（或）咳痰。呼吸道感染是引起咳嗽、咳痰最常见的原因。

（2）胸膜疾病：如各种原因所致的胸膜炎、胸膜间皮瘤、自发性气胸或胸腔穿刺等均可引起咳嗽。

（3）心血管疾病：当二尖瓣狭窄或其他原因所致左心衰竭引起肺瘀血、肺水肿，或因右心及体循环静脉栓子脱落引起肺栓塞时，肺泡及支气管内漏出物或血性渗出物，刺激肺泡壁及支气管黏膜，引起咳嗽。

（4）中枢神经因素：从大脑皮质发出冲动传至延髓咳嗽中枢，可随意引致咳嗽或抑制咳嗽反射，脑炎、脑膜炎时也可出现咳嗽。

2. 症状评估　如下所述。

（1）咳嗽的性质：咳嗽无痰或痰量甚少，称干性咳嗽，见于急性或慢性咽喉炎、急性支气管炎初期、喉癌、气管受压、支气管异物、支气管肿瘤、原发性肺动脉高压、二尖瓣狭窄以及胸膜炎等；咳嗽伴有痰液称湿性咳嗽，见于慢性支气管炎、肺炎、支气管扩张、肺脓肿和空洞型肺结核等。

（2）咳嗽的时间和节律：突然出现的发作性咳嗽，常见于吸入刺激性气体所致急性咽喉炎、气管与支气管异物、百日咳、气管或支气管分叉部受压迫等，少数支气管哮喘也可表现为发作性咳嗽。长期慢性咳嗽，多见于慢性呼吸道疾病，如慢性支气管炎、支气管扩张、慢性肺脓肿、肺结核等。此外，慢性支气管炎、支气管扩张和肺脓肿等病，咳嗽往往于清晨或夜间变动体位时加剧，并伴咳痰。左心衰竭、肺结核夜间咳嗽明显。

（3）咳嗽的音色：指咳嗽声音的特点。咳嗽声音嘶哑，多见于声带炎、喉炎、喉结核、喉癌和喉返神经麻痹等；金属音调咳嗽，见于纵隔肿瘤、主动脉瘤或支气管癌压迫气管；鸡鸣样咳嗽，表现为连续阵发性剧咳伴有高调吸气回声，多见于百日咳、会厌、喉部疾患或气管受压；咳嗽声音低微或无声，见于严重肺气肿、极度衰弱或声带麻痹患者。

（4）痰的性质和量：痰的性质可分为黏液性、浆液性、脓性和血性等。黏液性痰多见于急性支气管炎、支气管哮喘及大叶性肺炎的初期，也可见于慢性支气管炎、肺结核等。浆液性痰见于肺水肿。脓性痰见于化脓性细菌性下呼吸道感染。血性痰是由于呼吸道黏膜受侵害、损害毛细血管或血液渗入肺泡所致。急性呼吸道炎症时痰量较少，痰量增多常见于支气管扩张、肺脓肿和支气管胸膜瘘，且排痰与体位有关，痰量多时静置后出现分层现象：上层为泡沫、中层为浆液或浆液脓性、下层为坏死组织。恶臭痰提示有厌氧菌感染。铁锈色痰为典型肺炎球菌肺炎的特征；黄绿色或翠绿色痰，提示铜绿假单胞菌感染；痰白黏稠且牵拉成丝难以咳出，提示有真菌感染；大量稀薄浆液性痰中含粉皮样物，提示棘球蚴病（包虫病）；粉红色泡沫痰是肺水肿的特征。日咳数百或上千毫升浆液泡沫样痰，应考虑弥漫性肺泡癌的可能。

3. 心理 - 社会状况　评估患者的精神状况、情绪状态，有无疲乏、失眠、焦虑、抑郁、情绪不稳、注意力不集中等，以及患病以来对生活、学习、工作的影响和程度。

三、护理措施

1. 环境　提供整洁、舒适的病房环境，减少不良刺激，尤其避免尘埃和烟雾的刺激。保持室内空气新鲜、洁净，经常开窗通风，保持室内适宜的温度（18 ~ 22℃）和湿度（50% ~ 70%）。

2. 饮食　给予高蛋白、高维生素饮食，避免油腻辛辣等刺激性食物。适当补充水分，一般饮水1 500mL/d以上，使呼吸道黏膜湿润和修复，利于痰液稀释和排出。

3. 促进有效排痰　如下所述。

（1）指导患者有效咳嗽：适用于神志清醒能咳嗽的患者，有效咳嗽的方法为患者取舒适的坐位或卧位，先行5~6次深而慢的呼吸，于深吸气末屏气，身体前倾，做2~3次短促咳嗽，将痰液咳至咽部，再迅速用力将痰咳出。或用自己的手按压上腹部，帮助咳嗽。或患者取仰卧屈膝位，可借助膈肌、腹肌收缩增加腹压，有效咳出痰液。

（2）湿化和雾化疗法：适用于痰液黏稠不易咳出者，目的是湿化气道、稀释痰液。常用的湿化剂有蒸馏水、生理盐水、低渗盐水。临床上常在湿化剂中加入药物（如痰溶解剂、支气管舒张剂、激素等）以雾化的方式吸入，以达到祛痰、消炎、止咳、平喘的作用。但在气道湿化时应注意以下几点。

1）防止窒息：干结的分泌物湿化后膨胀易阻塞支气管，应帮助患者翻身、拍背、及时排痰，尤其是体弱、无力咳嗽者。

2）避免湿化过度：过度湿化有利于细菌生长，加重呼吸道感染，还可引起气道黏膜水肿、狭窄、阻力增加，甚至诱发支气管痉挛，严重时可导致体内水潴留，加重心脏负荷。要注意观察患者的情况，湿化时间不宜过长，一般以10~20min为宜。

3）控制湿化温度：温度过高引起呼吸道灼伤，温度过低可致气道痉挛、寒战反应，一般应控制湿化温度在35~37℃。

4）防止感染：定期进行装置、病房环境消毒，严格无菌操作。

5）观察各种吸入药物的不良反应，激素类药物吸入后应指导患者漱口，避免霉菌性口腔炎发生。

（3）胸部叩击与胸壁震荡：适用于久病体弱、长期卧床、排痰无力的患者，禁用于未经引流的气胸、肋骨骨折及有病理性骨折史、咯血、低血压及肺水肿等患者。

1）胸壁叩击法：患者取侧卧位或在他人协助下取坐位，叩击者右手的手指指腹并拢，使掌侧呈杯状，以手腕力量，由肺底自下向上、由外向内、迅速而有节律的叩击胸壁，震动气道，每一肺叶叩击1~3min，120~180次/分，叩击时发出一种空而深的拍击音则表明手法正确。

2）胸壁震荡法：操作者双手掌重叠，并将手掌置于欲引流的胸廓部位，吸气时，手掌随胸廓扩张慢慢抬起，不施加任何压力，从吸气末开始，在整个呼气期手掌紧贴胸壁，施加一定压力并做轻柔的上下抖动即快速收缩和松弛手臂和肩膀（肘部伸直），以震荡患者胸壁 5～7 次，每一部位重复 6～7 个呼吸周期。震荡法只在呼气末进行，且紧跟叩击后进行。

操作力度、时间和病情观察：力量适中，以患者不感到疼痛为宜，每次叩击和（或）震荡时间以 5～15min 为宜，应安排在餐后 2h 至餐前 30min 完成，操作时要注意观察患者的反应。

操作后护理：在患者休息时，协助患者排痰；做好口腔护理，祛除痰液气味；询问患者的感受，观察痰液情况，复查生命体征、肺部呼吸音及湿啰音变化。

（4）体位引流：该法是利用重力作用使肺、支气管内分泌物排出体外，又称重力引流。适用于支气管扩张、肺脓肿、慢性支气管炎等痰液较多者。禁用于呼吸衰竭、有明显呼吸困难和发绀、近 1～2 周内曾有大咯血史、严重心血管疾病或年老体弱不能耐受者。具体方法见支气管扩张患者的护理。

（5）机械吸痰：适用于无力咳出黏稠痰液、意识不清或排痰困难者。经患者的口、鼻腔、气管插管或气管切开处进行负压吸痰。注意事项：每次吸引时间少于 15s，两次抽吸间隔时间大于 3min；吸痰动作要迅速、轻柔，将不适感降至最低；在吸痰前、中、后适当提高吸入氧的浓度，避免吸痰引起低氧血症；严格无菌操作，避免呼吸道交叉感染。

4. 正确留取痰标本　如下所述。

（1）一般检查应以清晨第一口痰为宜，采集时应先漱口，然后用力咳出气管深处痰液，盛于清洁容器内送检。

（2）细菌培养，需用无菌容器留取并及时送检。

（3）做 24h 痰量和分层检查时，应嘱患者将痰吐在无色广口瓶内，需要时可加少许石炭酸以防腐。

（4）做浓集结核杆菌检查时，需留 12～24h 痰液送检。

5. 健康教育　如下所述。

（1）病情缓解、咳嗽症状消失后，应向患者讲解预防原发病复发的具体措施。

（2）指导患者加强身体锻炼，增加机体所需营养，提高自身的抗病能力，预防疾病。

（3）如原发病复发应及时就诊治疗。

（武铁力）

第二节　咯血

一、定义

咯血是指喉及喉以下呼吸道任何部位的出血，经口腔排出。咯血须与口腔、鼻、咽部出血及上消化道出血引起的呕血相鉴别（表 2-1）。

表 2-1　咯血与呕血的鉴别

鉴别点	咯血	呕血
病因	肺结核、支气管扩张症、肺炎、肺脓肿、肺癌、心脏病等	消化性溃疡、肝硬化、急性胃黏膜病变、胆管出血、胃癌等
出血前症状	喉部痒感、胸闷、咳嗽等	上腹不适、恶心、呕吐等
出血方式	咯出	呕出，可为喷射状
血色	鲜红	棕红、暗红，有时为鲜红色
血中混有物	痰、泡沫	食物残渣、胃液
反应	碱性	酸性
黑便	无，若咽下血液量较多时可有	有，可为柏油样便，呕血停止后仍持续数日
出血后痰液性状	常有血痰数日	无痰

二、护理评估

1. 病因评估 如下所述。

（1）支气管疾病：常见的有支气管扩张症、支气管肺癌、支气管结核和慢性支气管炎等；较少见的有支气管结石、支气管腺瘤、支气管非特异性溃疡等。

（2）肺部疾病：常见的有肺结核、肺炎、肺脓肿；较少见的有肺瘀血、肺梗死、肺真菌病、肺吸虫病、肺泡炎等。

（3）心血管疾病：较常见的是二尖瓣狭窄。某些先天性心脏病如房间隔缺损、动脉导管未闭等引起的肺动脉高压时，亦可发生咯血。

（4）其他：血液病（如血小板减少性紫癜、白血病、血友病、再生障碍性贫血等），急性传染病（如流行性出血热、肺出血型钩端螺旋体病等），风湿病（如结节性动脉周围炎、系统性红斑狼疮、Wegener肉芽肿、白塞病）或气管、支气管子宫内膜异位症等均可引起咯血。

2. 症状评估 如下所述。

（1）年龄：青壮年咯血多见于肺结核、支气管扩张症、风湿性心瓣膜病（二尖瓣狭窄）等。40岁以上，有长期吸烟史者，要高度警惕支气管肺癌。

（2）咯血量：每天咯血量在100mL以内为小量，100～500mL为中等量，500mL以上（或一次咯血100～500mL）为大量。大量咯血主要见于空洞性肺结核、支气管扩张症和慢性肺脓肿。支气管肺癌咯血主要表现为持续或间断痰中带血，少有大咯血。慢性支气管炎和支原体肺炎咳嗽剧烈时，可偶见痰中带血或血性痰。

（3）颜色和性状：肺结核、支气管扩张症、肺脓肿、支气管结核、出血性疾病，咯血颜色鲜红；铁锈色血痰主要见于肺炎球菌（大叶）性肺炎、肺吸虫病和肺泡出血；砖红色胶冻样血痰主要见于克雷白杆菌肺炎。二尖瓣狭窄肺瘀血咯血一般为暗红色，左心衰竭肺水肿时咯浆液性粉红色泡沫样血痰，并发肺梗死时常咯黏稠暗红色血痰。

（4）伴随症状：常伴有发热、胸痛、咳嗽、脓痰、皮肤黏膜出血、黄疸等。

（5）大咯血窒息先兆：患者出现情绪紧张、面色灰暗、喉头痰鸣、咯血不畅。

（6）大咯血窒息的表现：患者表情恐怖、张口瞠目、大汗淋漓、唇指发绀、意识丧失等。

3. 心理-社会状况 患者一旦咯血，不论咯血量多少，都会情绪紧张、呼吸心跳加快，反复咯血者常有烦躁不安、焦虑、恐惧等心理反应。

三、护理措施

1. 环境 保持病室安静，减少不良刺激。

2. 休息 避免不必要的谈话，减少肺部活动。小量咯血者静卧休息，大量咯血者绝对卧床休息，不宜随意搬动。协助患者取患侧卧位或平卧位头偏向一侧，嘱其尽量将血轻轻咯出，绝对不要屏气，以免诱发喉头痉挛，造成呼吸道阻塞而发生窒息。

3. 饮食 大量咯血者暂禁食，小量咯血者宜进少量凉或温的饮食。多饮水及多食含纤维素食物，保持大便通畅。

4. 用药护理 遵医嘱应用止血药物，如垂体后叶素，并注意观察疗效及不良反应。垂体后叶素有收缩小动脉的作用，故高血压、冠心病及孕妇忌用。注射过快可引起恶心、便意、心悸、面色苍白等不良反应。

5. 防止窒息的护理 发现窒息先兆时，立即通知医生，置患者于侧卧头低足高位，轻拍背部以利血块排出，并尽快用吸引器吸出或用手指套上纱布清除口、咽、鼻部血块，必要时用舌钳将舌牵出，清除积血。及时为患者漱口，擦净血迹，保持口腔清洁、舒适，以免因口腔异味刺激引起再度咯血。床边备好吸痰器、鼻导管、气管插管和气管切开包等急救用品，以便协助医生及时抢救。

6. 心理护理 大咯血患者易产生恐惧、焦虑的心情，应守护在患者身边，安慰患者，轻声、简要解释病情，减轻患者的紧张情绪，消除恐惧感，告知患者心情放松有利止血，并配合治疗。

（武铁力）

第三节　胸痛

一、定义

胸痛是由于胸内脏器或胸壁组织病变引起的胸部疼痛。因痛阈个体差异性大，故胸痛的程度与原发疾病的病情轻重并不完全一致。

二、护理评估

1. 病因评估　如下所述。

（1）胸壁疾病：急性皮炎、皮下蜂窝织炎、带状疱疹等。

（2）心血管疾病：心绞痛、急性心肌梗死、肺梗死等。

（3）呼吸系统疾病：胸膜炎、胸膜肿瘤、自发性气胸、肺炎、急性气管 - 支气管炎、肺癌等。

（4）纵隔疾病：纵隔炎、纵隔肿瘤等。

（5）其他：膈下脓肿、肝脓肿、脾梗死等。

2. 症状评估　如下所述。

（1）发病年龄：青壮年胸痛，多为胸膜炎、自发性气胸、心肌病、风湿性心脏病。老年人则应注意心绞痛与心肌梗死。

（2）胸痛部位：胸壁的炎症性病变，局部可有红、肿、热、痛表现；带状疱疹是成簇的水疱沿一侧肋间神经分布伴神经痛，疱疹不超过体表中线。非化脓性肋骨软骨炎多侵犯第一、第二肋软骨，呈单个或多个隆起，有疼痛但局部皮肤无红肿表现。食管及纵隔病变，胸痛多在胸骨后。心绞痛及心肌梗死的疼痛多在心前区及胸骨后或剑突下。自发性气胸、胸膜炎及肺梗死的胸痛多位于患侧的腋前线及腋中线附近。

（3）胸痛性质：带状疱疹呈刀割样痛或灼痛。食管炎则多为烧灼痛。心绞痛呈绞窄性并有窒息感。心肌梗死则疼痛更剧烈而持久并向左肩和左臂内侧放射。干性胸膜炎常呈尖锐刺痛或撕裂痛。肺癌常有胸部闷痛。肺梗死则表现突然的剧烈刺痛、绞痛，并伴有呼吸困难与发绀。

（4）持续时间：平滑肌痉挛或血管狭窄缺血所导致疼痛为阵发性；炎症、肿瘤、栓塞或梗死所导致疼痛呈持续性。如心绞痛发作时间短暂，而心肌梗死疼痛持续时间很长且不易缓解。

（5）影响疼痛的因素：包括发生诱因、加重与缓解因素。劳累、体力活动、精神紧张可诱发心绞痛。休息、含服硝酸甘油可使心绞痛缓解，而对心肌梗死则无效。胸膜炎和心包炎的胸痛则可因深呼吸与咳嗽而加剧。

（6）伴随症状：胸痛伴吞咽困难者提示食管疾病（如反流性食管炎）。伴有咳嗽或咯血者提示为肺部疾病，可能为肺炎、肺结核或肺癌。伴随呼吸困难者提示肺部较大面积病变，如大叶性肺炎或自发性气胸、渗出性胸膜炎，以及过度换气综合征。

3. 心理 - 社会评估　胸痛发作时，患者常烦躁不安、坐卧不宁，因对疾病的担心而情绪抑郁、焦虑甚至恐惧，而影响休息和睡眠。

三、护理措施

1. 一般护理　保持病房环境安静、舒适，协助患者采取舒适的体位，部分患者采取患侧卧位，以减少胸壁与肺的活动，缓解疼痛。

2. 对症护理　指导患者在咳嗽、深呼吸或活动时，用手按压疼痛的部位制动，用以减轻疼痛。对疼痛剧烈者，遵医嘱使用镇痛药物，观察并记录疗效及不良反应。教会患者采用减轻疼痛的方法，如放松技术、局部按摩、穴位按压及欣赏音乐等，以转移对疼痛的注意力，延长镇痛药用药的间隔时间，减少对药物的依赖和成瘾。

3. 心理护理　及时向患者说明胸痛的原因及治疗护理措施，取得患者的信任。与患者及家属讨论疼痛发作时分散注意力的方法，保持情绪稳定，注意休息，配合治疗。

（武铁力）

第四节　肺源性呼吸困难

一、定义

呼吸困难（dyspnea）是指患者主观感觉空气不足、呼吸费力，客观表现为呼吸活动用力，并伴有呼吸频率、深度与节律异常。肺源性呼吸困难是由于呼吸系统疾病引起肺通气和（或）肺换气功能障碍，导致缺氧和（或）二氧化碳潴留。

二、护理评估

1. 病因评估　如下所述。

（1）呼吸道和肺部疾病：有感染、气道炎症、气道阻塞或狭窄、肿瘤、肺动脉栓塞等，如肺炎、慢性阻塞性肺部疾病、支气管哮喘、支气管肺癌等。

（2）胸廓疾患：气胸，大量胸腔积液，严重胸廓，脊柱畸形和胸膜肥厚等。

2. 症状评估　如下所述。

（1）吸气性呼吸困难：特点是吸气显著困难，重者由于呼吸肌极度用力，胸腔负压增大，吸气时胸骨上窝、锁骨上窝和肋间隙明显凹陷，称"三凹征"，常伴有干咳及高调吸气性喉鸣。

（2）呼气性呼吸困难：特点是呼气费力，呼气时间延长而缓慢，常伴有哮鸣音。

（3）混合性呼吸困难：特点是吸气与呼气均感费力，呼吸频率增快、变浅，常伴有呼吸音异常（减弱或消失），可有病理性呼吸音。

（4）伴随症状：发作性呼吸困难伴哮鸣音，伴一侧胸痛、发热、咳嗽、咳脓痰、意识障碍等。

3. 心理 - 社会状况　了解患者的心理反应，如有无紧张、疲乏、注意力不集中、焦虑、抑郁或恐惧，以及睡眠障碍和行为改变。

三、护理措施

1. 环境　提供安静舒适、空气洁净的病房环境，温度、湿度适宜，避免刺激性的气体吸入。

2. 休息　协助患者采取舒适的体位，如抬高床头或半卧位。严重呼吸困难者应尽量减少活动和不必要的谈话，减少耗氧量。

3. 饮食　保证每日摄入足够的热量，给予富含维生素、易消化的食物。张口呼吸者给予足够的水分，摄入量在 1 500 ~ 2 000mL/d，做口腔护理 2 ~ 3 次/天。

4. 对症护理　如下所述。

（1）遵医嘱给予抗感染药物、支气管扩张药、祛痰药等。气道分泌物较多者，协助患者有效排痰，保证气道通畅。

（2）遵医嘱给予合理氧疗，纠正缺氧，缓解呼吸困难。

（3）指导患者采取有效的呼吸技巧，如教会慢性阻塞性肺气肿患者做缓慢深呼吸、缩唇呼吸、腹式呼吸等，训练呼吸肌，增加肺活量。

5. 心理护理　医护人员应陪护患者，适当安慰患者，做好心理疏导，增强患者安全感，减轻紧张、焦虑情绪，缓解症状，有利于休息和睡眠。

（武铁力）

第三章

气管、肺部常见疾病的护理

第一节 慢性支气管炎

慢性支气管炎是气管、支气管黏膜及其周围组织的慢性非特异性炎症。临床上以咳嗽、咳痰或伴有喘息及反复发作为主要症状，每年发病持续 3 个月，连续 2 年或 2 年以上，排除具有咳嗽、咳痰、喘息症状的其他疾病（如肺结核、肺尘埃沉着症、肺脓肿、心脏病、心功能不全、支气管扩张、支气管哮喘、慢性鼻咽炎、食管反流综合征等疾患）。

本病是常见病，多见于中老年人，随着年龄的增长，患病率递增，50 岁以上的患病率高达 15%。本病流行与吸烟、地区和环境卫生等有密切关系。吸烟者患病率远高于不吸烟者。北方气候寒冷患病率高于南方。工矿地区大气污染严重，患病率高于一般城市。

一、护理评估

1. 健康史　询问患者起病的原因及诱因，有无呼吸道感染及吸烟等病史，有无过敏源接触史；询问患者的工作生活环境，有无有害气体、烟雾、粉尘等的吸入史。有无受凉、感冒、过度劳累而引起急性发作或加重。

2. 身体评估　如下所述。

（1）症状：缓慢起病，病程长，反复急性发作而病情加重。主要症状为咳嗽、咳痰，或伴有喘息。急性加重系指咳嗽、咳痰、喘息等症状突然加重。急性加重的主要原因是呼吸道感染，病原体可以是病毒、细菌、支原体和衣原体等。

1）咳嗽：一般晨间咳嗽为主，睡眠时有阵咳或排痰。

2）咳痰：一般为白色黏液和浆液泡沫痰，偶见痰中带血。清晨排痰较多，起床后或体位变动后可刺激排痰。伴有细菌感染时，则变为黏液脓性痰，痰量亦增加。

3）喘息或气急：喘息明显者称为喘息性支气管炎，部分可能伴支气管哮喘。若伴肺气肿时可表现为劳动或活动后气急。

（2）体征：早期多无异常体征。急性发作期可在背部或双肺底听到干、湿啰音，咳嗽后可减少或消失。如并发哮喘可闻及广泛哮鸣音并伴呼气期延长。

（3）分型：分为单纯型和喘息型两型。单纯型的主要表现为咳嗽、咳痰；喘息型除有咳嗽、咳痰外尚有喘息，常伴有哮鸣音，喘鸣于睡眠时明显，阵咳时加剧。

（4）分期：按病情进展分为三期。

1）急性发作期：指一周内出现脓性或黏液脓性痰，痰量明显增加，或伴有发热等炎症表现，或指一周内"咳""喘""痰"症状中任何一项明显加剧。

2）慢性迁延期：患者有不同程度的"咳""痰""喘"症状，迁延达 1 个月以上。

3）临床缓解期：经治疗或临床缓解，症状基本消失或偶有轻微咳嗽，痰液量少，持续 2 个月以上者。

3. 心理-社会状况　慢性支气管炎患者早期由于症状不明显，尚不影响工作和生活，患者往往不重视，感染时治疗也不及时。由于病程长，反复发作，患者易出现烦躁不安、忧郁、焦虑等情绪，易产生不利于恢复呼吸功能的消极因素。

4. 辅助检查　如下所述。

（1）血液检查：细菌感染时偶可出现白细胞总数和（或）中性粒细胞增多。

（2）痰液检查：可培养出致病菌涂片可发现革兰阳性菌或革兰阴性菌，或大量破坏的白细胞和已破坏的杯状细胞。

（3）胸部 X 线检查：早期无异常。反复发作引起支气管壁增厚，细支气管或肺泡间质炎症细胞浸润或纤维化。

（4）呼吸功能检查：早期无异常，随病情发展逐渐出现阻塞性通气功能障碍，表现为：第一秒用力呼气量占用力肺活量比值（FEV_1/FVC）<60%；最大通气量（MBC）<80%预计值等。

二、治疗原则

急性发作期和慢性迁延期患者，以控制感染及对症治疗（祛痰、镇咳、平喘）为主；临床缓解期，以加强锻炼，增强体质，避免诱发因素，预防复发为主。

1. 急性加重期的治疗　如下所述。

（1）控制感染：根据病原菌类型和药物敏感情况选择药物治疗。

（2）镇咳、祛痰：常用药物有氯化铵、溴己新、喷托维林等。

（3）平喘：有气喘者可加用解痉平喘药，如氨茶碱和茶碱缓释剂，或长效 β_2 激动剂加糖皮质激素吸入。

2. 缓解期治疗　如下所述。

（1）戒烟，避免有害气体和其他有害颗粒的吸入。

（2）增强体质，预防感冒。

（3）反复呼吸道感染者，可试用免疫调节剂或中医中药。

三、护理措施

1. 环境　保持室内空气流通、新鲜，避免感冒受凉。

2. 饮食　合理安排食谱，给予高蛋白、高热量、高维生素、易消化的食物，多吃新鲜蔬菜、水果，避免过冷过热及产气食物，以防腹胀影响膈肌运动。注意食物的色、香、味。水肿及心衰患者要限制钠盐的摄入，痰液较多者忌用牛奶类饮料，以防引起痰液黏稠不易排出。

3. 用药护理　遵医嘱使用抗炎、祛痰、镇咳药物，观察药物的疗效和不良反应。对痰液较多或年老体弱者以抗炎、祛痰为主，避免使用中枢镇咳药，如可卡因，以免抑制咳嗽中枢，加重呼吸道阻塞，导致病情恶化。可待因有麻醉性中枢镇咳作用，适用于剧烈干咳者，有恶心、呕吐、便秘等不良反应，应用不当可能成瘾；喷托维林是非麻醉性中枢镇咳药，用于轻咳或少量痰液者，无成瘾性，有口干、恶心、头痛等不良反应；溴己新使痰液中黏多糖纤维断裂，痰液黏度降低，偶见恶心、转氨酶升高等不良反应，胃溃疡者慎用。

4. 保持呼吸道通畅　要教会患者排痰技巧，指导患者有效咳嗽的方法。每日定时给予胸部叩击或胸壁震颤，协助排痰。并鼓励患者多饮水，根据机体每日需要量、体温、痰液黏稠度，估计每日水分补充量，每日至少饮水 1 500mL，使痰液稀释，易于排出。痰多黏稠时可予雾化吸入，湿化呼吸道以促使痰液顺利咳出。

5. 改善呼吸状况　缩唇腹式呼吸；肺气肿患者可通过腹式呼吸以增强膈肌活动来提高肺活量，缩唇呼吸可减慢呼气，延缓小气道陷闭而改善呼吸功能，因而缩唇腹式呼吸可有效地提高患者的呼吸功能。患者取立位，亦可取坐位或卧位，一手放在前胸，另一手放在腹部，先缩唇，腹内收，胸前倾，由口徐徐呼气，此时切勿用力，然后用鼻吸气，并尽量挺腹，胸部不动。呼、吸时间之比为 2：1 或

3：1，7~8次/分钟，每天锻炼 2 次，10~20分钟/次。

6. 心理护理　对年老患者应加强心理护理，帮助其克服年老体弱的悲观情绪。患者病程长加上家人对患者的支持也常随病情进展而显得无力，患者多有焦虑、抑郁等心理障碍。护士应聆听患者的倾诉，做好患者与家属的沟通、心理疏导，让患者进行适当的文体活动。引导其进行循序渐进的锻炼，如气功、太极拳、户外散步等，将有助于增强老年人的机体免疫能力。为患者创造有利于治疗、康复的最佳心理状态。

四、健康教育

1. 指导患者和家属　了解疾病的相关知识，积极配合康复治疗。

2. 加强管理　如下所述。

（1）环境因素：消除及避免烟雾、粉尘和刺激性气体的吸入，避免接触过敏源或去空气污染、人多的公共场所；生活在空气清新、适宜温湿度、阳光充足的环境中，注意防寒避暑。

（2）个人因素：制定有效的戒烟计划；保持口腔清洁；被褥轻软、衣服宽大合身，沐浴时间不宜过长，防止晕厥等。

（3）饮食营养：足够的热量、蛋白质、维生素和水分，增强食欲。

3. 加强体育锻炼，增强体质，提高免疫能力　锻炼应量力而行、循序渐进，以患者不感到疲劳为宜；可进行散步、慢跑、太极拳、体操、有效的呼吸运动等。

4. 防止感染　室内用食醋 2~10mL/m^2，加水 1~2 倍稀释后加热蒸熏，1h/次，每天或隔天 1 次，有一定的防止感冒作用。劝告患者在发病季节前应用气管炎疫苗、核酸等，从而增强免疫功能，以减少患者感冒和慢性支气管炎的急性发作。

5. 帮助患者加强身体的耐寒锻炼　耐寒锻炼需从夏季开始，先用手按摩面部，后用冷水浸毛巾拧干后擦头面部，渐及四肢。体质好、耐受力强者，可全身大面积冷水摩擦，持续到 9 月份，以后继续用冷水按摩面颈部，最低限度冬季也要用冷水洗鼻部，以提高耐寒能力，预防和减少本病发作。

（孙宝兰）

第二节　支气管哮喘

支气管哮喘简称哮喘，是由多种细胞（如嗜酸性粒细胞、肥大细胞、T 淋巴细胞、中性粒细胞、气道上皮细胞等）和细胞组分参与的气道慢性炎症性疾病。这种慢性炎症与气道高反应性相关，通常出现广泛多变的可逆性气流受限，并引起反复发作性的喘息、气急、胸闷或咳嗽等症状，常在夜间和（或）清晨发作、加剧，多数患者可自行缓解或经治疗缓解，支气管哮喘如诊治不及时，随病程的延长可产生气道不可逆性缩窄和气道重塑。

支气管哮喘是全球最常见的慢性病之一，全球约有 1.6 亿患者，我国的患病率接近 1%~4%。成人男女患病率大致相同，儿童发病率高于成人，发达国家高于发展中国家，城市高于农村，约 40% 的患者有家族史。世界各国的哮喘防治专家共同起草、并不断更新了全球哮喘防治倡议（Global Initiative For Asthmn，GINA），GINA 目前已成为防治哮喘的重要指南。

一、护理评估

1. 健康史　询问患者有无过敏史、家族史、个人史，有无吸入花粉、尘螨、动物皮屑，食入鱼、虾、蟹食物，服用普萘洛尔、阿司匹林药物等情况；了解患者有无感染、气候变化、运动、精神刺激等诱发因素；了解患者家族中有无哮喘等过敏性疾病史，以及本次发病经过、诊断和治疗情况。

2. 身体评估　如下所述。

（1）症状：为发作性伴有哮鸣音的呼气性呼吸困难或发作性胸闷和咳嗽。严重者被迫采取坐位或呈端坐呼吸，干咳或咳大量白色泡沫痰，甚至出现发绀等。哮喘症状可在数分钟内发作，经数小时至数天，用支气管舒张药或自行缓解。在夜间及凌晨发作和加重常是哮喘的特征之一。有时咳嗽可为唯一的症状（咳嗽变异性哮喘），有些青少年，其哮喘症状表现为运动时出现胸闷、咳嗽和呼吸困难（运动性哮喘）。

（2）体征：发作时胸腔呈过度充气状态，有广泛的哮鸣音，呼气音延长，心率增快，奇脉，胸腹反常运动和发绀常出现在严重哮喘患者中。但在轻度哮喘或非常严重哮喘发作时，哮鸣音可不出现，称之为寂静胸。

（3）重症哮喘：指严重的哮喘发作持续在24h以上，经一般支气管扩张剂治疗不能缓解者。发作时张口呼吸，大量出汗，发绀明显，呈端坐呼吸，如病情不能控制，出现呼吸和循环衰竭。

（4）病情分级：根据哮喘发作时患者的临床表现和用药情况，分为轻度、中度、重度和危重，详见表3－1和表3－2。

表3－1　哮喘急性发作时病情严重的分级

病情程度	临床表现	脉率	血气分析	血氧饱和度	支气管舒张剂
轻度	对日常生活影响不大，可平卧，说话连续成句，步行、上楼时有气短。呼吸频率轻度增加，呼吸末期散在哮鸣音。可有焦虑	<100次/分	基本正常	>95%	能控制
中度	日常生活受限，稍事活动便有喘息，喜坐位，说话时断时续，呼吸频率增加，哮鸣音响亮而弥漫，有焦虑和烦躁	100～120次/分	$PaO_2$60～80mmHg $PaCO_2$≤45mmHg	91%～95%	仅有部分缓解
重度	日常生活受限，喘息持续发作，只能单字说话，端坐呼吸，大汗淋漓，呼吸频率>30次/min，哮鸣音响亮而弥漫。常有焦虑和烦躁	>120次/分，有奇脉、发绀	PaO_2<60mmHg $PaCO_2$>45mmHg	≤90%	无效
危重	患者不能讲话，出现嗜睡、意识模糊，哮鸣音明显减弱或消失	>120次/分或脉率徐缓不规则，血压下降	PaO_2<60mmHg $PaCO_2$>45mmHg	<90%	无效

表3－2　哮喘慢性持续期病情严重度的分级

分级	临床表现	肺功能改变
间歇（第一级）	症状<每周1次，短暂发作，夜间哮喘症状≤每月2次	FEV_1≥80%预计值或PEF≥80%个人最佳值，PEF或FEV_1变异率<20%
轻度持续（第二级）	症状≥每周1次，但<每天1次，可能影响活动和睡眠，夜间哮喘症状>每月2次，但<每周1次	FEV_1≥预计值或PEF≥80%个人最佳值，PEF或FEV_1变异率20%～30%
中度持续（第三级）	每天有症状，影响活动和睡眠，夜间哮喘症状≥每周1次	FEV_1为60%～79%预计值或PEF为60%～79%个人最佳值，PEF或FEV_1变异率>30%
严重持续（第四级）	每天有症状，频繁发作，经常出现夜间哮喘症状，体力活动受限	FEV_1<60%预计值或PEF<60%个人最佳值，PEF或FEV_1变异率>30%

3. 心理－社会状况　哮喘发作时出现呼吸困难，造成患者焦虑、烦躁不安；若连续发作，则患者易对医护人员、家人和平喘药物产生依赖心理；若出现重症哮喘，患者易产生濒死感、恐惧感。哮喘缓解后，患者担心哮喘复发、不能痊愈而影响工作和生活；反复发作者易对治疗失去信心。

4. 辅助检查　如下所述。

（1）血常规检查：发作时血嗜酸性粒细胞升高，并发感染时白细胞总数和中性粒细胞增高。

（2）痰液检查：痰涂片在显微镜下可见嗜酸性粒细胞。

（3）呼吸功能检查

1）通气功能检测：哮喘发作时呈阻塞性通气功能障碍，与呼吸流速有关的全部指标，如第一秒用力呼气量（FEV_1）、第一秒用力呼气量占用力肺活量的比值（$FEV_1/FVC\%$）、呼气峰流速值（PEFR）等均显著减少，症状缓解后，上述指标可逐渐恢复。

2）支气管舒张试验：用以测定气道气流受限的可逆性。

3）支气管激发试验：用以测定气道反应性。

4）呼气峰值流速（PEF）及其变异率测定：PEF 可反应气道通气功能的变化。

（4）胸部 X 线检查：哮喘发作时双肺透亮度增高，呈过度充气状态，缓解期多无明显异常。

（5）血气分析：哮喘发作时可有不同程度的低氧血症，在 PaO_2 下降的同时有 CO_2 潴留，则提示气道阻塞严重，病情危重。重症哮喘可出现呼吸性酸中毒或并发代谢性酸中毒。

（6）过敏源检查

1）血清特异性 IgE：用放射性过敏源吸附法可直接测定特异性 IgE 血清，哮喘患者的血清特异性 IgE 常较正常人升高 2~6 倍。

2）皮肤过敏源测试：用于指导避免过敏源接触和脱敏治疗，临床较为常用，需根据病史和当地生活环境选择可疑的过敏源进行检查，可通过皮肤点刺等方法进行，皮试阳性提示患者对该过敏源过敏。

二、治疗原则

治疗原则包括消除病因、控制急性发作、巩固治疗、改善肺功能、防止复发、提高患者的生活质量。根据病情，因人而异，采取综合措施。

1. 消除病因　脱离变应原，去除引起哮喘的刺激因子是最重要的，是防治哮喘最有效的方法。

2. 药物治疗　如下所述。

（1）支气管舒张剂：主要作用是舒张支气管平滑肌，使痉挛的气道松弛、扩张，同时也具有抗炎等作用。

1）β_2-受体激动剂：是控制急性发作的首选药物。常用的药物有沙丁胺醇、特布他林、沙美特罗等。

2）茶碱类药物：是目前治疗哮喘的有效药物。

3）抗胆碱药物：常用药物如异丙托溴铵。

（2）抗炎药

1）糖皮质激素：具有抗炎、抗过敏、抗渗出等作用。可分为吸入、口服和静脉用药。常用吸入药物有倍氯米松、布地奈德等。口服药物如泼尼松（强的松）、泼尼松龙（强的松龙）。静脉用药如琥珀酸氢化可的松，甲强龙（甲基强的松龙）。

2）色甘酸钠：是一种非糖皮质激素抗炎药，预防变应原引起速发和迟发反应，以及运动和过度通气引起的气道收缩。

（3）其他药物：抗白三烯药物是一种安全有效的抗炎、抗哮喘药物，作为吸入糖皮质激素的替代疗法，治疗轻度持续性哮喘。

3. 重症哮喘治疗　如下所述。

（1）持续雾化吸入 β_2-受体激动剂；氧疗；病情恶化缺氧不能纠正时，机械通气，必要时行气管切开，通畅气道。

（2）静脉滴注氨茶碱和糖皮质激素。

（3）注意维持水、电解质平衡，纠正酸碱平衡失调；控制感染。

三、护理措施

1. 环境　有明确过敏源者，应尽快脱离变应原；提供安静、舒适、冷暖适宜的休息环境，保持室内空气流通、新鲜，维持适宜的温湿度；室内避免放置花草、地毯、皮毛，整理床铺时避免尘埃飞扬等。

2. 休息 根据病情提供舒适体位，如为端坐呼吸者提供床旁桌以作支撑，使患者能伏桌休息，减少体力消耗。

3. 饮食 提供清淡、易消化、足够热量的饮食，避免食硬、冷、油煎食物，不宜食用鱼、虾、蟹、蛋类、牛奶等易过敏食物。多饮水，保持大便通畅。

4. 病情观察 观察哮喘发作的前驱症状，如鼻咽痒、喷嚏、流涕、眼痒等黏膜过敏症状。哮喘发作时，观察患者生命体征、意识、面容、出汗、发绀、呼吸困难程度、咳嗽、咳痰等，注意痰液黏稠度和量；监测呼吸音、哮鸣音变化，了解病情和治疗效果；加强对急性发作患者的监护，尤其是夜间和凌晨哮喘易发作时段，及时发现危重症状和并发症；监测动脉血气分析，血电解质、酸碱度平衡状况，对严重哮喘发作者，应准确记录出入量，为诊断与治疗提供可靠的依据。

5. 用药护理 按医嘱准确给予支气管舒张剂、激素、静脉补液等，注意观察药物疗效及不良反应。

（1）β_2-受体激动剂：主要不良反应为偶有头痛、头晕、心悸、手指震颤等，停药或坚持用药一段时间后症状可消失。药物用量过大可引起严重心律失常，甚至发生猝死。用药时应注意：患者按需用药，不宜长期、规律、单一、大量用药，以免出现耐受；指导患者正确使用雾化吸入器，以保证有效的吸入药物治疗剂量；使用气雾剂时，指导患者在用药时深吸气，吸气后屏气几秒钟，使药物吸入细小支气管以发挥更好的效果；β_2-受体激动剂缓释片内含控释成分，指导患者必须整片吞服；高血压病、糖尿病、甲亢、心肌缺血、心功能不全及老年人慎用或不用。

（2）茶碱类药物：主要不良反应有恶心、呕吐等胃肠道症状，心动过速、心律失常、血压下降等心血管症状，偶有兴奋呼吸中枢作用，甚至引起抽搐直至死亡。用药时注意：静脉注射浓度不宜过高，速度不宜过快，注射时间应在 10min 以上，以防中毒症状发生；与西咪替丁、大环内酯类、喹诺酮类药物等合用时可影响茶碱代谢而排泄减慢，应减少用量；用药中最好监测氨茶碱血浓度，安全浓度为 6～15μg/mL；茶碱缓释片和控释片必须整片吞服；妊娠、发热、小儿或老年人及心、肝、肾功能障碍或甲状腺功能亢进者应慎用。

（3）糖皮质激素：部分患者吸入后可出现声音嘶哑、口咽部念珠菌感染或呼吸道不适。应指导患者吸药后用清水充分漱口，使口咽部无药物残留，以减轻局部反应和减少胃肠吸收；全身用药应注意肥胖、糖尿病、高血压、骨质疏松、消化性溃疡等不良反应，宜在饭后服用，以减少对消化道的刺激；激素的用量应严格按医嘱进行阶梯式逐渐减量，患者不得擅自停药或减量。

（4）色甘酸钠：吸入后在体内无蓄积作用，一般在 4 周内应见效，如 8 周无效者应停用。少数患者吸入后有咽喉不适、胸部紧迫感，偶见皮疹，甚至诱发哮喘。

6. 对症护理 如下所述。

（1）保持呼吸道通畅：遵医嘱给予鼻导管或面罩吸氧，改善呼吸功能。根据血气分析结果和患者的临床表现，及时调整吸氧流量或浓度，吸入的氧气应加温、加湿，避免气道干燥和寒冷气流的刺激而加重气道痉挛。严重发作、经一般药物治疗无效，缺氧不能纠正时，应协助医生进行机械通气，做好建立人工气道、有创机械通气的准备工作。

（2）促进排痰：若无心、肾功能不全，鼓励患者饮水 2～3L/d。重症哮喘静脉补液，纠正失水，滴速以 30～50 滴/分为宜，避免单位时间内输入过多而诱发心力衰竭。若痰液黏稠不易排出用雾化吸入，辅以拍背，促进痰液排出；但不宜用超声雾化吸入，因颗粒太小使较多的雾滴进入肺泡，或过饱和的雾液进入支气管，刺激支气管痉挛，加重哮喘症状。

7. 心理护理 哮喘反复发作，可导致患者出现各种心理问题，而心理问题又会加重哮喘的症状及影响治疗效果，因此，应关心患者，经常与患者沟通，及时了解患者的心理变化，针对性地做好心理疏导和教育工作。急性发作时，患者常出现精神紧张、烦躁不安、恐惧等心理反应，若症状持续，无法缓解，会使患者处于焦虑或近于惊恐的状态，医护人员应尽量守护在患者床旁，或允许患者家属陪伴，多安慰患者，使其产生信任和安全感；发作时患者感背部发胀、发凉，采用背部按摩法使患者感觉通气轻松。向患者解释避免不良情绪的重要性，通过语言和非语言沟通，使患者身心放松、情绪稳定，有利于症状缓解。

四、健康教育

1. 指导患者及家属正确认识哮喘　向患者及家属介绍哮喘的基本知识，强调长期防治哮喘的重要性，说明哮喘虽然不能彻底治愈，但通过长期、适当的治疗可以有效地控制哮喘发作，使患者及家属树立战胜疾病的信心。

2. 避免诱发因素　对日常生活中可能存在的诱发因素如情绪紧张、气候突变、呼吸道感染、尘埃、煤气、油烟、花草、地毯、油漆、家庭宠物或某些药物、食品均应尽量避免。帮助患者识别个体的过敏源和刺激因素，以及告知避免诱因的方法。

3. 指导患者自我监测、预防和控制哮喘发作　指导患者自我监测病情，帮助患者学会用峰流速仪来监测 PEEP 值和记录方法，鼓励患者记录哮喘日记，识别哮喘发作或加重的先兆及相应的紧急处理方法，嘱患者随身携带止喘气雾剂，以有效预防和控制发作。

4. 用药指导　指导患者及家属按医嘱正确用药，积极配合治疗，不擅自减药或停药。帮助患者了解每一种药物的药名、用法、剂量、疗效、主要不良反应及如何采取相应的措施来减少或避免不良反应。

5. 心理护理　指导患者保持有规律的生活和积极、乐观的情绪，特别向患者说明发病与精神因素和生活压力的关系。鼓励患者家属或朋友参与对哮喘患者的管理，为其身心健康提供各方面的支持，并充分利用社会支持系统。

6. 定期门诊与急诊指导　指导患者坚持长期定期门诊随访，根据病情 1～6 个月门诊复诊一次。如出现哮喘加重恶化的征象，在采取紧急处理方法的同时，应立即来医院就诊。

（孙宝兰）

第三节　支气管扩张

支气管扩张是指直径大于 2mm 的支气管由于管壁的肌肉和弹性组织破坏引起的慢性异常扩张。主要由于支气管及其周围组织的慢性炎症和支气管阻塞，引起支气管管壁肌肉和弹性组织的破坏，导致支气管管腔扩张和变形。临床上主要表现为慢性咳嗽伴大量脓痰和（或）反复咯血。

婴幼儿麻疹、百日咳、支气管肺炎等感染，是支气管－肺组织感染和阻塞所致的支气管扩张最常见的原因。随着人民生活水平的提高，麻疹、百日咳疫苗的预防接种，以及抗生素的临床应用，使本病的发病率大为降低。

一、护理评估

1. 健康史　详细询问患者既往是否有麻疹、百日咳、支气管肺炎迁延不愈；有无反复发作的呼吸道感染病史。

2. 身体状况　如下所述。

（1）主要症状

1）慢性咳嗽、大量脓痰：咳嗽、咳痰与体位改变有关，晨起及晚间卧床改变体位时咳嗽明显、痰量增多。感染急性发作时，黄绿色脓痰明显增加，一日达数百毫升；如有厌氧菌混合感染时，痰有恶臭味，呼吸有臭味。痰液收集于玻璃瓶中静置后分为四层：上层为泡沫，下悬脓性成分，中层为浑浊黏液，下层为坏死组织沉淀物。

2）反复咯血：50%～70% 的患者反复咯血，量不等，从痰中带血至大咯血，咯血量与病情程度、病变范围不一致。部分患者仅有反复咯血，临床上称为"干性支气管扩张"，常见于结核性支气管扩张，病变多发生在引流良好的上叶支气管，且不易感染。

3）反复肺部感染：其特征是同一肺段反复发生肺炎并迁延不愈。这是由于扩张的支气管清除分泌物的功能丧失，引流差，易于反复发生感染。

4）全身中毒症状：反复的肺部感染引起全身中毒症状，出现间歇发热或高热、乏力、食欲减退、盗汗、消瘦、贫血等，严重者出现气促或发绀。

（2）体征：早期或干性支气管扩张无异常肺部体征。典型体征是在两肺下方持续存在的粗、中湿啰音，咳嗽、咳痰后啰音可暂时消失，以后又出现。结核引起的支气管扩张，湿啰音多位于肩胛间区；有时可伴哮鸣音。部分慢性患者可出现杵状指（趾）、贫血，肺功能严重下降的患者活动后可出现发绀等。

3. 心理-社会状况　支气管扩张是长期反复感染的慢性疾病，病程长，发病年龄较轻，给患者的学习、工作、甚至婚姻问题带来影响，尤其病情迁延反复，检查治疗收效不显著，患者出现悲观、焦虑情绪；痰多、有口臭的患者，在心理上产生极大压力，表现自卑、孤独、回避。若突然大咯血时，又可出现精神紧张、恐惧等表现。

4. 辅助检查　如下所述。

（1）胸部X线检查：早期轻者一侧或双侧肺纹理增多、增粗现象；典型X线表现为粗乱肺纹理中有多个不规则的蜂窝状透亮阴影，或沿支气管的卷发状阴影，感染时阴影内出现液平面。

（2）胸部CT检查：显示管壁增厚的柱状扩张，或成串成簇的囊样改变。

（3）支气管造影：是诊断支气管扩张的主要依据，可确诊本病，确定病变部位、性质、范围、严重程度，为治疗或手术切除提供重要参考依据。

（4）纤维支气管镜检查：明确出血、扩张或阻塞部位，还可进行活检、局部灌洗、局部止血，取冲洗液做微生物检查。

（5）实验室检查：继发肺部感染时白细胞总数和中性粒细胞增多。痰涂片或培养发现致病菌。

二、治疗原则

其原则是控制呼吸道感染，保持呼吸道引流通畅，处理咯血，必要时手术治疗。

1. 控制感染　是急性感染期的主要治疗措施。急性感染时根据病情、痰培养及药物敏感实验选用合适抗生素控制感染。

2. 加强痰液引流　痰液引流和抗生素治疗同样重要，可保持气道通畅，减少继发感染和减轻全身中毒症状。主要治疗方法有物理治疗法、药物祛痰法、纤维支气管镜吸痰法等。

3. 手术治疗　适用于病灶范围较局限，全身情况较好，经药物治疗仍有反复大咯血或感染者。根据病变范围行肺段或肺叶切除术；病变范围广泛或伴有严重心、肺功能障碍者不宜手术治疗。

4. 咯血处理　少量咯血给予药物止血；大量咯血时常用垂体后叶素缓慢静脉注射，经药物治疗无效者，行支气管动脉造影，根据出血小动脉的定位，注入明胶海绵或聚乙烯醇栓，或行栓塞止血。

三、护理措施

1. 一般护理　如下所述。

（1）急性感染或病情严重者卧床休息；保持室内空气流通，维持适宜的温度、湿度，注意保暖；使用防臭、除臭剂，消除室内异味；避免到空气污染的公共场所，戒烟、避免接触呼吸道感染患者。

（2）加强营养，摄入总热量以不低于3 000kcal/d为宜，指导患者多进食肉类、蛋类、豆类及新鲜蔬菜、水果等高蛋白、高热量及富含维生素和矿物质的饮食，增强机体抵抗力；高热者给予物理降温，鼓励患者多饮水，保证摄入足够的水分，饮水量在1.5~2L/d，利于痰液稀释，易于咳出。大咯血时应暂禁食。

2. 病情观察　观察患者咳嗽、咳痰的量、颜色、黏稠度及痰液的气味，咳嗽、咳痰与体位的关系；有无咯血，以及咯血的量、性质；有无胸闷、气急、烦躁不安、面色苍白、神色紧张、出冷汗等异常表现，并密切观察患者体温、心率、呼吸、血压的变化，警惕窒息的发生。

3. 体位引流护理　体位引流是利用重力作用促使呼吸道分泌物流入支气管、气管排出体外。有助于排除积痰，减少继发感染和全身中毒症状。对痰多、黏稠而不易排除者，其作用有时不亚于抗生素，具体措施如下：

（1）引流前向患者说明体位引流的目的及操作过程，消除顾虑，取得患者的合作。

（2）根据病变部位及患者自身体验，采取相应体位。原则上抬高患肺位置，使引流支气管开口向下，同时辅以拍背，以借重力作用使痰液流出。

（3）引流宜在饭前进行，以免饭后引流导致呕吐。引流 1~3 次/天，15~20 分/次，时间安排在早晨起床时、晚餐前及睡前。

（4）引流过程中鼓励患者做深呼吸及有效咳嗽，以利于痰液排出；同时注意观察患者反应，如出现咯血、头晕、发绀、呼吸困难、出汗、疲劳等症状，及时停止。

（5）对痰液黏稠者，先用生理盐水超声雾化吸入或服用祛痰药（氯化铵、溴己新等），以稀释痰液，提高引流效果。

（6）引流完毕，给予清水漱口，去除痰液气味，保持口腔清洁，记录排出的痰量和性质，必要时送检。引流过程中应有护士或家人的协助。

4. 预防咯血窒息的护理　如下所述。

（1）嘱少量咯血患者卧床休息，大咯血者绝对卧床休息，取侧卧位或头侧平卧位，避免窒息。

（2）准备好抢救物品（如吸引器、氧气、气管插管、气管切开包、鼻导管、喉镜、止血药、呼吸兴奋剂、升压药及备血等）。

（3）如果发现患者咯血时突然出现胸闷、气急、发绀、烦躁、神色紧张、面色苍白、冷汗、突然坐起等，应怀疑患者发生了窒息，立即通知医师；同时让患者侧卧取头低脚高位，轻拍背部，协助将血咯出；无效时可直接用鼻导管抽吸，必要时行气管插管或气管切开，以解除呼吸道梗阻。

（4）发生大咯血时，安慰患者，嘱其保持镇静，不能屏气，将血轻轻咯出。

5. 心理护理　以尊重、亲切的态度，多与患者交谈，给予心理支持，帮助患者树立治疗信心，消除紧张、焦虑情绪；发生大咯血时，守护在患者身边，安慰患者，轻声、简要解释病情，减轻患者的紧张情绪，消除恐惧感，告知患者心情放松有利止血，并配合治疗。

四、健康教育

（1）做好麻疹、百日咳等呼吸道传染性疾病的预防接种工作，积极防治支气管肺炎、肺结核等呼吸道感染；治疗上呼吸道的慢性病灶，如扁桃体炎、鼻窦炎、龋齿等，减少呼吸道反复感染的机会。急性感染期，选用有效的抗生素，防止病情加重。注意口腔清洁卫生，用复方硼酸溶液漱口，一日数次。痰液经灭菌处理或焚烧。

（2）锻炼身体，避免受凉，减少刺激性气体吸入，务必戒烟。

（3）教会患者体位引流的方法和选择体位的原则，如两上肺叶的病变，选择坐位或头高脚低的卧位；中、下肺叶的病变，选择头低脚高的健侧卧位。体位的选择不宜刻板，患者还可根据自身体验（有利于痰液排除的体位）选择最佳的引流体位。指导患者和家属掌握有效咳嗽、雾化吸入的方法，观察感染，咯血等症状，以及引流过程中不良反应的处理，一旦症状加重，及时就诊。

（4）向患者说明咯血量的多少与病情程度不一定成正比，咯血时不要惊慌，及时就诊。

（5）对并发肺气肿者应进行呼吸功能锻炼。

（孙宝兰）

第四节　肺炎

肺炎是指终末气道、肺泡和肺间质的炎症，可由病原微生物、理化因素、免疫损伤、过敏及药物所致，是呼吸系统的常见疾病，任何季节都会发病，但冬季和早春多见，任何年龄均有可能被感染。在我国，发病率及病死率高，尤其是老年人或免疫功能低下者，在各种致死病因中居第五位。随着抗生素的应用和发展，其病死率明显下降，但是，老年人及免疫功能低下者并发肺炎时，其病死率仍较高。临床表现主要有发热、咳嗽、咳痰和呼吸困难等，肺部 X 线可见炎性浸润阴影。肺炎预后良好，可以恢复其原来的结构和功能。

一、肺炎链球菌肺炎（streptococcus pneumoniae）

肺炎链球菌肺炎是由肺炎链球菌所引起的肺实质的炎症，为最常见的细菌性肺炎，约占社区获得性肺炎的半数。本病以冬季与初春为高发季节，多发生于原先健康的青壮年男性，老年或婴幼儿呼吸道免疫功能受损或有慢性基础疾病等均易遭受肺炎链球菌侵袭。临床起病急骤，患者均有寒战、高热、胸痛、咳嗽和血痰等症状。近年来因抗生素及时广泛的应用，发病率逐渐下降，不典型病例较前增多。

1. 护理评估　如下所述。

（1）健康史：询问患者发病情况，有无受凉淋雨、过度疲劳、醉酒，是否年老体弱、长期卧床、意识不清、吞咽和咳嗽反射障碍、患慢性或重症疾病；是否长期使用糖皮质激素或免疫抑制剂、接受机械通气及大手术等；了解患者既往的健康状况，起病前是否存在使机体抵抗力下降、呼吸道防御功能受损的因素。

（2）身体评估

1）症状：典型表现为起病急骤，畏寒、高热，全身肌肉酸痛，体温通常在数小时内升至 39 ~ 40℃，呈稽留热型。患侧胸痛，可放射至肩部或腹部，咳嗽或深呼吸时加剧。咳嗽，咳痰，痰中带血，典型者咳铁锈色痰。当病变范围广泛时，引起呼吸功能受损，表现为呼吸困难、发绀等。

2）体征：患者呈急性病容，面颊绯红，鼻翼翕动，皮肤灼热、干燥，口角及鼻甲周围可出现单纯性疱疹；早期肺部无明显异常体征。肺实变时，触觉语颤增强，叩诊浊音，听诊闻及支气管呼吸音，消散期可闻及湿啰音。严重者有发绀，心率过速或心律不齐。

（3）心理 - 社会状况：由于肺炎起病多急骤，短期内病情严重，加之高热和全身中毒症状明显，患者及家属常有焦虑不安；当出现较严重的并发症时，患者会出现忧虑和恐惧。

（4）辅助检查

1）血常规：除年老体弱、酗酒、免疫功能低下者白细胞计数可不增高外，其余白细胞计数升高，中性粒细胞多在 80% 以上，伴核左移。

2）痰液检查：痰涂片发现典型的革兰染色阳性，带荚膜的双球菌或链球菌。

3）胸部 X 线检查：早期仅见肺纹理增多，随着病情进展，表现为大片炎性浸润阴影或实变影，在消散期，X 线显示炎性浸润逐渐吸收，可有片状区域吸收较快，呈现"假空洞"征。

2. 治疗原则　如下所述。

（1）早期应用抗生素治疗：首选青霉素 G，滴注时每次尽可能在 1h 内滴完，以达到有效的血药浓度。青霉素过敏者，可选用红霉素、头孢菌素等。

（2）抗生素治疗时应给予支持治疗及对症治疗，如卧床休息，保证热量、维生素及蛋白质的摄入量，纠正脱水，维持水、电解质平衡。

（3）有感染性休克时按感染性休克治疗方法处理。

二、肺炎支原体肺炎（mycoplasmal pneumonia）

肺炎支原体肺炎是由肺炎支原体（mycoplasma pneumomae）引起的呼吸道和肺部的急性炎症改变。本病约占非细菌性肺炎的 1/3 以上，或各种原因引起的肺炎的 10%。常于秋冬季节发病。患者以儿童和青年人居多，婴儿有间质性肺炎时应考虑支原体肺炎的可能性。本病经有效治疗多在 2 ~ 4 周内痊愈，有严重并发症者可使病程迁延。

1. 护理评估　如下所述。

（1）健康史：起病通常缓慢，发病前常有鼻炎、咽炎等前驱症状。

（2）身体评估

1）症状：有咽痛、咳嗽、畏寒、发热、头痛、乏力、肌痛等症状。咳嗽多为阵发性刺激性呛咳，咳少量黏液，发热可持续 2~3 周，体温恢复正常后可能仍有咳嗽。

2）体征：肺部体征多不明显，一般无肺实变体征，可有局限性呼吸音减低及少量干湿性啰音。

（3）心理－社会状况：患者对本病的病因及预防知识缺乏，常因剧烈的咳嗽而烦躁不安、焦虑。

（4）辅助检查：血常规白细胞总数正常或稍增高，以中性粒细胞为主；可有血沉增快；血清学检查是确诊肺炎支原体感染最常用的检测手段；X 线表现无特征性。

2. 治疗原则　如下所述。

（1）早期使用适当的抗生素可以减轻症状，缩短疗程至 7~10d。肺炎支原体肺炎可在 3~4 周自行消散。

（2）治疗首选药物为人环内酯类抗生素，红霉素静脉滴注速度不宜过快，浓度不宜过高，以免引起疼痛及静脉炎。用药疗程不少于 10d。青霉素或头孢菌素类抗生素无效。

（3）对剧烈呛咳者，应适当给予镇咳药。

三、军团菌肺炎（Legionella pneumonia）

军团菌肺炎是由革兰染色阴性嗜肺军团杆菌引起的一种以肺炎为主的全身性疾病，又称军团病，1976 年被确认。该菌存在于水和土壤中，常经供水系统、空调和雾化吸入而被吸入，引起呼吸道感染，可呈小的暴发流行，夏季与初秋为多发季节，常侵及老年人、患有慢性病或免疫功能受损者。

1. 护理评估　如下所述。

（1）健康史：一般起病缓慢，也可经 2~10d 潜伏期后突然发病。老年人或原有慢性疾病、血液病、恶性肿瘤、艾滋病或接受免疫抑制剂致免疫功能低下者易患本病。

（2）身体评估

1）症状：开始有倦怠、乏力和低热，1~2d 后出现高热、寒战、肌痛、头痛。呼吸道症状为咳嗽、痰少而黏稠，痰可带血，一般不呈脓性。可伴胸痛，进行性呼吸困难；消化道症状为恶心、呕吐和水样腹泻；严重者有焦虑、感觉迟钝、定向障碍、谵妄等神经精神症状，并可出现呼吸衰竭、休克和肾功能损害。

2）体征：20% 的患者可有相对缓脉，肺实变体征，两肺散在干、湿啰音，心率加快，胸膜摩擦音。

（3）心理－社会状况：本病起病急骤，短期内病情严重，患者常因疾病来势凶猛而烦躁不安、焦虑。

（4）辅助检查：血白细胞计数多超过 10×10^9/L，中性粒细胞核左移，血沉快。动脉血气分析可提示低氧血症。支气管抽吸物、胸腔积液、支气管肺泡灌洗液做革兰染色可以查见细胞内的军团杆菌。

2. 治疗原则　如下所述。

（1）首选红霉素，用药 2~3 周，必要时可加利福平，或多西环素疗程 3 周以上，否则易复发。

（2）氨基糖苷类和青霉素、头孢菌素类抗生素对本病无效。

四、传染性非典型肺炎

传染性非典型肺炎是由 SARS 冠状病毒（SARS－Cov）引起的具有明显传染性、可累及多个脏器系统的特殊肺炎，世界卫生组织（WHO）将其命名为严重急性呼吸综合征（severe acute respiratory syndrome，SARS）。主要临床特征为急性起病、发热、干咳、呼吸困难、白细胞不高或降低、肺部阴影及抗生素治疗无效。本病依据报告病例计算的平均死亡率达 9.3%。人群普遍易感，呈家庭和医院聚集性发病，多见于青壮年，儿童感染率较低。

1. 护理评估　如下所述。

（1）健康史：询问患者接触史、家族史、个人史及既往健康情况，有无与 SARS 患者密切接触

（指与 SARS 患者共同生活，照顾 SARS 患者，或曾经接触 SARS 患者的排泄物，特别是气道分泌物），特别询问是否到过收治 SARS 患者的医院和场所等不知情接触史。是否到过 SARS 流行地区，家族中有无相同患者；了解病程经过以及诊治情况，患者近期活动范围等；其潜伏期为 2~10d。

（2）身体评估

1）症状：起病急骤，发热，体温常大于 38℃，有寒战、咳嗽、少痰，偶有血丝痰，心悸、气促，甚至呼吸窘迫；伴有肌肉酸痛、头痛、关节痛、乏力和腹泻。患者多无上呼吸道卡他症状。

2）体征：肺部体征多不明显，部分患者可闻及少许湿啰音，或有肺实变体征。

（3）心理 - 社会状况：评估患者因患病以及隔离治疗是否表现有焦虑、忧郁、恐惧、悲观、自卑、孤独等心理反应，评估家庭成员对患者的态度、关心程度、照顾方式、患者的经济状况等。

（4）辅助检查

1）血液检查：血白细胞计数不升高，或降低，常有淋巴细胞减少，血小板降低。部分患者血清转氨酶、乳酸脱氢酶等升高。

2）病原学检查：早起用鼻咽部冲洗或吸引物、血、尿、便等标本进行病毒分离和聚合酶链反应（PCR）。平行检测进展期和恢复期双份血清 SARS 病毒特异性 IgM、IgG 抗体，抗体阳转或 4 倍以上升高，具有病原学诊断意义。

3）胸部 X 线检查：早期无异常，1 周内逐渐出现肺纹理粗乱的间质性改变、斑片状或片状渗出影，典型的改变为磨玻璃影及肺实变影。在 2~3d 波及一侧肺野或两肺，约半数波及双肺。病灶多在中下叶呈外周分布。

2. 治疗原则　以对症治疗为主，卧床休息，加强营养支持和器官功能保护，酌情静脉输液及吸氧，注意消毒隔离，预防交叉感染；已明确并发细菌感染者，及时选用敏感的抗生素；给予抗病毒药物，如利巴韦林、阿昔洛韦等，发病早期给予奥司他韦有助于减轻发病和症状；重症患者酌情使用糖皮质激素，密切注意其不良反应和 SARS 并发症。出现低氧血症的患者，使用无创机械通气，持续用至病情缓解，效果不佳或出现 ARDS，及时进行有创机械通气治疗。出现休克或多器官功能障碍综合征，应予相应治疗。

五、肺炎患者的护理

1. 环境　室内阳光充足、空气新鲜，每日定时通风，保持适宜的温湿度。病房环境保持整齐、清洁、安静和舒适并适当限制探视。

2. 休息　急性期卧床休息，尤其对于体温尚未恢复的患者，卧床休息可以减少组织耗氧量，利于机体组织的修复。卧床休息时，协助患者取半卧位，可增强肺通气量，减轻呼吸困难。应尽量将治疗、检查与护理操作集中进行，避开患者的睡眠和进餐时间，确保患者得到充分的休息。

3. 饮食　高热时，应及时补充营养和水分，给予高热量、高蛋白、高维生素、易消化的流质或半流质饮食。鼓励患者多饮水，每日饮水量在 2 000mL 以上。高热、暂不能进食者需静脉补液，滴速不宜过快，以免引起肺水肿。有明显麻痹性肠梗阻或胃扩张时，应暂时禁食、禁水，给予胃肠减压，直至肠蠕动恢复。

4. 病情观察　如下所述。

（1）意识状态：肺炎患者若出现烦躁不安或反应迟钝等精神症状时，须警惕休克的发生。

（2）脉搏：脉搏的强度和频率是观察休克症状的重要依据。脉搏快而弱后往往出现血压下降；脉搏细弱不规则或不能触及，表示血容量不足或心力衰竭。

（3）呼吸：休克患者呼吸浅促，若呼吸深而快常提示代谢性酸中毒。

（4）血压及脉压：早期血压下降，若在 10.6/6.7kPa（80/50mmHg）以下，脉压小，提示严重感染引起毛细血管通透性增加，周围循环阻力增加，心排血量减少，有效血容量不足，病情严重。

（5）尿量：是观测休克期病情变化的重要指标，休克严重时常发生尿量减少或无尿。监测每小时尿量和尿比重，准确记录 24h 出入量。

（6）皮肤黏膜色泽及温湿度：反应皮肤血液灌注情况，如面、唇、甲床苍白和四肢厥冷，显示血液灌注不足。

（7）痰液：观察痰液的量、颜色和气味。如肺炎链球菌肺炎呈铁锈色痰，克雷白杆菌肺炎典型痰液为砖红色胶冻状，厌氧菌感染者痰液多有恶臭味等。

（8）监测血白细胞计数和分类计数、动脉血气分析结果。

5. 高热护理　如下所述。

（1）寒战时注意保暖，及时添加被褥，使用热水袋时防止烫伤，一般寒战可持续半小时左右，此期禁止物理降温。

（2）高热时，应给予物理降温，如酒精擦浴、冰袋、冰帽等方法，物理降温的同时，要注意保暖，如足底部置热水袋保暖。高热持续不退者，遵医嘱给予解热镇痛药物。

（3）大量出汗者应及时更换衣服和被褥，协助擦汗，避免着凉，并注意保持皮肤的清洁干燥。

（4）做好口腔护理：高热使唾液分泌减少，口腔黏膜干燥，同时机体抵抗力下降，易引起口唇干裂、口唇疱疹、口腔炎症、溃疡。因此，应做好口腔护理，协助患者漱口或用漱口液清洁口腔，口唇干裂可涂润滑油保护。

（5）卧床休息，以减轻头痛、乏力、肌肉酸痛症状。

（6）高热伴烦躁不安者，应注意安全护理，防止摔伤，必要时，应用约束带。

6. 保持呼吸道通畅　指导患者进行有效咳嗽，协助排痰，采取翻身、拍背、雾化吸入等措施。对痰量较多且不易咳出者，遵医嘱应用祛痰剂。协助患者取半卧位休息，以增强肺通气量，减轻呼吸困难。有气急发绀者，应给予氧气吸入，流量为 2 ~ 4L／min。

7. 胸痛患者　应采取患侧卧位，也可在呼气状态下用宽胶布固定胸廓，降低呼吸幅度而减轻痛苦，必要时遵医嘱给予止疼药。早期干咳而胸痛明显者，遵医嘱使用镇咳剂治疗以减轻疼痛。

8. 休克型肺炎的观察和护理　如下所述。

（1）将患者安置在监护室，专人护理：取抬高头胸部约20°，抬高下肢约30°的仰卧中凹位，以利于呼吸和静脉血回流，增加心排出量。尽量减少搬动，并注意保暖。

（2）迅速建立两条静脉通路，遵医嘱给予扩充血容量、纠正酸中毒、应用血管活性药物和糖皮质激素等抗休克治疗及应用抗生素抗感染治疗，恢复正常组织灌注，改善微循环功能。

1）扩充血容量：扩容是抗休克的最基本措施。一般先输低分子右旋糖酐，以迅速扩充血容量、降低血黏稠度、防止 DIC 的发生；继之输入5%葡萄糖盐水、复方氯化钠溶液、葡萄糖溶液等。输液速度应先快后慢，输液量宜先多后少，可在中心静脉压的监测下决定补液的量和速度。扩容治疗要求达到比较理想的效果：收缩压大于 90mmHg（12.0kPa），脉压大于 30mmHg（4.0kPa）。中心静脉压不超过10cmH$_2$O；尿量多于 30mL/h；脉率少于 100 次/分；患者口唇红润、肢端温暖。

2）纠正酸中毒：常用5%碳酸氢钠溶液静脉滴注。纠正酸中毒可以增强心肌收缩力，改善微循环。

3）血管活性药物：在补充血容量和纠正酸中毒后，末梢循环仍无改善时可应用血管活性药物，如多巴胺、酚妥拉明、间羟胺等。血管活性药物应由单独一路静脉输入，并随时根据血压的变化来调整滴速。滴注多巴胺时，要注意药液不得外渗至组织中，以免引起局部组织的缺血坏死。

4）抗感染治疗：应早期使用足量有效的抗生素，重症患者常需联合用药并经静脉给药。用药过程中，要注意观察疗效和不良反应，发现异常及时报告并处理。

5）糖皮质激素的应用：病情严重，经上述药物治疗仍不能控制者，可使用糖皮质激素，以解除血管痉挛，改善微循环，稳定溶酶体膜，以防酶的释放，从而达到抗休克的作用。常用氢化可的松、地塞米松加入葡萄糖液中静脉滴注。

9. 心理护理　以通俗易懂的语言耐心讲解疾病的知识，各种检查、治疗和护理的目的。特别是休克型肺炎患者，及时与患者及家属进行沟通，减轻其心理负担，使患者能够积极配合治疗。

六、健康教育

1. 对疾病相关知识的宣教　讲解肺炎的病因和诱因，指导患者避免受凉、淋雨、吸烟、酗酒和防止过度疲劳。有皮肤痈、疖、伤口感染、毛囊炎、蜂窝织炎时及时治疗，尤其是免疫功能低下者和慢支、支气管扩张者。

2. 自我护理与疾病监测的指导　慢性病、年老体弱、长期卧床者，应注意经常改变体位、翻身、拍背、咳出气道痰液，有感染征象时及时就诊。

3. 饮食与活动的指导　增加营养的摄入，保证充足的休息时间，劳逸结合，生活有规律性。积极参加体育锻炼，增强体质，防止感冒。

4. 用药的指导　指导患者遵医嘱按时服药，了解肺炎治疗药物的疗效、用法、疗程、不良反应，防止自行停药或减量，定期随访。

（孙宝兰）

第五节　肺脓肿

肺脓肿是由多种病原菌引起肺实质坏死的肺部化脓性感染。早期为肺组织的化脓性炎症，继而坏死、液化，由肉芽组织包绕形成脓肿。临床特征为高热、咳嗽和咳大量脓臭痰。胸部 X 线显示一个或多发的含气液平的空洞，如多个直径小于 2cm 的空洞则称为坏死性肺炎。本病可见于任何年龄，青壮年男性及年老体弱有基础疾病者多见。自抗生素广泛应用以来，肺脓肿发病率明显降低。

病原体常为上呼吸道、口腔的定植菌，包括需氧、厌氧和兼性厌氧菌。90% 肺脓肿患者并发厌氧菌感染。常见的其他病原体包括金黄葡萄球菌、化脓性链球菌、肺炎克雷白杆菌和铜绿假单胞菌。根据感染途径，肺脓肿可分为三种类型：吸入性肺脓肿、继发性肺脓肿和血源性肺脓肿。

一、护理评估

1. 健康史　了解患者有无意识障碍、肺部感染，以及齿、口、鼻咽部感染等相关病史；询问有无手术、劳累、醉酒、受凉和脑血管病等病史，以及身体其他部位的感染病史；了解细菌的来源和脓肿的发生方式。

2. 身体评估　如下所述。

（1）症状：急性起病，畏寒、高热，体温达 39～40℃，伴有咳嗽、咳黏痰或黏液脓性痰。炎症累及壁层胸膜可引起胸痛，且与呼吸有关。病变范围大时可出现气促。此外还有精神不振、全身乏力、食欲减退等全身中毒症状。如感染控制不及时，可于发病的 10～14d，突然咳出大量脓臭痰及坏死组织，每日可达 300～500mL，静置后可分为 3 层。偶有 1/3 患者有不同程度的咯血，偶有中、大量咯血而突然窒息致死。一般在咳出大量脓痰后，体温明显下降，全身中毒症状随之减轻，数周内一般情况逐渐恢复正常。肺脓肿破溃到胸膜腔，可出现突发性胸痛、气急，出现脓气胸。部分患者缓慢发病，仅有一般的呼吸道感染症状。血源性肺脓肿多先有原发病灶引起的畏寒、高热等全身脓毒症的表现。经数日或数周后才出现咳嗽、咳痰，痰量不多，极少咯血。慢性肺脓肿患者常有咳嗽、咳脓痰、反复发热和咯血，持续数周到数日。可有贫血、消瘦等慢性中毒症状。

（2）体征：与肺脓肿的大小和部位有关。初起时肺部可无阳性体征，或患侧可闻及湿啰音；病变继续发展，可出现肺实变体征，可闻及支气管呼吸音；肺脓腔增大时，可出现空嗡音；病变累及胸膜可闻及胸膜摩擦音或呈现胸腔积液体征。血源性肺脓肿多无阳性体征。慢性肺脓肿常有杵状指（趾）。

3. 心理–社会状况　急性肺脓肿起病急，症状明显，患者易产生紧张不安的情绪；慢性肺脓肿病程长，破坏了正常的工作、生活秩序，咳出大量脓性臭痰，无论对本人还是其他人都是一种不良刺激，患者常出现情绪抑郁，表现为悲观、失望、焦虑等。

4. 辅助检查　如下所述。

（1）血常规检查：急性肺脓肿血白细胞总数可达（20～30）×10⁹/L，中性粒细胞在 90% 以上，核明显左移，常有中毒颗粒。慢性患者的白细胞可稍有升高或正常，红细胞和血红蛋白减少。

（2）痰细菌学检查：气道深部痰标本细菌培养可有厌氧菌和（或）需氧菌存在。

（3）胸部 X 线检查：X 线胸片早期可见大片浓密模糊浸润阴影，边缘不清或团片状浓密阴影。脓肿形成，脓液排出后，可见圆形透亮区及液平面。经脓液引流和抗生素治疗后，周围炎症先吸收，最后可仅残留纤维条索状阴影。血源性肺脓肿典型表现为两肺外侧有多发球形致密阴影，大小不一，中央有小脓腔和气液平面。

（4）纤维支气管镜检查：有助于明确病因、病原学诊断及治疗。

二、治疗原则

本病的治疗原则是抗菌药物治疗和脓液引流。

1. 抗菌药物治疗　一般选用青霉素。对青霉素过敏或不敏感者，可用林可霉素、克林霉素或甲硝唑等药物。若疗效不佳，要注意根据细菌培养和药物敏感试验结果选用有效抗菌药物。

2. 脓液引流　是提高疗效的有效措施。痰液黏稠不易咳出者可用祛痰药或雾化吸入生理盐水、祛痰药或支气管舒张剂以利痰液引流。身体状况较好者可采取体位引流排痰。

3. 支气管肺泡灌洗术（bronchoalveolar lavage，BAL）　是一种介入性操作，在纤维支气管镜直视下操作，能有效清除肺脓肿腔内的脓性分泌物，并可直接注入抗生素。

4. 手术治疗　略。

三、护理措施

1. 环境　肺脓肿患者咳痰量大，常有厌氧菌感染，痰有臭味，应保持室内空气流通，同时注意保暖，如有条件最好住单间。

2. 饮食护理　由于脓肿的肺组织在全身消耗严重的情况下修复困难，机体需要较强的支持疗法，应加强营养，给予高蛋白、高维生素、高热量、易消化饮食，食欲欠佳者应少量多餐。

3. 咳嗽、咳痰的护理　肺脓肿患者通过咳嗽排出大量脓痰。应鼓励患者进行有效的咳嗽，经常活动和变换体位，以利痰液排出。鼓励患者增加液体摄入量，以促进体内的水化作用，使脓痰稀释而易于咳出。要注意观察痰的颜色、性质、气味和静置后是否分层。准确记录 24h 痰液排出量。当发现血痰时，应及时报告医生，若痰中血量较多，要严密观察病情变化，并准备好抢救药品和用品，嘱患者头偏向一侧，最好取患侧卧位，注意大咯血或窒息的发生。

4. 体位引流的护理　体位引流有利于大量脓痰排出体外，根据病变部位采用肺段、支气管引流的体位，使支气管内痰液借重力作用，经支气管、气管排出体外。具体措施参见"支气管扩张"一节。对脓痰甚多，且体质虚弱的患者应做监护，以免大量脓痰涌出但无力咳出而窒息。年老体弱、呼吸困难明显者或在高热、咯血期间不宜行体位引流。必要时，应用负压吸引器给予经口吸痰或支气管镜抽吸排痰。痰量不多，中毒症状严重，提示引流不畅，应积极进行体位引流。发绀、呼吸困难、胸痛明显者，应警惕脓气胸。

5. 口腔护理　肺脓肿患者高热时间较长，唾液分泌减少，口腔黏膜干燥；又因咳大量脓臭痰，利于细菌繁殖，易引起口腔炎及黏膜溃疡；而大量抗生素的应用，易诱发真菌感染。因此要在晨起、饭后、体位引流后、临睡前协助患者漱口，做好口腔护理。

6. 用药护理　遵医嘱给予抗生素、祛痰药、支气管扩张剂，或给予雾化吸入。以利痰液稀释、排出。

7. 心理护理　本病患者常有焦虑、抑郁、内疚等不良心理状态。护理人员应富有同情心和责任感，向患者解释肺脓肿的有关知识，多进行安慰，对患者提出的问题耐心解答，建立良好的护患关系，使患者能积极主动配合治疗，以缩短疗程，争取早日彻底康复。

四、健康教育

1. 疾病预防指导　让患者了解肺脓肿的感染途径，彻底治疗口腔、上呼吸道慢性感染病灶如龋齿、化脓性扁桃体炎、鼻窦炎、牙周溢脓等，以防止病灶分泌物吸入肺内，诱发感染。重视口腔清洁，经常漱口，多饮水，预防口腔炎的发生。积极治疗皮肤外伤感染、痈、疖等化脓性病灶，不挤压痈、疖，防止血源性肺脓肿的发生。不酗酒。

2. 疾病知识指导　如下所述。

（1）教会患者有效咳嗽、体位引流的方法，及时排出呼吸道异物，防止吸入性感染，保持呼吸道通畅，促进病变的愈合。

（2）指导慢性病、年老体弱患者家属经常为患者翻身、叩背，促进痰液排出，疑有异物吸入时要及时清除。

（3）肺脓肿患者的抗生素治疗需时较长，才能治愈，防止病情反复。患者及家属应了解其重要性，遵从治疗计划。

（孙宝兰）

第六节　慢性阻塞性肺疾病

慢性阻塞性肺疾病（chronic obstructive pulmonary disease，COPD）是一种具有气流受限特征的可以预防和治疗的疾病，气流受限不完全可逆、呈进行性发展，与肺部对香烟烟雾等有害气体或有害颗粒的异常炎症反应有关。COPD 主要累及肺脏，但也可引起全身（或称肺外）的不良效应。

COPD 与慢性支气管炎和肺气肿密切相关。通常，慢性支气管炎是指在除外慢性咳嗽的其他已知原因后，患者每年咳嗽、咳痰 3 个月以上，并连续 2 年者。肺气肿则指肺部终末细支气管远端气腔出现异常持久的扩张，并伴有肺泡壁和细支气管的破坏而无明显的肺纤维化。当慢性支气管炎、肺气肿患者肺功能检查出现气流受限，并且不能完全可逆时，则能诊断为 COPD。如患者只有"慢性支气管炎"和（或）"肺气肿"，而无气流受限，则不能诊断为 COPD。

COPD 由于其病人数多，死亡率高，社会经济负担重，已成为一个重要的公共卫生问题。COPD 目前居全球死亡原因的第 4 位，世界银行/世界卫生组织公布，至 2020 年 COPD 将位居世界疾病经济负担的第 5 位。在我国，COPD 同样是严重危害人民身体健康的重要慢性呼吸系统疾病。

一、护理评估

1. 健康史　评估患者慢性支气管炎等既往呼吸道感染的病史；注意询问吸烟史；评估患者的生活环境和职业，是否长期接触有害物质及生产劳动环境；评估既往健康情况，有无慢性肺部疾病；此次患病的起病情况、表现特点和诊治经过等。

2. 病史特征　COPD 患病过程应有以下特征。

（1）吸烟史：多有长期较大量吸烟史。

（2）职业性或环境有害物质接触史：如较长期粉尘、烟雾、有害颗粒或有害气体接触史。

（3）家族史：COPD 有家族聚集倾向。

（4）发病年龄及好发季节：多于中年以后发病，症状好发于秋冬寒冷季节，常有反复呼吸道感染及急性加重史。随病情进展，急性加重越渐频繁。

（5）慢性肺源性心脏病史：COPD 后期出现低氧血症和（或）高碳酸血症，可并发慢性肺源性心脏病和右心衰竭。

3. 身体评估　如下所述。

（1）症状

1）慢性咳嗽：通常为首发症状。初起咳嗽呈间歇性，早晨较重，以后早晚或整日均有咳嗽，但夜间咳嗽并不显著。少数病例咳嗽不伴咳痰。也有部分病例虽有明显气流受限但无咳嗽症状。

2）咳痰：咳嗽后通常咳少量黏液性痰，部分患者在清晨较多；并发感染时痰量增多，常有脓性痰。

3）气短或呼吸困难：这是 COPD 的标志性症状，是使患者焦虑不安的主要原因，早期仅于劳累时出现，后逐渐加重，以致日常活动甚至休息时也感气短。

4）喘息和胸闷：不是 COPD 的特异性症状。部分患者特别是重度患者有喘息；胸部紧闷感通常于劳力后发生，与呼吸费力、肋间肌等容性收缩有关。

5）全身性症状：在疾病的临床过程中，特别在较重患者，可能会发生全身性症状，如体重下降、食欲减退、外周肌肉萎缩和功能障碍、精神抑郁和（或）焦虑等。

（2）体征：COPD 早期体征可不明显，随疾病进展，常有以下体征。

1）视诊及触诊：胸廓形态异常，包括胸部过度膨胀、前后径增大、剑突下胸骨下角（腹上角）增宽及腹部膨凸等；常见呼吸变浅，频率增快，辅助呼吸肌如斜角肌及胸锁乳突肌参加呼吸运动，重症可见胸腹矛盾运动；患者不时采用缩唇呼吸以增加呼出气量；呼吸困难加重时常采取前倾坐位；低氧血症者可出现黏膜及皮肤发绀，伴右心衰竭者可见下肢水肿、肝脏增大。

2）叩诊：由于肺过度充气使心浊音界缩小，肺肝界降低，肺叩诊可呈过度清音。

3）听诊：两肺呼吸音可减低，呼气相延长，平静呼吸时可闻干性啰音，两肺底或其他肺野可闻湿啰音；心音遥远，剑突部心音较清晰响亮。

4. 临床分期　COPD 病程可分为急性加重期与稳定期。

（1）COPD 急性加重期是指患者出现超越日常状况的持续恶化，并需改变基础 COPD 的常规用药者，通常在疾病过程中，患者短期内咳嗽、咳痰、气短和（或）喘息加重，痰量增多，呈脓性或黏脓性，可伴发热等炎症明显加重的表现。

（2）稳定期则指患者咳嗽、咳痰、气短等症状稳定或症状轻微。

5. 心理-社会状况　由于病程长，病情反复发作、健康状况每况愈下，患者出现逐渐加重的呼吸困难，导致劳动能力逐渐丧失，同时也给患者带来较重的精神负担和经济负担，患者易出现焦虑、悲观、沮丧等心理反应，甚至对治疗失去信心。病情一旦发展到影响工作和生活时，患者容易产生自卑和孤独的心理。

6. 辅助检查　如下所述。

（1）肺功能检查：肺功能检查是判断气流受限的客观指标，其重复性好，对 COPD 的诊断、严重程度评价、疾病进展、预后及治疗反应等均有重要意义。气流受限是以第一秒用力呼气量（FEV_1）占用力肺活量百分比（FEV_1/FVC）降低来确定的。FEV_1/FVC 是 COPD 的一项敏感指标，可检出轻度气流受限。FEV_1 占预计值的百分比（FEV_1% 预计值）是中、重度气流受限的良好指标，它变异性小，易于操作，应作为 COPD 肺功能检查的基本项目。

（2）胸部 X 线检查：X 线检查对确定肺部并发症及与其他疾病（如肺间质纤维化、肺结核等）鉴别有重要意义。COPD 早期 X 线胸片可无明显变化，以后出现肺纹理增多、紊乱等非特征性改变；主要 X 线体征为肺过度充气。并发肺动脉高压和肺源性心脏病时，除右心增大的 X 线征外，还可有肺动脉圆锥膨隆，肺门血管影扩大及右下肺动脉增宽等。

（3）动脉血气分析：血气异常首先表现为轻、中度低氧血症。随疾病进展，低氧血症逐渐加重，并出现高碳酸血症。

（4）其他检查：低氧血症时，血红蛋白及红细胞可增高。并发感染时外周血白细胞增高，核左移，痰培养可检出各种病原菌，常见者为肺炎链球菌、流感嗜血杆菌、卡他莫拉菌、肺炎克雷白杆菌等。

二、治疗原则

1. COPD 稳定期治疗　如下所述。

（1）治疗目的

1）减轻症状，阻止病情发展。

2）缓解或阻止肺功能下降。

3）改善活动能力，提高生活质量。

4）降低病死率。

（2）教育与管理：主要内容包括：①教育与督促患者戒烟；②使患者了解 COPD 的病理生理与临床基础知识；③掌握一般和某些特殊的治疗方法；④学会自我控制病情的技巧，如腹式呼吸及缩唇呼吸锻炼等；⑤了解赴医院就诊的时机；⑥社区医生定期随访管理。

（3）控制职业性或环境污染：避免或防止粉尘、烟雾及有害气体吸入。

（4）药物治疗：根据疾病的严重程度，逐步增加治疗，如果没有出现明显的药物不良反应或病情的恶化，应在同一水平维持长期的规律治疗。根据患者对治疗的反应及时调整治疗方案。

1）支气管舒张剂：是控制 COPD 症状的主要治疗措施。主要的支气管舒张剂有 β_2 受体激动剂、抗胆碱药及甲基黄嘌呤类。

2）糖皮质激素：长期规律吸入糖皮质激素较适用于 $FEV_1 < 50\%$ 预计值（Ⅲ级和Ⅳ级）并且有临床症状以及反复加重的 COPD 患者。目前常用剂型有沙美特罗 + 氟替卡松、福莫特罗 + 布地奈德。

3）其他药物：祛痰药；抗氧化剂；免疫调节剂；流感疫苗；中药。

（5）氧疗：COPD 稳定期进行长期家庭氧疗对具有慢性呼吸衰竭的患者可提高生存率。对血流动力学、血液学特征、运动能力、肺生理和精神状态都会产生有益的影响。

（6）康复治疗：包括呼吸生理治疗、肌肉训练、营养支持、精神治疗与教育等多方面措施。

（7）外科治疗：包括肺大疱切除术、肺减容术和肺移植术。

2. COPD 急性加重期的治疗 如下所述。

（1）确定 COPD 急性加重的原因。

（2）COPD 急性加重的诊断和严重性评价。

（3）院外治疗：对于 COPD 加重早期，病情较轻的患者可以在院外治疗，但需注意病情变化，及时决定送医院治疗的时机。院外治疗包括适当增加以往所用支气管舒张剂的剂量及频度。口服糖皮质激素，也可糖皮质激素联合长效 β_2 受体激动剂雾化吸入治疗。咳嗽痰量增多并呈脓性时应积极给予抗生素治疗。

（4）住院治疗：COPD 加重期主要的治疗方案如下。

1）根据症状、血气分析、胸部 X 线片等评估病情的严重程度。

2）控制性氧疗：氧疗是 COPD 加重期住院患者的基础治疗。

3）抗生素：COPD 急性加重多由细菌感染诱发，故抗生素在 COPD 加重期治疗中具有重要地位。

4）支气管舒张剂：短效 β_2 受体激动剂较适用于 COPD 急性加重期的治疗。若效果不显著，建议加用抗胆碱能药物。对于较为严重的 COPD 加重者，可考虑静脉滴注茶碱类药物。

5）糖皮质激素：在应用支气管舒张剂基础上，口服或静脉滴注糖皮质激素。

6）机械通气：可通过无创或有创方式给予机械通气，根据病情需要，可首选无创性机械通气。

7）其他治疗措施：维持液体和电解质平衡；注意补充营养。

三、护理措施

1. 环境 提供整洁、舒适、阳光充足的环境。保持室内空气新鲜，定时通风，但应避免对流，以免患者受凉。维持适宜的温湿度。

2. 饮食 根据患者的病情和饮食习惯，给予高热量、高蛋白、高维生素的易消化饮食，食物宜清淡，避免油腻、辛辣。避免过冷、过热及产气食物，以防腹胀而影响膈肌运动。指导患者少食多餐，避免因过度饱胀而引起呼吸不畅。注意保持口腔清洁卫生，以增进食欲，补充机体必需营养物质，预防营养不良及呼吸肌疲劳的发生；便秘者，应鼓励多进食富含纤维素的蔬菜和水果。在患者病情允许时，鼓励患者多饮水，每天保证饮水在 1 500mL 以上，足够的水分可保证呼吸道黏膜的湿润和病变黏膜的修复，有利于痰液的稀释和排出。

3. 休息 急性加重期，卧床休息，协助患者取舒适体位，以减少机体消耗。稳定期可适当活动，帮助患者制订活动计划，活动应量力而行，循序渐进，以患者不感到疲劳为宜。

4. 病情观察 监测患者呼吸频率、节律、深度及呼吸困难的程度。监测生命体征，尤其是血压、心率和心律的变化。观察缺氧及二氧化碳潴留的症状和体征。密切观察患者咳嗽、咳痰情况。注意有无并发症的发生。监测动脉血气分析、电解质、酸碱平衡状况。

5. 保持呼吸道通畅　及时清除呼吸道分泌物，保持气道通畅，是改善通气，防止和纠正缺氧与二氧化碳潴留的前提。护理措施包括胸部物理疗法、湿化和雾化、机械吸痰及必要时协助医生建立人工气道。

6. 用药护理　遵医嘱正确、及时给药，指导患者正确使用支气管解痉气雾剂。长期或联合使用抗生素可导致二重感染，应注意观察。

7. 氧疗护理　在氧疗实施过程中，应注意观察氧疗效果，如吸氧后患者呼吸困难减轻、呼吸频率减慢、发绀减轻、心悸缓解、活动耐力增加或动脉血 PaO_2 达到 55mmHg 以上， $PaCO_2$ 呈逐渐下降趋势，显示氧疗有效。应根据动脉血气分析结果和患者的临床表现，及时调整吸氧流量或浓度，达到既保持氧疗效果，又可防止氧中毒和二氧化碳麻醉的目的。注意保持吸入氧气的湿化，以免干燥的氧气对呼吸道产生刺激和气道黏液栓形成。输送氧气的导管、面罩、气管导管等应妥善固定，以使患者感到舒适；保持其清洁与通畅，所有吸氧装置均应定期消毒，专人使用，预防感染和交叉感染。向患者家属交代氧疗的重要性，嘱其不要擅自停止吸氧或变动氧流量。特别是睡眠时氧疗不可间歇，以防熟睡时呼吸中枢兴奋性减弱或上呼吸道阻塞而加重低氧血症。

8. 呼吸功能锻炼　适合稳定期患者，其目的是使浅而快的呼吸变为深而慢的有效呼吸。进行腹式呼吸和缩唇呼吸等呼吸功能训练，能有效加强膈肌运动，提高通气量，减少耗氧量，改善呼吸功能，减轻呼吸困难，增加活动耐力。具体方法如下。

（1）腹式呼吸训练：指导患者采取立位、坐位或平卧位，左、右手分别放在腹部和胸前，全身肌肉放松，静息呼吸。吸气时，用鼻吸入，尽力挺腹，胸部不动；呼气时，用口呼出，同时收缩腹部，胸廓保持最小活动幅度，缓呼深吸，增加肺泡通气量。理想的呼气时间应是吸气时间的 2~3 倍；呼吸7~8 次/分，反复训练，10~20 分/次，2 次/天。熟练后逐步增加次数和时间，使之成为不自觉的呼吸习惯。

（2）缩唇呼吸训练：用鼻吸气用口呼气，呼气时口唇缩拢似吹口哨状，持续而缓慢地呼气，同时收缩腹部。吸与呼时间之比为 1：2 或 1：3，尽量深吸缓呼，呼吸 7~8 次/min，10~15min/次，训练 2 次/d。缩唇呼气使呼出的气体流速减慢，延缓呼气气流下降，防止小气道因塌陷而过早闭合，改善通气和换气。

9. 心理护理　了解和关心患者的心理状况，经常巡视，患者在严重呼吸困难期间，护士应尽量在床旁陪伴，或者将呼叫器放在患者易取之处，听到呼叫立即应答。允许患者提问和表达恐惧心理，让患者说出或写出引起焦虑的因素，教会患者自我放松等缓解焦虑的方法，也有利于缓解呼吸困难，改善通气。稳定期应鼓励患者生活自理及进行社交活动，以增强患者自信心。

四、健康教育

（1）了解 COPD 的概况，包括 COPD 的定义，气流受限特点，防控 COPD 的社会经济意义等。

（2）知道通过长期规范的治疗能够有效控制其症状，不同程度地减缓病情进展速度。

（3）了解 COPD 的病因，特别是吸烟的危害以及大气污染、反复发生上呼吸道感染等因素的作用。

（4）了解 COPD 的主要临床表现。

（5）了解 COPD 的诊断手段，以及如何评价相关检查结果，包括 X 线胸片和肺功能测定结果。

（6）知道 COPD 的主要治疗原则，了解常用药物的作用、用法和不良反应，包括掌握吸入用药技术。

（7）根据我国制定的 COPD 防治指南，结合患者的病程和病情，医患双方制定出初步的治疗方案，包括应用抗胆碱能药物、茶碱和 $β_2$ 受体激动剂、必要时吸入糖皮质激素甚至短期口服激素，以后根据病情变化及治疗反应（包括肺功能测定指标）不断调整和完善，并制定出相应的随访计划。

（8）了解 COPD 急性加重的原因、临床表现及预防措施。发生急性加重时能进行紧急自我处理。

（9）知道在什么情况下应去医院就诊或急诊。

（10）学会最基本的、切实可行的判断病情轻重的方法，如 6min 步行、登楼梯或峰流速测定。

（11）帮助至今仍吸烟者尽快戒烟并坚持下去，包括介绍戒烟方法，必要时推荐相关药品。

（12）介绍并演示一些切实可行的康复锻炼方法，如腹式呼吸、深呼吸、缩唇呼吸。

（13）对于符合指征且具备条件者，指导其开展长期家庭氧疗及家庭无创机械通气治疗。

（14）设法增强或调整患者的机体免疫力，减少 COPD 的急性加重。如接种肺炎疫苗和每年接种 1 次流感疫苗。

（孙宝兰）

第七节　原发性支气管肺癌

原发性支气管肺癌，简称肺癌（lung cancer），是最常见的肺部原发性恶性肿瘤，起源于支气管黏膜或腺体，常有区域性淋巴转移和血行转移。早期以刺激性咳嗽、痰中带血等呼吸道症状多见，逐渐出现癌肿压迫和转移症状为特征。

几年来，世界各国肺癌发病率和死亡率急剧上升，根据世界卫生组织（WHO）2003 年公布的资料显示，肺癌无论是发病率（120 万/年）还是死亡率（110 万/年），均居全球癌症首位。在我国，肺癌已超过癌症死因的 20%，且发病率及死亡率均迅速增长。2000—2005 年，我国肺癌的发病人数即增加了 11.6 万，死亡人数增加了 10.1 万。英国肿瘤学家 R. Peto 预言：如果我国不及时控制吸烟和空气污染，到 2025 年我国每年肺癌发病人数将超过 100 万，成为世界第一肺癌大国。

一、护理评估

1. 健康史　询问患者吸烟史及被动吸烟史，如开始吸烟的年龄、每日吸烟的量；了解生活环境和职业环境，是否长期接触有害物质及生产劳动保护条件；了解既往健康状况，有无慢性肺部疾患；家族中有无类似患者。此次患病的起病情况、表现特点及诊治经过等。

2. 身体评估　如下所述。

（1）由原发肿瘤引起的症状和体征

1）咳嗽：为常见的早期症状，可表现为刺激性干咳或少量黏液痰。当肿瘤引起支气管狭窄后可加重咳嗽，多为持续性，呈高调金属音性咳嗽或刺激性呛咳。伴有继发感染时，痰量增多，且呈黏液脓性。

2）血痰或咯血：多见于中央型肺癌。癌组织血管丰富，局部组织坏死常引起咯血。多为痰中带血或间断血痰。如果表面糜烂严重侵蚀大血管，则可引起大咯血。

3）气短或喘鸣：肿瘤向支气管内生长，或转移到肺门淋巴结致肿大的淋巴结压迫主支气管或隆突，或引起部分气道阻塞时，可有呼吸困难、气短、喘息，偶尔表现为喘鸣。

4）发热：肿瘤坏死组织可引起发热，多数发热的原因是由于肿瘤引起的阻塞性肺炎所致，抗生素治疗效果不佳。

5）体重下降：消瘦为恶性肿瘤的常见症状之一。肿瘤发展到晚期，由于肿瘤毒素和消耗的原因，并有感染、疼痛所致的食欲减退，可表现为消瘦或恶病质。

（2）肺外胸内扩展引起的症状和体征

1）胸痛：因肿瘤直接侵犯胸膜、肋骨和胸壁，引起不同程度的胸痛。若肿瘤位于胸膜附近，可产生不规则的钝痛或隐痛，于呼吸或咳嗽时加重。如发生肋骨和脊柱的转移，则有压痛点，与呼吸、咳嗽无关。肿瘤压迫肋间神经，胸痛可累及分布区。

2）声音嘶哑：癌肿直接压迫或转移至纵隔淋巴结压迫喉返神经（多见左侧），可发生声音嘶哑。

3）吞咽困难：癌肿侵犯或压迫食管，可引起吞咽困难，亦可引起气管 - 食管瘘，继发肺部感染。

4）胸水：肿瘤转移累及胸膜或淋巴结回流受阻。

5）上腔静脉阻塞综合征：上腔静脉被附近肿大的转移性淋巴结压迫或右上肺的原发性肺癌侵犯，以及腔静脉内癌栓阻塞静脉回流引起。产生头面部、颈部、上肢水肿以及胸前部瘀血和静脉曲张。可引起头痛、头晕或眩晕。

6）Horner综合征：肺尖部肺癌又称肺上沟瘤，易压迫颈部交感神经，引起病侧眼睑下垂、瞳孔缩小、眼球内陷、同侧额部与胸壁少汗或无汗。若压迫臂丛神经造成以腋下为主、向上肢内侧放射的火灼样疼痛，在夜间为甚。

（3）胸外转移引起的症状和体征

1）转移至中枢神经系统：可发生头痛、呕吐、眩晕、复视、共济失调、脑神经麻痹、一侧肢体无力甚至偏瘫等神经系统表现。严重时出现颅内高压的症状。

2）转移至骨骼：可引起骨痛和病理性骨折。肿瘤转移至脊柱后可压迫椎管引起局部压迫和受阻症状。

3）转移至肝：表现为厌食、肝区疼痛、肝大、黄疸和腹水等。

4）转移至淋巴结：锁骨上淋巴结是肺癌转移的常见部位，可无症状。

（4）肿瘤作用于其他系统引起的肺外表现：包括内分泌、神经肌肉、结缔组织、血液系统和血管的异常改变，又称伴癌综合征。如肥大性肺性骨关节病。分泌促性腺激素引起男性乳房发育，分泌促肾上腺皮质激素样物引起Cushing综合征，分泌抗利尿激素引起稀释性低钠血症，分泌异生性甲状腺样激素导致高钙血症。神经肌肉综合征（小脑变性、周围神经病变、重症肌无力等）。

3. 心理－社会状况　了解患者因患病以及诊断、治疗所产生的心理反应，早期接受各种检查容易产生揣测、焦虑不安；一旦确诊癌症，患者表现惊恐、孤独、退缩、内向；随着病情的不断恶化，治疗效果不佳，容易产生悲观绝望、忧郁、自卑甚至轻生自杀的念头，了解患者的社会支持系统及经济状况等。

4. 辅助检查　如下所述。

（1）痰脱落细胞检查：是简单有效的早期诊断方法之一。

（2）胸部影像学检查：是发现肺癌的重要方法之一。通过胸部X线摄片、体层摄片、CT、MRI、支气管或血管造影等检查，了解肿瘤的部位、大小、肺门和纵隔淋巴结肿大、支气管阻塞，以及肺内、肺外转移的情况，确定分期，提供诊断和治疗的依据。

（3）纤维支气管镜检查：对肺癌的诊断具有重要意义。可直接观察并配合刷检、活检等手段诊断肺癌，并可通过纤维支气管镜对已知肺癌局部行激光或药物注射治疗。

（4）其他：经胸壁肺穿刺检查、开胸手术探查、胸腔积液癌细胞检查、淋巴结活检、癌胚抗原检测等。

二、治疗原则

肺癌的治疗是根据患者的机体状况、肿瘤的病理类型、侵犯的范围和发展趋向，合理地、有计划地应用现有的治疗手段，最大限度地提高治愈率和患者的生活质量。综合治疗是肿瘤治疗的发展趋势，肺癌综合治疗方案是：非小细胞肺癌首选手术治疗，辅助放疗和化疗；小细胞肺癌以化疗为主，辅以手术和（或）放疗。

1. 手术治疗　经确诊为Ⅱ期以前的肺癌，无手术禁忌证，应尽早手术切除病变肺叶加淋巴结切除，配合放疗和化疗，提高疗效。

2. 放射治疗（简称放疗）　放射线对癌细胞有杀伤作用，放疗分为根治性和姑息性两种。根治性治疗用于病灶局限、因解剖原因不宜手术或患者不愿手术者；姑息性放疗在于抑制肿瘤的发展，延迟肿瘤扩散和缓解症状。

3. 化学治疗（简称化疗）　化疗是以选用2～3种作用于不同周期的抗癌药物联用、间歇、短程的方法为原则，常用药物有环磷酰胺（CTX）、异环磷酰胺（IFO）、甲氨蝶呤（MTX）、长春新碱（VCR）、阿霉素（ADR）、顺铂（DDP）、依托泊苷（VP－16、足叶乙苷）。小细胞未分化癌对化疗最敏感，腺癌化疗效果最差。

4. 其他治疗　经支气管动脉灌注加栓塞治疗、经纤支镜电刀切割瘤体或行激光治疗，以及经纤支镜引导腔内置入放疗源做近距离照射，生物反应调节剂治疗及中医中药治疗。

三、护理措施

1. 环境　提供安静的环境，调整舒适温、湿度，保证患者充分休息。

2. 饮食　向患者和家属强调增加营养与促进康复、配合治疗的关系。根据患者的身高、体重、营养状况和饮食习惯制定饮食计划。原则是给予高蛋白、高热量、高维生素、易消化的食物，安排品种多样化饮食，并注意调配好食物的色香味。创造清洁、舒适、愉快的就餐环境，尽可能安排患者与他人共同进餐，促进食欲。有吞咽困难者应给予流质饮食，进食宜慢，取半卧位以免发生吸入性肺炎或呛咳，甚至窒息。因化疗而引起严重胃肠道反应而影响进食者，应根据情况做相应处理。病情危重者可采取喂食、鼻饲增加患者的摄入量。对进食不能满足机体需要的患者，可建议通过静脉酌情给予脂肪乳剂、复方氨基酸、全血、血浆或清蛋白等改善营养状况。

3. 疼痛的护理　如下所述。

（1）疼痛的评估：评估内容为：①疼痛的部位、性质、程度及止痛效果。评估疼痛可用各种量表，常用 0～10 数字评估量表来描述疼痛。②疼痛加重或减轻的因素，疼痛持续、缓解或再发的时间。③影响患者表达疼痛的因素：如性别、年龄、文化背景、教育程度和性格等。④疼痛对睡眠、进食、活动等日常生活的影响程度。

（2）避免加重疼痛因素：①尽量避免咳嗽，必要时给予止咳剂。②活动困难者，小心搬动患者，平缓地给患者变换体位，避免推、拉动作，防止因为用力不当引起病变部位疼痛。③指导和协助胸痛患者用手或枕头护住胸部，以减轻深呼吸、咳嗽或变换体位所引起的疼痛。

（3）用药护理：①疼痛明显，影响日常生活的患者，应及早建议使用有效的止痛药物治疗，用药期间应取得患者及家属的配合，以确定有效止痛的药物及剂量。有需要时，应按时给药，而不是在疼痛发作时再给药。②止痛药剂量应当根据患者的需要量由小到大直至患者疼痛消失为止。给药时应遵循 WHO 推荐的三阶梯疗法（表 3-3）。③观察用药的效果，了解疼痛缓解程度和镇痛作用持续时间，对生活质量的改善情况。当所制定的用药方案不能有效止痛时，应及时通知医生并重新调整止痛方案。④注意预防药物的不良反应，如阿片类药物有便秘、恶心、呕吐、镇静和精神错乱等不良反应，应嘱患者多进富含纤维素的蔬菜和水果，或服番泻叶冲剂等措施，缓解和预防便秘。

表 3-3　止痛治疗三阶梯疗法

阶梯	治疗药物
轻度疼痛	非阿片类止痛药 ± 辅助药物
中度疼痛	弱阿片类 ± 非阿片类止痛药 ± 辅助药物
重度疼痛	强阿片类 ± 非阿片类止痛药 ± 辅助药物

（4）患者自控疼痛（PCA）：该方法是用计算机化的注射泵，经由静脉、皮下或椎管内连续输注止痛药，并且患者可自行间歇性给药。

4. 皮肤护理　观察放疗照射后局部皮肤是否出现红斑、色素沉着、表皮脱屑、瘙痒感等，并注意监测其变化。在皮肤放射部位涂上的标志在照射后切勿擦去，皮肤照射部位忌贴胶布，不用碘酊、汞溴红涂擦。洗澡时，不用肥皂搓擦，亦不用化妆品涂擦，因其可加重放疗皮肤的反应。为避免损伤其他部位皮肤，照射时协助患者取一定体位，不能随便移动。患者宜穿宽松柔软衣服，防止摩擦。避免阳光照射或冷热刺激。局部避免抓挠、压迫，如有渗出性皮炎可暴露，局部涂用具有收敛、保护作用的鱼肝油软膏。

5. 心理护理　了解患者的心理状态和对诊断及治疗的理解情况，评估其支持系统。当患者得知自己患肺癌时，会面临巨大的身心应激，而心理应对结果会对疾病产生明显的积极或消极影响，护士应该通过多种途径给患者及家属提供心理与社会支持。多与患者交谈，耐心倾听患者述说，鼓励患者表达自己的感受，帮助患者正确估计面临的情况，鼓励患者及家属积极参与治疗和护理计划的制订。向患者介绍成功的病例，以增强患者的治疗信心。帮助患者建立良好、有效的社会支持系统，安排家庭成员和朋友定期看望患者，使患者感受到关爱，激起生活热情，增强信心，使患者克服恐惧、绝望心理，保持积极的情绪，对抗疾病。

四、健康教育

1. 疾病知识指导　介绍肺癌的诱发因素、治疗方法及前景，对肺癌高危人群定期进行体检，告知早期发现、早期治疗的重要性。强调良好的心理会对疾病产生积极影响。

2. 避免诱发因素　提倡健康的生活方式，宣传吸烟对健康的危害，提倡戒烟，并注意避免被动吸烟。改善工作和生活环境，减少或避免吸入被致癌物质污染的空气和粉尘。指出防治慢性肺部疾患对肺癌防治的重要意义。

3. 心理护理　做好患者及家属的心理护理，给予患者心理帮助，使之尽快脱离过激的心理反应，保持较好的精神状态，正确认识疾病，增强治疗信心，提高生命质量。

4. 出院指导　督促患者坚持化疗或放疗，并告诉患者出现呼吸困难、疼痛等症状加重或不缓解时，应及时就医。对晚期癌肿转移患者要指导家属对患者临终前的护理，告知患者及家属对症处理的措施，尽一切可能减轻他们在临终期的身心痛苦，使患者平静地走完人生最后的旅途。

（孙宝兰）

第四章

胸膜疾病护理

第一节 自发性气胸

胸膜腔是不含气体的密闭潜在性腔隙，当气体进入胸膜腔造成积气状态时，称为气胸（pneumothorax）。气胸可分为自发性、外伤性和医源性三类。自发性气胸是指肺组织及脏层胸膜的自发破裂，或靠近肺表面的肺大泡、细小气肿泡自发破裂，使肺及支气管内气体进入胸膜腔所致的气胸，可分为原发性和继发性，前者发生于无基础肺疾病的健康人，后者发生于有基础疾病的患者，如慢性阻塞性肺疾病（COPD）。外伤性气胸系胸壁的直接或间接损伤引起。医源性气胸由诊断和治疗操作所致。气胸是常见的内科急症，男性多于女性，原发性气胸的发病率男性为（18~28）/10 万人口，女性为（1.2~6）/10 万人口。

根据脏层胸膜破裂情况不同及其发生后对胸腔内压力的影响，自发性气胸通常分为以下三种类型：

1. 闭合性（单纯性）气胸 胸膜破裂口较小，随肺萎缩而闭合，空气不再继续进入胸膜腔。胸膜腔内压接近或略超过大气压，测定时可为正压亦可为负压，视气体量多少而定。抽气后压力下降而不复生，表明其破裂口不再漏气。

2. 交通性（开放性）气胸 破裂口较大或因两层胸膜间有粘连或牵拉，使破口持续开放，吸气与呼气时空气自由进出胸膜腔。胸膜腔内压在 $0cmH_2O$ 上下波动；抽气后可呈负压，但观察数分钟，压力又复升至抽气前水平。

3. 张力性（高压性）气胸 破裂口呈单向活瓣、活塞作用，吸气时胸廓扩大，胸膜腔内压变小，空气进入胸膜腔；呼气时胸膜腔内压升高，压迫活瓣使之关闭，致使胸膜腔内空气越积越多，内压持续升高，使肺脏受压，纵隔向健侧移位，影响心脏血液回流。此型气胸胸膜腔内压测定常超过 $10cmH_2O$，甚至高达 $20cmH_2O$，抽气后胸膜腔内压可下降，但又迅速复升，对机体呼吸循环功能的影响最大，必须紧急抢救处理。

一、护理评估

1. 健康史 是否为瘦高体型的男性青壮年；是否有下列基础肺部病变：肺结核、COPD、肺癌、肺脓肿、肺尘埃沉着症及淋巴管平滑肌瘤病等；是否为月经期前 24~72h，是否为妊娠期；有无航空、潜水作业史；有无抬举重物用力过猛、剧咳、屏气、大笑等诱因。

2. 身体评估 如下所述。

（1）症状

1）胸痛：部分患者可能有抬举重物、用力过猛、剧咳、屏气或大笑等诱因存在，多数患者发生在正常或安静休息时，偶有在睡眠中发生。患者突感一侧针刺样或刀割样胸痛，持续时间短，继之出现胸闷、呼吸困难。

2）呼吸困难：严重程度与有无肺基础疾病及肺功能状态、气胸发生速度、胸膜腔内积气量及压力三个因素有关。若气胸发生前肺功能良好，尤其是年轻人，即使肺压缩 80% 也无明显呼吸困难。如原有严重肺功能减退，肺压缩20% ~30%时即可出现明显的呼吸困难，患者不能平卧或取被迫健侧卧位，以减轻呼吸困难。大量气胸，尤其是张力性气胸时，由于胸膜腔内压骤增、患侧肺完全压缩、纵隔移位，可迅速出现严重呼吸循环障碍，表现为表情紧张、胸闷、烦躁不安、挣扎坐起、发绀、冷汗、脉速、虚脱、心律失常，甚至出现休克、意识丧失和呼吸衰竭。

3）可有轻到中度刺激性咳嗽，由气体刺激胸膜所致。

（2）体征：取决于积气量的多少和是否伴有胸腔积液。少量气胸时体征不明显，尤其在肺气肿患者更难确定，听诊呼吸音减弱具有重要意义。大量气胸时，气管向健侧移位，患侧胸部隆起，呼吸运动与触觉语颤减弱，叩诊呈过清音或鼓音，心或肝浊音界缩小或消失，听诊呼吸音减弱或消失。左侧少量气胸或纵隔气肿时，有时可在左心缘处听到与心跳一致的气泡破裂音，称 Ham - man 征。液气胸时，胸内有振水声。

3. 心理 - 社会状况　年轻人发生自发性气胸，多为闭合性或交通性气胸，其胸腔内压力较低，临床症状较轻，由于其肺功能及其代偿功能均良好，较少出现气喘或呼吸困难等严重症状，有时仅表现为刚发病时的胸痛，或胸部压迫感，此类患者往往不轻易相信临床诊断，一旦经医师说明及胸片证实确已得病，易产生紧张、恐惧心理，由于对疾病缺乏认识，易思虑过度，甚至出现悲观情绪，对胸痛耐受较常人差，有时可出现癔症样呼吸，导致呼吸性碱中毒。若病情经治疗好转，又易出现盲目乐观，充满幻想，不能按医嘱卧床休息，而是我行我素，频频外出，个别患者在住院期间出现气胸复发。

4. 辅助检查　如下所述。

（1）X 线胸片检查：是诊断气胸的重要方法，可显示肺受压程度，肺内病变情况以及有无胸膜粘连、胸腔积液及纵隔移位等。气胸的典型 X 线表现为外凸弧形的细线条形阴影，称为气胸线，线外透亮度增高，无肺纹理，线内为压缩的肺组织。大量气胸时，肺脏向肺门回缩，呈圆球形阴影。大量气胸或张力性气胸常显示纵隔及心脏移向健侧。并发纵隔气肿在纵隔旁和心缘旁可见透光带。

（2）CT 检查：表现为胸膜腔内出现极低密度的气体影，伴有肺组织不同程度的萎缩改变。CT 对于小量气胸、局限性气胸以及肺大泡与气胸的鉴别比 X 线胸片更敏感和准确。

二、治疗原则

自发性气胸的目的是促进患侧肺复张，消除病因及减少复发。

1. 保守治疗　适用于稳定型小量闭合性气胸，具体方法包括严格卧床休息、给氧、酌情给予镇静和镇痛等药物、积极治疗肺基础疾病。高浓度吸氧可加快胸腔内气体的吸收，经鼻导管或面罩吸入 10L/min 的氧，可达到比较满意的疗效。在保守治疗过程中需密切观察病情，尤其在气胸发生后24 ~48h。

2. 排气疗法　如下所述。

（1）胸腔穿刺抽气：适用于小量气胸，呼吸困难较轻、心肺功能尚好的闭合性气胸患者。抽气可加速肺复张，迅速缓解症状。通常选择患侧胸部锁骨中线第 2 肋间为穿刺点，局限性气胸则要选择相应的穿刺部位。一次抽气量不宜超过 1 000mL，每日或隔日抽气一次。张力性气胸病情危急，需立即胸腔穿刺排气，将无菌粗针头经患侧肋间插入胸膜腔，使胸腔内高压气体得以排出，以达到暂时减压和挽救患者生命的目的。

（2）胸腔闭式引流：适用于不稳定型气胸，呼吸困难明显、肺压缩程度较重，交通性或张力性气胸，反复发生气胸的患者。插管部位一般都取锁骨中线外侧第 2 肋间或腋前线第 4 ~5 肋间（局限性气胸和有胸腔积液的患者需经 X 线胸片定位）。插管前，先在选定部位用气胸箱测压以了解气胸类型，然后将引流导管经胸部切口插入胸膜腔，连接胸腔闭式引流瓶进行引流，使胸腔内压力保持在 1 ~ 2cmH$_2$O 或以下。肺复张不满意时可采用负压吸引。对于肺压缩严重、时间较长的患者，插管后应夹闭引流管分次引流，避免胸腔内压力骤降产生肺复张后肺水肿。

3. 化学性胸膜固定术　为了预防复发，可在胸腔内注入硬化剂，产生无菌性胸膜炎症，使脏层和壁层胸膜粘连从而消灭胸膜腔间隙。常用硬化剂有多西环素、滑石粉等。

4. 手术治疗　略。

三、护理措施

1. 休息与卧位　急性自发性气胸患者应绝对卧床休息，避免用力、屏气、咳嗽等增加胸腔内压的活动。血压平稳者取半坐位，有利于呼吸、咳嗽排痰及胸腔引流。卧床期间，协助患者定时翻身，每2h一次，如有胸腔引流管，翻身时应注意防止引流管脱落。

2. 吸氧　根据患者缺氧的严重程度选择适当的吸氧方式和吸入氧流量，保证患者$SaO_2 > 90\%$。对于保守治疗的患者，需给予高浓度吸氧，有利于促进胸膜腔内气体的吸收。

3. 病情观察　密切观察患者的呼吸频率、呼吸困难和缺氧的情况及治疗后的反应，治疗后患侧呼吸音的变化等；有无心率加快、血压下降等循环衰竭的征象；大量抽气或放置胸腔引流管后，如呼吸困难缓解后再次出现胸闷、并伴有顽固性咳嗽、患侧肺部湿啰音，应考虑复张性肺水肿的可能，立即报告主管医生进行处理。

4. 排气治疗患者的护理　如下所述。

（1）术前准备：向患者说明排气疗法的目的、意义、过程及注意事项，以取得患者的理解与配合。使用前应仔细检查引流装置的密封性能，注意引流管有无裂缝，引流瓶有无破损，各衔接处是否密封。水封瓶内需注入适量无菌蒸馏水或生理盐水，并标识好液面水平，水封瓶长管需没入水中3~4cm，并始终保持直立。

（2）体位：胸腔闭式引流术后，协助患者取半坐卧位，此体位利于呼吸和引流。鼓励患者每2h进行一次深呼吸和咳嗽练习，或吹气球，以促进受压萎陷的肺组织扩张，加速胸腔内气体排出，促进肺尽早复张。

（3）保证有效的引流

1）确保引流装置安全，防止意外：引流瓶应放在低于患者胸部且不易被踢到的地方，任何时候其液面应低于引流管胸腔出口平面60cm，以防瓶内的液体反流进入胸腔。妥善固定引流管于床旁，留出适宜长度的引流管，既要便于患者翻身活动，又要避免过长扭曲受压。搬动患者时需要用两把血管钳将引流管双重夹紧，防止在搬动过程中发生引流管滑脱、漏气或引流液反流等意外情况。若胸腔引流管不慎滑出胸腔时，应嘱患者呼气，同时迅速用凡士林纱布及胶布封闭引流口，并立即通知医生进行处理。

2）保持引流管通畅：观察引流管内的水柱是否随呼吸上下波动及有无气体自水封瓶液面逸出。必要时，可请患者做深呼吸或咳嗽，如有波动，表明引流通畅。若水柱波动不明显，液面无气体逸出，患者无胸闷、呼吸困难，可能肺组织已复张；若患者呼吸困难加重，出现发绀、大汗、胸闷、气管偏向健侧等症状，应立即通知医生紧急处理。若同时引流出液体，引流液黏稠，应根据情况定时捏挤引流管（由胸腔端向引流瓶端的方向挤压）。

3）每日更换引流瓶，更换时严格执行无菌操作，注意连接管和接头处的消毒，更换前用两把血管钳夹紧引流管近心端，更换完毕检查无误后再放开，以防止气体进入胸腔。

（4）伤口护理：伤口敷料每天更换一次，有分泌物渗湿或污染时及时更换。

（5）拔管护理：观察引流管拔出指征，如引流管无气体逸出1~2d后，夹闭1d患者无气急、呼吸困难，透视或X线胸片示肺已全部复张，可拔除引流管。拔管前做好患者和物品的准备，拔管后注意观察有无胸闷、呼吸困难、切口处漏气、渗出、出血、皮下气肿等情况，如发现异常应及时处理。

5. 心理护理　关心体贴患者，解除患者的焦虑情绪，对精神紧张患者，做到态度和蔼，多与其交谈。消除其思想顾虑，并让其明白良好的精神状态有利于疾病的恢复，对思虑过度，要多做工作，如使其认识到胸腔正常结构及气胸的影响，了解胸痛的原因，知道被压缩的肺如何才能复张，吸氧、卧床休息及加强营养的益处等，帮助其解除顾虑，树立战胜疾病的信心。

四、健康教育

1. 避免气胸诱发因素　如下所述。
（1）避免抬举重物、剧烈咳嗽、屏气、用力排便等，并采取有效的预防便秘措施。

（2）注意劳逸结合，在气胸痊愈后的 1 个月内，不要进行剧烈运动，如打球、跑步等。

（3）保持心情愉快，避免情绪波动。

（4）吸烟者应指导戒烟。

2. 治疗肺部基础疾病　向患者介绍继发性自发性气胸的发生是由于肺组织有基础疾病存在，因此遵医嘱积极治疗肺部基础疾病对于预防气胸的复发极为重要。

3. 气胸复发时的处理　一旦出现突发性的胸痛、胸闷、气急时，可能为气胸复发，应及时就诊。

（陈　香）

第二节　胸腔积液

胸膜腔是位于肺和胸壁之间的一个潜在的腔隙。在正常情况下脏层胸膜和壁层胸膜表面上有一层很薄的液体，13 ~ 15mL，在呼吸运动时起润滑作用。胸膜腔和其中的液体并非处于静止状态，在每一次呼吸周期中胸膜腔形状和压力均有很大变化，使胸膜腔内液体持续滤出和吸收，并处于动态平衡。任何因素使胸膜腔内液体形成过快或吸收过缓，即产生胸腔积液，简称胸水。

胸腔积液可以根据其发生机制和化学成分不同分为漏出液（transudate）、渗出液（exudate）、血液（hemothorax，称为血胸）、脓液（empyema，称为脓胸）和乳糜液（chylothorax）。

一、护理评估

1. 健康史　评估患者是否患有可引起胸腔积液的肺、胸膜和肺外疾病，如肺结核、肺炎、胸膜肿瘤、肺梗死、充血性心力衰竭、缩窄性心包炎、食管破裂等。

2. 身体评估　如下所述。

（1）症状：胸腔积液临床症状的轻重取决于积液量和原发疾病。

1）呼吸困难：是最常见的症状，与胸廓顺应性下降，患侧膈肌受压，纵隔移位，肺容量下降刺激神经反射有关。

2）胸痛：随呼吸或咳嗽加重，可向肩、颈或腹部反射。随着胸水增多，胸痛可缓解。

3）伴随症状：结核性胸膜炎多见于青年人，常有发热、干咳；恶性胸腔积液多见于中年以上的患者，伴有消瘦和呼吸道或原发部位肿瘤的症状。炎性积液多为渗出性，常伴有咳嗽、咳痰、胸痛及发热。心力衰竭所致胸腔积液为漏出液，有心功能不全的其他表现。肝脓肿所伴右侧胸腔积液可为反应性胸膜炎，亦可为脓胸，多有发热和肝区疼痛。

（2）体征：与积液量有关。少量积液时，可无明显体征，或可触及胸膜摩擦感及闻及胸膜摩擦音。中至大量积液时，患侧胸廓饱满，触觉语颤减弱，局部叩诊浊音，呼吸音减低或消失。可伴有气管、纵隔向健侧移位。

3. 心理 - 社会状况　胸腔积液有时病因不明，患者多有焦虑，紧张等表现。若为结核性胸膜炎患者，评估患者及家属对结核病知识了解的程度，评估患者因患病及隔离治疗是否表现有焦虑、忧郁、恐惧、悲观、自卑、孤独、退缩等心理变化。若为恶性肿瘤，患者表现惊恐、孤独、退缩、内向；随着病情的不断恶化，治疗效果不佳，容易产生悲观、绝望、忧郁、自卑甚至轻生自杀的念头，了解患者的社会支持系统及经济状况等。

4. 辅助检查　如下所述。

（1）诊断性胸膜穿刺和胸水检查：对明确积液性质及病因诊断均至关重要，大多数积液的原因通过胸水分析可确定。疑为渗出液必须做胸腔穿刺，如有漏出液病因则避免胸腔穿刺。不能确定时也应做胸腔穿刺抽液检查。

1）外观：漏出液透明清亮，静置不凝固，比重 < 1.016 ~ 1.018。渗出液多呈草黄色，稍浑浊，易有凝块，比重 > 1.018。血性胸水呈洗肉水样或静脉血样，多见于肿瘤、结核和肺栓塞。乳状胸水多为乳糜胸。巧克力色胸水考虑阿米巴肝脓肿破溃入胸腔的可能。

2）细胞：漏出液细胞数常少于 $100 \times 10^6/L$，以淋巴细胞和间皮细胞为主。渗出液的白细胞常超过 $500 \times 10^6/L$。脓胸时白细胞多达 $10\,000 \times 10^6/L$ 以上。中性粒细胞增多时提示为急性炎症；淋巴细胞为主则多为结核性或肿瘤性；胸水中红细胞超过 $5 \times 10^9/L$ 时，可呈淡红色，多由恶性肿瘤或结核所致。恶性胸水中有 40%～90% 可查到恶性肿瘤细胞，反复多次检查可提高检出率。

3）pH：正常胸水 pH 接近 7.6。pH 降低可见于不同原因的胸腔积液、脓胸、食管破裂、结核性和恶性胸水。

4）病原体：胸水涂片查找细菌及培养，有助于病原诊断。

5）蛋白质：渗出液的蛋白含量较高（＞30g/L），胸水/血清比值大于 0.5。漏出液蛋白含量较低（＜30g/L），以清蛋白为主，黏蛋白试验阴性。

6）类脂：用于鉴别乳糜胸（表4-1）。

表4-1 真假乳糜胸的区别

	乳糜胸	假性乳糜胸
外观	乳状，离心后不沉淀	淡黄或暗褐色
胆固醇含量	不高	高，＞5.18mmol/L
甘油三酯含量	＞1.24mmol/L	正常
原因	胸导管破裂	陈旧性结核性胸膜炎、恶性胸水、肝硬化、类风湿关节炎

7）酶：渗出液乳酸脱氢酶（LDH）含量高，大于 200U/L，且胸水/血清 LDH 比值大于 0.6。LDH 活性是反映胸膜炎症程度的指标，其值越高，表明炎症越明显。LDH ＞500U/L 常提示为恶性肿瘤或胸水已并发细菌感染。

8）免疫学检查：结核性胸膜炎胸水 γ 干扰素多大于 200pg/mL。系统性红斑狼疮及类风湿关节炎引起的胸腔积液中补体 C_3、C_4 成分降低，且免疫复合物的含量增高。

9）肿瘤标志物：癌胚抗原（CEA）在恶性胸水中早期即可升高，且比血清更显著。

（2）X 线检查：少量胸腔积液时，患侧肋膈角变钝或消失；中等量积液时，呈内低外高的弧形积液影；大量积液时整个患侧胸部呈致密阴影，气管和纵隔推向健侧；积液时常遮盖肺内原发病灶。CT 检查可发现少量胸水、肺和胸膜病变、纵隔和气管旁淋巴结病变，有助于病因诊断。

（3）超声检查：灵敏度高，定位准确。临床用于估计胸腔积液的深度和积液量，协助胸腔穿刺定位。B 超引导下胸腔穿刺用于包裹性和少量的胸腔积液。

（4）胸膜活检：对确定胸腔积液的病因具有重要意义，方法包括经皮闭式胸膜活检、胸腔镜活检和开胸活检。

（5）支气管镜：用于咯血或疑有气道阻塞的患者。

二、治疗原则

胸腔积液为胸部或全身疾病的一部分，病因治疗尤为重要。漏出液常在纠正病因后可吸收。本节主要介绍结核性胸膜炎、类肺炎胸腔积液和脓胸及恶性胸腔积液的治疗。

1. 结核性胸膜炎　如下所述。

（1）一般治疗：休息、营养支持和对症治疗。

（2）胸腔抽液：结核性胸膜炎患者胸水中的蛋白含量高，易引起胸膜粘连，故应尽早抽尽胸腔积液，防止和减轻粘连；同时可解除对心肺和血管的压迫作用，使被压迫的肺迅速复张，改善呼吸，防止肺功能受损；另外还可以减轻中毒症状，使体温下降。大量胸腔积液，首次抽液不超过 700mL，每周抽液 2～3 次，每次抽液量不应超过 1 000mL。

（3）抗结核药物治疗：主要作用在于迅速杀死病灶中大量繁殖的结核分枝杆菌，使患者由传染性转为非传染性。防止获得性耐药变异菌的产生。彻底杀灭结核病变中静止或代谢缓慢的结核分枝杆菌，使患者达到临床治愈和生物学治愈的目的。

（4）糖皮质激素：有全身中毒性症状严重、大量胸水者，在抗结核药物治疗的同时，可加用糖皮质激素，待体温正常，全身中毒症状消退、胸水明显减少时，逐渐减量至停用。停药速度不宜过快，避免出现反跳现象。

2. 类肺炎性胸腔积液　一般胸水量较少，经有效抗生素治疗后可吸收，大量胸腔积液时需胸腔穿刺抽液，胸水 pH ＜7.2 应肋间插管引流。

3. 脓胸　治疗原则是控制感染、引流胸腔积液、促进肺复张、恢复肺功能。

（1）抗生素治疗：抗菌药物要足量，体温恢复正常后再持续用药两周以上，防止脓胸复发，急性期联合抗厌氧菌的药物，全身及胸腔内给药。

（2）引流：是脓胸最基本的治疗方法，反复抽脓或闭式引流。

（3）支持治疗：给予高能量、高蛋白、富含维生素的饮食，纠正水、电解质、酸碱平衡紊乱。

4. 恶性胸腔积液　包括原发病的治疗和胸腔积液的治疗。

（1）去除胸腔积液：恶性胸水的生长速度极快，需反复穿刺抽液，缓解因大量胸水压迫引起的严重呼吸困难症状。必要时可用细管做胸腔内插管进行密闭式引流。

（2）减少胸水的产生：反复抽液或持续引流可丢失大量蛋白，造成低蛋白血症，使胸膜毛细血管内渗透压降低，有利于胸水的产生，可在抽吸胸水或胸腔插管引流后，在胸腔内注入博来霉素、顺铂、丝裂霉素等抗肿瘤药物，也可注入胸膜粘连剂，减缓胸水的产生。也可注入生物免疫调节剂，如白细胞介素 -2。

三、护理措施

1. 休息　大量胸腔积液致呼吸困难或发热者，应卧床休息，减少氧耗，以减轻呼吸困难症状。按照胸腔积液的部位采取适当体位，一般取半卧位或患侧卧位，减少胸水对健侧肺的压迫。胸水消失后还需继续休养 2~3 个月，避免疲劳。

2. 氧疗　大量胸水影响呼吸时按患者的缺氧情况给予低、中流量的持续吸氧，增加氧气吸入以弥补气体交换面积的不足，改善患者的缺氧状态。

3. 胸痛的护理　胸腔积液的患者常有胸痛，并随呼吸运动而加剧，为了减轻疼痛，患者常采取浅快的呼吸方式，可导致缺氧加重和肺不张，因此，需协助患者取患侧卧位，必要时用宽胶布固定胸壁，以减少胸廓活动幅度，减轻疼痛，或遵医嘱给予止痛剂。

4. 病情观察　注意观察患者胸痛及呼吸困难的程度、体温的变化。监测血氧饱和度或动脉血气分析。对胸腔穿刺抽液后患者，应密切观察其呼吸、脉搏、血压的变化，注意穿刺处有无渗血或渗液。

5. 呼吸锻炼　胸膜炎患者在恢复期，每天督促患者进行缓慢的腹式呼吸。经常进行呼吸锻炼可减少胸膜粘连的发生，提高通气量。

6. 康复锻炼　待体温恢复正常，胸液抽吸或吸收后，鼓励患者逐渐下床活动，增加肺活量。

四、健康教育

1. 提高患者对治疗的依从性　向患者及家属解释本病的特点及目前的病情，介绍所采用的治疗方法、药物剂量、用法和不良反应。对结核性胸膜炎的患者需特别强调坚持用药的重要性，即使临床症状消失，也不可自行停药，应定期复查，遵从治疗方案，防止复发。

2. 休息与运动　指导患者合理安排休息与活动，逐渐增加活动量，避免过度劳累。

3. 加强营养　向患者及家属讲解加强营养为胸腔积液治疗的重要组成部分，需合理调配饮食，进高能量、高蛋白、富含维生素的食物，增强机体抵抗力。

（陈　香）

第五章

临床护理新进展

第一节　COPD 患者长期家庭氧疗的护理新进展

长期氧疗（long-term oxygen therapy，LTOT）是指患者脱离医院环境后返回社会或家庭，每日实施吸氧，并持续较长时期。一般用鼻导管吸氧，氧流量为 1.0～2.0L/min，吸氧时间 >15h/d。目的是使患者在静息状态下，达到 $PaO_2 \geq 8.0kPa$ 和（或）SaO_2 升至 90%。

慢性阻塞性肺疾病是一种世界范围的常见疾病，由于病情迁延反复，逐渐加重，对个人、家庭和社会都造成了沉重的精神和物质负担。研究表明，长期氧疗能够提高患者的生命质量。患者每天平均吸氧 15h，5 年存活率提高 62%，10 年提高 26%。

一、LTOT 的指征

（1）$PaO_2 \leq 7.33kPa$，或 $SaO_2 \leq 88\%$，有或没有高碳酸血症。

（2）PaO_2 7.33～8.0kPa，或 $SaO_2 < 89\%$，并有肺动脉高压、心力衰竭或红细胞增多症（血细胞比容 >0.55）。

二、长期家庭氧疗的主要目的

纠正低氧血症，减缓和逆转缺氧所致的组织损伤和器官功能损害，同时尽量保持患者的活动能力。

三、LTOT 对 COPD 患者的主要作用

（1）纠正低氧血症。

（2）改善肺功能。

（3）降低肺动脉压。

（4）延长 COPD 的生存期，降低病死率。

（5）提高生活质量 LTOT。

（5）改善神经精神症状。

四、氧疗的依从性（LTOT）是达到良好治疗效果的关键问题

1. 国内外氧疗依从性的现状　欧洲地区 LTOT 依从率为 45%～65%。Pepin 等对 14 个地区 930 例 LTOT 患者进行氧疗时间的监测和问卷调查发现：45% 的患者有效使用了 LTOT（≥15h/d），33% 的患者在如厕、进食、娱乐等情况下继续使用氧气。4% 的患者在户外活动时仍然吸氧，大多数患者仅在休息时吸氧。Thomas 对丹麦 16 个不同地区的 1 354 例行 LTOT 的 COPD 患者调查发现，LTOT 依从率为 14%～63%。颜红英等对 96 例 COPD 患者进行家庭氧疗的使用及对其了解程度调查询问，结果显示在动脉血氧饱和度低于 88% 的 46 例患者中，仅有 4 例每日吸氧时间在 15h 以上。袁岚等对成都 13 家医院门诊及住院的 70 例 COPD 患者进行调查，结果仅有 18.5% 的患者日吸氧超过 15h。杨晶等对 60 例

COPD 患者 LTOT 依从性的调查发现，5% 的患者日吸氧 >15h，37.8% 的患者能够正确选择氧流量。陈燕等对 190 例患者进行现状调查发现：没有进行家庭氧疗的 125 例（66%），进行了家庭氧疗的 65 例（34%），其中仅有 4 例患者达到 LTOT 的治疗要求。李萍等对 50 例患者进行调查，仅 12 例进行家庭氧疗，且绝大多数的吸氧时间没有达到氧疗的要求，每日吸氧时间 <2h 者占 83.3%，每日吸氧时间 >15h 者仅 2 例。荆明霞等对 90 名 COPD 患者进行调查发现：家庭氧疗者有 78 例（87%），吸氧时间每天 <2h 有 41 名，>15h 有 12 名，其中不确定氧流量，感到气急时加大氧流量，缓解时减少流量或不吸氧者有 25 名。从上述国内外的调查研究中可以看出，只有少部分患者能够保证足够长的吸氧时间和正确的使用氧气，患者对氧疗的依从性不高，但国外情况稍好于国内。

2. 影响氧疗依从性的因素 如下所述。

（1）患者知识缺乏：患者知识缺乏是氧疗依从性差的原因之一。患者缺乏相关的医学知识而不能正确认识氧疗，从而影响了氧疗的依从性。Stamatis 等报道有 63% 的患者不了解长期家庭氧疗对疾病的治疗作用。患者常认为吸氧对疾病治疗无效或意义不大而自行减少吸氧时间。国内研究显示患者不能坚持长期吸氧的主要原因是患者认为长期吸氧容易产生依赖，吸氧对于预防、治疗疾病意义不大。姜燕等对 647 例 COPD 患者和部分家属进行家庭氧疗知识调查，发现 COPD 患者严重缺乏家庭氧疗知识，其家人对氧疗知识了解也很少。由于缺乏正确的氧疗知识，患者往往根据自觉症状的轻重来调节吸氧时间和吸氧流量；另外由于不了解长期家庭氧疗的真正含义，大多数患者的吸氧时间远远 <15h，使 LTOT 失去了真正的意义，变成缓解胸闷、气急的手段。吕果梅在对慢性阻塞性肺疾病家庭氧疗依从性的调查与对策中，不能坚持用氧的原因中，选择"长期吸氧会产生依赖和吸氧是抢救手段"分别是 64% 和 50%，提示患者缺乏相关的医学知识，而不能正确认识氧疗，错误地认为吸氧是为了缓解症状，没有认识到其治疗的意义。李英杰对 40 例慢性阻塞性肺疾病家庭长期氧疗依从性的调查及分析中显示有 32 人存在错误观念占 80%，这些患者中错误地认为吸氧只是为了缓解症状，没有从根本上认识到其治疗的意义，有些患者认为长期吸氧会"成瘾"，会产生"依赖性"，或像使用抗生素一样产生"耐药现象"，而拒绝氧疗。

（2）病情的严重程度：Hayashi 等在调查中发现 LTOT 的依从性与年龄轻度正相关，与动脉血氧分压轻度负相关。病情严重、住院频繁、动脉血氧分压越低、动脉二氧化碳分压越高的患者氧疗的依从性好。Pepin 等对 930 例 COPD 患者氧气使用情况进行调查，发现 175 例患者由于病情加重而延长了吸氧时间；由此可见，患者病情的严重程度与患者的依从性有关。

（3）治疗的不适感：供氧装置和吸氧工具均可产生不适感。制氧机工作时发出的噪声影响患者的休息和睡眠。吸氧会引起患者鼻咽部干燥不适，甚至引起鼻黏膜损伤。

（4）社会支持系统：LTOT 多在患者家中进行，需要专用的供氧装置和给氧工具，从而增加了治疗的费用，氧气费用高、设备不方便、患者的家庭经济条件、社会支持系统、居住城市的条件、医疗保障系统的不健全，社会医疗落后等因素在一定程度上也影响了患者对家庭氧疗的依从性。

（5）医务人员方面：医务人员在 LTOT 方面的宣教力度不够，其原因可能与医务人员对氧疗知识宣教的时间不足，并且目前并无对健康教育的监测及评价，因而影响了患者对氧疗知识的掌握程度。

3. 提高患者氧疗依从性的主要措施 如下所述。

（1）加强对患者 LTOT 知识的宣教：护士针对 COPD 氧疗患者知识缺乏的现状应做好相关知识的健康教育，让患者充分认识 LTOT 的必要性和重要性。根据患者的不同情况，采取不同的方式，给予患者有效的指导。对患者的教育形式可多样化，如编写宣传手册、知识讲座、一对一指导等。健康教育的内容可涉及 LTOT 的基本知识。应向患者指出氧疗是属于治疗的一种方法，对疾病的预后有重要的影响，氧疗的效果是目前所有药物不能比拟的，更要向患者说明氧疗是改变 COPD 自然病程的一种方法，不会产生"成瘾"及"耐药"现象。指导患者具体实施 LTOT 治疗的方法，如氧疗的时间和浓度；给氧的方式；日常活动时如何去做；用氧安全；氧气的湿化；用氧装置的清洗和消毒等。

（2）协助患者选择合适的给氧装置和给氧方式：目前常用的供氧装置有三种：压缩氧气瓶、液态氧和氧浓缩器（oxygen concentrator）俗称"制氧机"。压缩氧气瓶的主要优点是价格便宜、不存在浪费或耗失以及容易获得等；而缺点是较笨重、贮氧量少、需反复充装，适合于用氧量少的患者。制氧机的主要优点是无须贮氧设备及固定供氧源，使用期间特别是需要连续供氧时，费用较低，对持续吸氧者特别是家庭氧疗比较方便；而缺点是设备购入价格昂贵、移动不便、有噪声和需要定期维修。液态氧的主要优点是贮氧能力大（1 立方英尺液氧 = 860 立方英尺气态氧）、轻便，适合于长期康复治疗；而缺点是费用高、容易泄露和造成浪费。一般认为当患者每月需要使用 10 个以上压缩氧气瓶时，应建议患者使用液氧系统。这些供氧装置各有优缺点，患者应根据自身的生活方式进行选择。给氧方法包括鼻导管、鼻塞、面罩及节氧装置（oxygen saving devices）。节氧装置是一组更符合呼吸生理要求，并能减少氧需要量和提高氧疗效益的装置。目前主要有 3 种：经气管导管（transtracheal catheters）、贮氧导管（reservoir oxygen cannula）和按需脉冲阀（pulsed demand valve）。贮氧导管简便、实用、价廉、应用范围广，适合于我国国情。

（3）加强对医护人员的培训：护士与患者接触时间及交流机会最多，应成为氧疗知识宣教的主角，因而要重视护士的自身学习，培养专科护士，进一步加强 COPD 治疗、康复、护理等方面的新知识、新进展等的学习，提高业务水平。确保在氧疗过程中给予患者合适的指导，使患者能清楚地了解氧疗的时间和使用条件。

（4）加强社会支持系统：现在我国的家庭随访做得不到位。定时家庭访视是我们应尽快完善的工作。医护人员应做好定期的家庭访视，反复提醒患者正确使用氧疗装置，强调长期家庭氧疗的重要性，提高患者氧疗的依从性。提供换氧服务，建议医院、社区医院安装供氧电话，电话联系，送货上门，负责安装，保障用氧安全。同时呼吁社会、家庭、子女的支持，在医疗保险中增加家庭氧疗的项目，加大宣传力度，鼓励患者积极投保。

LTOT 在欧美国家和发达国家开展较为普遍，在亚洲及一些发展中国家由于受到社会经济发展水平和医疗保险不完善的限制，开展较少。但是随着给氧设备向小型便携式发展，吸氧管向节氧方面改进，以及我国医疗保险和社区医疗的逐渐成熟，长期家庭氧疗将在我国得到越来越广泛的应用。医护人员应加强自身教育，更好地掌握家庭氧疗的有关知识，以便更好地指导患者。

（陈　香）

第二节　COPD 患者肺康复方案

肺康复（pulmonary rehabilitation）又称呼吸康复（respiratory rehabilitation）是康复医学的分支。肺康复研究的是慢性呼吸系统疾病给患者带来的由于呼吸功能受损而产生的呼吸困难、运动耐力下降、生活质量下降、心理-行为的异常。肺康复的对象以慢性阻塞性肺疾病患者为主，其他慢性肺疾病只要存在呼吸困难、运动耐力下降同样需要康复治疗。

肺康复的临床意义是尽量改善被损害的肺功能，通过治疗提高呼吸效率，作为一个对社会有用的人回归社会。但实际不能回归社会的严重肺功能不全患者不占少数，对于这些患者，通过治疗使之能够从医院回归家庭具有非常重要的意义。近来，随着医学的进步，肺康复已经扩大到包括使患者经过治疗后减少反复住院的次数，提高生活质量，尽量维持长期的家庭生活等内容。

COPD 是慢性呼吸疾病中所占比例最大的疾病，COPD 患者是肺康复的主要对象，因此 COPD 的康复方案也是使用最广的方案。这些患者由于支气管慢性阻塞导致一系列病理生理改变而使他们日常生活活动能力下降，社会参与能力下降，临床则表现为呼吸困难。除了呼吸困难，COPD 患者活动能力下降的主要原因是外周肌肉疲劳导致的运动耐力下降，因此 COPD 的康复方案是以运动疗法为中心的综合肺康复方案。

一、肺康复的定义

1999 年，美国胸科学会将肺康复定义为：肺康复是为慢性呼吸损伤患者进行的，按照个体化原则设计的一个多学科的治疗计划，其目的是尽可能有效地促使患者躯体和社会功能及自主性得到改善。

二、肺康复治疗的目的

阻止或延缓肺部病变进展，改善生活质量；有效地利用现存的肺功能，并争取改善肺功能，预防肺功能进行性降低；提高机体活动能力，防止急性加重，预防和治疗并发症；改善心理及情绪状态；延长生命。

三、肺康复的技术结构

肺康复依靠的是多学科的康复小组。多学科康复小组是以患者和他的家庭为中心，由呼吸科医生、康复医生、护士、物理治疗师、呼吸治疗师、精神科医生、营养师、社会工作者组成的医疗康复小组。

四、肺康复的适应证

根据1977年美国胸科医师协会（ACCP）和美国心肺康复协会（AACVPR）的肺康复指南，肺康复适用于所有的稳定期呼吸系统疾病患者的治疗，对于呼吸困难等临床症状未得到改善，运动耐力低下，日常生活有障碍的患者均可以进行呼吸康复。对于肺康复的适宜人群不需要根据肺功能来判断，轻症到重症的患者均适合于肺康复。将肺康复确定为对患者实施全面治疗的一部分，其中患者主动参与康复的意义是非常重要的。表5-1是非COPD疾病的适应证。

表5-1 非COPD疾病的适应证

症状	疾病
哮喘	选择性的神经肌肉疾病
胸壁疾病	围手术期（胸部或腹部手术）
囊性纤维化	脊髓灰质炎后综合征
间质性肺病、包括ARDS后的肺纤维化	肺移植前和移植后
肺癌	肺减容术前和术后

五、肺康复的禁忌证

COPD的急性加重期；近期心肌梗死和不稳定心绞痛；进展期的关节炎使得患者活动受限；并发其他器官功能衰竭；老年痴呆症；高度近视；听力障碍；糖尿病酮症；血氧饱和度小于90%。以上禁忌证是相对的，主要是针对运动疗法而言，其他的康复课程（如戒烟、教育、心理和营养干预等）上述的大多数患者仍可参与。活动很少的患者不是肺康复的理想人选；但是，如果他们参加康复课程，其活动水平可能会改变。

六、肺康复形式

肺康复的形式有住院康复、门诊康复、家庭康复、社区康复四种。

肺康复的条件设置因为工作人员情况、康复周期、组织结构，以及个别组成部分的不同而可以有很大不同。选择何种条件设置常依赖于患者在康复前的生理的、功能的和心理－社会状况，还有实用性和距离的远近，保险支付协议，以及患者的意愿。在门诊、住院和家庭为基础的肺康复。

住院康复的优点是可以使重症或伴随其他系统疾病患者得到在医疗监护下的肺康复，所谓重症是指那些在严重度分级处于Ⅱ级或Ⅲ级的患者。老年人特别是70岁以上者以住院康复更为安全。医院康复可以提供完善的医疗监护，除了心肺功能监护外还可以提供辅助通气治疗、运动中的血氧监测以及对意外事件的及时处理等。

门诊康复可以节约经费，又有医生监督和指导，能够保证康复质量，对于需要长期康复的患者是十分有利的，但是对于路途较远、没有家属陪同者是有困难的。

家庭为基础的康复的优点是节约和方便，对于自我控制力强的患者，家庭康复是延续住院康复效果的最佳选择，但是即使在密切监督下的运动疗法，家庭康复在运动耐力和生活质量上的改善都小于门诊和住院康复的改善。而且对于病情重、并发其他系统疾病患者效果不肯定。

社区康复介于门诊康复和家庭康复之间，在有条件的社区可以取得与门诊康复同样的效果。所谓条件是指基础设施和训练有素的医生和护士（或呼吸治疗师），有一套完整的康复流程和康复方案。

七、肺康复方案

方案主要有 4 个内容：包括运动疗法、教育、心理 - 社会/行为干预和效果评价。其中核心是运动疗法。美国胸科医生学院（ACCP）/美国心血管和肺康复学会（ACCVPR）指南小组在 1977 年发表的询证指南中显示的证据分级见表 5 - 2。

表 5 - 2　COPD 患者肺康复的推荐总结和证据分级

内容/结果	推荐	分级
下肢运动	包括运动耐力训练的下肢运动作为肺康复的一部分被推荐	A
上肢运动	包括对抗和耐力的上肢功能和运动训练应当包括在肺康复中	B
通气肌训练	科学证据不支持在肺康复中常规使用，在伴有呼吸肌力量减弱或喘息的患者可以选用	B
心理学、行为学、教育内容和结果	证据不支持作为单独治疗方式的短期心理学干预的益处，长期干预可能是有益的，专家的意见支持把教育和心理干预作为肺康复的内容	C
呼吸困难	肺康复包括呼吸困难的症状	A
生活质量	肺康复包括与健康相关的生活质量	B
健康管理利用	肺康复已经减少了住院人数和住院天数	B
生存期	肺康复可以改善生存期	C

注：A. 提供的科学证据有良好的设计，很好的管理和显著结果的对照试验（随机和非随机）来支持指南的推荐；

B. 提供的科学证据是由观察研究或可靠性较低的对照研究结果来支持指南的推荐；

C. 由于无法获得科学证据或没有可靠的结果或缺乏对照研究，仅靠专家的观点来支持指南的推荐。

1. 运动疗法　如下所述。

（1）运动疗法的目的：运动疗法是肺康复的基础。维持身体活动是正常生活的基础。运动训练可以改善呼吸功能，提高包括肌力、耐力等在内的全身运动能力，使之适应日常生活及社会活动。

（2）COPD 患者运动能力减退的原因：COPD 患者往往病程较长，肺功能已遭到不同程度的损害，出现呼吸困难、恐惧、抑郁等。呼吸困难限制了患者的活动，活动减少使身体适应能力下降，病情加重。病情加重使活动进一步受限，导致恶性循环。以上状态长期持续存在容易引起低氧血症、红细胞增多症、肺心病和心力衰竭等并发症，影响患者的生活质量。

（3）运动疗法在 COPD 患者康复中的作用：运动能增加最大摄氧量，增强运动能力；运动能增强运动耐力，减轻再运动时的痛苦，缩短恢复运动所需时间。

（4）适用于肺康复的运动方法：适用于肺康复的运动方法有床上锻炼，呼吸体操，10min 步行，上台阶，蹬自行车等。选择运动方式的关键是因人而异，使患者能够耐受。一般通常采用的是平地步行和呼吸体操。

（5）进行运动训练时的注意事项

1）根据自觉症状终止运动的标准：胸痛、急剧的气促、极度的疲劳、头晕、恶心等。

2）运动的正常反应：适度的疲劳感、适度的气促、适度地出汗、适度的肌肉痛。

（6）运动负荷试验：运动负荷试验对于检查患者的呼吸困难程度或活动受限程度，有无活动后血氧饱和度降低是非常有意义的。呼吸系统疾病患者属运动负荷试验禁忌者不多。6min 步行试验非常简单易行，不需要特殊的仪器和设备，对患者的负担小，对于设定运动初期处方非常有用，现在临床应用非常广泛。

6min 步行试验的具体实施方法是让患者在 6min 内以最快的速度进行步行，要有在此时间内"再也不能走了"的感觉。最少应进行 2 次，取距离较长的一次。记录并评价步行距离，步行后心率的上升，血压的变动，呼吸困难，血氧饱和度下降的程度和恢复时间等。

（7）运动方式：根据运动部位不同分为上肢运动和下肢运动。上肢运动包括举重物（小沙袋 250 ~ 500g，每组 10 ~ 15 次，每次 2 ~ 3 组），上肢弹力带操、上肢功率车等。上肢运动对完成生活自理、家务劳动是非常重要的。下肢运动包括步行、蹬车、爬山、跑步机和功率自行车运动等。下肢运动对于提高运动耐力、扩大活动范围、生活自理、社会活动参与是重要的。在肺康复循证医学指南中上肢运动的证据级别为 B 级，下肢运动证据级别为 A 级。但是在临床肺康复实施中对于上肢和下肢运动都要进行，因为上肢运动对于进行精细动作，完成日常生活活动是必要的。

（8）运动量的调整：运动量的调整需要根据患者当前身体状况、年龄、对初始运动的反应。进行康复前运动较少的患者对运动的适应性较差容易出现运动性并发症，对这类患者开始运动时的水平应较低，需要逐渐增加运动量和运动时间。对于功能储备低的患者也应从低运动量开始，一般开始时可以用低于目标运动强度的 10% 的运动量，运动持续时间和频率也从低限开始。在开始调整时也应先通过调整运动时间来增加运动量而不是调整强度和频率。

（9）通气肌训练：通气肌训练对患者改善症状和生活质量的用处还没有得到循证医学的证据，还缺少大样本的随机对照研究。最近有研究报告在严重 COPD 患者使用吸气压力支持训练取得良好效果。目前推荐伴有严重呼吸困难、呼吸肌无力、中至重度呼吸损伤但不是终末阶段的肺气肿和膈肌变平的 COPD 患者进行通气肌训练。

通气肌训练的方式是阻力训练，强度可以从 10% 的最大吸气压开始，逐渐增加至 50%，至少应在 30% 以上，尽量接近最大吸气压更好。每周训练 5 次，2 次/天，15min/次。呼吸 12 ~ 15 次/分。可以使用手持吹气装置或其他训练装置。

2. 教育　单独的教育对患者的运动耐力和生活质量的影响没有显著的意义，但是与其他康复内容一起组成的方案中必须包括教育。教育鼓励自主参与健康管理，使患者能够更好地理解患肺疾病时生理的和心理的改变，帮助患者及其家庭找出应对这些改变的方法。通过教育的过程使患者更加熟练自我管理和支持治疗计划。

教育可以是以小组的形式或个体的形式，根据患者的需要、地点和资源来设计康复方案。一般来说，在初期评价时就确定了肺康复参与这种需要教育干预的患者。很多标准的教育课题列在表 5 - 3，呼吸训练、能量保持和药物疗法三个题目将做进一步的详细描述。生命终末期计划对慢性肺疾病患者是重要的，我们也将进一步讨论。

表 5 - 3　教育内容中的常用题目

肺的解剖和生理学	避免环境刺激
肺疾病的病理生理学	呼吸和胸部治疗技术
气道管理	症状管理
呼吸训练计划	心理因素——应对能力，焦虑，惊恐控制
能量保持和工作简化技术	强化管理
药物疗法	生命中末期计划
自我管理技术	戒烟
运动的益处和安全性指南	旅行/业余生活/性生活
氧疗	营养

（1）呼吸训练：患者可能从缩唇呼吸和膈肌呼吸中得到益处。缩唇呼吸包括鼻吸气，随之让气流对抗紧缩的口唇，避免用力呼气。这种方法经常被 COPD 患者无意识地使用，以便在呼吸困难期间增加运动耐力和通气需求。膈肌呼吸的方法是在吸气时主动地扩张腹壁，使膈肌下降。从理论上讲，这将增加 COPD 患者通气时膈肌运动的效果，减少上抬肋骨的无效运动。尽管早期的研究报告膈肌呼吸增加了膈肌的活动，但是后来的研究显示整个胸部运动不同步，腹部的矛盾运动，减少了胸部的机械运动效果，用这种方法增加了呼吸做功，没有改善肺的通气分布。最终发现膈肌呼吸增加而不是减少呼吸困难。根据这些结果，在肺康复中不推荐常规使用膈肌呼吸训练。

（2）能量保持和工作简单化：能量保持和工作简单化的原则是帮助患者维持日常生活活动能力，像自我照顾，家务，购物和完成职业相关的任务。方法包括步行调节呼吸，在身体活动时计算呼吸频率，有效地利用体能，改进计划，优先安排必需的活动，使用辅助的装置。这些技术可以帮助患者有效地利用能量，保证从事基本日常生活、业余生活和社会活动。结合运动训练，能量保持技术可以使一些晚期疾病的患者甚至重新开始享乐。

（3）药物疗法和其他疗法：在一个综合的肺康复程序中在药物治疗方面的教育包括药物的类型、作用、不良反应、剂量、服药频率、所有口服和吸入药物的合理使用。

（4）生命终末期教育：COPD 患者由于通气限制，未来的病情进展存在呼吸衰竭的危险，而且这种危险将随着时间的延长而增加。患者将面临着一旦出现呼吸衰竭时需要做出是否进行气管插管和机械通气的选择，这将提供保全生命的支持，治疗呼吸衰竭的发作或延长疾病终末期的死亡过程。但是，由COPD 引起的呼吸衰竭临床可以评估的影响因素中很少能预测机械通气的后果。开始生命支持的决定并不纯粹是自然的医疗问题，它需要患者决定是否接受生命维持阶段的管理，这是一个他们的医生也不能明确地判断对于恢复患者自身生活价值的意义的复合治疗。然而，由于大多数肺疾病患者在疾病的稳定阶段没有与他们的疾病管理提供者讨论有关的问题，因此很少能参与这种从开始讨论到做出决定的过程。这些讨论常常被推迟到终末住院阶段才为患者提供有限的机会做出正式的决定。

在肺康复阶段，生命终末期教育为患者提供一个理解生命维持干预和预先计划重要性的机会。近期的数据表明，参加肺康复的患者中99%的人要求更多地了解生命终末期的管理，也就是说，大多数患者希望在他们的疾病没有进展到出现急性并发症之前的稳定阶段，在门诊治疗时有能力讨论这个问题的时候预先提出计划。还没有研究者检验在肺康复中对提出生命终末期计划问题的不同的授课技术的效果，只有一个研究提出了通过一盘录像带就这个问题做演示、说明和小组讨论，这样教育者只花很少的时间就能够促使更经常地在患者和医生之间就生命终末期管理交换意见。而在肺疾病患者中对这个问题的讨论有很高的兴趣，在肺康复课程中需要更多地编入这个题目，在美国，现在对肺康复患者提供生命终末期教育的仅有8%。

对于生命终末期的讨论就像安乐死的讨论一样涉及医学、道德伦理学和法学，患者有充分的知情权但是缺少必要的医学知识和经验，医生既要尊重患者的选择又要用通俗易懂的讲解使他们了解实施插管/机械通气的利和弊，而在机械通气的过程中又有很多不确定的影响因素，特别是患者家属在其中所起的作用也是很重要的。因此这个问题目前还是一个模糊不清的问题，这种讨论能否给患者带来益处也是不清楚的。而在中国文化的影响下与患者讨论死亡会使一些人认为是不近情理的，所以医生在与患者本人讨论这一问题时应慎重选择对象和时机。

3. 心理-社会和行为干预 心理和行为问题，像焦虑、抑郁，对与慢性肺疾病抗争感到困难，自我效率减低（与疾病抗争的能力）是进展性呼吸系统疾病患者发生障碍的原因。呼吸困难有明显的情绪影响，呼吸困难产生的主观恐惧可以进一步限制患者参与日常生活活动的能力。此外，与慢性肺疾病相关的焦虑和减少活动水平可以影响患者的自我效率（selfefficacy）。

在综合肺康复方案中心理-社会和行为干预能够作为常规教育课程或者作为强化管理的支持的特殊问题。使肌肉松弛的指令，减少紧张，控制恐惧可以帮助减少呼吸困难和焦虑。因为家庭在慢性呼吸疾病中的作用，鼓励家庭成员和朋友参加肺康复小组。在肺康复期间对常见症状，忧虑和问题的非正式的讨论可以使患者得到情感的支持。在肺康复中偶尔提供集体治疗，应对困难和角色转变。肺康复中的集体治疗的有用性还没有确定。

肺康复的心理学效果还没有清楚的定义。在一个肺康复的非对照研究中观察到肺康复1个月以后抑郁和焦虑症状的显著减轻，在这个康复程序中除了每周5d 的运动训练和教育课题，还包括了每周2次的集体心理面谈和强化管理课程。而在另一个随机对照的门诊肺康复研究中，抑郁没有显著改变。

日常生活能力是行为功能的基本体现。日常生活自理能力下降（如自己洗澡、洗漱、穿衣、吃饭需要他人帮助）、睡眠有障碍和活动性减少是由于COPD 患者体能下降所导致的。另外步行和做家务困难，不能参加娱乐和社会活动也是他们在日常生活活动中功能降低的表现。但是肺功能与功能状况并不直接相关，而心理因素和行为表现直接或间接影响功能。

运动对减轻抑郁和焦虑都体现了很好的作用。但是在伴有严重抑郁焦虑的患者其参与运动的主观愿望和依从程度会使运动的效果受到限制。因此对这些患者就更要注重综合肺康复，通过改善心境、提高社会支持和家庭支持来使患者提高改善生活质量的需求，提高主动参与意识，达到康复目的。

医疗顺从性也是行为医学中的重要内容。在COPD患者中对医疗顺从性普遍较差。在COPD患者中自行减少药物种类和剂量，忘记服药是经常发生的。造成这种现象的原因一方面与患者文化水平有关，而主要的原因与我们在教育上的不足有关，因为目前我国医院医生为患者诊病的时间约10min，医生无法在如此短的时间内对患者进行教育，这就使我们必须对患者进行集体教育，集体教育在支气管哮喘上的优势已经得到证明，我们在设计患者教育内容时也将药物的正确使用单独列出。除了对药物治疗的依从性外，在营养、运动、戒烟等方面都要进行集体教育，有利于改善患者的依从性。

4. 效果评价　效果评价是综合肺康复的重要的内容，一方面确定个体患者对康复的反应，另一方面评价了方案的整体有效性。康复方案的评价是通过标准化的结果测定来确定方案的总体有效性和作为质量改善的工具。

康复效果评价的基本原则：康复的目的是减轻症状、增加能力、改善生活质量。结果评价就是用定量的方法来表示以上方面经康复后取得的改变。因此康复效果评价并不是评价肺的生理改变，如FEV_1，而是评价患者的呼吸困难症状、周围肌肉耐力和心血管状况、与呼吸困难相关的焦虑等。

（1）肺康复效果评价的基本原则

1）肺康复效果评价是与生理学异常无关的参数，如呼吸困难减轻、生活质量改善。

2）评价患者在症状、运动能力、功能状况、生活质量方面的基线损伤和康复后的改变。

3）个体化的肺康复干预方案在患者中是不同的，因此改善的程度也是不同的。

4）评价也可以让患者看到他们症状改善的证据，对于促进患者长期坚持康复的努力是有益的。

5）评价后的结果有利于康复医生为患者调整更理想的康复方案，以此鼓励患者继续努力，取得更好的康复效果。

6）康复前后效果评价为第三方付款人（保险人）提供康复方案有效性的客观证据，而进一步得到他们的支持。

7）为临床研究提供康复的有效性结果。

（2）肺康复效果评价内容

1）运动试验：包括峰值递增运动试验、稳态耐力试验。递增运动试验能够显示肺康复的运动训练的生理学效果，是理想的评价方法。耐力运动试验也是评价康复效果的良好指标。

2）场地运动试验：6min步行试验、递增的和稳态的往返步行试验。6min步行试验有意义的改变距离最低是70m。改良的10m往返步行试验是在室外以步测量的运动容量测定。

3）呼吸困难

用力呼吸困难：VAS和Borg刻度尺评分。

总的呼吸困难：基线的和变化的呼吸困难指数和医学研究会呼吸困难评分。

4）健康相关生活质量问卷

全身状况的问卷：SF-36。

呼吸特异性的问卷：慢性呼吸病问卷、St. George's问卷。

5）功能状况测定问卷

全身状况问卷：ADI评分。

呼吸特异性问卷：肺功能状况刻度尺、肺功能状况和呼吸困难问卷。

6）营养状况。

7）生存状况。

8）健康照顾资源利用。

（陈　香）

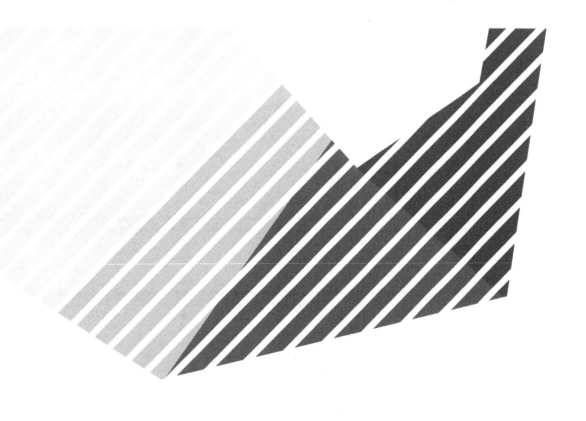

第二篇

循环系统疾病护理

第六章

循环系统专科诊疗技术与护理

第一节 心导管检查术

心导管检查术是通过心导管插管术进行心脏各腔室、瓣膜与血管的构造及功能的检查，包括右心导管检查与选择性右心造影、左心导管检查与选择性左心造影，其目的是明确诊断心脏和大血管病变的部位与性质、病变是否引起了血流动力学改变及其程度，为采用介入性治疗或外科手术提供依据。

一、适应证

（1）需作血流动力学监测者，从静脉置入漂浮导管至右心及肺动脉。
（2）用于先天性心脏病，特别是有心内分流的先天性心脏病的诊断。
（3）心内电生理检查。
（4）室壁瘤需了解瘤体大小与位置以决定是否为手术指征。
（5）静脉及肺动脉造影。
（6）选择性冠状动脉造影术。
（7）心肌活检术。

二、禁忌证

（1）感染性疾病者，如感染性心内膜炎、败血症、肺部感染等。
（2）严重心律失常及严重的高血压未加控制者。
（3）电解质紊乱、洋地黄中毒者。
（4）有出血倾向者，现有出血性疾病或正在进行抗凝治疗者。
（5）外周静脉血栓性静脉炎者。
（6）严重肝肾损害者。

三、操作前护理

（1）向患者及家属介绍心导管检查的方法和意义、手术的必要性和安全性，以解除思想顾虑和精神紧张，必要时手术前夜口服地西泮5mg，保证充足睡眠。
（2）指导患者完成必要的辅助检查如出凝血时间、肝肾功能、胸片和超声心动图等。
（3）根据需要行会阴部及两侧腹股沟或上肢、锁骨下静脉穿刺术区备皮及清洁。
（4）穿刺动脉者应检查两侧足背动脉搏动情况并标记，以便与术中、术后对照观察。
（5）做抗生素和碘过敏试验。
（5）行股动脉穿刺者应术前训练床上排尿。
（6）指导患者衣着舒适，术前排空膀胱。

四、操作过程

一般采用 Seldinger 经皮穿刺法，局麻后自股静脉、上肢贵要静脉或锁骨下静脉（右心导管术）或股动脉（左心导管术）插入导管到达相应部位。连续测量并记录压力，必要时采血行血气分析。插入造影导管至相应部位，注入造影剂，进行造影。

五、操作后护理

1. 休息　卧床休息，做好生活护理。

2. 局部压迫　静脉穿刺者术侧肢体制动 4～6h；动脉穿刺者压迫止血 30min 后加压包扎，以 1kg 沙袋压迫伤口 6～8h，穿刺侧肢体制动 24h。检查足背动脉搏动是否减弱或消失，观察肢体皮肤颜色与温度、感觉与运动功能有无变化等。

3. 病情观察　持续监测生命体征，注意有无心律失常，有无穿刺部位出血、血肿、血管栓塞及感染等并发症，协助医师给予抗心律失常、压迫止血、溶栓等处理。

（刘继平）

第二节　冠状动脉造影术

冠状动脉造影术（coronary arterial angiography，CAG）是目前诊断冠心病最为可靠的方法和最主要的手段，它可提供冠状动脉病变的部位、性质、范围、侧支循环状况等准确资料，有助于选择最佳治疗方案。

一、适应证

（1）对药物治疗中心绞痛仍较重者，为明确动脉病变情况可以考虑介入性治疗或旁路移植手术。

（2）胸痛似心绞痛而不能确诊者。

（3）中老年患者心脏增大、心力衰竭、心律失常、疑有冠心病而无创性检查未能确诊者。

（4）心肌梗死后再发心绞痛或运动试验阳性者。

（5）急性冠脉综合征拟行急诊手术者。

二、禁忌证

（1）严重心功能不全者。

（2）外周动脉血栓性脉管炎者。

（3）造影剂过敏者。

（4）严重心动过缓者应在临时起搏保驾下手术者。

三、操作前护理

与心导管检查术相同。此外，术前进行呼吸、闭气、咳嗽训练以便术中顺利配合，术前口服抗血小板聚集药物，非术侧上肢留置静脉套管针。

四、操作过程

用特殊的导管经股动脉、肱动脉或脑动脉送到主动脉根部，分别插入左、右冠状动脉口，注入造影剂使冠状动脉及其主要分支显影。

五、操作后护理

与心导管术基本相同。此外，心电、血压监护 24h。术后鼓励患者多饮水，以加速造影剂的排泄。

（刘继平）

第三节　经皮腔内冠状动脉成形术及冠状动脉内支架植入术

经皮穿刺腔内冠状动脉成形术（percutaneous transluminal coronary angioplasty, PTCA）是用以扩张冠状动脉内径，解除其狭窄，使相应心肌供血增加，缓解症状，改善心功能的一种非外科手术方法，是冠状动脉介入治疗的最基本手段。冠状动脉内支架置入术是在PTCA基础上发展而来的，目的是为防止和减少PTCA后急性冠状动脉闭塞和后期再狭窄，以保持血流通畅。

一、适应证

（一）PTCA的适应证

（1）冠状动脉不完全狭窄，狭窄程度在75%以上者。
（2）冠状动脉单支或多支孤立、向心性、局限性、长度<15mm的无钙化病变者。
（3）有临床症状的PTCA术后再狭窄者。
（4）新近发生的单支冠状动脉完全阻塞者。
（5）冠状动脉旁路移植血管再狭窄者。

（二）冠状动脉内支架植入术的适应证

（1）冠状动脉起始或近端病变者。
（2）由PTCA治疗引起的冠状动脉急性闭塞、血管内膜撕裂和弹性回缩病变者。
（3）血管内径≥3.0mm者。

二、禁忌证

（一）PTCA的禁忌证

（1）冠状动脉僵硬或钙化性、偏心性狭窄者。
（2）慢性完全阻塞性伴严重钙化的病变者。
（3）多支广泛性弥漫性病变者。
（4）冠状动脉病变狭窄程度≤50%或仅有痉挛者。
（5）无侧支循环保护的左主干病变者。

（二）冠状动脉内支架置入术的禁忌证

无绝对禁忌证。但有出血倾向者，血管直径≤2.0mm，主要分支血管的分叉部、血管严重迂曲的病变者不宜选用。

三、操作前护理

基本与冠状动脉造影相同。但做PTCA及支架置入术前必须口服抗血小板聚集药物如阿司匹林、氯吡格雷等，停用抗凝剂如低分子肝素。

四、操作过程

PTCA是经皮穿刺周围动脉（常用脑动脉或股动脉）将带球囊的导管送入冠状动脉到达狭窄节段，扩张球囊使狭窄管腔扩大。冠状动脉内支架植入术是将不锈钢或合金材料制成的支架植入病变的冠状动脉内，支撑其管壁，以保持腔内血流畅通。

五、操作后护理

1. 病情观察　持续心电监护24h，严密观察有无心律失常、心肌缺血、心肌梗死等急性期并发症。
2. 饮食　术后即可进易消化清淡饮食，但避免过饱；鼓励患者多饮水，以加速造影剂的排泄。

3. 常规应用抗生素 3~5d 预防感染。

4. 防止出血 一般于术后 4h 拔除动脉鞘管，按压穿刺部位 30min 后，弹性绷带加压包扎，沙袋压迫 6h，右下肢制动 24h，以防止出血。如病情严重，一般于拔管后 1h 根据出凝血时间决定使用肝素进行抗凝治疗，为了保证剂量准确，需用输液泵控制滴速。并注意观察有无出血倾向，如穿刺点渗血、牙龈出血、血尿、便血等。

5. 生活护理 保证患者日常生活需要。

6. 活动 24h 后指导患者逐渐增加活动量，起床、下蹲时动作应缓慢，不要突然用力，术后 1 周内避免抬重物，以防止穿刺部位再出血。1 周后有可能恢复日常生活与轻体力工作。

7. 观察有无术后负性效应的发生 如腰酸、腹胀，穿刺局部出血或血肿、栓塞、尿潴留、低血压、造影剂反应、心肌梗死等，给予相应护理。

8. 药物 继续按医嘱服用硝酸酯类、钙离子通道阻断剂、ACEI 类药物，继续口服抗血小板聚集药物，如阿司匹林、氯吡格雷等。

9. 其他 定期监测血小板、出凝血时间的变化，指导患者不要用硬、尖物剔牙，挖鼻孔或耳道。PTCA 术后 3~6 个月约有 30% 的患者发生再狭窄，故应定期门诊随访。

（刘继平）

第四节 心导管射频消融术

射频消融术（radio frequency catheter ablation，RFCA）是一种消除导致快速心律失常异常电通路的非外科手术方法。通过导管电极释放射频电流，使局部心肌组织发生凝固性坏死。射频电流是一种正弦波形，频率为 300~750kHz 的交流电流。

一、适应证

（1）发作频繁和（或）药物治疗无效的房室折返性或房室结折返性心动过速。
（2）伴有心房颤动且心室率快速的预激综合征。
（3）持续性心房扑动。
（4）药物治疗不能满意控制心室率的心房颤动。
（5）持续性单形性室性心动过速。

二、禁忌证

同心导管检查术。

三、操作前护理

（1）向患者和家属讲解手术的目的、益处和可能的危险。术前一顿吃五成饱，术前 6 小时禁食水。为患者手术部位行清洁皮。备好器，练习床上排尿，去导管室前排空尿液。
（2）常规行出凝血时间、肝肾功能及超声心动图等检查。
（3）停用所有抗心律失常药物至少 5 个半衰期。
（4）去导管室前为患者留置静脉通路，以便术中维持静脉通路和随时注射药物。

四、操作过程

首先行电生理检查以明确诊断并确定消融靶点。选用射频消融导管引入射频电流。消融左侧房室旁路时，消融导管经股动脉逆行或股静脉经房间隔置入；消融右侧房室旁路或改良房室结时，消融导管经股静脉置入。确定电极到位后，能量 5~30W 放电 10~60s。重复电生理检查，确认异常传导途径或异位兴奋灶消失。

五、操作后护理

（1）局部压迫：穿刺静脉者局部仅需压迫止血 3～5min 后用无菌纱布包扎，平卧 3～4h，卧床 4～6h；穿刺动脉者局部用手压迫 10～20min，止血后用弹性绷带包扎、沙袋压迫，平卧 8～12h，卧床 12～24h。卧床期间保持大腿伸直、切勿屈腿。避免长时间卧床，以免发生深静脉血栓。

（2）并发症观察：注意有无局部出血、血肿。观察患者如有心慌、气急、恶心、胸痛等症状及时通知医生，以便早期发现血气胸、血栓栓塞、房室传导阻滞、心脏压塞等并发症。

（3）术后 3～5d 每日复查心电图，遵医嘱口服抗血小板聚集药物。

（刘继平）

第五节　心包穿刺术

心包腔穿刺术主要用于对心包积液性质的判断与协助病因的诊断，同时通过穿刺抽液可以减轻患者的临床症状。对于某些心包积液，如化脓性心包炎，经过穿刺排脓、冲洗和注药尚可起到一定的治疗作用。

一、适应证

心脏压塞和未能明确病因的渗出性心包炎。

二、操作前护理

（1）心包穿刺术有一定危险性，应由有经验医师操作或指导，并应在心电监护下进行穿刺，较为安全。

（2）术前需行心脏超声检查，以确定积液量与穿刺部位。

（3）心理护理：应向患者说明穿刺的意义和必要性，解除思想顾虑。

（4）健康指导：嘱患者在穿刺过程中切勿咳嗽或深呼吸，必要时术前用少量镇静剂。

（5）建立静脉通道：备静脉用阿托品，以备术中发生迷走反射时用。

三、操作过程

（1）患者取坐位或半卧位，以手术巾盖住面部，仔细叩出心浊音界，选好穿刺点。目前，多在穿刺术前采用心脏超声定位，决定穿刺点、进针方向和进针的距离。通常采用的穿刺点为剑突与左肋弓缘夹角处进针或心尖部穿刺点。采用后者进针时，根据横膈位置高低，一般在左侧第 5 肋间或第 6 肋间心浊音界内 2.0cm 左右进针。

（2）常规消毒局部皮肤，术者及助手均戴无菌手套，铺洞巾。自皮肤至心包壁层以 2% 的利多卡因做局部麻醉。

（3）术者持穿刺针穿刺，助手以血管钳夹持与其连接的导液橡皮管。在心尖部进针时，应使针自下而上，向脊柱方向缓慢刺入。剑突下进针时，应使针体与腹壁成 30°～40°角，向上、向后并稍向左刺入心包腔后下部。待针尖抵抗感突然消失时，示针已穿过心包壁层，同时感到心脏搏动，此时应稍退针少许，以免损伤心脏。助手立即用血管钳夹住针体固定其深度，术者将注射器接于橡皮管上，而后放松橡皮管上止血钳。缓慢抽吸，记录液体量，留标本送检。

（4）抽液过程中注意随时夹闭胶管，防止空气进入心包腔；第一次抽液量不宜超过 100mL。若抽出鲜血，立即停止抽吸，密切观察有无心脏压塞症状出现。

（5）准备好抢救器材和药品；注意观察患者的反应，如有异常，应及时抢救。

四、操作后护理

术毕夹闭橡皮管拔出针后，盖消毒纱布、压迫数分钟，用胶布固定。心包引流者需做好引流管护理。

（刘继平）

第七章

循环系统常见症状的护理

第一节 心 悸

一、定义

心悸是指患者自觉心跳或心慌，伴有心前区不适感。由各种原因引起的心动过速、心动过缓及心房颤动等心律失常，均易引起心悸。

正常情况下，人在静态或休息时不会感到自己的呼吸和心跳。如果在静态或休息状态下自觉心脏搏动并有不适感，则为心悸。此时，体格检查可发现心脏搏动增强、心率和心律变化，部分患者亦可正常。心悸是一种常见的临床症状，与患者的敏感性，以及心搏强度、速率或节律的变化有关。

二、护理评估

1. 病因评估　如下所述。

（1）病史询问：患者有无心慌、心跳、心惊、胸部跳蹦，甚至感到心脏跳到咽喉部等症状；有无与心悸发生有关的心脏病病史或其他疾病病史，了解心功能状态；心悸与气候、环境、体力劳动、情绪、饮食起居、服药的关系。

（2）体格检查：重点了解心脏大小、脉搏、心率、心律与心音的变化，各瓣膜区有无杂音，有无贫血体征，有无甲状腺肿大等。

（3）实验室及其他辅助检查：除血常规、血糖及儿茶酚胺浓度外，应特别注意心电图、甲状腺功能检查的结果。

通过上述病史询问、相关体格检查和实验室及其他辅助检查，判断患者有无心悸，确定其心悸的性质为功能性或器质性。

2. 心悸发作时间、部位、性质、程度及其伴随症状　如下所述。

（1）时间：自第一次发作至今有多长时间，心悸发作的频率，每次发作持续与间隔的时间，突发性、暂时性还是持续性等，一般器质性心脏病引起的持续时间较长。

（2）部位：多数患者心悸位于心前区，少部分位于心尖波动处或胸骨下等，极少数患者从心前区直至咽喉部。

（3）性质和程度：心悸为主观感觉，依个人感受不同，其程度差异也较大。有心律失常引起的心悸，在检查患者的当时其心律失常不一定存在，因此，务必让患者详细陈述其发生心悸当时的主观感觉，如心跳是过快还是过慢、有无不规则样感觉等，帮助鉴别快速型或慢速型心律失常。

（4）伴随症状：心悸是否有前驱症状或伴有胸痛、呼吸困难、头晕、发热等症状，确定心悸的病因。

3. 目前诊断和治疗的情况　引起心悸的原因很多，其性质可能是功能性的，也可能是器质性的，诊断和治疗也会存在很大差异，应仔细询问患者目前的诊断和用药情况，有无采用电学方法（如电复律、人工心脏起搏）、外科手术或其他治疗方法，疗效如何等。

4. 评估心悸对患者的影响 重点是评估患者目前的睡眠、工作和日常生活有无因心悸而改变，其程度如何，以及有无与心悸有关的情绪改变等。

三、护理措施

1. 病情观察 注意心悸发生的时间、性质、程度、诱发或使其减轻的因素，以及呼吸困难、胸痛、晕厥等伴随症状的变化，重点观察心脏的体征，尤其是心率、心律的变化。监测心电图的变化及各相关检查的结果。

2. 心理护理 建立相互信任的护患关系，倾听患者的述说，了解患者的心理状态和心理需求，给予患者必要的精神安慰，解除紧张、焦虑的情绪，增强安全感和治疗的信心。对神经症患者更应关心。此外，舒适、安静的环境，有利于患者身心放松。

3. 控制诱发因素 包括限制饮酒、吸烟、饮用刺激性饮料；调整运动强度、工作压力和环境刺激；避免寒冷、刺激性谈话及电视或电影等。

4. 减轻症状 如下所述。

（1）休息：原则上根据心悸原发病的轻重、心功能不全的程度，决定如何休息。严重心律失常（阵发性室上性心动过速，多发、多源、连发的室性期前收缩伴 RonT 现象，Ⅱ度和Ⅲ度房室传导阻滞，发作频繁的窦性停搏等）者应卧床休息，直到心悸好转后再逐渐起床活动。心功能 3 级及以上者，应以绝对卧床休息为主。

（2）体位：心悸明显者卧床时应避免左侧卧位，因左侧卧位较易感觉到心悸；器质性心脏病伴心功能不全者，为减少回心血量和减轻心悸，宜取半坐卧位。衣服宜宽松，以免患者因衣服的束缚而使心悸加重。

（3）吸氧：对心律失常尤其是严重心律失常者，或器质性心脏病引起的心悸伴气急、不能平卧、发绀者，可行面罩或鼻导管吸氧，以增加重要脏器的氧供，提高血氧浓度，改善患者的自觉症状。

5. 饮食 器质性心脏病所致心悸者，应给予少盐、易消化饮食，少量多餐，以减轻水肿及心脏前负荷；多食富含维生素的水果、蔬菜，以利于心肌代谢，防止低钾；控制总热量，以降低新陈代谢，减轻心脏负担；避免饱餐，因饱餐可诱发室性期前收缩、阵发性室上性心动过速等心律失常，加重心悸。

6. 排便护理 养成良好排便习惯，防止便秘发生；适当增加全身运动量，增加直肠血供及肠蠕动，以利排便；做好腹部按摩或仰卧起坐运动，锻炼膈肌、腹肌和提肛肌力，促进排便；避免过久过度无效排便，导致心脏不适、脱肛、痔疮等。

7. 药物治疗的护理 抗心律失常药、强心药、利尿药、扩血管药、降血压药、肾上腺糖皮质激素、抗生素、抗甲状腺药等被用于治疗不同原因的心悸患者。护士应掌握上述药物的药理机制、使用方法和不良反应，用于指导药物疗效和不良反应的观察。

8. 特殊治疗的护理 对做心电监护、床旁血流动力学监测、电复律、人工心脏起搏等特殊检查和治疗的患者，必须做好相应的护理。

9. 健康教育 如下所述。

（1）指导患者正确描述症状，如心悸的时间、性质、程度、伴随症状、诱发或使症状减轻的因素等。

（2）应向患者说明心悸的原因和发生机制，避免过度劳累、精神刺激、情绪激动、饮酒、饮用咖啡和浓茶等可能诱发或加重心悸的因素。

（3）遵照医嘱用药，定期门诊随访。

（姚丽红）

第二节 心源性呼吸困难

一、定义

呼吸困难（dyspnea），是指患者主观感到空气不足、呼吸费力，客观上表现为呼吸运动用力，严重时可出现张口呼吸、鼻翼翕动、端坐呼吸，甚至发绀，辅助呼吸肌参与活动，并伴有呼吸频率、深度与节律的改变。全身重要脏器疾病常伴有呼吸困难。心源性呼吸困难（cardiac dyspnea），又称气促或气急，是患者在休息和轻体力活动中自我感觉到的呼吸异常。循环系统疾病引起的呼吸困难最常见的病因是左心衰竭，也可出现于右心衰竭、心肌病、心包炎、心脏压塞时。由左心衰竭所致的呼吸困难较为严重。

二、护理评估

1. 病史　询问患者有无心血管疾病、肺部疾病、神经精神性疾病、血液系统疾病及中毒症状等。呼吸困难发生与发展的特点，呼吸困难的表现形式或严重程度，引起呼吸困难的体力活动类型，睡眠情况，何种方法可使呼吸困难减轻，是否有咳嗽、咳痰、咯血、乏力等伴随症状。

2. 症状与体征的评估　如下所述。

（1）评估呼吸频率、节律、深度；脉搏；血压；意识状况；面容与表情；营养状况；体位；皮肤黏膜有无水肿、发绀；颈静脉有无怒张。

（2）胸部体征：两侧肺部是否可闻及湿啰音或哮鸣音，啰音的分布是否可随体位而改变。

（3）心脏检查：心脏有无扩大，心率、心律、心音有无改变，有无奔马律。

3. 相关因素评估　如下所述。

（1）实验室检查：评估血氧饱和度、血气分析，判断患者缺氧程度及酸碱平衡状况。

（2）肺部X线检查：有助于判断肺瘀血、肺水肿或肺部感染的严重程度，有无胸腔积液或心包积液。

（3）评估呼吸困难对患者生理心理的影响：是否影响睡眠；随着呼吸困难的逐步加重，对日常生活和机体活动耐力的影响，能否生活自理；患者是否有精神紧张和焦虑不安甚至悲观绝望。

三、护理措施

1. 调整体位　宜采取半卧位或坐位，尤其夜间睡眠应保持半卧位，以改善呼吸和减少回心血量。发生左心衰竭时，应迅速保持其两腿下垂坐位及给予其他对症措施；避免臂、肩、骶、膝部受压或滑脱，可用枕或软垫支托。可让患者伏于床旁桌上保持半卧位。

2. 氧疗　吸氧可增加血氧浓度，改善组织缺氧，减轻呼吸困难。给予氧气间断或持续吸入，根据缺氧程度调节氧流量，根据病情选择合适的湿化液。

3. 活动与休息　患者应尽量减少活动和不必要的谈话，以减少耗氧量，从而减轻呼吸困难。保持环境干净、整洁、空气流通，患者衣服宽松，盖被松软，减轻憋闷感；提供适合的温度和湿度，有利于患者的放松和休息。呼吸困难加重时，加强生活护理，照顾其饮食起居，注意口腔护理，协助大、小便等，以减轻心脏负荷。

4. 心理护理　多巡视、关心患者，经常和患者接触，了解其心理动态。鼓励患者充分表达自己的感受。告知患者通过避免诱因，合理用药可以控制病情继续进展，缓解症状；相反，焦虑不利于呼吸困难的改善，甚至加重病情。以安慰和疏导，稳定患者情绪，降低其交感神经的兴奋性，使患者心率减慢、心肌耗氧量减少而减轻呼吸困难。

5. 密切观察病情　如观察呼吸困难有无改善，皮肤发绀是否减轻，血气分析结果是否正常。及时发现病情变化，尤其需加强夜间巡视和床旁安全监护。

6. 遵医嘱用药 如给予抗心衰、抗感染等药物治疗，观察药物的不良反应。用药的目的是改善肺泡通气。静脉输液时严格控制滴速，通常是 20～30 滴/分，防止诱发急性肺水肿。准确记录出入量，以了解体液平衡情况。

（姚丽红）

第三节 心源性水肿

一、定义

当人体血管外组织间隙体液积聚过多时称为水肿（edema）。心源性水肿是指由于各种心脏病所致的心功能不全引起体循环静脉瘀血，使机体组织间隙有过多的液体积聚。心源性水肿最常见的病因是右心衰竭或全心衰竭，也可见于渗出性心包炎或缩窄性心包炎。其特点是早期出现在身体低垂部位，如卧床患者的背骶部或非卧床患者的胫前、足踝部，用指端加压水肿部位，局部可出现凹陷，称为压陷性水肿。重者可延及全身，出现胸腔积液、腹腔积液。

二、护理评估

1. 病因或诱发因素评估 从既往病史中了解水肿的原因，如有无心脏病，是否伴活动后心悸、呼吸困难、不能平卧等。

2. 症状与体征的评估 如下所述。

（1）检查水肿的部位、范围、程度，压之是否凹陷，水肿部位皮肤是否完整。

（2）测量血压、脉搏、呼吸、体重、腹围等反映机体液体负荷量的项目，短时间内体重的骤然增加，也提示组织间隙有水钠潴留的可能。

（3）与水肿原发疾病有关的体征：如有无心脏杂音、颈静脉充盈、肝颈静脉回流征阳性、肝大、脾大等，注意有无胸水体征、腹水体征。

3. 相关因素评估 如下所述。

（1）根据水肿的特点，评估水肿与饮食、体位及活动的关系，导致水肿的原因，饮水量、摄盐量、尿量等。

（2）患者目前休息状况，用药名称、剂量、时间、方法及其疗效。

（3）实验室及其他检查：了解患者有无低蛋白血症及电解质紊乱。

（4）评估患者目前的心理状态：是否因水肿引起躯体不适和形象改变而心情烦躁，或因病情反复而失去信心。

三、护理措施

1. 休息与体位 嘱患者多卧床休息，下肢抬高，伴胸水或腹水的患者宜采取半卧位。

2. 饮食护理 给予低盐、高蛋白、易消化的饮食。根据心功能不全程度和利尿治疗的效果限制钠盐。应向患者和家属说明钠盐与水肿的关系，告诉他们限制钠盐和养成清淡饮食习惯的重要性，注意患者口味和烹调技巧以促进食欲。根据病情适当限制液体摄入量。

3. 维持体液平衡 如下所述。

（1）观察尿量和体重的变化。

（2）严重水肿且利尿效果不佳时，每日进液量控制在前一天尿量加 500mL 左右。

（3）输液时应根据血压、心率、呼吸情况调节和控制滴数，以 20～30 滴/分为宜。

4. 皮肤护理 如下所述。

（1）保持床单清洁、平整、干燥。给患者翻身、使用便盆时动作轻巧，无强行推、拉，防止擦伤皮肤。定时协助和指导患者更换体位，严重水肿者可使用气垫床，预防压疮的发生。

（2）水肿局部血液循环不良，皮肤抵抗力低，感觉迟钝，破损后易感染，注意防护。

（3）用热水袋保暖时，水温不宜太高（＜50℃），用毛巾包裹避免烫伤。

（4）肌内注射时应严密消毒皮肤并做深部肌内注射，拔针后用无菌棉球按压避免药液外渗，如有外渗，用无菌敷料包扎。

（5）对水肿明显的部位如骶、踝、足跟等处适当予以抬高，避免长时间受压。

（6）保持会阴部皮肤清洁、干燥，男患者可用托带支托阴囊。

（7）经常观察水肿部位及其他受压处皮肤有无发红、破溃现象；一旦发生压疮，积极按压疮进行处理。

5. 用药护理　遵医嘱使用利尿剂，观察用药后的尿量、体重变化及水肿消退情况，监测药物不良反应及有无电解质紊乱，观察有无低钠、低钾的症状。合理安排用药时间，利尿剂不宜晚间服用，以免夜间因排尿影响患者睡眠。

6. 病情观察　准确记录24h液体出入量，每天用同一台体重秤、在同一时间测量患者体重。注意水肿的分布及程度变化，必要时测量腹围和下肢周径，了解腹水和下肢水肿的消退情况，判断病情发展及对药物治疗的反应。

7. 其他　给予患者及其家人以心理支持，鼓励其坚持治疗，保持积极乐观的心态。

（姚丽红）

第四节　心源性晕厥

一、定义

心源性晕厥是指由于心排血量突然骤减、中断或严重低血压而引起一过性脑缺血、缺氧，表现为突发的短暂意识丧失。

二、护理评估

1. 病史　向患者询问发作前有无诱因及先兆症状，发作的频率。有无器质性心脏病或其他疾病史，有无服药、外伤史。了解发作时的体位、晕厥持续时间、伴随症状等。

2. 病因评估　通常病因包括严重心律失常和器质性心脏病。常见原因如下。

（1）心律失常：严重的窦性心动过缓、房室传导阻滞、心脏的停搏、阵发性室性心动过速等。

（2）心脏瓣膜病：严重的主动脉狭窄。

（3）心肌梗死。

（4）心肌疾病：梗阻性肥厚型心肌病。

（5）心脏压塞。

（6）其他：左房黏液瘤、二尖瓣脱垂等。

3. 症状与体征的评估　如下所述。

（1）检查患者的生命体征、意识状态，有无面色苍白或发绀，有无心率、心律变化及心脏杂音。

（2）倾听患者晕厥发生前和苏醒后的主诉，有无头晕、心悸等。

（3）肢体活动能力，有无外伤。

4. 相关因素评估　如下所述。

（1）实验室及其他检查：心电图、动态心电图、超声心电图等有助于判断晕厥的原因。

（2）晕厥发生时患者周围环境，看空气是否流通，是否人多嘈杂等，排除外界环境因素。

（3）评估当时周围环境是否安全、是否有利于施救。

（4）评估患者对晕厥发作的心理反应，是否有恐惧、沮丧的心情。

三、护理措施

1. 发作时的护理　立即平躺于空气流通处，将头部放低，同时松解衣领，注意保暖。尽可能改善脑供血，促使患者较快清醒。

2. 休息与活动　晕厥发作频繁的患者应卧床休息，加强生活护理。嘱患者应避免单独外出，防止意外。

3. 避免诱发因素　嘱患者避免剧烈活动、情绪激动或紧张、快速改变体位等，改善闷热、通风不良的环境，防止晕厥发生。一旦有头晕、黑蒙等先兆时立即平卧，以免摔伤。

4. 遵医嘱给予治疗　如心率显著缓慢的患者可予阿托品、异丙肾上腺素等药物或配合人工心脏起搏治疗；对其他心律失常患者可予抗心律失常药物。建议主动脉瓣狭窄、肥厚型心肌病患者有手术指征时尽早接受手术或其他治疗。

5. 心理护理　耐心进行病情解释，宽慰患者，使其精神放松。

（姚丽红）

第八章

循环系统常见疾病护理

第一节 心力衰竭

在致病因素作用下，心功能必将受到不同程度的影响，即为心功能不全（heart insufficiency）。在疾病的早期，机体能够通过心脏本身的代偿机制以及心外的代偿措施，可使机体的生命活动处于相对恒定状态，患者无明显的临床症状和体征，此为心功能不全的代偿阶段。心力衰竭（heart failure），简称心衰，又称充血性心力衰竭，一般是指心功能不全的晚期，属于失代偿阶段，是指在多种致病因素作用下，心脏泵功能发生异常变化，导致心排血量绝对减少或相对不足，以致不能满足机体组织细胞代谢需要，患者有明显的临床症状和体征的病理过程。常见心力衰竭分类见图8-1。

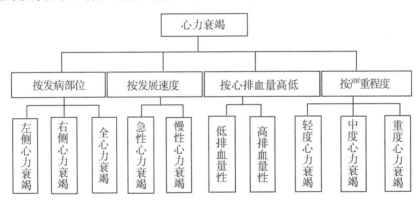

图8-1 心力衰竭的分类

近年来，很多学者将心力衰竭按危险因素和终末等级进行了分类，并指出新的治疗方式可以改善患者的生活质量。

A和B阶段指患者缺乏心力衰竭早期征象或症状，但存在有风险因素或心脏的异常，这些可能包括心脏形态和结构上的改变。

C阶段指患者目前或既往有过心力衰竭的症状，如气短等。

D阶段指患者目前有难治性心力衰竭，并适于进行特殊的进阶治疗，包括心脏移植。

一、病因与发病机制

（一）病因

1. 基本病因 心力衰竭的关键环节是心排血量的绝对减少或相对不足，而心排血量的多少与心肌收缩性的强弱、前负荷和后负荷的高低以及心率的快慢密切相关。因此，凡是能够减弱心肌收缩性、使心脏负荷过度和引起心率显著加快的因素均可导致心力衰竭的发生。

2. 诱因　如下所述。

（1）感染：呼吸道感染为最多，其次是风湿热。女性患者中泌尿道感染亦常见。亚急性感染性心内膜炎也常诱发心力衰竭。

（2）过重的体力劳动或情绪激动。

（3）钠盐摄入过多。

（4）心律失常：尤其是快速性心律失常，如阵发性心动过速、心房颤动等。

（5）妊娠分娩。

（6）输液（特别是含钠盐的液体）或输血过快或过量。

（7）洋地黄过量或不足。

（8）药物作用：如利舍平类、胍乙啶、维拉帕米、奎尼丁、肾上腺皮质激素等。

（9）其他：出血和贫血、肺栓塞、室壁膨胀瘤、心肌收缩不协调，乳头肌功能不全等。

（二）发病机制

心脏有规律的协调的收缩与舒张是保障心排血量的重要前提，其中收缩性是决定心排血量的最关键因素，也是血液循环动力的来源。因此，心力衰竭发病的中心环节，主要是收缩性减弱，但也可见于舒张功能障碍，或二者兼而有之。心肌收缩性减弱的基本机制包括：①心肌结构破坏，导致收缩蛋白和调节蛋白减少。②心肌能量代谢障碍。③心肌兴奋－收缩耦联障碍。④肥大心肌的不平衡生长。

二、临床表现与诊断

（一）临床表现

1. 症状和体征　心力衰竭的临床表现与左右心室或心房受累有密切关系。左侧心力衰竭的临床特点主要是由于左心房和（或）左心室衰竭引起肺瘀血、肺水肿；右侧心力衰竭的临床特点是由于右心房和（或）右心室衰竭引起体循环静脉瘀血和钠水潴留。发生左侧心力衰竭后，右心也常相继发生功能损害，最终导致全心心力衰竭。出现右侧心力衰竭后，左心衰竭的症状可有所减轻。

2. 辅助检查　如下所述。

（1）X线：左侧心力衰竭可显示心影扩大，上叶肺野内血管纹理增粗，下叶血管纹理细，有肺静脉内血液重新分布的表现，肺门阴影增大，肺间质水肿引起肺野模糊，在两肺野外侧可见水平位的Kerley B线。

（2）心脏超声：利用心脏超声可以评价瓣膜、心腔结构、心室肥厚以及收缩和舒张功能等心脏完整功能参数。其对心室容积的测定、收缩功能和局部室壁运动异常的检出结果可靠。可检测射血分数，心脏舒张功能。

（3）血流动力学监测：除二尖瓣狭窄外，肺毛细血管楔嵌压的测定能间接反应左房压或左室充盈压，肺毛细血管楔嵌压的平均压，正常值为 <1.6kPa（12mmHg）。

（4）心脏核素检查：心血池核素扫描为评价左和右室整体收缩功能以及心肌灌注提供了简单方法。利用核素技术可以评价左室舒张充盈早期相。

（5）吸氧运动试验：运动耐量有助于评价其病情的严重性并监测其进展。运动时最大氧摄入量和无氧代谢阈（AT）。

（二）诊断

1. 急性心力衰竭（AHF）　AHF的诊断主要依靠症状和体征，辅以适当的检查，如心电图、胸部X线、生化标志物和超声心动图。

2. 慢性心力衰竭　诊断如下。

（1）收缩性心力衰竭（SHF）：多指左侧心力衰竭，主要判定标准为心力衰竭的症状、左心腔增大、左心室收缩末容量增加和左室射血分数（LVEF）≤40%。近年研究发现BNP在心力衰竭诊断中具有较高的临床价值，其诊断心力衰竭的敏感性为94%，特异性为95%，为心力衰竭的现代诊断提供重要的方法。

（2）舒张性心力衰竭（DHF）：是指以心肌松弛性、顺应性下降为特征的慢性充血性心力衰竭，往往发生于收缩性心力衰竭前，约占心力衰竭总数的 1/3，欧洲心脏病协会于 1998 年制定了原发性 DHF 的诊断标准，即必须具有以下 3 点：①有充血性心力衰竭的症状和体征。②LVEF≥45%。③有左心室松弛、充盈、舒张期扩张度降低或僵硬度异常的证据。这个诊断原则在临床上往往难以做到，因此 Zile 等经过研究认为只要患者满足以下 2 项就可以诊断为 DHF：①有心力衰竭的症状和体征。②LVEF＞50%。

三、治疗原则

（一）急性心力衰竭

治疗即刻目标是改善症状和稳定血流动力学状态。

（二）慢性心力衰竭

慢性心力衰竭治疗原则：去除病因；减轻心脏负荷；增强心肌收缩力；改善心脏舒张功能；支持疗法与对症处理。治疗目的：纠正血流动力学异常，缓解症状；提高运动耐量，改善生活质量；防治心肌损害进一步加重；降低病死率。

1. 防治病因及诱因　如能应用药物和手术治疗基本病因，则心力衰竭可获改善。如高血压心脏病的降压治疗，心脏瓣膜病及先天性心脏病的外科手术矫治等。避免或控制心力衰竭的诱发因素，如感染，心律失常，操劳过度及甲状腺功能亢进纠正甲状腺功能。

2. 休息　限制其体力活动，以保证有充足的睡眠和休息。较严重的心力衰竭者应卧床休息。

3. 控制钠盐摄入　减少钠盐的摄入，可减少体内水潴留，减轻心脏的前负荷，是治疗心力衰竭的重要措施。在大量利尿的患者，可不必严格限制食盐。

4. 利尿药的应用　可作为基础用药。控制心力衰竭体液潴留的唯一可靠方法。应该用于所有伴有体液潴留的、有症状的心力衰竭患者。但对远期存活率、死亡率的影响尚无大宗试验验证；多与一种 ACEI 类或 β 受体阻滞药合用。旨在减轻症状和体液潴留的表现。

5. 血管扩张药的应用　是通过减轻前负荷和（或）后负荷来改善心脏功能。应用小动脉扩张药如肼屈嗪等，可以降低动脉压力，减少左心室射血阻力，增加心排血量。

6. 洋地黄类药物的应用　洋地黄可致心肌收缩力加强，可直接或间接通过兴奋迷走神经减慢房室传导。能改善血流动力学，提高左室射血分数，提高运动耐量，缓解症状；降低交感神经及肾素－血管紧张素－醛固酮（R－A－A）活性，增加压力感受器敏感性。地高辛为迄今唯一被证明既能改善症状又不增加死亡危险的强心药，地高辛对病死率呈中性作用。

7. 非洋地黄类正性肌力药物　虽有短期改善心力衰竭症状作用，但对远期病死率并无有益的作用。研究结果表明不但不能使长期病死率下降，其与安慰剂相比反而有较高的病死率。

8. 血管紧张素转换酶抑制药（ACEI 类）　其作为神经内分泌拮抗药之一已广泛用于临床。可改善血流动力学，直接扩张血管；降低肾素、血管紧张素 Ⅱ（Ang Ⅱ）及醛固酮水平，间接抑制交感神经活性；纠正低血钾、低血镁，降低室性心律失常危险，减少心脏猝死（SCD）。

9. β 受体阻滞药　其作为神经内分泌阻断药的治疗地位日显重要。21 世纪慢性心力衰竭的主要药物是 β 受体阻滞药。可拮抗交感神经及 R－A－A 活性，阻断神经内分泌激活；减缓心肌增生、肥厚及过度氧化，延缓心肌坏死与凋亡；上调 β_1 受体密度，介导信号传递至心肌细胞；通过减缓心率而提高心肌收缩力；改善心肌松弛，增强心室充盈；提高心电稳定性，降低室性心律失常及猝死率。

四、常见护理问题

（一）有急性左侧心力衰竭发作的可能

1. 相关因素　左心房和（或）左心室衰竭引起肺瘀血、肺水肿。

2. **临床表现** 突发呼吸困难，尤其是夜间阵发性呼吸困难明显，患者不能平卧，只能端坐呼吸。呼吸急促、频繁，可达 30～40 次/分，同时患者有窒息感、面色灰白、口唇发绀、烦躁不安、大汗淋漓、皮肤湿冷、咳嗽，咳出浆液性泡沫痰，严重时咳出大量红色泡沫痰，甚至出现呼吸抑制、窒息、神志障碍、休克、猝死等。

3. **护理措施** 急性左侧心力衰竭发生后的急救口诀：坐位下垂降前荷，酒精高氧吗啡静，利尿扩管两并用，强心解痉激素添。

（二）心排血量下降

1. **相关因素** 与心肌收缩力降低、心脏前后负荷的改变、缺氧有关。

2. **临床表现** 左、右侧心力衰竭常见的症状和体征均可出现。

3. **护理措施** 如下所述。

（1）遵医嘱给予强心、利尿、扩血管药物，注意药效和观察不良反应。

（2）保持最佳体液平衡状态：遵医嘱补液，密切观察效果；限制液体和钠的摄入量；根据病情控制输液速度，一般每分钟 20～30 滴。

（3）根据病情选择适当的体位。

（4）根据患者缺氧程度予（适当）氧气吸入。

（5）保持患者身体和心理上得到良好的休息：限制活动减少氧耗量；为患者提供安静舒适的环境，限制探视。

（6）必要时每日测体重，记录 24h 尿量。

（三）气体交换受损

1. **相关因素** 与肺循环瘀血，肺部感染，及不能有效排痰与咳嗽相关。

2. **临床表现** 如下所述。

（1）劳力性呼吸困难、端坐呼吸、发绀（是指毛细血管血液内还原血红蛋白浓度超过 50g/L，是指皮肤、黏膜出现青紫的颜色，以口唇、舌、口腔黏膜、鼻尖、颊部、耳垂和指、趾末端最为明显）。

（2）咳嗽、咳痰、咯血。

（3）呼吸频率、深度异常。

3. **护理措施** 如下所述。

（1）休息：为患者提供安静、舒适的环境，保持病房空气新鲜，定时通风换气。

（2）体位：协助患者取有利于呼吸的卧位，如高枕卧位、半坐卧位、端坐卧位。

（3）根据患者缺氧程度给予（适当）氧气吸入。

（4）咳嗽与排痰方法：协助患者翻身、拍背，利于痰液排出，保持呼吸道通畅。

（5）教会患者正确咳嗽、深呼吸与排痰方法：屏气 3～5s，用力地将痰咳出来，连续 2 次短而有力地咳嗽。

1）深呼吸：首先，患者应舒服地斜靠在躺椅或床上，两个膝盖微微弯曲，垫几个枕头在头和肩部后作为支撑，这样的深呼吸练习，也可以让患者坐在椅子上，以患者的手臂做支撑。其次，护理者将双手展开抵住患者最下面的肋骨，轻轻地挤压，挤压的同时，要求患者尽可能地用力呼吸，使肋骨突起，来对抗护理者手的挤压力。

2）年龄较大的心力衰竭患者排痰姿势：年龄较大、排痰困难的心衰患者，俯卧向下的姿势可能不适合他们，因为这样可能会压迫横膈膜，使得呼吸发生困难。可采取把枕头垫得很高，患者身体侧过来倚靠在枕头上，呈半躺半卧的姿势，这样将有助于患者排痰。

（6）病情允许时，鼓励患者下床活动，以增加肺活量。

（7）呼吸状况监测：呼吸频率、深度改变，有无呼吸困难、发绀。血气分析、血氧饱和度改变。

（8）向患者或家属解释预防肺部感染方法：如避免受凉、避免潮湿、戒烟等。

（四）体液过多

1. **相关因素** 与静脉系统瘀血致毛细血管压增高，R－A－A 系统活性和血管加压素水平，升高使水、钠潴留，饮食不当相关。

2. 临床表现　具体如下。

（1）水肿：表现为下垂部位如双下肢水肿，为凹陷性，起床活动者以足、踝内侧和胫前部较明显。仰卧者则表现为骶部、腰背部、腿部水肿，严重者可发展为全身水肿，皮肤绷紧而光亮。

（2）胸腔积液：全心心力衰竭者多数存在，右侧多见，主要与体静脉压增高及胸膜毛细血管通透性增加有关。

（3）腹水：多发生在心力衰竭晚期，常并发有心源性肝硬化，由于腹腔内体静脉压及门静脉压增高引起。

（4）尿量减少，体重增加。

（5）精神差，乏力，焦虑不安。

（6）呼吸短促，端坐呼吸。

3. 护理措施　如下所述。

（1）水肿程度的评估：每日称体重，一般在清晨起床后排空大小便而未进食前穿同样的衣服、用同样的磅秤测量。如 1 ~ 2d 内体重快速增加，应考虑是否有水潴留，可增加利尿药的用量，应用利尿药后尿量明显增加，水肿消退。体重下降至正常时，体重又称干体重。同时为患者记出入水量。在急性期出量大于入量，出入量的基本平衡，有利于防止或控制心力衰竭。出量为每日全部尿量、大便量、引流量，同时加入呼吸及皮肤蒸发量 600 ~ 800mL。入量为饮食、饮水量、水果、输液等，每日总入量为 1 500 ~ 2 000mL。

（2）体位：尽量抬高水肿的双下肢，以利于下肢静脉回流，减轻水肿的程度。

（3）饮食护理：予低盐、高蛋白饮食，少食多餐。按病情限制钠盐及水分摄入，重度水肿盐摄入量为1g/d、中度水肿3g/d、轻度水肿5g/d；还要控制含钠高的食物摄入，如腊制品、发酵的点心、味精、酱油、皮蛋、方便面、啤酒、汽水等。每日的饮水量通常一半量在用餐时摄取，另一半量在两餐之间摄入，必要时可给患者行口腔护理，以减轻口渴感。

（4）用药护理：应用强心苷和利尿药期间，监测水、电解质平衡情况，及时补钾。控制输液量和速度。

（5）保持皮肤清洁干燥，保持衣着宽松舒适，床单、衣服干净平整。观察患者皮肤水肿消退情况，定时更换体位，避免水肿部位长时间受压，避免在水肿明显的下肢行静脉输液，防止皮肤破损和压疮形成。

（五）活动无耐力

1. 相关因素　与心排血量减少，组织缺血、缺氧及胃肠道瘀血引起食欲缺乏、进食减少有关。

2. 临床表现　具体如下。

（1）生活不能自理。

（2）活动持续时间短。

（3）主诉疲乏、无力。

3. 护理措施　如下所述。

（1）评估心功能状态。

（2）设计活动目标与计划，以调节其心理状况，促进活动的动机和兴趣。让患者了解活动无耐力原因及限制活动的必要性，根据心功能决定活动量。

（3）循序渐进为原则，逐渐增加患者的活动量，避免使心脏负荷突然增加。

（4）注意监测活动时患者心率、呼吸、面色、发现异常立即停止活动。

（5）在患者活动量允许范围内，让患者尽可能自理，为患者自理活动提供方便条件。①将患者的常用物品放置在患者容易拿到的地方。②及时巡视病房，询问患者有无生活需要，及时满足其需求。③教会患者使用节力技巧。

（6）教会患者使用环境中的辅助设施，如床栏，病区走廊内、厕所内的扶手等，以增加患者的活动耐力。

（7）根据病情和活动耐力限制探视人次和时间。

（8）间断或持续鼻导管吸氧，氧流量 2~3L/min，严重缺氧时 4~6L/min 为宜。

（六）潜在并发症——电解质紊乱

1. 相关因素　如下所述。

（1）全身血流动力学、肾功能及体内内分泌的改变。

（2）交感神经张力增高与 R-A-A 系统活性增高的代偿机制对电解质的影响。

（3）心力衰竭使 Na^+-K^+-ATP 酶受抑制，使离子交换发生异常改变。

（4）药物治疗可影响电解质：①袢利尿药及噻嗪类利尿药可导致低钾血症、低钠血症和低镁血症。②保钾利尿药如螺内酯可导致高钾血症。③血管紧张素转换酶抑制药（ACEI）可引起高钾血症，尤其肾功能不全的患者。

2. 临床表现　具体如下。

（1）低钾血症：轻度乏力至严重的麻痹性肠梗阻、肌肉麻痹、心电图的改变（T 波低平、U 波）、心律失常，并增加地高辛的致心律失常作用。

（2）低钠血症：轻度缺钠的患者可有疲乏、无力、头晕等症状，严重者可出现休克、昏迷，甚至死亡。

（3）低镁血症：恶心，呕吐，乏力，头晕，震颤，痉挛，麻痹，严重低镁可导致房性或室性心律失常。

（4）高钾血症：乏力及心律失常。高钾血症会引起致死性心律失常，出现以下 ECG 改变：T 波高尖；P-R 间期延长；QRS 波增宽。

3. 护理措施　如下所述。

（1）密切监测患者的电解质，及时了解患者的电解质变化，尤其是血钾、血钠和血镁。

（2）在服用利尿药、ACEI 等药物期间，密切观察患者的尿量和生命体征变化，观察患者有无因电解质紊乱引起的胃肠道反应、神志变化、心电图改变。

（3）一旦出现电解质紊乱，应立即报告医生，给予相应的处理

1）低钾血症：停用排钾利尿药及洋地黄制剂；补充钾剂，通常应用 10% 枸橼酸钾口服与氯化钾静脉应用均可有效吸收。传统观念认为严重低钾者可静脉补钾，静滴浓度不宜超过 40mmol/L，速度最大为 20mmol/h（1.5g/h），严禁用氯化钾溶液直接静脉推注。但新的观点认为在做好患者生命体征监护的情况下，高浓度补钾也是安全的。

高浓度静脉补钾有如下优点：能快速、有效地提高血钾的水平，防止低钾引起的心肌应激性及血管张力的影响；高浓度静脉补钾避免了传统的需输注大量液体，从而减轻了心脏负荷，尤其适合于心力衰竭等低钾血症患者。

高浓度补钾时的护理：①高浓度静脉补钾必须在严密的监测血清钾水平的情况下和心电监护下进行，需每 1~2h 监测 1 次血气分析，了解血清钾水平并根据血钾提高的程度来调整补钾速度，一般心力衰竭患者血钾要求控制在 4.0mmol/L 以上，>4.5mmol/L 需停止补钾。②严格控制补钾速度，最好用微泵调节，速度控制在 20mmol/h 以内，补钾的通道严禁推注其他药物，避免因瞬间通过心脏的血钾浓度过高而致心律失常。③高浓度静脉补钾应在中心静脉管道内输注，严禁在外周血管注射，因易刺激血管的血管壁引起剧痛或静脉炎。④补钾期间应监测尿量 >30mL/h，若尿量不足可结合中心静脉压（CVP）判断血容量，如为血容量不足应及时扩容使尿量恢复。⑤严密观察心电图改变，了解血钾情况，如 T 波低平，ST 段压低，出现 U 波，提示低钾可能，反之 T 波高耸则表示有高钾血症的可能。⑥补钾的同时也应补镁，因为细胞内缺钾的同时多数也缺镁，且缺镁也易诱发心律失常，甚至有人认为即使血镁正常也应适当补镁，建议监测血钾的同时也监测血镁的情况。

2）低钠血症：稀释性低钠血症患者对利尿药的反应很差，血浆渗透压低，因此选用渗透性利尿药甘露醇利尿效果要优于其他利尿药，联合应用强心药和襻利尿药。甘露醇 100~250mL 需缓慢静脉滴

注，一般控制在 2~3h 内静脉滴注，并在输注到一半时应用强心药（毛花苷 C），10~20min 后根据患者情况静脉注射呋塞米 100~200mg。

真性低钠血症利尿药的效果很差。应当采用联合应用大剂量襻利尿药和输注小剂量高渗盐水的治疗方法。补钠的量可以参照补钠公式计算。

补钠量（g）=（142mmol/L－实测血清钠）×0.55×体重（kg）/17

根据临床情况，一般第 1d 输入补充钠盐量的 1/4~1/3，根据患者的耐受程度及血清钠的水平决定下次补盐量。具体方案 1.4%~3.0% 的高渗盐水 150mL，30min 内快速输入，如果尿量增多，应注意静脉给予 10% KCl 20~40mL/d，以预防低钾血症。入液量为 1 000mL，每天测定患者体重、24h 尿量、血电解质和尿的实验室指标。严密观察心肺功能等病情变化，以调节剂量和滴速，一般以分次补给为宜。

3）低镁血症：有症状的低镁血症：口服 2~4mmol/kg 体重，每 8~24h 服 1 次。补镁的过程中应注意不要太快，如过快会超过肾阈值，导致镁从尿液排出。无症状者亦应口服补充。不能口服时，也可用 50% 硫酸镁 20mL 溶于 50% 葡萄糖 1 000mL 静脉滴注，缓慢滴注。通常需连续应用 3~5d 才能纠正低镁血症。

4）高钾血症：出现高钾血症时，应立即停用保钾利尿药，纠正酸中毒；静脉注射葡萄糖酸钙剂对抗高钾对心肌传导的作用，这种作用是快速而短暂的，一般数分钟起作用，但只维持不足 1h。如 ECG 改变持续存在，5min 后再次应用。为了增加钾向细胞内的转移，应用胰岛素 10U 加入 50% 葡萄糖 50mL 静滴可在 10~20min 内降低血钾，此作用可持续 4~6h；应用襻利尿药以增加钾的肾排出；肾功能不全的严重高血钾（>7mmol/L）患者应当立即给予透析治疗。

（七）潜在的并发症——洋地黄中毒

1. 相关因素　与洋地黄类药物使用过量、低血钾等因素有关。

2. 临床表现　具体如下。

（1）胃肠道反应：一般较轻，常见食欲缺乏、恶心、呕吐、腹泻、腹痛。

（2）心律失常：服用洋地黄过程中，心律突然转变，是诊断洋地黄中毒的重要依据。如心率突然显著减慢或加速，由不规则转为规则，或由规则转为有特殊规律的不规则。洋地黄中毒的特征性心律失常有：多源性室性期前收缩呈二联律，特别是发生在心房颤动基础上；心房颤动伴完全性房室传导阻滞与房室结性心律；心房颤动伴加速的交接性自主心律呈干扰性房室分离；心房颤动频发交界性逸搏或短阵交界性心律；室上性心动过速伴房室传导阻滞；双向性交界性或室性心动过速和双重性心动过速。洋地黄引起的不同程度的窦房和房室传导阻滞也颇常见。应用洋地黄过程中出现室上性心动过速伴房室传导阻滞是洋地黄中毒的特征性表现。

（3）神经系统表现：可有头痛、失眠、忧郁、眩晕，甚至神志错乱。

（4）视觉改变：可出现黄视或绿视以及复视。

（5）血清地高辛浓度 >2.0ng/mL。

3. 护理措施　如下所述。

（1）遵医嘱正确给予洋地黄类药物。

（2）熟悉洋地黄药物使用的适应证、禁忌证和中毒反应，若用药前心率 <60 次/分，禁止给药。

用药适应证：心功能Ⅱ级以上各种心衰，除非有禁忌证，心功能Ⅲ、Ⅳ级收缩性心力衰竭，窦性心律的心力衰竭。

用药禁忌证：预激综合征并心房颤动，二度或三度房室传导阻滞，病态窦房结综合征无起搏器保护者，低血钾。

洋地黄中毒敏感人群：老年人；急性心肌梗死心肌炎、肺心病、重度心力衰竭；肝、肾功能不全；低钾血症、贫血、甲状腺功能减退症。

使地高辛浓度升高的药物：奎尼丁、胺碘酮、维拉帕米。

（3）了解静脉使用毛花苷 C 的注意事项：需稀释后才能使用，成人静脉注射毛花苷 C 洋地黄化负荷剂量为 0.8mg，首次给药 0.2mg 或 0.4mg 稀释后静脉推注，每隔 2~4h 可追加 0.2mg，24h 内总剂量不宜超过 0.8 ~ 1.2mg。对于易于发生洋地黄中毒者及 24h 内用过洋地黄类药物者应根据情况酌情减量或减半量给药。推注时间一般 15 ~ 20min，推注过程中密切观察患者心律和心率的变化，一旦心律出现房室传导阻滞、长间歇，心率 <60 次/分，均应立即停止给药，并通知医生。

（4）注意观察患者有无洋地黄中毒反应的发生。

（5）一旦发生洋地黄中毒，及时处理洋地黄制剂的毒性反应：①临床中毒患者立即停药，同时停用排钾性利尿药，重者内服不久时立即用温水、浓茶或 1 : 2 000 高锰酸钾溶液洗胃，用硫酸镁导泻。②内服通用解毒药或鞣酸蛋白 3 ~ 5g。③发生少量期前收缩或短阵二联律时可口服 10% 氯化钾液 10 ~ 20mL，每日 3 ~ 4 次，片剂有发生小肠炎、出血或肠梗阻的可能，故不宜用。如中毒较重，出现频发的异位搏动，伴心动过速、室性心律失常时，可静脉滴注氯化钾，注意用钾安全。④如有重度房室传导阻滞、窦性心动过缓、窦房阻滞、窦性停搏、心室率缓慢的心房颤动及交界性逸搏心律等，根据病情轻重酌情采用硫酸阿托品静脉滴注、静脉注射或皮下注射。⑤当出现洋地黄引起的各种快速心律失常时如伴有房室传导阻滞的房性心动过速和室性期前收缩等患者，苯妥英钠可称为安全有效的良好药物，可用 250mg 稀释于 20mL 的注射用水或生理盐水中（因为强碱性，不宜用葡萄糖液稀释），于 5 ~ 15min 内注射完，待转为窦性心律后，用口服法维持，每次 0.1g，每日 3 ~ 4 次。⑥出现急性快速型室性心律失常，如频发室性期前收缩、室性心动过速、心室扑动及心室颤动等，可用利多卡因 50 ~ 100mg 溶于 10% 葡萄糖溶液 20mL，在 5min 内缓慢静脉注入，若无效可取低限剂量重复数次，间隔 20min，总量不超过 300mg，心律失常控制后，继以 1 ~ 3mg/min 静脉滴注维持。

除上述方法外，电起搏对洋地黄中毒诱发的室上性心动过速和引起的完全性房室传导阻滞且伴有阿 - 斯综合征者是有效而适宜的方法。前者利用人工心脏起搏器发出的电脉冲频率，超过或接近心脏的异位频率，通过超速抑制而控制异位心律；后者是采用按需型人工心脏起搏器进行暂时性右室起搏。为避免起搏电极刺激诱发严重心律失常，应同时合用苯妥英钠或利多卡因。

（八）焦虑

1. **相关因素** 与疾病的影响、对治疗及预后缺乏信心、对死亡的恐惧有关。
2. **临床表现** 精神萎靡、消沉、失望；容易激动；夜间难以入睡；治疗、护理欠合作。
3. **护理措施** 如下所述。

（1）患者出现呼吸困难、胸闷等不适时，守候患者身旁，给患者以安全感。

（2）耐心解答患者提出的问题，给予健康指导。

（3）与患者和家属建立融洽关系，避免精神应激，护理操作要细致、耐心。

（4）尽量减少外界压力刺激，创造轻松和谐的气氛。

（5）提供有关治疗信息，介绍治疗成功的病例，注意正面效果，使患者树立信心。

（6）必要时寻找合适的支持系统，如单位领导和家属对患者进行安慰和关心。

五、健康教育

（一）心理指导

急性心力衰竭发作时，患者因不适而烦躁。护士要以亲切语言安慰患者，告知患者尽量做缓慢深呼吸，采取放松疗法，稳定情绪，配合治疗及护理，才能很快缓解症状。长期反复发病患者，需保持情绪稳定，避免焦虑、抑郁、紧张及过度兴奋，以免诱发心力衰竭。

（二）饮食指导

（1）提供令人愉快、舒畅的进餐环境，避免进餐时间进行治疗。饮食宜少食多餐、不宜过饱，在食欲最佳的时间进食，宜进食易消化、营养丰富的食物。控制钠盐的摄入，每日摄入食盐 5g 以下。对使用利尿药患者，由于在使用利尿药的同时，常伴有体内电解质的排出，容易出现低血钾、低血钠等电解质紊乱，并容易诱发心律失常、洋地黄中毒等，可指导患者多食香蕉、菠菜、苹果、橙子等含钾高的食物。

（2）适当控制主食和含糖零食，多吃粗粮、杂粮，如玉米、小米、荞麦等；禽肉、鱼类，以及核桃仁、花生、葵花子等坚果类含不饱和脂肪酸较多，可多用；多食蔬菜和水果，不限量，尤其是超体重者，更应多选用带色蔬菜，如菠菜、油菜、番茄、茄子和带酸味的新鲜水果，如苹果、橘子、山楂，提倡吃新鲜蔬菜；多用豆油、花生油、菜油及香油等植物油；蛋白质按 2g/kg 供给，蛋白尽量多用黄豆及其制品，如豆腐、豆干、百叶等，其他如绿豆、赤豆。

（3）禁忌食物：限制精制糖，包括蔗糖、果糖、蜂蜜等单糖类；最好忌烟酒，忌刺激性食物及调味品，忌油煎、油炸等烹调方法；少用猪油、黄油等动物油烹调；禁用动物脂肪高的食物，如猪肉、牛肉、羊肉及含胆固醇高的动物内脏、动物脂肪、蛋黄等；食盐不宜多用，每天 2~4g；含钠味精也应适量限用。

（三）作息指导

减少干扰，为患者提供休息的环境，保证睡眠时间。有呼吸困难者，协助患者采取适当的体位。教会患者放松疗法如局部按摩、缓慢有节奏的呼吸或深呼吸等。根据不同的心功能采取不同的活动量。在患者活动耐力许可范围内，鼓励患者尽可能生活自理。教会患者保存体力，减少氧耗的技巧，在较长时间活动中穿插休息，日常用品放在易取放位置。部分自理活动可坐着进行，如刷牙、洗脸等。心力衰竭症状改善后增加活动量时，首先是增加活动时间和频率，然后才考虑增加运动强度。运动方式可采取半坐卧、坐起、床边摆动肢体、床边站立、室内活动、短距离步行。

（四）出院指导

（1）避免诱发因素，气候转凉时及时添加衣服，预防感冒。
（2）合理休息，体力劳动不要过重，适当的体育锻炼以提高活动耐力。
（3）进食富含维生素、粗纤维食物，保持大便通畅。少量多餐，避免过饱。
（4）强调正确按医嘱服药，不随意减药或撤换药的重要性。
（5）定期门诊随访，防止病情发展。

（宋兴燕）

第二节　高血压

高血压是一种以动脉压升高为主要特征，同时伴有心、脑、肾、血管等靶器官功能性或器质性损害以及代谢改变的全身性疾病。我国目前采用的高血压诊断标准是《2005 年中国高血压诊治指南》，是在未用抗高血压药情况下，收缩压≥140mmHg 和（或）舒张压≥90mmHg，按血压水平将高血压分为 3 级。收缩压≥140mmHg 和舒张压<90mmHg 单列为单纯性收缩期高血压。患者既往有高血压史，目前正在用抗高血压药，血压虽然低于 140/90mmHg，亦应该诊断为高血压见表 8-1。

表 8-1　高血压诊断标准

类别	收缩压（mmHg）	舒张压（mmHg）
正常血压	<120	<80
正常高值	120~139	80~89
高血压	≥140	≥90
1 级高血压（轻度）	140~159	90~99
2 级高血压（中度）	160~179	100~109
3 级高血压（重度）	≥180	≥110
单纯收缩期高血压	≥140	<90

注：若患者的收缩压与舒张压分属不同的级别时，则以较高的分级为准。单纯收缩期高血压也可按照收缩压水平分为 1、2、3 级。

临床上高血压见于两类疾病，第一类为原发性高血压，又称高血压病，是一种以血压升高为主要临床表现而病因尚不明确的独立疾病（占所有高血压病患者的90%以上）。第二类为继发性高血压，又称症状性高血压，在这类疾病中病因明确，高血压是该种疾病的临床表现之一，血压可暂时性或持续性升高，如继发于急慢性肾小球肾炎、肾动脉狭窄等肾疾病之后的肾性高血压；继发于嗜铬细胞瘤等内分泌疾病之后的内分泌性高血压；继发于脑瘤等疾病之后的神经源性高血压等。下面主要介绍原发性高血压。

一、病因和发病机制

（一）病因

高血压的病因尚未完全明了，可能与下列因素有关。

（1）遗传因素：调查表明，60%左右的高血压病患者均有家族史，但遗传的方式未明。某些学者认为属单基因常染色体显性遗传，但也有学者认为属多基因遗传。

（2）环境因素：包括饮食习惯（如饮食中热能过高以至肥胖或超重，高盐饮食等）、职业、噪声、吸烟、气候改变、微量元素摄入不足和水质硬度等。

（3）神经精神因素：缺少运动或体力活动，精神紧张或情绪创伤与本病的发生有一定的关系。

（二）发病机制

有关高血压的发病原理的学说较多，包括精神神经源学说、内分泌学说、肾源学说、遗传学说以及钠盐摄入过多学说等。各种学说各有其根据，综合起来认为高级神经中枢功能失调在发病中占主导地位，体液、内分泌因素、肾脏以及钠盐摄入过多也参与本病的发病过程。

外界环境的不良刺激以及某些不利的内在因素，引起剧烈、反复、长时间的精神紧张和情绪波动，导致大脑皮质功能障碍和下丘脑神经内分泌中枢功能失调。由此可通过下列几条途径促使周围小动脉痉挛，进而形成高血压：①皮质下血管舒缩中枢形成了以血管收缩神经冲动占优势的兴奋灶，引起细小动脉痉挛，外周血管阻力增加，血压增高。②大脑皮质功能失调可引起神经垂体释放更多的血管升压素，后者可直接引起小动脉痉挛，也可通过肾素－醛固酮系统，引起钠潴留，进一步促使小动脉痉挛。③大脑皮质功能失调也可引起垂体前叶促肾上腺皮质激素（ACTH）和肾上腺皮质激素分泌增加，促使钠潴留。④大脑皮质功能失调还可引起肾上腺髓质激素分泌增多，后者可直接引起小动脉痉挛，也可通过增加心排血量进一步加重高血压。

二、临床表现

（一）一般表现

大多数的高血压患者在血压升高早期仅有轻微的自觉症状，如头痛、头晕、失眠、耳鸣、烦躁、工作和学习精力不易集中，容易出现疲劳等。

（二）并发症

疼痛或出现颈背部肌肉酸痛紧张感。血压持久升高可导致心、脑、肾、血管等靶器官受损的表现。当出现心慌、气促、胸闷、心前区疼痛时表明心脏已受累；出现尿频、多尿、尿液清淡时表明肾脏受累；如果高血压患者突然出现神志不清、呼吸深沉不规则、大小便失禁等提示可能发生脑出血；如果是逐渐出现一侧肢体活动不利、麻木甚至麻痹应当怀疑是否有脑血栓的形成。

（三）高血压危险度分层

据心血管危险因素和靶器官受损的情况　分层如下。

（1）低危组：男性年龄<55岁、女性年龄<65岁，高血压1级、无其他危险因素者，属低危组。典型情况下，10年随访中患者发生主要心血管事件的危险<15%。

（2）中危组：高血压2级或1~2级同时有1~2个危险因素，患者应否给予药物治疗，开始药物治疗前应经多长时间的观察，医生需予十分缜密的判断。典型情况下，该组患者随后10年内发生主要心血管事件的危险15%～20%，若患者属高血压1级，兼有一种危险因素，10年内发生心血管事件危险约15%。

（3）高危组：高血压水平属1级或2级，兼有3种或更多危险因素、兼患糖尿病或靶器官损害或高血压水平属3级但无其他危险因素患者属高危组。典型情况下，他们随后10年间发生主要心血管事件的危险20%～30%。

（4）很高危组：高血压3级同时有1种以上危险因素或兼患糖尿病或靶器官损害，或高血压1～3级并有临床相关疾病。典型情况下，随后10年间发生主要心血管事件的危险≥30%，应迅速开始最积极的治疗。

（四）几种特殊高血压类型

1. 高血压危象　在高血压疾病发展过程中，因为劳累、紧张、精神创伤、寒冷所诱发，出现烦躁不安、心慌、多汗、手足发抖、面色苍白、异常兴奋等临床表现，可伴有心绞痛、心力衰竭，也可伴有高血压脑病的临床表现。血压升高以收缩压升高为主，往往收缩压＞200mmHg。

2. 高血压脑病　在高血压疾病发展过程中，因为劳累、紧张、情绪激动等诱发，急性脑血液循环障碍，引起脑水肿和颅内压增高，出现头痛、呕吐、烦躁不安、心搏慢，视物模糊、意识障碍甚至昏迷等临床表现。血压升高以舒张压升高为主，往往舒张压＞120mmHg。

3. 恶性高血压　又称急进性高血压，是指舒张压和收缩压均显著增高，病情进展迅速，常伴有视网膜病变，多见于青年人，常常出现头晕、头痛、视物模糊、心慌、气短、体重减轻等临床表现，舒张压常＞130mmHg，易并发心、脑、肾等重要脏器的严重并发症，短时间内可因肾衰竭而死亡。

三、治　疗

（一）药物治疗

临床上常用的降压药物主要有六大类：利尿药、α受体阻断药、钙通道阻滞药（CCBs）、血管紧张素转换酶抑制药（ACEI）、β受体阻断药以及血管紧张素Ⅱ受体拮抗药（ARBs）。临床试验结果证实几种降血压药物，均能减少高血压并发症。

1. 治疗目标　抗高血压治疗的最终目标是减少心血管和肾脏疾病的发病率和病死率。多数高血压患者，特别是50岁以上者SBP达标时，DBP也会达标，治疗重点应放在SBP达标上。普通高血压患者降至140/90mmHg以下，糖尿病、肾病等高危者降压目标是＜130/80mmHg以下，老年高血压患者的收缩压降至150mmHg以下。

需要说明的是，降压目标是140/90mmHg以下，而不仅仅是达到140/90mmHg。如患者耐受，还可进一步降低，如对年轻高血压患者可降至130/80mmHg或120/80mmHg。

2. 治疗原则　高血压的治疗应全面考虑患者的血压升高水平、并存的危险因素、临床情况，以及靶器官损害，确定合理的治疗方案。对不同危险等级的高血压患者应采用不同的治疗原则。选择抗高血压药物时应考虑对其他伴随疾病存在有利和不利的影响。

（1）潜在的有利影响：噻嗪类利尿药有助于延缓骨质疏松患者的矿物质脱失。β受体阻断药可治疗心房快速房性心律失常或心房颤动，偏头痛，甲亢（短期应用），特发性震颤或手术期高血压。CCBs治疗雷诺综合征和某些心律失常。α受体阻断药可治疗前列腺疾病。

（2）潜在的不利影响：噻嗪类利尿药慎用于痛风或有明显低钠血症史的患者。β受体阻断药禁用于哮喘、反应性气道疾病、二度或三度心脏传导阻滞。ACEI和ARBs不适于准备怀孕的妇女，禁用于孕妇。ACEI不适于有血管性水肿病史的患者。醛固酮拮抗药和保钾利尿药会导致高钾血症，应避免用于服药前血清钾超过5.0mEq/L的患者。

3. 治疗的有效措施　包括以下几点。

（1）降低高血压患者的血压水平是预防脑卒中及冠心病的根本，只要降低高血压患者的血压水平，就对患者有益处。

（2）由于大多数高血压患者需要两种或以上药物联合应用才能达到目标血压，故提倡小剂量降压药的联合应用或固定剂量复方制剂的应用。

（3）利尿药、β受体阻断药、ACE抑制药、钙通道阻滞药、血管紧张素受体拮抗药及小剂量复方制剂均可作为初始或维持治疗高血压的药物。

（4）推荐应用每日口服1次，降压效果维持24h的降压药，强调长期有规律的抗高血压治疗，达到有效、平稳、长期控制的要求。

（二）非药物治疗

非药物治疗是高血压的基础治疗，主要通过改善不合理的生活方式，减低危险因素水平，进而使血压水平下降。对1级高血压患者，仅通过非药物治疗就有可能使血压降至正常水平。对于必须接受药物治疗的2、3级高血压患者，非药物治疗可以提高药物疗效，减少药物用量，从而降低药物的不良反应，减少治疗费用（表8-2）。

表8-2 防治高血压的非药物措施

措施	目标	收缩压下降范围
减重	减少热量，膳食平衡，增加运动，BMI保持20~24kg/m²	5~20mmHg/减重10kg
膳食限盐	北方首先将每人每日平均食盐量降至8g，以后再降至6g，南方可控制在6g以下	2~8mmHg
减少膳食脂肪	总脂肪<总热量的30%，饱和脂肪<10%，增加新鲜蔬菜每日400~500g，水果100g，肉类50~100g，鱼虾类50g蛋类每周3~4枚，奶类每日250g，每日食油20~25g，少吃糖类和甜食	-
增加及保持适当体力活动	一般每周运动3~5次，每次持续20~60min。如运动后自我感觉良好，且保持理想体重，则表明运动量和运动方式会话	4~9mmHg
保持乐观心态，提高应激能力	通过宣教和咨询，提高人群自我防病能力。提倡选择适合个体的体育，绘画等文化活动，增加老年人社交机会，提高生活质量	-
戒烟、限酒	不吸烟；不提倡饮酒，如饮酒，男性每日饮酒精量不超过25g，即葡萄酒小于100~150mL（相当于2~3两），或啤酒小于250~500mL（相当于0.5~1斤），或白酒小于25~50mL（相当于0.5~1两）；女性则减半量，孕妇不饮酒。不提倡饮高度烈性酒。高血压及心脑血管病患者应尽量戒酒	2~4mmHg

注：BMI：体重指数 = 体重/身高² （kg/m²）。

（三）特殊人群高血压治疗方案

1. 老年高血压　65岁以上的老年人中2/3以上有高血压，老年人降压治疗强调平缓降压，应给予长效制剂，对可耐受者应尽可能降至140/90mmHg以下，但舒张压不宜低于60mmHg，否则是预后不佳的危险因素。

2. 糖尿病　常合并血脂异常、直立性低血压、肾功能不全、冠心病，选择降压药应兼顾或至少不加重这些异常。

3. 冠心病　高血压合并冠心病的患者发生再次梗死或猝死的机会要高于不合并高血压的冠心病患者，它们均与高血压有直接关系，应积极治疗。研究显示，伴有冠心病的高血压患者，不论选用β-受体阻断药还是钙通道阻滞药，作为控制血压的一线药物，最后结果是一样的。

4. 脑血管病　对于病情稳定的非急性期脑血管病患者，血压水平应控制在140/90mmHg以下。急性期脑血管病患者另作别论。

5. 肾脏损害　血肌酐<221μmol/L，首选ACEI，因其对减少蛋白尿及延缓肾病变的进展有利；血肌酐>265μmol/L应停用ACEI，可选择钙通道阻滞药、α受体阻断药、β受体阻断药。伴有肾脏损害或有蛋白尿的患者（24h蛋白尿>1g），控制血压宜更严格。

6. 妊娠高血压　因妊娠早期的血管扩张作用，在妊娠20周前，轻度高血压的患者不需药物治疗，从16周至分娩通常使用的较为安全的药物包括：甲基多巴、β受体阻滞药、肼屈嗪（短期），降低所有的心血管危险因素，须停止吸烟。改变生活方式产生的效果与量和时间有关，某些人的效果更好。

四、高血压病常见护理问题

（一）疼痛——头痛

1. 相关因素　与血压升高有关。

2. 临床表现　头部疼痛。

3. 护理措施　如下所述。

（1）评估患者头痛的情况，如头痛程度（长海痛尺）、持续时间、是否伴有恶心、呕吐、视物模糊等伴随症状。

（2）尽量减少或避免引起或加重头痛的因素，保持病室环境安静，减少探视，护理人员做到操作轻、说话轻、走路轻、关门轻，保证患者有充足的睡眠。

（3）向患者讲解引起头痛的原因，嘱患者合理安排工作和休息，避免劳累、精神紧张、情绪激动等，戒烟、酒。

（4）指导患者放松的技巧，如听轻音乐、缓慢呼吸等。

（5）告知患者控制血压稳定和坚持长期、规律服药的重要性，加强患者的服药依从性。

（二）活动无耐力

1. 相关因素　与并发心力衰竭有关。

2. 临床表现　乏力，轻微活动后即感呼吸困难、无力等。

3. 护理措施　如下所述。

（1）告知患者引起乏力的原因，尽量减少增加心脏负担的因素，如剧烈活动等。

（2）评估患者心功能状态，评估患者活动情况，根据患者心功能情况制定合理的活动计划。督促患者坚持动静结合，循序渐进增加活动量。

（3）嘱患者一旦出现心慌、呼吸困难，胸闷等情况应立即停止活动，保证休息，并一次作为最大活动量的指征。

（三）有受伤的危险

1. 相关因素　与头晕、视物模糊有关。

2. 临床表现　头晕、眼花、视物模糊，严重时可出现晕厥。

3. 护理措施　如下所述。

（1）警惕急性低血压反应，避免剧烈运动、突然改变体位，改变体位时动作应缓慢，特别是夜间起床时；服药后不要站立太久，因为长时间的站立会使腿部血管扩张，血流增加，导致脑部供血不足；避免用过热的水洗澡，防止周围血管扩张导致晕厥。

（2）如出现晕厥、恶心、乏力时应立即平卧，头低足高位，促进静脉回流，增加脑部的血液供应。上厕所或外出应有人陪伴，若头晕严重应尽量卧床休息，床上大小便。

（3）避免受伤，活动场所应灯光明亮，地面防滑，厕所安装扶手，房间应减少障碍物。

（4）密切检测血压的变化，避免血压过高或过低。

（四）执行治疗方案无效

1. 相关因素　与缺乏相应治疗知识和治疗长期性、复杂性有关。

2. 临床表现　不能遵医嘱按时服药。

3. 护理措施　如下所述。

（1）告知患者按时服药的重要性，不能血压正常时就自行停药。

（2）嘱患者定期门诊随访，监测血压控制情况。

（3）坚持服药的同时还要注意观察药物的不良反应，如使用利尿药时应注意监测血钾水平，防止低血钾；用 β 受体阻断药应注意其抑制心肌收缩力、心动过缓、支气管痉挛、低血糖等不良反应；使用血管紧张素转换酶（ACE）抑制应注意其头晕、咳嗽、肾功能损害等不良反应。

（五）潜在并发症——高血压危重症

1. 相关因素　与血压短时间突然升高。

2. 临床表现　在高血压病病程中，患者血压显著升高，出现头痛、烦躁、心悸、气急、恶心、呕吐、视物模糊等。

3. 护理措施　如下所述。

（1）患者应进入加强监护室，绝对卧床休息，避免一切不良刺激，保证良好的休息环境。持续监测血压和尽快应用适合的降压药。

（2）安抚患者，做好心理护理，严密观察患者病情变化。

（3）迅速减压，静脉输注降压药，1h 使平均动脉血压迅速下降但不超过 25%，在以后的 2 ~ 6h 内血压降至 60（100 ~ 110）mmHg。血压过度降低可引起肾、脑或冠脉缺血。如果这样的血压水平可耐受和临床情况稳定，在以后 24 ~ 48h 逐步降低血压达到正常水平。

（4）急症常用降压药有硝普钠（静脉）、尼卡地平、乌拉地尔、二氮嗪，肼屈嗪、拉贝洛尔、艾司洛尔、酚妥拉明等。用药时注意效果以及有无不良反应，如静滴硝酸甘油等药物时应注意监测血压变化。

（5）向患者讲明遵医嘱按时服药，保证血压稳定的重要性，争取患者及家属的配合。

（6）告知患者如出现血压急剧升高、剧烈头痛。呕吐等不适应及时来院就诊。

（7）协助生活护理，勤巡视病房，勤询问患者的生活需要。

五、健康教育

高血压的健康教育就是根据文化、经济、环境和地理的差异，针对不同的目标人群采用多种形式进行信息的传播，公众教育应着重于宣传高血压的特点、原因和并发症的有关知识；它的可预防性和可治疗性，以及生活方式在高血压的预防和治疗中的作用。尤其应针对不同人群开展不同内容的健康教育。

（一）随访教育

1. 教育诊断　确定患者的目前行为状况、知识、技能水平和学习能力、态度和信念以及近期内患者首先要采取改变的问题。

2. 咨询指导　指导要具体化，行为改变从小量开始，多方面的参与支持，从各方面给患者持续的一致的正面的健康信息可加强患者行为的改变。要加强家庭和朋友的参与全体医务人员的参与。

3. 随访和监测　定期随访患者，及时评价和反馈，并继续设定下一步的目标，可使患者改变的行为巩固和持续下去。一旦开始应用抗高血压药物治疗，多数患者应每月随诊，调整用药直至达到目标血压。2 级高血压或有复杂并发症的患者应增加随访的次数。每年至少监测 1 或 2 次血钾和肌酐。如血压已达标并保持稳定，可每隔 3 ~ 6 个月随访 1 次。如有伴随疾病如心力衰竭；或合并其他疾病如糖尿病；或实验室检查的需要均会影响随诊的频率。其他的心血管危险因素也应达到相应的治疗目标，并大力提倡戒烟。由于未控制的高血压患者服用小剂量阿司匹林脑出血的危险增加，只有在血压控制的前提下，才提倡小剂量阿司匹林治疗。

（二）饮食指导

在利尿药及其他降压药问世以前，高血压的治疗主要以饮食为主，随着药物学的发展，饮食治疗逐渐降至次要地位。然而近年来关于高血压病病因和发病机制的研究又促进人们重新评价营养在本病防治中的重要作用。其主要原因是由于：第一，高血压病作为一种常见病，其发生与环境因素，特别是与营养因素密切相关；第二，现有的各种降压药物均有一定的不良反应，而营养治疗不仅具有一定的疗效，而且合乎生理，因此更适宜于大规模人群的防治。

1. 营养因素在高血压痛防治中的作用　如下所述。

（1）钠和钾的摄入与高血压病的发病和防治有关：首先，流行病学方面大量资料表明，高血压病的发病率与居民膳食中钠盐摄入量呈显著正相关；其次，临床观察发现，不少轻度高血压患者，只需中度限制钠盐摄入，即可使其血压降至正常范围。即使是重度或顽固性高血压病患者，低盐饮食也常可增加药物疗效，减少用药剂量。第三，动物实验表明，钠盐摄入过多可使小鸡和大鼠形成高血压，血压增高的程度与盐量成正比。进一步研究还表明，钠盐对血压的影响与遗传因素有关。通过近亲交配所产生的对盐敏感的大鼠，即使喂以钠盐不高的饲料，也可产生高血压。钠盐摄入过多引起高血压的机制尚未明了。据认为可能与细胞外液扩张，心排血量增加，组织过分灌注，以至造成周围血管阻力增加和血压增高。有人发现高血压患者小动脉中每单位干重所含钠盐较正常人为高，这可使动脉壁增厚，血管阻力增加，也可使血管的舒缩性发生改变。

钾不论动物实验或人体观察均提示其具有对抗钠所引起的不利作用。临床观察表明，氯化钾可使血压呈规律性下降，而氯化钠则可使之上升。

（2）水质硬度和微量元素：软水地区高血压的发病率较硬水地区为高，这可能与微量元素镉有关。动物实验已证明，镉可引起大鼠的高血压，而当用镉的螯合剂时则可使其逆转。上海市高血压病研究所发现不论健康人或高血压患者的血压增高与血中镉含量的对数呈正相关。锌具有对抗镉的作用，其含量降低可使血压升高。此外，也有报道提到镁对高血压患者有扩张血管作用，能使大多数类型患者的心排血量增加。

（3）其他因素：包括热能、蛋白质、糖类和脂肪等也与本病的发生和防治有一定的联系。

2. 防治措施　具体如下。

（1）限制钠盐摄入：健康成人每天钠的需要量仅为 200mg（相当于 0.5g 食盐）。WHO 建议每人每日食盐量不超过 6g。我国膳食中约 80% 的钠来自烹调或含盐高的腌制品，因此限盐首先要减少烹调用盐及含盐高的调料，少食各种咸菜及盐腌食品。根据 WHO 的建议，北方居民应减少日常用盐一半，南方居民减少 1/3。

（2）减少膳食脂肪，补充适量优质蛋白质：有流行病学资料显示，即使不减少膳食中的钠和不减重，如果将膳食脂肪控制在总热量 25% 以下，P/S 比值维持在 1，连续 40d 可使男性 SBP 和 DBP 下降 12%，女性下降 5%。有研究表明每周吃鱼 4 次以上与吃鱼最少的相比，冠心病发病率减少 28%。

建议改善动物性食物结构，减少含脂肪高的猪肉，增加含蛋白质较高而脂肪较少的禽类及鱼类。蛋白质占总热量 15% 左右，动物蛋白占总蛋白质 20%。蛋白质质量依次为：奶、蛋；鱼、虾；鸡、鸭；猪、牛、羊肉；植物蛋白，其中豆类最好。

（3）注意补充钾和钙：研究资料表明钾与血压呈明显负相关，中国膳食低钾、低钙，因此要增加含钾多、含钙高的食物，如绿叶菜、鲜奶、豆类制品等。这一点在使用利尿药，特别是当血钾含量偏低时尤为重要。

（4）多吃蔬菜和水果：增加蔬菜或水果摄入，减少脂肪摄入可使 SBP 和 DBP 有所下降。素食者比肉食者有较低的血压，其降压的作用可能基于水果、蔬菜、食物纤维和低脂肪的综合作用。人类饮食应以素食为主，适当肉量最理想。

（5）限制饮酒：尽管有研究表明非常少量饮酒可能减少冠心病发病的危险，但是饮酒和血压水平及高血压患病率之间却呈线性相关，大量饮酒可诱发心脑血管事件发作。因此不提倡用少量饮酒预防冠心病，提倡高血压患者应戒酒，因饮酒可增加服用降压药物的耐药性。如饮酒，建议每日饮酒量应为少量，男性饮酒的酒精不超过 25g，即葡萄酒 <100~150mL，或啤酒 <250~500mL，或白酒 <25~50mL；女性则减半量，孕妇不饮酒。不提倡饮高度烈性酒。WHO 对酒的新建议是越少越好。

（三）心理护理

1. 评估患者　通过问诊了解患者的家庭、社会、文化状况及行为，分析患者的心理，向患者解释造成高血压病最主要的原因及疾病的转归，再向患者说明高血压病可以控制，甚至可以治愈，从而以增强患者战胜疾病的信心。

2. 克服心理障碍　针对中年高血压患者存在的不良心理进行施护。麻痹大意心理：自以为年轻，身强力壮，采取无所谓的态度。针对这种心理首先要唤起患者对疾病的重视，使之认识到防治高血压病的重要性，在调养方法和注意事项上给予正确的引导，使之配合医师治疗，同时给患者制订个体化健康教育计划，并调动家属参与治疗活动，配合医护完成治疗任务，使之早日康复；焦虑、紧张、恐惧心理：一些患者，认为得了高血压病就是终身疾病，而且还会得心脑血管病，于是，久而久之产生焦虑恐惧心理。采取的措施是暗示诱导，应诱导患者使其注意力从一个客体转移到另一个客体，从而打破原来心理上存在的恶性循环，保持乐观情绪，轻松愉快地接受治疗，以达到防病治病的目的。

（四）正确测量血压

血压测量是诊断高血压及评估其严重程度的主要手段，目前主要用以下3种方法。

1. 诊所血压　是目前临床诊断高血压和分级的标准方法，由医护人员在标准条件下按统一的规范进行测量。具体要求如下：

（1）选择符合计量标准的水银柱血压计或者经国际标准（BHS和AAMD）检验合格的电子血压计进行测量。

（2）使用大小合适的袖带，袖带气囊至少应包裹80%上臂。大多数人的臂围25～35cm，应使用长35cm、宽12～13cm规格气囊的袖带；肥胖者或臂围大者应使用大规格袖带；儿童使用小规格袖带。

（3）被测量者至少安静休息5min，在测量前30min内禁止吸烟或饮咖啡，排空膀胱。

（4）被测量者取坐位，最好坐靠背椅，裸露右上臂，上臂与心脏处在同一水平。如果怀疑外周血管病，首次就诊时应测量左、右上臂血压。特殊情况下可以取卧位或站立位。老年人、糖尿病患者及出现直立性低血压情况者，应加测直立位血压。直立位血压应在卧位改为直立位后1min和5min时测量。

（5）将袖带缚于被测者的上臂，袖带的下缘应在肘弯上2.5cm，松紧适宜。将听诊器探头置于肱动脉搏动处。

（6）测量时快速充气，使气囊内压力达到桡动脉搏动消失后再升高30mmHg（4.0kPa），然后以恒定的速率（2～6mmHg/s）缓慢放气。在心率缓慢者，放气速率应更慢些。获得舒张压读数后，快速放气至零。

（7）在放气过程中仔细听取柯氏音，观察柯氏音第Ⅰ时相（第一音）和第Ⅴ时相（消失音）水银柱凸面的垂直高度。收缩压读数取柯氏音第Ⅰ时相，舒张压读数取柯氏音第Ⅴ时相。<12岁儿童、妊娠妇女、严重贫血、甲状腺功能亢进、主动脉瓣关闭不全及柯氏音不消失者，以柯氏音第Ⅳ时相（变音）定为舒张压。

（8）血压单位在临床使用时采用毫米汞柱（mmHg），在我国正式出版物中注明毫米汞柱与千帕斯卡（kPa）的换算关系，1mmHg＝0.133kPa。

（9）应相隔1～2min重复测量，取2次读数的平均值记录。如果收缩压或舒张压的2次读数相差5mmHg以上，应再次测量，取3次读数的平均值记录。

2. 自测血压　具体如下。

（1）对于评估血压水平及严重程度，评价降压效应，改善治疗依从性，增强治疗的主动参与，自测血压具有独特优点。且无白大衣效应，可重复性较好。目前，患者家庭自测血压在评价血压水平和指导降压治疗上已经成为诊所血压的重要补充。然而，对于精神焦虑或根据血压读数常自行改变治疗方案的患者，不建议自测血压。

（2）推荐使用符合国际标准的上臂式全自动或半自动电子血压计，正常上限参考值为135/85mmHg。应注意患者向医生报告自测血压数据时可能有主观选择性，即报告偏差，患者有意或无意选择较高或较低的血压读数向医师报告，影响医师判断病情和修改治疗。有记忆存储数据功能的电子血压计可克服报告偏差。血压读数的报告方式可采用每周或每月的平均值。家庭自测血压低于诊所血压，家庭自测血压135/85mmHg相当于诊所血压140/90mmHg。对血压正常的人建议定期测量血压（20～29岁，每2年测1次；30岁以上每年至少1次）。

3. 动态血压　具体如下。

（1）动态血压监测能提供日常活动和睡眠时血压的情况：动态血压监测提供评价在无靶器官损害的情况下（白大衣效应）高血压的可靠证据，也有助于评估明显耐药的患者，抗高血压药物引起的低血压综合征，阵发性高血压以及自主神经功能失调。动态血压测值常低于诊所血压测值。通常高血压患者清醒时血压≥135/85mmHg，睡眠时≥120/75mmHg。动态血压监测值与靶器官损害的相关性优于诊所血压。动态血压监测能提供血压升高占测量总数的百分比、整体血压负荷及睡眠时血压降低的程度。大多数人在夜间血压下降10%～20%，如果不存在这种血压下降现象，则其发生心血管事件的危险会增加。

（2）动态血压测量应使用符合国际标准的监测仪：动态血压的正常值推荐以下国内参考标准：24h平均值＜130/80mmHg，白昼平均值＜135/85mmHg，夜间平均值＜125/75mmHg。正常情况下，夜间血压均值比白昼血压值低10%～15%。

（3）动态血压监测在临床上可用于诊断白大衣性高血压、隐蔽性高血压、顽固难治性高血压、发作性高血压或低血压，评估血压升高严重程度，但是目前主要仍用于临床研究，例如评估心血管调节机制、预后意义、新药或治疗方案疗效考核等，不能取代诊所血压测量。

（4）动态血压测量时应注意以下问题：①测量时间间隔应设定一般为每30min测1次。可根据需要而设定所需的时间间隔。②指导患者日常活动，避免剧烈运动。测血压时患者上臂要保持伸展和静止状态。③若首次检查由于伪迹较多而使读数＜80%的预期值，应再次测量。④可根据24h平均血压，日间血压或夜间血压进行临床决策参考，但倾向于应用24h平均血压。

（五）适量运动

1. 运动的作用　运动除了可以促进血液循环，降低胆固醇的生成外，并能增强肌肉、骨骼，减少关节僵硬的发生，还能增加食欲，促进肠胃蠕动、预防便秘、改善睡眠。

2. 运动的形式　最好养成持续运动的习惯，对中老年人应包括有氧、伸展及增强肌力练习3类，具体项目可选择步行、慢跑、太极拳、门球、气功等。

3. 运动强度的控制　每个参加运动的人特别是中老年人和高血压患者在运动前最好了解一下自己的身体状况，以决定自己的运动种类、强度、频度和持续运动时间。运动强度必须因人而异，按科学锻炼的要求，常用运动强度指标可用运动时最大心率达到180（或170）减去年龄，如50岁的人运动心率为120～130次/分，如果求精确则采用最大心率的60%～85%作为运动适宜心率，需在医师指导下进行。运动频度一般要求每周3～5次，每次持续20～60min即可，可根据运动者身体状况和所选择的运动种类以及气候条件等而定。

（六）在医生指导下正确用药

1. 减药　高血压患者一般须终身治疗。患者经确诊为高血压后若自行停药，其血压（或迟或早）终将回复到治疗前水平。但患者的血压若长期控制，可以试图小心、逐步地减少服药数或剂量。尤其是认真地进行非药物治疗，密切地观察改进生活方式进度和效果的患者。患者在试行这种"逐步减药"时，应十分仔细地监测血压。

2. 记录　一般高血压病患者的治疗时间长达数十年，治疗方案会有多次变换，包括药物的选择。最好建议患者详细记录其用过的治疗药物及疗效。医生则更应为经手治疗的患者保存充分的记录，随时备用。

3. 剂量的调整　对大多数非重症或急症高血压，要寻找其最小有效耐受剂量药物，也不宜降压太快。故开始给小剂量药物，经1个月后，如疗效不够而不良反应少或可耐受，可增加剂量；如出现不良反应不能耐受，则改用另一类药物。随访期间血压的测量应在每天的同一时间，对重症高血压，须及早控制其血压，可以较早递增剂量和合并用药。随访时除患者主观感觉外，还要做必要的化验检查，以了解靶器官状况和有无药物不良反应。对于非重症或急症高血压，经治疗血压长期稳定达1年以上，可以考虑减少剂量，目的为减少药物的可能不良反应，但以不影响疗效为前提。

（1）选择针对性强的降血压药：降血压药物品种很多，个体差异很大，同一种药物不同的患者服用后的效果会因人而异。对医生开的降血压药，护理人员和患者必须了解药物的名称、作用、剂量、用法、不良反应等，并遵照医嘱按时服药。

（2）合适的剂量：一般由小剂量开始，逐渐调整到合适的剂量。晚上睡觉前的治疗剂量，尤其要偏小，因入睡后如果血压降得太低，则易出现脑动脉血栓形成。药品剂量不能忽大忽小，否则血压波动太大，会造成实质性脏器的损伤。

（3）不能急于求成：如血压降得太低，常会引起急性缺血性脑血管病和心脏缺血性疾病的发生。

（4）不要轻易中断治疗：应用降血压药过程中，症状改善后，仍需坚持长期服药，也不可随意减少剂量，必须听从医生的治疗安排。

（5）不宜频繁更换降血压药物：各种降血压药，在人体内的作用时间不尽相同，更换降血压药时，往往会引起血压的波动，换降血压药必须在医生指导下进行，不宜多种药合用，以避免药物不良反应。

（6）患痴呆症或意识不清的老人，护理人员必须协助服药，并帮助管理好药物，以免发生危险。

（7）注意观察不良反应，必要时，采取相应的防范措施。若患者突然出现头痛、多汗、恶心、呕吐、烦躁、心慌等症状，家人协助患者立即平卧抬高头部，用湿毛巾敷在头部；测量血压，若血压过高，应用硝苯地平嚼碎舌下含服等，以快速降血压；如果半小时后血压仍不下降，且症状明显，应立即去医院就诊。

（宋兴燕）

第三节　心绞痛

心绞痛（angina pectoris）是冠状动脉供血不足，心肌急剧的、暂时的缺血与缺氧引起的综合征。其特点为阵发性的前胸压榨性疼痛感觉，主要位于胸骨后部，可放射至左上肢，常发生于劳累或情绪激动时，持续数分钟，休息或服用硝酸酯制剂后消失。本病多见于男性，多数患者在 40 岁以上，劳累、情绪激动、饱食、受寒、阴雨天气、急性循环衰竭等为常见的诱因。

一、病因

1. 基本病因　对心脏予以机械性刺激并不引起疼痛，但心肌缺血、缺氧则引起疼痛。当冠状动脉的"供血"与心肌的"需氧"出现矛盾，冠状动脉血流量不能满足心肌代谢需要时，引起心肌急剧的、暂时的缺血、缺氧时，即产生心绞痛。

2. 其他病因　除冠状动脉粥样硬化外，主动脉瓣狭窄或关闭不全、梅毒性主动脉炎、肥厚性心肌病、先天性冠状动脉畸形、风湿性冠状动脉炎，都可引起冠状动脉在心室舒张期充盈障碍，引发心绞痛。

二、临床表现与诊断

（一）临床表现

1. 症状和体征　具体如下。

（1）部位：典型心绞痛主要在胸骨体上段或中段之后，可波及心前区，有手掌大小范围，可放射至左肩、左上肢前内侧，达无名指和小指；不典型心绞痛疼痛可位于胸骨下段、左心前区或上腹部，放射至颈、下颌、左肩胛部或右前胸。

（2）性质：胸痛为压迫、发闷，或紧缩性，也可有烧灼感。发作时，患者往往不自觉地停止原来的活动，直至症状缓解。

（3）诱因：典型的心绞痛常在相似的条件下发生。以体力劳累为主，其次为情绪激动。登楼、平地快步走、饱餐后步行、逆风行走，甚至用力大便或将臂举过头部的轻微动作，暴露于寒冷环境、进冷饮、身体其他部位的疼痛，以及恐怖、紧张、发怒、烦恼等情绪变化，都可诱发。晨间痛阈低，轻微劳力如刷牙、剃须、步行即可引起发作；上午及下午痛阈提高，则较重的劳力亦可不诱发。

（4）时间：疼痛出现后常逐步加重，然后在 3～5min 内逐渐消失，一般在停止原活动后缓解。一般为 1～15min，多数 3～5min，偶可达 30min 的，可数天或数星期发作 1 次，亦可 1d 内发作多次。

（5）硝酸甘油的效应：舌下含有硝酸甘油片如有效，心绞痛应于 1～2min 内缓解，对卧位型心绞痛，硝酸甘油可能无效。在评定硝酸甘油的效应时，还要注意患者所用的药物是否已经失效或接近失效。

2. 体征　平时无异常体征，心绞痛发作时常见心律增快、血压升高、表情焦虑、皮肤冷或出汗，有时出现第四或第三奔马律。可有暂时性心尖部收缩期杂音，是乳头肌缺血以致功能失调引起二尖瓣关闭不全所致。

（二）诊断

1. 冠心病诊断　具体如下。

（1）据典型的发作特点和体征，含用硝酸甘油后缓解，结合年龄和存在冠心病易患因素，除外其他原因所致的心绞痛，一般即可建立诊断。

（2）心绞痛发作时心电图：绝大多数患者 ST 段压低 0.1mV（1mm）以上，T 波平坦或倒置（变异型心绞痛者则有关导联 ST 段抬高），发作过后数分钟内逐渐恢复。

（3）心电图无改变的患者可考虑做负荷试验：发作不典型者，诊断要依靠观察硝酸甘油的疗效和发作时心电图的改变；如仍不能确诊，可多次复查心电图、心电图负荷试验或 24h 动态心电图连续监测，如心电图出现阳性变化或负荷试验诱发心绞痛发作亦可确诊。

（4）诊断有困难者可考虑行选择性冠状动脉造影或做冠状动脉 CT：考虑施行外科手术治疗者则必须行选择性冠状动脉造影。冠状动脉内超声检查可显示管壁的病变，对诊断可能更有帮助。

2. 近年对确诊心绞痛的患者主张进行仔细的分型诊断　根据世界卫生组织"缺血性心脏病的命名及诊断标准"，现将心绞痛作如下归类。

（1）劳累性心绞痛：是由运动或其他增加心肌需氧量的情况所诱发的心绞痛。包括 3 种类型。①稳定型劳累性心绞痛：简称稳定型心绞痛，亦称普通型心绞痛。是最常见的心绞痛。指由心肌缺血缺氧引起的典型心绞痛发作，其性质在 1～3 个月内并无改变。即每日和每周疼痛发作次数大致相同，诱发疼痛的劳累和情绪激动程度相同，每次发作疼痛的性质和疼痛部位无改变，用硝酸甘油后也在相同时间内发生疗效。②初发型劳累性心绞痛：简称初发型心绞痛。指患者过去未发生过心绞痛或心肌梗死，而现在发生由心肌缺血缺氧引起的心绞痛，时间尚在 1～2 个月内。有过稳定型心绞痛但已数月不发生心绞痛，再发生心绞痛未到 1 个月者也归入本型。③恶化型劳累性心绞痛：进行型心绞痛指原有稳定型心绞痛的患者，在 3 个月内疼痛的频率、程度、诱发因素经常变动，进行性恶化。可发展为心肌梗死与猝死。

（2）自发性心绞痛：心绞痛发作与心肌需氧量无明显关系，与劳累性心绞痛相比，疼痛持续时间一般较长，程度较重，且不易为硝酸甘油所缓解。包括四种类型：①卧位型心绞痛：在休息时或熟睡时发生的心绞痛，其发作时间较长，症状也较重，发作与体力活动或情绪激动无明显关系，常发生在半夜，偶尔在午睡或休息时发作。疼痛常剧烈难忍，患者烦躁不安、起床走动。硝酸甘油的疗效不明显或仅能暂时缓解。可能与夜梦、夜间血压降低或发生未被察觉的左心室衰竭，以致狭窄的冠状动脉远端心肌灌注不足；或平卧时静脉回流增加，心脏工作量增加，需氧增加等有关。②变异型心绞痛：本型患者心绞痛的性质、与卧位型心绞痛相似，也常在夜间发作，但发作时心电图表现不同，显示有关导联的 ST 段抬高而与之相对应的导联中则 ST 段压低。本型心绞痛是由于在冠状动脉狭窄的基础上，该支血管发生痉挛，引起一片心肌缺血所致。③中间综合征：亦称冠状动脉功能不全。指心肌缺血引起的心绞痛发作历时较长，达 30min 或 1h 以上，发作常在休息时或睡眠中发生，但心电图、放射性核素和血清学检查无心肌坏死的表现。本型疼痛其性质是介于心绞痛与心肌梗死之间，常是心肌梗死的前奏。④梗死后心绞痛：在急性心肌梗死后不久或数周后发生的心绞痛。由于供血的冠状动脉阻塞，发生心肌梗死，但心肌尚未完全坏死，一部分未坏死的心肌处于严重缺血状态下又发生疼痛，随时有再发生梗死的可能。

（3）混合性心绞痛：劳累性和自发性心绞痛混合出现，因冠状动脉的病变使冠状动脉血流储备固定地减少，同时又发生短暂的再减损所致，兼有劳累性和自发性心绞痛的临床表现。有人认为这种心绞痛在临床上实甚常见。

（4）不稳定型心绞痛：在临床上被广泛应用并被认为是稳定型劳累性心绞痛和心肌梗死和猝死之间的中间状态。它包括了除稳定型劳累性心绞痛外的上述所有了类型。其病理基础是在原有病变上发生冠状动脉内膜下出血、粥样硬化斑块破裂、血小板或纤维蛋白凝集、冠状动脉痉挛等除了没有诊断心肌梗死的明确的心电图和心肌酶谱变化外，目前应用的不稳定心绞痛的定义根据以下 3 个病史特征做出。①在相对稳定的劳累相关性心绞痛基础上出现逐渐增强的疼痛。②新出现的心绞痛（通常 1 个月内），由很轻度的劳力活动即可引起心绞痛。③在静息和很轻劳力时出现心绞痛。

三、治疗原则

预防：主要预防动脉粥样硬化的发生和发展。

治疗原则：改善冠状动脉的血供；减低心肌的耗氧；同时治疗动脉粥样硬化。

（一）发作时的治疗

（1）休息：发作时立刻休息，经休息后症状可缓解。

（2）药物治疗：应用作用较快硝酸酯制剂。

（3）在应用上述药物的同时，可考虑用镇静药。

（二）缓解期的治疗

系统治疗，清除诱因、注意休息、使用作用持久的抗动脉粥样硬化药物，以防心绞痛发作，可单独、交替或联合应用。宜尽量避免各种确知足以诱致发作的因素。调节饮食，特别是一次进食不应过饱；禁绝烟酒。调整日常生活与工作量；减轻精神负担；保持适当的体力活动，但以不致发生疼痛症状为度；一般不需卧床休息。

（三）其他治疗

低分子右旋糖酐或羟乙基淀粉注射液，作用为改善微循环的灌流，可用于心绞痛的频繁发作。抗凝药，如肝素；溶血栓药和抗血小板药可用于治疗不稳定型心绞痛。高压氧治疗增加全身的氧供应，可使顽固的心绞痛得到改善，但疗效不易巩固。体外反搏治疗可能增加冠状动脉的血供，也可考虑应用。兼有早期心力衰竭者，治疗心绞痛的同时宜用快速作用的洋地黄类制剂。

（四）外科手术治疗

主动脉–冠状动脉旁路移植手术（coronary artery bypass grafting，CABG）方法：取患者自身的大隐静脉或内乳动脉作为旁路移植材料。一端吻合在主动脉，另一端吻合在有病变的冠状动脉段的远端，引主动脉的血液以改善该冠状动脉所供血的心肌的血流量。

（五）经皮腔内冠状动脉成形术

经皮腔内冠状动脉成形术（percutaneous transluminal coronary angioplasty，PTCA）方法：冠状动脉造影后，针对相应病变，应用带球囊的心导管经周围动脉送到冠状动脉，在导引钢丝的指引下进入狭窄部位；向球囊内加压注入稀释的造影剂使之扩张，解除狭窄。

（六）其他冠状动脉介入性治疗

由于 PTCA 有较高的术后再狭窄发生率，近来采用一些其他成形方法如激光冠状动脉成形术（PTCLA）、冠状动脉斑块旋切术、冠状动脉斑块旋磨术、冠状动脉内支架安置等，期望降低再狭窄发生率。

（七）运动锻炼疗法

谨慎安排进度适宜的运动锻炼有助于促进侧支循环的发展，提高体力活动的耐受量，改善症状。

四、常见护理问题

（一）舒适的改变——心绞痛

1. 相关因素　与心肌急剧、短暂地缺血、缺氧，冠状动脉痉挛有关。

2. 临床表现　阵发性胸骨后疼痛。

3. 护理措施　如下所述。

（1）心绞痛发作时立即停止步行或工作，休息片刻即可缓解。根据疼痛发生的特点，评估心绞痛严重程度（表8-3），制定相应活动计划。频发者或严重心绞痛者，严格限制体力活动，并绝对卧床休息。

表8-3　劳累性心绞痛分级

心绞痛分级	表现
Ⅰ级：日常活动时无症状	较日常活动重的体力活动，如平地小跑步、快速或持重物上三楼、上陡坡等时引起心绞痛
Ⅱ级：日常活动稍受限制	一般体力活动，如常速步行1.5~2km、上三楼、上坡等即引起心绞痛
Ⅲ级：日常活动明显受损	较日常活动轻的体力活动，如常速步行0.5~1km、上二楼、上小坡等即引起心绞痛
Ⅳ级：任何体力活动均引起心绞痛	轻微体力活动（如在室内缓行）即引起心绞痛，严重者休息时亦发生心绞痛

（2）遵医嘱给予患者舌下含服硝酸甘油、吸氧，记录心电图，并通知医生。心绞痛频发或严重者遵医嘱使用硝酸甘油静脉微泵推注。由于此类药物能扩张头面部血管，有些患者使用后会出现颜面潮红、头痛等症状，应向患者说明。

（3）用药后动态观察患者胸痛变化情况，同时监测ECG，必要时进行心电监测。

（4）告知患者在心绞痛发作时的应对技巧：一是立即停止活动；另一是立即含服硝酸甘油。向患者讲解含服硝酸甘油是因为舌下有丰富的静脉丛，吸收见效比口服硝酸甘油快。若疼痛持续15min以上不缓解，则有可能发生心肌梗死，需立即急诊就医。

（二）焦虑

1. 相关因素　与心绞痛反复频繁发作、疗效不理想有关。

2. 临床表现　睡眠不佳，缺乏自信心、思维混乱。

3. 护理措施　如下所述。

（1）向患者讲解心绞痛的治疗是一个长期过程，需要有毅力，鼓励其说出内心想法，针对其具体心理情况给予指导与帮助。

（2）心绞痛发作时，尽量陪伴患者，多与患者沟通，指导患者掌握心绞痛发作的有效应对措施。

（3）及时向患者分析讲解疾病好转信息，增强患者治疗信心。

（4）告知患者不良心理状况对疾病的负面影响，鼓励患者进行舒展身心的活动（如听音乐、看报纸）等活动，转移患者注意力。

（三）知识缺乏

1. 相关因素　与缺乏知识来源，认识能力有限有关。

2. 临床表现　患者不能说出心绞痛相关知识，不知如何避免相关因素。

3. 护理措施　如下所述。

（1）避免诱发心绞痛的相关因素：如情绪激动、饱食、焦虑不安等不良心理状态。

（2）告知患者心绞痛的症状为胸骨后疼痛，可放射至左臂、颈、胸，常为压迫或紧缩感。

（3）指导患者硝酸甘油使用注意事项。

（4）提供简单易懂的书面或影像资料，使患者了解自身疾病的相关知识。

五、健康教育

（一）心理指导

告知患者需保持良好心态，因精神紧张、情绪激动、饱食、焦虑不安等不良心理状态，可诱发和加重病情。患者常因不适而烦躁不安，且伴恐惧，此时鼓励患者表达感觉，告知尽量做深呼吸，放松情绪才能使疾病尽快消除。

（二）饮食指导

1. 减少饮食热能　控制体重少量多餐（每天 4～5 餐），晚餐尤应控制进食量，提倡饭后散步，切忌暴饮暴食，避免过饱；减少脂肪总量，限制饱和脂肪酸和胆固醇的摄入量，增加不饱和脂肪酸；限制单糖和双糖摄入量，供给适量的矿物质及维生素，戒烟戒酒。

2. 在食物选择方面，应适当控制主食和含糖零食　多吃粗粮、杂粮，如玉米、小米、荞麦等；禽肉、鱼类，以及核桃仁、花生、葵花子等硬果类含不饱和脂肪酸较多，可多食用；多食蔬菜和水果，不限量，尤其是超体重者，更应多选用带色蔬菜，如菠菜、油菜、番茄、茄子和带酸味的新鲜水果，如苹果、橘子、山楂，提倡吃新鲜泡菜；多用豆油、花生油、菜油及香油等植物油；蛋白质按劳动强度供给，冠心病患者蛋白质按 2g/kg 供给。尽量多食用黄豆及其制品，如豆腐、豆干、百叶等，其他如绿豆、赤豆也很好。

3. 禁忌食物　忌烟、酒、咖啡以及辛辣的刺激性食品；少用猪油、黄油等动物油烹调；禁用动物脂肪高的食物，如猪肉、牛肉、羊肉及含胆固醇高的动物内脏、动物脂肪、脑髓、贝类、乌贼鱼、蛋黄等；食盐不宜多用，每天 2～4g；含钠味精也应适量限用。

（三）作息指导

制定固定的日常活动计划，避免劳累。避免突发性的劳力动作，尤其在较长时间休息以后。如凌晨起来后活动动作宜慢。心绞痛发作时，应停止所有活动，卧床休息。频发或严重心绞痛患者，严格限制体力活动，应绝对卧床休息。

（四）用药指导

1. 硝酸酯类　硝酸甘油是缓解心绞痛的首选药。

（1）心绞痛发作时可用短效制剂 1 片舌下含化，1～2min 即开始起作用，持续半小时；勿吞服。如药物不易溶解，可轻轻嚼碎继续含化。

（2）应用硝酸酯类药物时可能出现头晕、头胀痛、头部跳动感、面红、心悸，继续用药数日后可自行消失。

（3）硝酸甘油应储存在棕褐色的密闭小玻璃瓶中，防止受热、受潮，使用时应注意有效期，每用 6 个月须更换药物。如果含服药物时无舌尖麻刺、烧灼感，说明药物已失效，不宜再使用。

（4）为避免直立性低血压所引起的晕厥，用药后患者应平卧片刻，必要时吸氧。长期反复应用会产生耐药性而效力降低，但停用 10d 以上，复用可恢复效力。

2. 长期服用 β 受体阻滞药者　如使用阿替洛尔（氨酰心安）、美托洛尔（倍他乐克）时，应指导患者用药。

（1）不能随意突然停药或漏服，否则会引起心绞痛加重或心肌梗死。

（2）应在饭前服用，因食物能延缓此类药物吸收。

（3）用药过程中注意监测心率、血压、心电图等。

3. 钙通道阻滞药　目前不主张使用短效制剂（如硝苯地平），以减少心肌耗氧量。

（五）特殊及行为指导

（1）寒冷刺激可诱发心绞痛发作，不宜用冷水洗脸，洗澡时注意水温及时间。外出应戴口罩或围巾。

（2）患者应随身携带心绞痛急救盒（内装硝酸甘油片）：心绞痛发作时，立即停止活动并休息，保持安静。及时使用硝酸甘油制剂，如片剂舌下含服，喷雾剂喷舌底 1～2 下，贴剂粘贴在心前区。如果自行用药后，心绞痛未缓解。应请求协助救护。

（3）有条件者可以氧气吸入，使用氧气时，避免明火。

（4）患者洗澡时应告诉家属，不宜在饱餐或饥饿时进行，水温勿过冷过热，时间不宜过长，门不要上锁，以防发生意外。

（5）与患者讨论引起心绞痛的发作诱因，确定需要的帮助，总结预防发作的方法。

（六）病情观察指导

注意观察胸痛的发作时间、部位、性质、有无放射性及伴随症状，定时监测心率、心律。若心绞痛发作次数增加，持续时间延长，疼痛程度加重，含服硝酸甘油无效者，有可能是心肌梗死先兆，应立即就诊。

（七）出院指导

（1）减轻体重，肥胖者需限制饮食热量及适当增加体力活动，避免采用剧烈运动防治各种可加重病情的疾病，如高血压、糖尿病、贫血、甲亢等。特别要控制血压，使血压维持在正常水平。

（2）慢性稳定型心绞痛患者大多数可继续正常性生活，为预防心绞痛发作，可在 1h 前含服硝酸甘油 1 片。

（3）患者应随身携带硝酸甘油片以备急用，患者及家属应熟知药物的放置地点，以备急需。

（宋兴燕）

第四节　心肌梗死

心肌梗死（myocardial infarction）是心肌缺血性坏死。为在冠状动脉病变基础上，发生冠状动脉供血急剧减少或中断，使相应的心肌严重而持久地急性缺血所致。

一、病因和发病机制

1. 病因　基本病因是冠状动脉粥样硬化（偶为冠状动脉痉挛、栓塞、炎症、先天性畸形、外伤、冠状动脉阻塞所致）。造成管腔狭窄和心肌供血不足，而侧支循环尚未建立时，下列原因加重心肌缺血即可发生心肌梗死。在此基础上，一旦冠状动脉血供进一步急剧减少或中断 20～30min，使心肌严重而持久地急性缺血达 0.5h 以上，即可发生心肌梗死。

另心肌梗死发生严重心律失常、休克、心力衰竭，均可使冠状动脉血流量进一步下降，心肌坏死范围扩大。

2. 发病机制　冠状动脉病变：血管闭塞处于相应的心肌部位坏死。

二、临床表现

临床表现与梗死面积大小、梗死部位、侧支循环情况密切相关。

1. 先兆　多数患者于发病前数日可有前驱症状，如原有心绞痛近日发作频繁，程度加重，持续时间较久，休息或硝酸甘油不能缓解，甚至在休息中或睡眠中发作。表现为突发上腹部剧痛、恶心、呕吐、急性心力衰竭，或严重律失常。心电图检查可显示 ST 段一过性抬高或降低，T 波高大或明显倒置。

2. 症状　具体如下。

（1）疼痛：最早出现症状。少数患者可无疼痛，起病即表现休克或急性肺水肿。有些患者疼痛部位在上腹部，且伴有恶心、呕吐、易与胃穿孔、急性胰腺炎等急腹症相混淆。

（2）全身症状：发热、心动过速、白细胞增高、红细胞沉降率增快，由坏死物质吸收所引起。一般在疼痛 24～48h 出现，程度与梗死范围呈正相关，体温 38℃ 左右，很少超过 39℃，持续约 1 周。

（3）胃肠道症状：疼痛可伴恶心、呕吐、上腹胀痛，与迷走神经受坏死物质刺激和胃肠道组织灌注不足等有关。

（4）心律失常：75%～95% 的患者伴有心律失常，以 24h 内为最多见，以室性心律失常最多。

（5）休克：20% 患者，数小时至 1 周内发生，主要原因如下。①心肌遭受严重损害，左心室排血量急剧将低（心源性休克）。②剧烈胸痛引起神经反射性周围血管扩张。③因呕吐、大汗、摄入不足所致血容量不足。

（6）心力衰竭：主要是急性左侧心力衰竭。可在最初几天内发生，或在疼痛、休克好转阶段，为梗死后心脏舒缩力减弱或不协调所致。

急性心肌梗死引起的心力衰竭称为泵衰竭。按 Killip 分级法可分为：Ⅰ级，尚无明显心力衰竭；Ⅱ级，有左侧心力衰竭；Ⅲ级，有急性肺水肿；Ⅳ级，右心源性休克。

3. 体征　具体如下。

（1）心脏体征：心率多增快，第一心音减弱，出现第四心音。若心尖区出现收缩期杂音，多为乳头肌功能不全所致。反应性纤维心包炎者，有心包摩擦音。

（2）血压：均有不同程度的降低，起病前有高血压者，血压可降至正常。

（3）其他：可有心力衰竭、休克体征、心律失常有关的体征。

三、治疗原则

心肌梗死的救治原则为：①挽救濒死心肌，防止梗死扩大，缩小心肌缺血范围。②保护、维持心脏功能。③及时处理严重心律失常、泵衰竭及各种并发症。

（一）监护及一般治疗（momtoring and general care）

1. 休息　卧床休息1周，保持安静，必要时给予镇静药。

2. 吸氧　持续吸氧2~3d，有并发症者需延长吸氧时间。

3. 监测　在 CCU 进行 ECG、血压、呼吸、监测5~7d。

4. 限制活动　无并发症者，根据病情制定活动计划，详见护理部分。

5. 进食易消化食物　不宜过饱，可少量多餐。保持大便通畅，必要时给予缓泻药。

（二）解除疼痛（relief of pain）

尽快止痛，可应用强力止痛药。

（1）哌替啶（度冷丁）50~100mg 紧急肌内注射。

（2）吗啡5~10mg 皮下注射，必要时1~2h 后再注射1次以后每4~6h 可重复应用，注意呼吸抑制作用。

（3）轻者：可待因0.03~0.06g 口服或罂粟碱0.03~0.06g 肌内注射或口服。

（4）试用硝酸甘油0.3mg，异山梨酯5~10mg 舌下含用或静脉滴注，注意心率增快，BP 下降等不良反应。

（5）顽固者，人工冬眠疗法。

（三）再灌注心肌（myocardial reperfusion）

意义：再通疗法是目前治疗 AMI 的积极治疗措施，在起病3~6h 内，使闭塞的冠状动脉再通，心肌得到再灌注，挽救濒死的心肌，以缩小梗死范围，改善预后。

适应证：再通疗法只适于透壁心肌梗死，所以心电图上必须要有2个或2个以上相邻导联 ST 段抬高 >0.1mV，方可进行再通治疗。心肌梗死发病后6h 内再通疗法是最理想的；发病6~12h ST 段抬高的 AMI。

方法：溶栓疗法，紧急施行 PTCA，随后再安置支架。

1. 溶栓疗法（thrombolysis）　具体如下。

（1）溶栓的药物：尿激酶、链激酶、重组组织型纤维蛋白溶酶原激活药（rt - PA）等。

（2）注意事项：①溶栓期间进行严密心电监护：及时发现并处理再灌注心律失常。溶栓3h 内心律失常发生率最高，84% 心律失常发生在溶栓4h 之内。前壁心肌梗死时，心律失常多为室性心律失常，如频发室性期前收缩，加速室性自主心律、室性心动过速、心室颤动等；下壁梗死时，心律失常多发生窦性心动过缓、房室传导阻滞。②血压监测：低血压是急性心梗的常见症状，可由于心肌大面积梗死、心肌收缩力明显降低、心排血量减少所至，但也可能与血容量不足、再灌注性损伤、血管扩张药及合并出血等有关。一般低血压在急性心肌梗死后4h 最明显。对单纯的低血压状态，应加强对血压的监测。在溶栓进行的30min 内，10min 测量1次血压；溶栓结束后3h 内，30min 测量1次；之后1h 测量1次；

血压平稳后根据病情延长测量时间。③用药期间注意出血倾向：在溶栓期间应严密观察患者有无皮肤黏膜出血、尿血、便血及颅内出血（观察瞳孔意识），输液穿刺部位有无瘀点、瘀斑、牙龈出血等。溶栓后 3d 内每天检查 1 次尿常规、大便隐血和出凝血时间，溶栓次日复查血小板，应尽早发现出血性并发症，早期采取有效的治疗措施。

（3）不宜溶栓的情况：①年龄大于 70 岁。②ST 段抬高，时间 >24h。③就诊时严重高血压（ >180/110mmHg）。④仅有 ST 段压低（如非 Q 心梗，心内膜下心梗）及不稳定性心绞痛。⑤有出血倾向、外伤、活动性溃疡病、糖尿病视网膜病变，脑出血史及 6 个月内缺血性脑卒中史，夹层动脉瘤，半个月内手术等。

（4）判断再通指标

1）冠状动脉造影直接判断。

2）临床间接判断血栓溶解（再通）指标：①ECG 抬高的 ST 段于 2h 内回降 >50%。②胸痛 2h 内基本消失。③2h 内出现再灌注性心律失常。④血清 CK – MB 酶峰值提前出现（14h 内）。

2. 经皮冠状动脉腔内成形术 如下所述。

（1）补救性 PTCA：经溶栓治疗，冠状动脉再通后又再堵塞，或再通后仍有重度狭窄者，如无出血禁忌，可紧急施行 PTCA，随后再安置支架。预防再梗和再发心绞痛。

（2）直接 PTCA：不进行溶栓治疗，直接进行 PTCA 作为冠状动脉再通的手段，其目的在于挽救心肌。

适应证：①对有溶栓禁忌或不适宜溶栓治疗的患者，以及对升压药无反应的心源性休克患者应首选直接 PTCA。②对有溶栓禁忌证的高危患者，如年龄 >70 岁、既往有 AMI 史、广泛前壁心肌梗死以及收缩压 <100mmHg、心率 >100 次/min 或 Killip 分级 > Ⅰ级的患者若有条件最好选择直接 PTCA。

（四）控制休克

最好根据血流动力学监测结果用药。

1. 补充血容量 估计血容量不足，中心静脉压下降者，用低分子右旋糖酐、10% GS 500mL 或 0.9% NS 500mL 静脉滴入。输液后中心静脉压 >18cmH_2O，则停止补充血容量。

2. 应用升压药 补充血容量后血压仍不升，而心排血量正常时，提示周围血管张力不足，此时可用升压药物。多巴胺或间羟胺微泵静脉使用，两者亦可合用。亦可选用多巴酚丁胺。

3. 应用血管扩张药 经上述处理后血压仍不升，周围血管收缩致四肢厥冷时可使用硝酸甘油。

4. 其他措施 纠正酸中毒，保护肾功能，避免脑缺血，必要时应用糖皮质激素和洋地黄制剂。

5. 主动脉内球囊反搏术（intraaortic balloon pumping，IABP） 上述治疗无效时可考虑应用 IABP，在 IABP 辅助循环下行冠脉造影，随即行 PTCA、CABG。

（五）治疗心力衰竭

主要治疗左侧心力衰竭，见心力衰竭急性左侧心力衰竭的急救。

（六）其他治疗

有助于挽救濒死心肌，防止梗死扩大，缩小缺血范围，根据患者具体情况选用。

1. β受体阻滞药、钙通道阻滞药，ACE 抑制药的使用 改善心肌重构，防止梗死范围扩大改善预后。

2. 抗凝疗法 口服阿司匹林等药物。

3. 极化液疗法 有利于心脏收缩，减少心律失常，有利 ST 段恢复。极化液具体配置 10% KCl 15mL + 胰岛素 8U + 10% GS 500mL。

4. 促进心肌代谢药物 维生素 C，维生素 B_6，1、6 – 二磷酸果糖，辅酶 Q_{10} 等。

5. 右旋糖酐 40 或羟乙基淀粉 降低血黏度，改善微循环。

（七）并发症的处理

1. 栓塞 溶栓或抗凝治疗。

2. 心脏破裂　乳头肌断裂、VSD者手术治疗。

3. 室壁瘤　影响心功能或引起严重心律失常者手术治疗。

4. 心肌梗死后综合征　可用糖皮质激素、阿司匹林、吲哚美辛等。

（八）右室心肌梗死的处理

表现为右侧心力衰竭伴低血压者治疗以扩容为主，维持血压治疗，不宜用利尿药。

四、常见护理问题

（一）疼痛

1. 相关因素　与心肌急剧缺血、缺氧有关。

2. 主要表现　胸骨后剧烈疼痛，伴烦躁不安、出汗、恐惧或有濒死感。

3. 护理措施　如下所述。

（1）绝对卧床休息（包括精神和体力）：休息即为最好的疗法之一，病情稳定无特殊不适，且在急性期均应绝对卧床休息，严禁探视，避免精神紧张，一切活动包括翻身、进食、洗脸、大小便等均应在医护人员协助下进行，避免生拉硬拽现象。如果患者焦虑、抑郁情绪严重并有睡眠障碍等表现时，应根据病情选择没有禁忌的镇静药物，如哌替啶等。

（2）做好氧疗管理：心肌梗死时由于持续的心肌缺血缺氧，代谢物积聚或产生多肽类致痛物等，刺激神经末梢，经神经传导至大脑产生痛觉，而疼痛使患者烦躁不安、情绪恶化，加重心肌缺氧，影响治疗效果。若胸闷、疼痛剧烈或症状不缓解、持续时间长，氧流量可控制在 $5 \sim 6L/min$，待症状消失后改为 $3 \sim 4L/min$，一般不少于72h，5d后可根据情况间断给氧。

（3）患者的心理管理：疾病给患者带来胸闷、疼痛等压抑的感觉，再加上环境的生疏，可使患者恐惧、紧张不安，而这又导致交感神经兴奋引起血压升高，心肌耗氧量增加，诱发心律失常，加重心肌缺血坏死，因此，我们应了解患者的职业、文化、经济、家庭情况及发病的诱因，关心体贴患者，消除紧张恐惧心理，让患者树立战胜疾病的信心，使患者处于一个最佳心理状态。

（二）恐惧

1. 相关因素　可与下列因素有关。①胸闷不适、胸痛、濒死感。②因病房病友病重或死亡。③病室环境陌生/监护、抢救设备。

2. 主要表现　心情紧张、烦躁不安。

3. 护理措施　如下所述。

（1）消除患者紧张与恐惧心理：救治过程中要始终关心体贴，态度和蔼，鼓励患者表达自己的感受，安慰患者，使之尽快适应环境，进入患者角色。

（2）了解患者的思想状况，向患者讲清情绪与疾病的关系，使患者明白紧张的情绪会加重病情，使病情恶化。劝慰患者消除紧张情绪，使患者处于接受治疗的最佳心理状态。

（3）向患者介绍救治心梗的特效药及先进仪器设备，肯定效果与作用，使患者得到精神上的安慰和对医护人员的信任。在治疗护理过程中做到忙而不乱，紧张而有序，迅速而准确。

（4）给患者讲解抢救成功的例子，使其树立战胜疾病的信心。

（5）针对心理反应进行耐心解释，真诚坦率地为其排忧解难，做好生活护理，给他们创造一个安静、舒适、安全、整洁的休息环境。

（三）自理缺陷

1. 相关因素　与治疗性活动受限有关。

2. 主要表现　日常生活不能自理。

3. 护理措施　如下所述。

（1）心肌梗死急性期卧床期间协助患者洗漱进食、大小便及个人卫生等生活护理。

（2）将患者经常使用的物品放在易拿取的地方，以减少患者拿东西时的体力消耗。

（3）将呼叫器放在患者手边，听到铃响立即给予答复。

（4）提供患者有关疾病治疗及预后的确切消息，强调正面效果，以增加患者自我照顾的能力和信心，并向患者说明健康程序，不要允许患者延长卧床休息时间。

（5）在患者活动耐力范围内，鼓励患者从事部分生活自理活动和运动，以增加患者的自我价值感。

（6）让患者有足够的时间，缓慢地进行自理活动或者在活动过程中提供多次短暂的休息时间；或者给予较多的协助，以避免患者过度劳累。

（四）便秘

1. 相关因素　与长期卧床、不习惯床上排便、进食量减少有关。

2. 主要表现　大便干结，超过 2d 未排大便。

3. 护理措施　如下所述。

（1）合理饮食：提醒患者饮食要节制，要选择清淡易消化、产气少、无刺激的食物。进食速度不宜过快、少食多餐。

（2）遵医嘱给予大便软化药或缓泻药。

（3）鼓励患者定时排便，安置患者于舒适体位排便。

（4）不习惯于床上排便的患者，应向其讲明病情及需要在床上排便的理由并用屏风遮挡。

（5）告知病患者排便时不要太用力，可用手掌在腹部按乙状结肠走行方向做环形按摩。

（五）潜在并发症——心力衰竭

1. 相关因素　与梗死面积过大、心肌收缩力减弱有关。

2. 主要表现　咳嗽、气短、心悸、发绀，严重者出现肺水肿表现。

3. 护理措施　如下所述。

（1）避免诱发心力衰竭的因素：上感、劳累、情绪激动、感染，不适当的活动。

（2）若突然出现急性左侧心力衰竭，应立即采取急救，详见"心力衰竭"一节。

（六）潜在并发症——心源性休克

1. 相关因素　与心肌梗死、心排血量减少有关。

2. 主要表现　血压下降，面色苍白、皮肤湿冷、脉细速、尿少。

3. 护理措施　如下所述。

（1）严密观察神志、意识、血压、脉搏、呼吸、尿量等情况并做好记录。

（2）观察患者末梢循环情况，如皮肤温度、湿度、色泽。

（3）注意保暖。

（4）保持输液通畅，并根据心率、血压、呼吸及用药情况随时调整滴速。

（七）潜在并发症——心律失常

1. 相关因素　与心肌缺血、缺氧、电解质失衡有关。

2. 主要表现　室性期前收缩、快速型心律失常、缓慢型心律失常。

3. 护理措施　如下所述。

（1）给予心电监护，监测患者心律、心率、血压、脉搏、呼吸及心电图改变，并做好记录。

（2）嘱患者尽量避免诱发心律失常的因素：如情绪激动、烟酒、浓茶、咖啡等。

（3）向患者说明心律失常的临床表现及感受，若出现心悸、胸闷、胸痛、心前区不适等症状，应及时告诉医护人员。

（4）遵医嘱应用抗心律失常药物，并观察药物疗效及不良反应。

（5）备好各种抢救药物和仪器：如除颤器、起搏器，抗心律失常药及复苏药。

五、健康教育

（一）心理指导

本病起病急，症状明显，患者因剧烈疼痛而有濒死感，又因担心病情及疾病预后而产生焦虑、紧张等情绪，护士应陪伴在患者身旁，允许患者表达出对死亡的恐惧如呻吟、易怒等，用亲切的态度回答患者提出的问题。解释先进的治疗方法及监护设备的作用。

（二）饮食指导

急性心肌梗死 2 ~ 3d 时以流质为主，每天总热能 500 ~ 800kcal；控制液体量，减轻心脏负担，口服液体量应控制在 1 000mL/d；用低脂、低胆固醇、低盐、适量蛋白质、高食物纤维饮食，脂肪限制在 40g/d 以内，胆固醇应 < 300mg/d；选择容易消化吸收的食物，不宜过热过冷，保持大便通畅，排便时不可用力过猛；病情稳定 3d 后可逐渐改半流质、低脂饮食，总热能 1 000kcal/d 左右。避免食用辛辣或发酵食物，减少便秘和腹胀。康复期低糖、低胆固醇饮食，多吃富含维生素和钾的食物，伴有高血压病或心力衰竭者应限制钠盐摄入量。

在食物选择方面，心梗急性期主食可用藕粉、米汤、菜水、去油过筛肉汤、淡茶水、红枣泥汤；选低胆固醇及有降脂作用的食物，可食用的有鱼类、鸡蛋清、瘦肉末、嫩碎蔬菜及水果，降脂食物有山楂、香菇、大蒜、洋葱、海鱼、绿豆等。病情好转后改为半流质，可食用浓米汤、厚藕粉、枣泥汤、去油肉绒、鸡绒汤、薄面糊等。病情稳定后，可逐渐增加或进软食，如面条、面片、馄饨、面包、米粉、粥等。恢复期饮食治疗按冠心病饮食治疗。

禁忌食物：凡胀气、刺激性流质不宜吃，如豆浆、牛奶、浓茶、咖啡等；忌烟酒及刺激性食物和调味品，限制食盐和味精用量。

（三）作息指导

保证睡眠时间，2 次活动间要有充分的休息。急性期后 1 ~ 3d 应绝对卧床，第 4 ~ 6d 可在床上做上下肢被动运动。1 周后，无并发症的患者可床上坐起活动。每天 3 ~ 5 次，每次 20min，动作宜慢。有并发症者，卧床时间延长。第 2 周起开始床边站立→床旁活动→室内活动→完成个人卫生。根据患者对运动的反应，逐渐增加活动量。第 2 周后室外走廊行走，第 3 ~ 4 周试着上下 1 层楼梯。

（四）用药指导

常见治疗及用药观察如下。

1. 止痛　使用吗啡或哌替啶止痛，配合观察镇静止痛的效果及有无呼吸抑制，脉搏加快。

2. 溶栓治疗　溶栓过程中应配合监测心率、心律、呼吸、血压，注意胸痛情况和皮肤、牙龈、呕吐物及尿液有无出血现象，发现异常应及时报告医护人员，及时处理。

3. 硝酸酯类药　配合用药时间及用药剂量，使用过程中要注意观察疼痛有无缓解，有无头晕、头痛、血压下降等不良反应。

4. 抑制血小板聚集药物　药物宜餐后服。用药期间注意有无胃部不适，有无皮下、牙龈出血，定期检查血小板数量。

（五）行为指导

（1）大便干结时忌用力排便，应用开塞露塞肛或服用缓泻药如口服酚酞等方法保持大便通畅。

（2）接受氧气吸入时，要保证氧气吸入的有效浓度以达到改善缺氧状态的效果，同时注意用氧安全，避免明火。

（3）病情未稳定时忌随意增加活动量，以免加重心脏负担，诱发或加重心肌梗死。

（4）在输液过程中，应遵循医护人员控制的静脉滴注速度，切忌随意加快输液速度。

（5）当患者严重气急，大汗，端坐呼吸，应取坐位或半坐卧位，两腿下垂，有条件者立即吸氧。并应注意用氧的安全。

（6）当患者出现心脏骤停时，应积极处理。

（7）指导患者3个月后性生活技巧。

（8）选择一天中休息最充分的时刻行房事（早晨最好）。避免温度过高或过低时，避免饭后或酒后进行房事。

（9）如需要，可在性生活时吸氧。

（10）如果出现胸部不舒适或呼吸困难，应立即终止。

（六）病情观察指导

注意观察胸痛的性质、部位、程度、持续时间，有无向他处放射；配合监测体温、心率、心律、呼吸及血压及电解质情况，以便及时处理。

（七）出院指导

（1）养成良好的生活方式，生活规律，作息定时，保证充足的睡眠。病情稳定无并发症的急性心肌梗死，6周后可每天步行、打太极拳。8～12周可骑车、洗衣等。3～6个月后可部分或完全恢复工作。但不应继续从事重体力劳动、驾驶员、高空作业或工作量过大。

（2）注意保暖，适当添加衣服。

（3）饮食宜清淡，避免饱餐，忌烟酒及减肥，防止便秘。

（4）坚持按医嘱服药，随身备硝酸甘油，有多种剂型的药物，如片剂、喷雾剂，定期复诊。

（5）心肌梗死最初3个月内不适宜坐飞机及单独外出，原则上不过性生活。

（宋兴燕）

第五节　感染性心内膜炎

感染性心内膜炎是心内膜表面的微生物感染，伴赘生物形成。生物是大小不等、形状不一的血小板和纤维素团块，内有微生物和炎症细胞。瓣膜是最常受累部位，间隔缺损部位、腱索或心壁内膜也可发生感染。而动静脉瘘、动脉瘘（如动脉导管未闭）、主动脉缩窄部位的感染虽然属于动脉内膜炎，但临床与病理均类似于感染性心膜炎。

感染性心内膜炎根据病程可分为急性和亚急性。急性感染性心内膜炎特点是：中毒症状明显；病情发展迅速，数天或数周引起瓣膜损害；迁移性感染多见；病原体主要是金黄色葡萄球菌。亚急性感染性心内膜炎特点是：中毒症状轻；病程长，可数周至数月；迁移性感染少见；病原体多见草绿色链球菌，其次为肠球菌。

感染性心内膜炎又可分为自体瓣膜心内膜炎、人工瓣膜心内膜炎和静脉药瘾者的心内膜炎。本章主要阐述自体瓣膜心内膜炎。

一、病因与发病机制

（一）病因

感染性心内膜炎主要是由链球菌和葡萄球菌感染。急性感染性心内膜炎主要由金黄色葡萄球菌引起，少数患者由肺炎球菌、淋球菌、A族链球菌和流感杆菌等所致。亚急性感染性心内膜炎由草绿色链球菌感染最常见，其次为D族链球菌（牛链球菌和肠球菌）、表皮葡萄球菌，其他细菌较少见。真菌、立克次体和衣原体等是感染性心内膜炎少见的致病微生物。

（二）发病机制

1. 急性感染性心内膜炎　目前尚不明确，由来自皮肤、肌肉、骨骼、肺等部位的活动性感染灶的病原菌，细菌量大，细菌毒力强，具有很强的侵袭性和黏附于心内膜的能力。主要累及正常心瓣膜，主动脉瓣常受累。

2. 亚急性感染性心内膜炎　亚急性感染性心内膜炎临床上至少占据病例的2/3，其发病与以下因素有关：

（1）血流动力学因素：亚急性感染性心内膜炎患者约有 3/4 主要发生于器质性心脏病，多为心脏瓣膜病，主要是二尖瓣和主动脉瓣，其次是先天性心血管病，如室间隔缺损、动脉导管未闭、法洛四联症和主动脉狭窄。赘生物常位于二尖瓣关闭不全的瓣叶心房面、主动脉瓣关闭不全的瓣叶心室面和室间隔缺损的间隔右心室侧，可能与这些部位的压力下降和内膜灌注减少，利于微生物沉积和生长有关。高速射流冲击心脏或大血管内膜处可使局部损伤，如二尖瓣反流面对的左心房壁、主动脉反流面对的二尖瓣前叶有关腱索和乳头肌，未闭动脉导管射流面对的肺动脉壁的内皮损伤，并容易感染。在压差小的部位，发生亚急性感染性心内膜炎少见，如房间隔缺损和大室间隔缺损或血流缓慢时，如房颤和心力衰竭时少见，瓣膜狭窄时比关闭不全少见。

近年来，随着风湿性心脏病发病率的下降，风湿性瓣膜心内膜炎发生率也随之下降。由于超声心动图诊断技术的普遍应用，主动脉瓣二叶瓣畸形、二尖瓣脱垂和老年性退行性瓣膜病的诊断率提高和风湿性瓣膜病心内膜炎发病率的下降，而非风湿性瓣膜病的心内膜炎发病率有所升高。

（2）非细菌性血栓性心内膜病变：研究证实，当内膜的内皮受损暴露内皮下结缔组织的胶原纤维时，血小板聚集，形成血小板微血栓和纤维蛋白沉积，成为结节样无菌性赘生物，称其为非细菌性血栓性心内膜病变，是细菌定居瓣膜表面的重要因素。无菌性赘生物最常见于湍流区域、瘢痕处（如感染性心内膜炎后）和心脏外因素所致内膜受损。正常瓣膜可偶见。

（3）短暂性菌血症感染无菌性赘生物：各种感染或细菌寄居的皮肤黏膜的创伤（如手术、器械操作等）导致暂时性菌血症。皮肤和心脏外其他部位葡萄球菌感染的菌血症；口腔创伤常致草绿色链球菌菌血症；消化道和泌尿生殖道创伤或感染常引起肠球菌和革兰阴性杆菌菌血症，循环中的细菌如定居在无菌性赘生物上。细菌定居后，迅速繁殖，促使血小板进一步聚集和纤维蛋白沉积，感染性赘生物增大。纤维蛋白层覆盖在赘生物外，阻止吞噬细胞进入，为细菌生存繁殖提供良好的庇护所，即发生感染性心内膜炎。

细菌感染无菌性赘生物需要有几个因素：①发生菌血症的频度。②循环中细菌的数量，这与感染程度和局部寄居细菌的数量有关。③细菌黏附于无菌性赘生物的能力。草绿色链球菌从口腔进入血流的机会频繁，黏附性强，因而成为亚急性感染性心内膜炎最常见致病菌；虽然大肠埃希菌的菌血症常见，但黏附性差，极少引起心内膜炎。

二、临床表现

从短暂性菌血症的发生至症状出现之间的时间多在 2 周以内，但有不少患者无明确的细菌进入途径可寻。

（一）症状

1. 发热　发热是感染性心内膜炎最常见的症状，除有些老年或心、肾衰竭重症患者外，几乎均有发热，常伴有头痛、背痛和肌肉关节痛的症状。亚急性感染性心内膜炎起病隐匿，可伴有全身不适、乏力、食欲缺乏和体重减轻等症状，可有弛张性低热，一般 <39℃，午后和晚上高。急性感染性心内膜炎常有急性化脓性感染，呈暴发性败血症过程，有高热、寒战。常可突发心力衰竭。

2. 非特异性症状　如下所述。

（1）脾大：有 15%~50%，病程 >6 周的患者可出现。急性感染性心内膜炎少见。

（2）贫血：贫血较为常见，尤其多见于亚急性感染性心内膜炎，伴有苍白无力和多汗。多为轻、中度贫血，晚期患者有重度贫血。主要由于感染骨髓抑制所致。

（3）杵状指（趾）：部分患者可见。

3. 动脉栓塞　多发生于病程后期，但也有少部分患者为首发症状。赘生物引起动脉栓塞可发生在机体的任何部位，如脑、心脏、脾、肾、肠系膜及四肢。脑栓塞的发生率最高。在由左向右分流的先天性心血管病或右心内膜炎时，肺循环栓塞常见。如三尖瓣赘生物脱落引起肺栓塞，表现为突然咳嗽、呼吸困难、咯血或胸痛等症状。肺栓塞还可发展为肺坏死、空洞，甚至脓气胸。

（二）体征

1. 心脏杂音　80%～85%的患者可闻心脏杂音，是基础心脏病和（或）心内膜炎导致瓣膜损害所致。

2. 周围体征　可能是微血管炎或微栓塞所致，多为非特异性，包括：①瘀点：多见病程长者，可出现于任何部位，以锁骨、皮肤、口腔黏膜和睑结膜常见。②指、趾甲下线状出血。③Roth 斑：多见于亚急性感染性心内膜炎，表现为视网膜的卵圆形出血斑，其中心呈白色。④Osler 结节：为指和趾垫出现豌豆大的红或紫色痛性结节，较常见于亚急性感染性心内膜炎。⑤Janeway 损害：是手掌和足底处直径 1～4mm，无痛性出血红斑，主要见于急性感染性心内膜炎。

（三）并发症

1. 心脏　包括以下几点。

（1）心力衰竭：是最常见并发症，主要由瓣膜关闭不全所致，以主动脉瓣受损患者最多见。其次为二尖瓣受损的患者，三尖瓣受损的患者也可发生。各种原因的瓣膜穿孔或腱索断裂导致急性瓣膜关闭不全时，均可诱发急性左心衰竭。

（2）心肌脓肿：常见于急性感染性心内膜炎患者，可发生于心脏任何部位，以瓣膜周围特别在主动脉瓣环多见，可导致房室和室内传导阻滞。可偶见心肌脓肿穿破。

（3）急性心肌梗死：多见于主动脉瓣感染时，出现冠状动脉细菌性动脉瘤，引起冠状动脉栓塞，发生急性心肌梗死。

（4）化脓性心包炎：主要发生于急性感染性心内膜炎患者，但不多见。

（5）心肌炎。

2. 细菌性动脉瘤　多见于亚急性感染性心内膜炎患者，发生率为 3%～5%。一般见于病程晚期，多无自觉症状。受累动脉多为近端主动脉及主动脉窦、脑、内脏和四肢，可扪及的搏动性肿块，发生周围血管时易诊断。如果发生在脑、肠系膜动脉或其他深部组织的动脉时，常到动脉瘤出血时才可确诊。

3. 迁移性脓肿　多见于急性感染性心内膜炎患者，亚急性感染性心内膜炎患者少见，多发生在肝、脾、骨髓和神经系统。

4. 神经系统　神经系统受累表现，约有 1/3 患者发生。

（1）脑栓塞：占其中 1/2。最常受累的是大脑中动脉及其分支。

（2）脑细菌性动脉瘤：除非破裂出血，多无症状。

（3）脑出血：由脑栓塞或细菌性动脉瘤破裂所致。

（4）中毒性脑病：可有脑膜刺激征。

（5）化脓性脑膜炎：不常见，主要见于急性感染性心内膜炎患者，尤其是金黄色葡萄球菌性心内膜炎。

（6）脑脓肿。

5. 肾　大多数患者有肾损害：①肾动脉栓塞和肾梗死：多见于急性感染性心内膜炎患者。②局灶性或弥漫性肾小球肾炎：常见于亚急性感染性心内膜炎患者。③肾脓肿：但少见。

三、实验室检查

（一）常规项目

1. 尿常规　显微镜下常有血尿和轻度蛋白尿。肉眼血尿提示肾梗死。红细胞管型和大量蛋白尿提示弥漫性肾小球性肾炎。

2. 血常规　白细胞计数正常或轻度升高，分类计数轻度左移。可有"耳垂组织细胞"现象，即揉耳垂后穿刺的第一滴血液涂片时可见大单核细胞，是单核－吞噬细胞系统过度受刺激的表现。急性感染性心内膜炎常有血白细胞计数增高，并有核左移。红细胞沉降率升高。亚急性感染性心内膜炎患者常见正常色素型正常细胞性贫血。

（二）免疫学检查

80％的患者血清出现免疫复合物，25％的患者有高丙种球蛋白血症。亚急性感染性心内膜炎在病程6周以上的患者中有50％类风湿因子阳性。当并发弥漫性肾小球肾炎的患者，血清补体可降低。免疫学异常表现在感染治愈后可消失。

（三）血培养

血培养是诊断菌血症和感染性心内膜炎的最有价值重要方法。近期未接受过抗生素治疗的患者血培养阳性率可高达95％以上。血培养的阳性率降低，常由于2周内用过抗生素或采血、培养技术不当所致。

（四）X线检查

肺部多处小片状浸润阴影，提示脓毒性肺栓塞所致的肺炎。左心衰竭时可有肺瘀血或肺水肿征。主动脉增宽可是主动脉细菌性动脉瘤所致。

细菌性动脉瘤有时需经血管造影协助诊断。

CT扫描有助于脑梗死、脓肿和出血的诊断。

（五）心电图

心肌梗死心电图表现可见于急性感染性心内膜炎患者。主动脉瓣环或室间隔脓肿的患者可出现房室、室内传导阻滞的情况。

（六）超声心动图

超声心动图发现赘生物、瓣周并发症等支持心内膜炎的证据，对明确感染性心内膜炎诊断有重要价值。经食管超声（TTE）可以检出<5mm的赘生物，敏感性高达95％以上。

四、治疗原则

（一）抗微生物药物治疗

抗微生物药物治疗是治疗本病最重要的措施。用药原则为：①早期应用。②充分用药，选用灭菌性抗微生物药物，大剂量和长疗程。③静脉用药为主，保持稳定、高的血药浓度。④病原微生物不明时，急性感染性心内膜炎应选用针对金黄色葡萄球菌、链球菌和革兰阴性杆菌均有效的广谱抗生素，亚急性感染性心内膜炎应用针对链球菌、肠球菌的抗生素。⑤培养出病原微生物时，应根据致病菌对药物的敏感程度选择抗微生物药物。

1. 经验治疗　病原菌尚未培养出时，对急性感染性心内膜炎患者，采用萘夫西林、氨苄西林和庆大霉素，静脉注射或滴注。亚急性感染性心内膜炎患者，按常见的致病菌链球菌的用药方案，以青霉素为主或加庆大霉素静脉滴注。

2. 已知致病微生物时的治疗　具体如下。

（1）青霉素敏感的细菌治疗：至少用药4周。对青霉素敏感的细菌如草绿色链球菌、牛链球菌、肺炎球菌等。①首选大剂量青霉素分次静脉滴注。②青霉素加庆大霉素静脉滴注或肌注。③青霉素过敏时可选择头孢曲松或万古霉素静脉滴注。

（2）青霉素耐药的链球菌治疗：①青霉素加庆大霉素，青霉素应用4周，庆大霉素应用2周。②万古霉素剂量同前，疗程4周。

（3）肠球菌心内膜炎治疗：①大剂量青霉素加庆大霉素静脉滴注。②氨苄西林加庆大霉素，用药4～6周，治疗过程中酌减或撤除庆大霉素，防其不良反应。③治疗效果不佳或不能耐受者可改用万古霉素，静脉滴注，疗程4～6周。

（4）对金黄色葡萄球菌和表皮葡萄球菌的治疗：①萘夫西林或苯唑西林，静脉滴注，用药4～6周，治疗开始3～5d加用庆大霉素，剂量同前。②青霉素过敏或无效患者，可用头孢唑林，静脉滴注，用药4～6周，治疗开始3～5d，加用庆大霉素。③如青霉素和头孢菌素无效时，可用万古霉素4～

6 周。

（5）耐药的金黄色葡萄球菌和表皮葡萄球菌治疗：应用万古霉素治疗 4 周。

（6）对其他细菌治疗：用青霉素、头孢菌素或万古霉素，加或不加氨基糖苷类，疗程 4 ~ 6 周。革兰阴性杆菌感染，可用氨苄西林、哌拉西林、头孢噻肟或头孢拉定，静脉滴注。加庆大霉素，静脉滴注。环丙沙星，静脉滴注也可有效。

（7）真菌感染治疗：用两性霉素 B，静脉滴注。首日 1mg，之后每日递增 3 ~ 5mg，总量 3 ~ 5g。在用药过程中，应注意两性霉素的不良反应。完成两性霉素疗程后，可口服氟胞嘧啶，用药需数月。

（二）外科治疗

有严重心脏并发症或抗生素治疗无效的患者，应考虑手术治疗。

五、护理措施

（一）一般护理

要保持室内环境清洁整齐，定时开窗通风，保持空气新鲜。注意防寒保暖，保持口腔、皮肤清洁，预防呼吸道、皮肤感染。

（二）饮食护理

给予高热量、高蛋白、高维生素、易消化的半流食或软食，注意补充蔬菜、水果，变换膳食花样和口味，促进食欲，补充高热引起的机体消耗。

（三）发热护理

观察体温和皮肤黏膜，每 4 ~ 6h 测量 1 次，并准确记录，以判断病情进展和治疗效果。观察患者皮肤情况，检查有无指、趾甲下线状出血、指和趾垫出现豌豆大的红或紫色痛性结节、手掌和足底无痛性出血红斑等周围体征。

高热患者应卧床休息，给予物理降温如温水擦浴、冰袋等，及时记录降温后体温变化。及时更换被汗浸湿的床单、被套，为避免患者因大汗频繁更换衣服而受凉，可在患者出汗多的时候，在衣服与皮肤之间衬以柔软的毛巾，便于及时更换，增加舒适感。

患者高热、大汗要及时补充水分，必要时注意补充电解质，记录出入量，保证水及电解质的平衡。注意口腔护理，防止感染，增加食欲。

（四）正确采集血标本

正确留取合格的血培养标本，对于本病的诊断、治疗十分重要，而采血方法、培养技术及应用抗生素的时间，都可影响血培养阳性率。告诉患者暂时停用抗生素和反复多次抽取血的必要性，以取得患者的理解和配合。留取血培养标本方法如下：

对于未开始治疗的亚急性感染性心内膜炎患者应在第 1 天每间隔 1h 采血 1 次，共 3 次。如次日未见细菌生长，重复采血 3 次后，开始抗生素治疗。

已用过抗生素患者，应停药 2 ~ 7d 后采血。急性感染心内膜炎患者应在入院后 3h 内，每隔 1h 1 次共取 3 个血标本后开始治疗。

每次取静脉血 10 ~ 20mL，做需氧和厌氧培养，至少应培养 3 周，并周期性做革兰染色涂片和次代培养。必要时培养基需补充特殊营养或采用特殊培养技术。

（五）病情观察

严密观察体温及生命体征的变化；观察心脏杂音的部位、强度、性质有无变化，如有新杂音出现、杂音性质的改变往往与赘生物导致瓣叶破损、穿孔或腱索断裂有关；注意观察脏器动脉栓塞有关症状，当患者发生可疑征象，尽早报告医师及时处理。

（六）用药护理

遵医嘱给予抗生素治疗，告诉患者病原菌隐藏在赘生物内和内皮下，需要坚持大剂量、全疗程、时间长的抗生素治疗才能杀灭，要严格按时间、剂量准确地用药，以确保维持有效的血药浓度。注意保护患者静脉血管，有计划地使用，以保证完成长时间的治疗。在用药过程中要注意观察用药效果和可能出现的不良反应，如有发生及时报告医师，调整抗生素应用方案。

（七）健康教育

1. 提高患者依从性　帮助患者及家属认识本病的病因、发病机制，坚持足够疗程的治疗意义。

2. 就诊注意事项　告诉患者在就诊时应向医师讲明本人有心内膜炎病史，在实施口腔内手术如拔牙、扁桃体摘除、上呼吸道手术或操作及生殖、泌尿、消化道侵入性检查或其他外科手术前，应预防性使用抗生素。

3. 预防感染　嘱咐患者平时要注意防寒、保暖，保持口腔及皮肤清洁，不要挤压痤疮、疖、痈等感染病灶，减少病原菌侵入机会。

4. 病情观察　帮助患者掌握病情自我观察方法，如自测体温，观察体温变化，观察有无栓塞表现等，定期门诊随诊，有病情变化及时就诊。

5. 家属支持　教育患者家属要在长时间疾病诊治过程中，注意给患者生活照顾，心理支持，鼓励协助患者积极治疗。

（宋兴燕）

第六节　心脏瓣膜病

心脏瓣膜病是由于多种原因引起的单个或多个瓣膜的结构异常和功能异常，导致瓣口狭窄和（或）关闭不全。同时具有两个或两个以上瓣膜受损时，称为联合瓣膜病。风湿性心瓣膜病以二尖瓣狭窄伴主动脉瓣关闭不全最常见。

慢性风湿性心瓣膜病，简称风心病。是指急性风湿性心脏炎症反复发作后所遗留的心脏瓣膜病变，最常受累的是二尖瓣，其次是主动脉瓣。

风湿性心瓣膜病与甲族乙型溶血型链球菌反复感染有关，患者感染后对链球菌产生免疫反应，使心脏结缔组织发生炎症病变，在炎症的修复过程中，心脏瓣膜增厚、变硬、畸形、相互粘连致瓣膜的开放受到限制，阻碍血液正常流通，称为瓣膜狭窄；如心脏瓣膜因增厚、缩短而不能完全闭合，称为关闭不全。

一、二尖瓣疾病

（一）二尖瓣狭窄

1. 病因、病理　二尖瓣狭窄的最常见病因是风湿热，近半数患者有反复链球菌感染病史如扁桃体炎、咽峡炎等。虽然青霉素在预防链球菌感染的应用，使风湿热、风湿性心瓣膜病的发病率下降，但是风湿性二尖瓣狭窄仍是我国主要的瓣膜病。急性风湿热后，需要两年多形成明显二尖瓣狭窄，急性风湿热多次发作较一次发作出现狭窄早。先天性畸形、结缔组织病也是二尖瓣狭窄的病因。

风湿热导致二尖瓣不同部位的粘连融合，导致二尖瓣狭窄，二尖瓣开放受限，瓣口截断面减少。二尖瓣终呈漏斗状，瓣口常为"鱼口"状。瓣叶钙化沉积常累及瓣环，使其增厚。

慢性二尖瓣狭窄可导致左心房扩大及房壁钙化，尤其在出现房颤时左心耳、左心房内易发生血栓。

2. 病理生理　正常二尖瓣口的面积是 $4\sim6cm^2$，当瓣口面积减小到对跨瓣血流产生影响时，即定义为狭窄。二尖瓣狭窄可分为轻、中、重度三个狭窄程度，瓣口面积 $1.5cm^2$ 以上为轻度，$1\sim1.5cm^2$ 为中度，$<1cm^2$ 为重度。测量跨瓣压差可以判断二尖瓣狭窄的程度。重度二尖瓣狭窄跨瓣压差显著增加，可达 20mmHg。

随着瓣口的狭窄，当心室舒张时，血液自左房进入左室受阻，使左心房不能正常排空，致左心房压力增高，当严重狭窄时，左房压可高达 25mmHg，才可使血流通过狭窄的瓣口充盈左室，维持正常的心排血量。左房压力升高，致使肺静脉压升高，肺的顺应性减少，出现劳力性呼吸困难、心率增快，左房压会更高。当有促使心率增快的诱因出现时，急性肺水肿被诱发。

左心房压力增高，肺静脉压升高，使肺小动脉收缩，最终导致肺血管的器质性闭塞性改变产生肺动脉高压、增加右室后负荷，使右心室肥大，甚至右心衰竭，出现体循环瘀血的相应表现。

3. 临床表现　具体如下。

（1）症状：最常出现的早期症状是劳力性呼吸困难，常伴有咳嗽、咯血。首次出现呼吸困难常以运动、精神紧张、性交、感染、房颤、妊娠为诱因。随着瓣膜口狭窄加重，可出现阵发性夜间呼吸困难，严重时可导致急性肺水肿，咳嗽、咳粉红色泡沫痰。常出现心律失常是房颤，可有心悸、乏力、疲劳，甚至可有食欲减退、腹胀、肝区疼痛、下肢水肿症状。

部分患者首发症状为突然大量咯鲜血，并能自行止住，往往常见于严重二尖瓣狭窄患者。

（2）体征：可出现面部两颧绀红、口唇轻度发绀，称"二尖瓣面容"。

心尖部可触及舒张期震颤；心尖部可闻及舒张期隆隆样杂音是最重要的体征；心尖部第一心音亢进及二尖瓣开放拍击音；肺动脉瓣区第二心音亢进、分裂。

（3）并发症

1）房颤：是早期常见的并发症，亦是患者就诊的首发症状。房颤发生率随左房增大和年龄增长而增加。发生前常出现房性期前收缩，初始是阵发性房扑和房颤，之后转为慢性房颤。

2）急性肺水肿：是重度二尖瓣狭窄的严重并发症，如不及时救治，可能致死。

3）血栓栓塞：约有20%患者发生体循环栓塞，偶尔为首发症状。发生栓塞的80%患者是有房颤病史。血栓脱落引起周围动脉栓塞，以脑动脉栓塞常见。左心房带蒂球形血栓或游离漂浮球形血栓可能突然阻塞二尖瓣口，导致猝死。而肺栓塞发生常是房颤或右心衰竭时，在右房有附壁血栓形成脱落所致。

发生血栓栓塞的危险因素有房颤。直径 >55mm 的大左心房。栓塞史。心排血量明显降低。

4）右心衰竭：是晚期常见并发症，也是二尖瓣狭窄主要死亡原因。

5）感染：因本病患者常有肺瘀血，极易出现肺部感染。

4. 实验室检查　如下所述。

（1）X线：左房增大，后前位见左缘变直，右缘双心房影。左前斜位可见左主支气管上抬，右前斜位可见食管下端后移等。

（2）心电图：二尖瓣狭窄重者可有"二尖瓣型P波"，P波宽度 >0.12s，并伴有切迹。

（3）超声心动图：是明确诊断和量化的可靠方法。

（4）心导管检查：当临床表现、体征与超声心动图检查的二尖瓣口面积不一致，而且考虑介入或手术治疗时，可进行心导管检查，正确判断狭窄程度。

5. 治疗原则　内科治疗以保持和改善心脏代偿功能、积极预防及控制风湿活动及并发症发生为主。有风湿活动的患者应长期应用苄星青霉素肌内注射 120 万 U/月。无症状者要避免剧烈活动和诱发并发症的因素。

外科手术是治疗本病的根本方法，如二尖瓣交界分离术、人工心瓣膜置换术等。对于中、重度单纯二尖瓣狭窄，瓣叶无钙化，瓣下组织无病变，左房无血栓的患者，也可应用经皮瓣膜球囊扩张术介入治疗。

（二）二尖瓣关闭不全

1. 病因、病理　心脏收缩期二尖瓣的关闭要依靠二尖瓣的瓣叶、瓣环、腱索、乳头肌和左心室的结构及功能的完整性，任何部分出现异常均可导致二尖瓣关闭不全。

（1）瓣叶：风湿热损害最常见，约占二尖瓣关闭不全患者1/3，女性为多见。风湿性病变造成瓣膜僵硬、变性，瓣缘卷缩，瓣膜交界处的粘连融合，导致二尖瓣关闭不全。

各种原因所致二尖瓣脱垂，心脏收缩时进入左心房影响二尖瓣的关闭；感染性心内膜炎、肥厚型心肌病、先天性心脏病心内膜垫缺损均能使瓣叶结构及功能损害，导致二尖瓣关闭不全。

感染性心内膜炎、二尖瓣创伤性损伤、人工瓣损伤等都可造成瓣叶穿孔，发生急性二尖瓣关闭不全。

（2）瓣环：各种原因引起的左室增大或伴有左心衰竭，都可使瓣环扩大，导致二尖瓣关闭不全。但随心脏缩小、心功能改善，二尖瓣关闭不全情况也会改善。

二尖瓣环钙化和退行性变，多发生于老年女性患者，亦导致二尖瓣关闭不全。严重二尖瓣环钙化累及传导系统，可引起不同程度的房室或室内传导阻滞。

（3）腱索：先天性或各种继发性的腱索病变，如腱索过长、腱索的粘连挛缩或断裂，均可导致二尖瓣关闭不全。

（4）乳头肌：冠状动脉灌注不足致使乳头肌血供不足，使其功能失调，导致二尖瓣关闭不全。如是暂时性乳头肌缺血，出现二尖瓣关闭不全也是短暂的。乳头肌坏死是心肌梗死的常见并发症，会造成永久性二尖瓣关闭不全。虽然乳头肌断裂发生率低，但一旦发生，即可出现严重致命的二尖瓣关闭不全。

乳头肌脓肿、肉芽肿、淀粉样变和结节病等，也是二尖瓣关闭不全的病因。一侧乳头肌缺如、降落伞二尖瓣综合征等先天性乳头肌畸形，也可使二尖瓣关闭不全。

2. 病理生理　心室收缩时，二尖瓣关闭不全，部分血液反流入左心房，使左心房承接肺静脉和反流的血液，而使左房压力增高，心室舒张期左心房有过多的血液流入左心室，左心室压力增高，导致左心房和左心室代偿性肥大。当左室功能失代偿，不仅心搏出量减少，而且加重反流，导致左房进一步扩大，最后引起左心衰竭，出现急性肺水肿，继之肺动脉高压。持续肺动脉高压又必然导致右心衰竭，最终为全心衰竭。

3. 临床表现　具体如下。

（1）症状：轻者可无症状，风心病患者可从首次风湿热后，无症状期常可超过 20 年。重者出现左心功能不全的表现如疲倦、心悸、劳力性呼吸困难等，后期可出现右心功能不全的表现。

急性二尖瓣关闭不全，轻度反流可有轻度的劳力性呼吸困难。重度反流如乳头肌断裂，将立刻发生急性左心衰竭，甚至发生急性肺水肿或心源性休克。

（2）体征：心脏搏动增强并向左下移位；心尖区全收缩期粗糙吹风样杂音是最重要体征，第一心音减弱，肺动脉瓣区第二心音亢进。

（3）并发症：二尖瓣关闭不全的并发症与二尖瓣狭窄的并发症相似，但心力衰竭情况出现较晚。感染性心内膜炎较二尖瓣狭窄常见；房颤、血栓栓塞较二尖瓣狭窄少见。

急性二尖瓣关闭不全，重度反流，可短期内发生急性左心衰竭，甚至发生急性肺水肿或心源性休克，预后差。

4. 实验室检查　如下所述。

（1）X 线：左房增大，伴肺瘀血。重者左房左室增大，可有间质性肺水肿征。左侧位、右前斜位可见因二尖瓣环钙化而出现的致密、粗的 C 形阴影。

（2）心电图：急性者常见有窦性心动过速。重者可有左房增大左室肥厚，ST－T 非特异改变。也可有右心室肥厚征，常出现房颤。

（3）超声心动图：脉冲式多普勒超声、彩色多普勒血流显像明确诊断的敏感性高。

（4）放射性核素心室造影：通过左心室与右心室心搏量的比值评估反流程度，当比值 >2.5 则提示严重反流。

（5）左心室造影：左心室造影是二尖瓣反流程度的"金标准"，通过观察收缩期造影剂反流入左心房的量，评估二尖瓣关闭不全的轻重程度。

5. 治疗原则　如下所述。

（1）急性：治疗的目的是降低肺静脉压，增加心排血量，纠正病因。内科治疗一般为术前过渡措施，降低心脏的前后负荷，减轻肺瘀血，减少反流，增加心排血量。外科治疗是根本措施，根据病因、病情情况、反流程度和对药物治疗的反应，进行不同手术方式。

（2）慢性

1）内科治疗：①无症状、心功能正常者无须特殊治疗，应定期随访。②预防感染性心内膜炎；风心病患者应预防风湿活动。③房颤处理如二尖瓣狭窄，但除因心功能恶化需要恢复窦性心律外，多数只需控制心室率。慢性房颤、有栓塞史或左房有血栓的患者，应长期抗凝治疗。

2）外科治疗：是恢复瓣膜关闭完整性的根本措施。为保证手术效果，应在发生不可逆的左心室功能不全之前进行。手术方法有瓣膜修补术和人工瓣膜置换术两种。

二、主动脉瓣疾病

（一）主动脉瓣狭窄

1. 病因、病理 如下所述。

（1）风心病：风湿性炎症使主动脉瓣膜交界处粘连融合，瓣叶纤维化、钙化、僵硬、挛缩畸形，造成瓣口狭窄。同时伴有主动脉瓣关闭不全和二尖瓣狭窄。

（2）先天性畸形：先天性二尖瓣畸形是最常见的先天性主动脉瓣狭窄的病因，而且二尖瓣畸形易并发感染性心内膜炎。成年期形成的椭圆或窄缝形狭窄瓣口，是成人孤立性主动脉瓣狭窄的常见原因。

（3）退行性病变：退行性老年钙化性主动脉瓣狭窄，常见于 65 岁以上老人，常伴有二尖瓣环钙化。

2. 病理生理 由于主动脉瓣狭窄，使左心室后负荷加重，收缩期排血受阻而使左心室肥大，导致左心功能不全。

主动脉瓣狭窄严重时可以引起心肌缺血，其机制为：①左心室肥大、心室收缩压升高、射血时间延长，增加心肌耗氧量。②左心室肥大，心肌毛细血管密度相对减少。③心腔内压力在舒张期增高，压迫心内膜下冠状动脉。④左心室舒张末压升高使舒张期主动脉 – 左心室压差降低，冠状动脉灌注压降低。后两条造成冠状动脉血流减少。供血减少，心肌耗氧量增加，如果有运动等负荷因素，就可出现心肌缺血症状。

3. 临床表现 具体如下。

（1）症状：劳力性呼吸困难、心绞痛、晕厥是主动脉瓣狭窄典型的三联征。劳力性呼吸困难为晚期肺瘀血引起的首发症状，进一步可发生夜间阵发性呼吸困难、端坐呼吸，甚至急性肺水肿。心绞痛常因运动等诱发，休息后缓解。晕厥多数发生于直立、运动中或后即刻，少数也有在休息时发生。

（2）体征：主动脉瓣区可闻及响亮、粗糙的收缩期吹风样杂音是主动脉瓣狭窄最重要的体征，可向颈部传导。主动脉瓣区可触及收缩期震颤。

（3）并发症

1）心律失常：约10%患者可发生房颤，将导致临床表现迅速恶化，可出现严重的低血压、晕厥、肺水肿。心肌供血不足时可发生室性心律失常。病变累及传导系统可致房室传导阻滞。室性心律失常、房室传导阻滞常是导致晕厥，甚至猝死的原因。

2）心脏性猝死：一般发生在有症状者。

3）感染性心内膜炎：虽不常见，但年轻患者较轻的瓣膜畸形也比老年钙化性瓣膜狭窄的患者，发生感染性心内膜炎的危险性大。

4）心力衰竭：可见左心衰竭。因左心衰竭发生后，自然病程明显缩短，因而少见终末期的右心衰竭。

5）消化道出血：出血多为隐匿性慢性，多见于老年瓣膜钙化患者，手术根治后出血常可停止。

6）栓塞：少见。

4. 实验室检查 如下所述。

（1）X线：心影正常或左心房、左心室轻度增大，升主动脉根部可见狭窄后扩张。重者可有肺瘀血征。

（2）心电图：重度狭窄者左心房增大、左心室肥厚并有 ST – T 改变。可有房颤、房室传导阻滞、室内阻滞及室性心律失常。

（3）超声心动图：是明确诊断、判断狭窄程度的重要方法。特别二维超声心动图探测主动脉瓣异常十分敏感，有助于确定狭窄的病因，但不能准确定量狭窄程度。应用连续波多普勒，测定通过主动脉瓣的最大血流速度，计算出跨膜压和瓣口面积。

（4）心导管检查：当超声心动图不能确定狭窄程度，又要进行外科手术治疗，应进行心导管检查。常以左心室主动脉收缩期压差，判断狭窄程度，平均压 > 50mmHg 或峰压 ≥70mmHg 为重度狭窄。

5. 治疗原则　如下所述。

（1）内科治疗：治疗目的是明确狭窄程度，观察进展情况，选择合理手术时间。

1）感染：预防感染性心内膜炎；预防风湿热活动。

2）心律失常：积极治疗心律失常，预防房颤，一旦出现房颤，应及时转为窦性心律。

3）心绞痛：可用硝酸酯类药治疗心绞痛。

4）心力衰竭：限制钠盐摄入，谨慎使用洋地黄和利尿药药物，不可使用作用于小动脉的血管扩张药，避免使用 β 受体阻滞药等负性肌力药物。

5）无症状：无症状的轻度狭窄患者要每 2 年复查 1 次。中、重度狭窄的患者每 6 ~ 12 个月复查 1 次，同时要避免剧烈体力活动。

（2）介入治疗：经皮球囊主动脉瓣成形术与经皮球囊二尖瓣成形术不同，临床应用范围局限。另外经皮球囊主动脉瓣成形术不能代替人工瓣膜置换术，只对高危患者在血流动力学方面产生暂时的轻微的益处，不能降低死亡率。

（3）外科治疗：人工瓣膜置换术是治疗成人主动脉瓣狭窄的主要方法。儿童、青少年的非钙化性先天性主动脉瓣严重狭窄者，可在直视下行瓣膜交界处分离术。

（二）主动脉瓣关闭不全

1. 病因、病理　主要由于主动脉瓣和（或）主动脉根部疾病所致。

（1）急性

1）创伤：造成升主动脉根部、瓣叶的损伤。

2）主动脉夹层：使主动脉瓣环扩大、一个瓣叶被夹层挤压、瓣环或瓣叶被夹层血肿撕裂，常发生在马方综合征、特发性升主动脉扩张、高血压、妊娠。

3）感染性心内膜炎：致使主动脉瓣膜穿孔、瓣周脓肿。

4）人工瓣膜撕裂。

（2）慢性

1）主动脉瓣疾病：绝大部分患者的主动脉瓣关闭不全是由于风心病所致，单纯主动脉瓣关闭不全少见，常因瓣膜交界处伴有程度不同狭窄，常合并二尖瓣损害。感染性心内膜炎是单纯性主动脉瓣关闭不全的常见病因，赘生物使瓣叶损害、穿孔，瓣叶结构损害、脱垂及赘生物介于瓣叶之间，均影响主动脉瓣关闭。即便感染控制，瓣叶纤维化、挛缩也继续发展。临床上表现为急性、亚急性、慢性主动脉瓣关闭不全。先天性畸形，其中在儿童期出现主动脉瓣关闭不全，二叶主动脉瓣畸形是单纯性主动脉瓣关闭不全的1/4。室间隔缺损也可引起主动脉瓣关闭不全。主动脉瓣黏液样变，瓣叶舒张期脱垂入左心室，致使主动脉瓣关闭不全。强直性脊柱炎也可瓣叶受损，出现主动脉瓣关闭不全。

2）主动脉根部扩张疾病：造成瓣环扩大，心脏舒张期瓣叶不能对合。如梅毒性主动脉炎、马方综合征、特发性升主动脉扩张、重症高血压和（或）动脉粥样硬化而导致升主动脉瘤以及强直性脊柱炎造成的升主动脉弥漫性扩张。

2. 病理生理　由于主动脉瓣关闭不全，在舒张期左心室接受左心房流入的血液及主动脉反流来的血液，使左心室代偿性肥大和扩张，逐渐发生左心衰竭，出现肺瘀血。

左心室心肌重量增加使心肌耗氧量增加，主动脉舒张压低致使冠状动脉血流减少，两方面造成心肌缺血，使左心室心肌收缩功能降低。

3. 临床表现　如下所述。

（1）症状：轻者可无症状。重者可有心悸、心前区不适、心绞痛、头部强烈的震动感，常有体位性头晕。晚期可发生左心衰竭。

急性患者重者可出现低血压和急性左心衰竭。

（2）体征：第二主动脉瓣区可听到舒张早期叹气样杂音。颈动脉搏动明显；脉压增大；周围血管征常见，如点头征（De Musset 征）、颈动脉和桡动脉扪及水冲脉、股动脉枪击音（Traube 征）、股动脉听诊可闻及双期杂音（Duroziez 征）和毛细血管搏动征。主动脉根部扩大患者，在胸骨右侧第2、第3肋间可扪及收缩期搏动。

（3）并发症：常见的是感染性心内膜炎；发生心力衰竭急性患者出现早，慢性患者则出现于晚期；可出现室性心律失常，但心脏性猝死少见。

4. 实验室检查　如下所述。

（1）X线：急性期可有肺瘀血或肺水肿征。慢性期左心房、左心室增大，升主动脉继发性扩张。并可累及整个主动脉弓。左心衰竭时可有肺瘀血征。

（2）心电图：急性者常见有窦性心动过速和 ST－T 非特异改变，慢性者可有左心室肥厚。

（3）超声心动图：M 型显示二尖瓣前叶或室间隔舒张期纤细扑动，是可靠诊断征象。急性患者可见二尖瓣期前关闭，主动脉瓣舒张期纤细扑动是瓣叶破裂的特征。

（4）放射性核素心室造影：可以判断左心室功能；根据左、右心搏量比值估测反流程度。

（5）磁共振显像：诊断主动脉疾病极为准确，如主动脉夹层。

（6）主动脉造影：当无创技术不能确定反流程度，并准备手术治疗时，可采用选择性主动脉造影，半定量反流程度。

5. 治疗原则　如下所述。

（1）急性：外科人工瓣膜置换术或主动脉瓣修复术是根本的措施。内科治疗目的是降低肺静脉压，增加心排血量，稳定血流动力学。

（2）慢性

1）内科治疗：积极控制感染；预防感染性心内膜炎；预防风湿热。应用青霉素治疗梅毒性主动脉炎。当舒张压 >90mmHg 时需用降压药。左心衰竭时应用血管紧张素转换酶抑制药和利尿药，需要时可加用洋地黄类药物。心绞痛可使用硝酸酯类药物。积极控制心律失常，纠正房颤。无症状的轻度、中度反流患者应限制重体力活动，每 1~2 年复查 1 次。无症状的中度主动脉瓣关闭不全和左室扩大者，也需使用血管紧张素转换酶抑制药，延长无症状期。

2）外科治疗：人工瓣膜置换术或主动脉瓣修复术是严重主动脉瓣关闭不全的主要治疗方法，为不影响手术后的效果，应在不可逆心功能衰竭发生之前进行，但须遵守手术适应证，避免过早手术。

三、心瓣膜疾病护理措施

（一）活动与休息

按心功能分级安排适当的活动，合并主动脉病变者应限制活动，风湿活动时卧床休息，活动时出现不适，应立即停止活动并给予吸氧 3~4L/min。

（二）饮食护理

给予高热量、高蛋白、高维生素易消化饮食，以协助提高机体抵抗力。

（三）病情观察

1. 体温观察　定时观测体温，注意热型，体温超过 38.5℃ 时给予物理降温，半小时后测量体温并记录降温效果。观察有无风湿活动的表现，如皮肤出现环形红斑、皮下结节、关节红肿疼痛等。

2. 心脏观察　观察有无心力衰竭的征象，监测生命体征和肺部、水肿、肝大的体征，观察有无呼吸困难、乏力、尿少、食欲减退等症状。

3. 评估栓塞　借助各项检查评估栓塞的危险因素，密切观察有无栓塞征象，一旦发生应立即报告医师，给予溶栓、抗凝治疗。

（四）风湿的预防与护理

注意休息，病变关节应制动、保暖，避免受压和碰撞，可用局部热敷或按摩，减轻疼痛，必要时遵医嘱使用止痛药。

（五）心衰的预防与护理

避免诱因，积极预防呼吸道感染及风湿活动，纠正心律失常，避免劳累、情绪激动。严格控制入量及输液滴速，如发生心力衰竭置患者半卧位，给予吸氧，给予营养易消化饮食，少量多餐。保持大便通畅。

（六）防止栓塞发生

1. 预防措施　鼓励与协助患者翻身，避免长时间蹲、坐，勤换体位，常活动下肢，经常按摩、用温水泡脚，以防发生下肢静脉血栓。

2. 有附壁血栓形成患者护理　应绝对卧床，避免剧烈运动或体位突然改变，以免血栓脱落，形成动脉栓塞。

3. 观察栓塞发生的征兆　脑栓塞可引起言语不清、肢体活动受限、偏瘫；四肢动脉栓塞可引起肢体剧烈疼痛、皮肤颜色及温度改变；肾动脉栓塞可引起剧烈腰痛；肺动脉栓塞可引起突然剧烈胸痛和呼吸困难、发绀、咯血、休克等。

（七）亚急性感染性心内膜炎的护理

应做血培养以查明病原菌；注意观察体温、新出血点、栓塞等情况。注意休息，合理饮食，补充蛋白质和维生素，提高抗病能力。

（八）用药护理

遵医嘱给予抗生素、抗风湿热药物、抗心律失常药物及抗凝治疗，观察药物疗效和不良反应。如阿司匹林导致的胃肠道反应，柏油样便，牙龈出血等不良反应；观察有无皮下出血、尿血等；注意观察和防止口腔黏膜及肺部有无二重感染；严密观察患者心率/律变化，准确应用抗心律失常药物。

（九）健康教育

1. 解释病情　告诉患者及家属此病的病因和病程发展特点，将其治疗长期性和困难讲清楚，同时要给予鼓励，建立信心。对于有手术适应证的患者，要劝患者择期手术，提高生活质量。

2. 环境要求　居住环境要避免潮湿、阴暗等不良条件，保持室内空气流通，温暖干燥，阳光充足，防风湿复发。

3. 防止感染　在日常生活中要注意适当锻炼，注意保暖，加强营养，合理饮食，提高机体抵抗力，加强自我保健，避免呼吸道感染，一旦发生，应立即就诊、用药治疗。

4. 避免诱发因素　协助患者做好休息及活动的安排，避免重体力劳动、过度劳累和剧烈运动。要教育患者家属理解患者病情并要给予照顾。

要劝告反复发生扁桃体炎患者，在风湿活动控制后 2~4 个月可手术摘除扁桃体。在拔牙、内镜检查、导尿、分娩、人工流产等手术前，应告诉医师自己有风心病史，便于预防性使用抗生素。

5. 妊娠　育龄妇女要在医师指导下，根据心功能情况，控制好妊娠与分娩时机。对于病情较重不能妊娠与分娩患者，做好患者及配偶的心理工作，接受现实。

6. 提高患者依从性　告诉患者坚持按医嘱服药的重要性，提供相关健康教育资料。同时告诉患者定期门诊复诊，对于防止病情进展也是重要的。

（宋兴燕）

第七节　心包炎

国内临床资料统计表明，心包疾病占心脏疾病住院患者的 1.5% ~ 5.9% 。心包炎按病因分类，分为感染性心包炎和非感染性心包炎。非感染性心包炎多由肿瘤、代谢性疾病、自身免疫性疾病、尿毒症等所致。按病情进展可分为急性心包炎（伴或不伴心包积液）、亚急性渗出性缩窄性心包炎、慢性心包积液、粘连性心包炎、慢性缩窄性心包炎等。临床上以急性心包炎和慢性缩窄性心包炎为最常见。

一、急性心包炎

急性心包炎是心包脏层与壁层间的急性炎症，可由细菌、病毒、自身免疫、物理、化学等因素引起。心包炎亦常是某种疾病的一部分表现或为某种疾病的并发症，为此常被原发病掩盖，但也可独立表现。根据急性心包炎病理变化，可以分为纤维蛋白性或渗出性两种。

（一）病因、病理、病理生理

1. 病因　急性心包炎的病因有：①原因不明者，称为急性非特异性。②病毒、细菌、真菌、寄生虫、立克次体等感染。③自身免疫反应：风湿热、结缔组织疾病如系统性红斑狼疮、类风湿关节炎、结节性多动脉炎、白塞病、艾滋病；心肌梗死后综合征、心包切开后综合征；某药物引发如普鲁卡因胺、青霉素等。④肿瘤性：原发性如间皮瘤、脂肪瘤、纤维肉瘤，继发性如乳腺癌、肺癌、白血病、淋巴瘤等。⑤内分泌、代谢性疾病：如尿毒症、痛风、甲状腺功能减低、淀粉样变。⑥物理因素：如放射性、外伤如心肺复苏后、穿透伤、钝伤、介入治疗操作相关等。⑦邻近器官疾病引发：如急性心肌梗死、胸膜炎、主动脉夹层、肺梗死等。

常见病因为风湿热、结核、细菌感染，近年来病毒感染、肿瘤、尿毒症性和心肌梗死性心包炎发病率显著增多。

2. 病理　在急性期心包壁层、脏层上有纤维蛋白、白细胞和少量内皮细胞的渗出，无明显液体积聚，此时称为纤维蛋白性心包炎。以后如果液体增加，则为渗出性心包炎，液体多为黄而清的，偶可混浊不清、化脓性或呈血性，量可由 100mL 至 3L，一般积液在数周至数月内吸收，可伴随发生壁层与脏层的粘连、增厚、缩窄。

液体也可较短时间内大量积聚引起心脏压塞。急性心包炎心外膜下心肌有炎性变化，如范围较广可称为心肌心包炎。炎症也可累及纵隔、横膈和胸膜。

3. 病理生理　心包腔正常时平均压力接近于零或低于大气压，吸气时呈轻度负压，呼气时近于正压。急性纤维蛋白性心包炎或积液少量不致引起心包内压力增高，故不影响血流动力学。如果液体迅速增多，心包无法伸展或来不及伸展以适应其容量的变化，造成心包内压力急剧上升，引起心脏受压，致使心室舒张期充盈受阻，周围静脉压亦升高，使心排血量降低，血压下降，导致急性心脏压塞临床表现发生。

（二）临床表现

1. 症状　如下所述。

（1）胸痛：心前区疼痛是纤维蛋白性心包炎主要症状，如急性非特异性心包炎、感染性心包炎。疼痛常位于心前区或胸骨后，可放射到颈部、左肩、左臂及左肩胛骨，也可达上腹部，疼痛性质呈压榨样或锐痛，也可闷痛，常与呼吸有关，常因咳嗽、深呼吸、变换体位或吞咽而加重。

（2）呼吸困难：呼吸困难是心包积液时最突出的症状。严重的呼吸困难患者可呈端坐呼吸，身躯前倾、呼吸浅速、面色苍白、发绀。

（3）全身症状：可有干咳、声音嘶哑及吞咽困难等症状，常因压迫气管、食管而产生。也可有发冷、发热、乏力、烦躁、心前区或上腹部闷胀等。大量渗液可影响静脉回流，出现体循环瘀血表现如颈静脉怒张、肝大、腹水及下肢水肿等。

（4）心脏压塞：心包积液快速增加可引起急性心脏压塞，出现气促、心动过速、血压下降、大汗淋漓、四肢冰凉，严重者可意识恍惚，发生急性循环衰竭、休克等。

如积液积聚较慢，可出现亚急性或慢性心脏压塞，表现为颈静脉怒张、静脉压升高、奇脉。

2. 体征　如下所述。

（1）心包摩擦音：心包摩擦音是纤维蛋白性心包炎的典型体征，多位于心前区，以胸骨左缘第3、4肋间、坐位时身体前倾、深吸气最为明显，心包摩擦音可持续数小时或持续数天、数周，当积液增多将二层心包分开时，摩擦音即消失，如有部分心包粘连仍可闻及。心前区听到心包摩擦音就可做出心包炎的诊断。

（2）心包积液：心浊音界向两侧增大，皆为绝对浊音区；心尖冲动弱，且位于心浊音界的内侧或不能扪及；心音低钝、遥远；积液大量时可出现心包积液征（Ewart征），即在左肩胛骨下叩诊浊音和闻及因左肺受压引起的支气管呼吸音。

（3）心脏压塞：除有体循环瘀血体征外。按心脏压塞程度，脉搏可表现为正常、减弱或出现奇脉。奇脉是大量积液患者，触诊时桡动脉搏动呈吸气性显著减弱或消失，呼气时又复原的现象。也可通过血压测量来诊断，即吸气时动脉收缩压下降10mmHg或更多。急性心脏压塞可因动脉压极度降低，奇脉难察觉出来。

3. 并发症　具体如下。

（1）复发性心包炎：复发性心包炎是急性心包炎最难处理的并发症，在初次发病后数月至数年反复发病并伴严重的胸痛。发生率20%～30%，多见于急性非特异性心包炎、心脏损伤后综合征。

（2）缩窄性心包炎：缩窄性心包炎常见于结核性心包炎、化脓性心包炎、创伤性心包炎。

（三）实验室检查

1. 化验检查　由原发病决定，如感染性心包炎常有白细胞计数增加、血沉增快等。

2. X线检查　对渗出性心包炎有一定价值，可见心影向两侧增大，心脏搏动减弱或消失；尤其是肺部无明显充血而心影显著增大是心包积液的X线表现特征。但成人液体量少于250mL、儿童少于150mL时，X线难以检出。

3. 心电图　急性心包炎时来自心包下心肌的心电图异常表现为：①常有窦性心动过速。②ST段抬高，呈弓背向下，见于除aVR导联以外的所有导联，aVR导联中ST段压低。③一至数日后，ST段回到基线，T波低平或倒置，持续数周至数月后T波逐渐恢复正常。④心包积液时有QRS低电压。⑤包膜下心房肌受损时可有除aVR和V_1导联外P-R段压低。

4. 超声心动图　对诊断心包积液迅速可靠。M型或二维超声心动图中均可见液性暗区以确定诊断。心脏压塞的特征为：右心房及右心室舒张期塌陷；吸气时室间隔左移，右心室内径增大，左心室内径减小等。

5. 心包穿刺　抽取的积液做生物学、生化、细胞分类、查瘤细胞的检查等，确定病因；缓解心脏压塞症状；必要时在心包腔内给予抗菌或化疗药物等。

6. 心包镜及心包活检　有助于明确病因。

（四）治疗原则

1. 病因治疗　根据病因给予相应治疗，如结核性心包炎给予规范化抗结核治疗，化脓性心包炎应用敏感抗生素治疗等。

2. 非特异性心包炎的治疗　如下所述。

（1）应用非甾体类抗炎药物治疗：可应用数月的时间，缓慢减量直至停药。

（2）应用糖皮质激素药物治疗：如果应用非甾体类抗炎药物治疗无效，则可应用糖皮质激素治疗，常用泼尼松40～60mg/d，1～3周，症状严重者可静脉应用甲泼尼龙。须注意当激素减量时，症状常可反复。

3. 复发性心包炎的治疗　秋水仙碱0.5～1mg/d，至少1年，缓慢减量停药。但终止治疗后部分患者有复发倾向。对顽固性复发性心包炎伴严重胸痛患者，可考虑外科心包切除术治疗。

4. 心包积液、心脏压塞治疗 ①结核性或化脓性心包炎要充分、彻底引流，提高治疗效果和减少心包缩窄发生率。②心包积液中、大量，将要发生心脏压塞的患者，行心包穿刺引流。③已发生心脏压塞患者，无论积液量多少都要紧急心包穿刺引流。④由于积液中有较多凝块、纤维条索状物，会影响引流效果或风险大的患者，可行心包开窗引流。

二、缩窄性心包炎

缩窄性心包炎是心脏被纤维化或钙化的心包致密厚实地包围，使心室舒张期充盈受限而引发一系列循环障碍的疾病。

（一）病因、病理、病理生理

1. 病因 缩窄性心包炎继发于急性心包炎，病因以结核性心包炎为最常见，其次为化脓或创伤性心包炎。少数患者与急性非特异性心包炎、心包肿瘤及放射性心包炎等有关，也有部分患者其病因不明。

2. 病理 急性心包炎随着渗液逐渐吸收，心包出现弥漫的或局部的纤维组织增生、增厚粘连、壁层与脏层融合钙化，使心脏及大血管根部受限。心包长期缩窄，心肌可萎缩。如心包显微病理示为透明样变性组织，提示为非特异性，如为结核性肉芽组织或干酪样病变，则提示为结核性。

3. 病理生理 纤维化、钙化的心包使心室舒张期扩张受阻，心室舒张期充盈减少，使心搏量下降。为维持心排血量，心率增快。上、下腔静脉也因心包缩窄而回流受阻，出现静脉压升高，颈静脉怒张、肝大、腹水、下肢水肿，出现 Kussmaul 征。

Kussmaul 征：吸气时周围静脉回流增多而已缩窄的心包使心室失去适应性扩张的能力，致静脉压增高，吸气时颈静脉更明显扩张。

（二）临床表现

1. 症状 常见症状为劳力性呼吸困难、疲乏、食欲缺乏、上腹胀满或疼痛。也可因肺静脉压高而导致症状如咳嗽、活动后气促。也可有心绞痛样胸痛。

2. 体征 有颈静脉怒张、肝大、腹水、下肢水肿、心率增快，可见 Kussmaul 征。腹水常较皮下水肿出现得早、明显得多，这情况与心力衰竭中所见相反。

窦性心律，有时可有房颤。脉搏细弱无力，动脉收缩压降低，脉压变小。心尖冲动不明显，心音减低，少数患者在胸骨左缘第3、第4肋间可闻及心包叩击音。

（三）实验室检查

1. X 线检查 心影偏小、正常或轻度增大；左右心缘变直，主动脉弓小而右上纵隔增宽（上腔静脉扩张），有时可见心包钙化。

2. 心电图 窦性心律，常有心动过速，有时可有房颤。QRS 波群低电压、T 波低平或倒置。

3. 超声心动图 对缩窄性心包炎的诊断价值远不如对心包积液诊断价值，可见心包增厚、僵硬、钙化，室壁活动减弱，舒张早期室间隔向左室侧移动等，但均非特异而恒定的征象。

4. 右心导管检查 右心导管检查的特征性表现：是肺毛细血管压力、肺动脉舒张压力、右心室舒张末期压力、右心房压力均升高且都在相同或相近高水平，右心房压力曲线呈 M 或 W 波形，右心室收缩压轻度升高，舒张早期下陷及高原形曲线。

（四）治疗原则

1. 外科治疗 应尽早施行心包剥离术。但通常在心包感染、结核被控制，即应手术并在术后继续用药 1 年。

2. 内科辅助治疗 应用利尿药和限盐缓解机体液体潴留，水肿症状；对于房颤伴心室率快的患者，可首选地高辛，之后再应用 β 受体阻滞药和钙拮抗药。

三、心包炎护理措施

（一）体位与休息

对于呼吸困难患者要根据病情帮助患者采取半卧位或前倾坐位，依靠床桌，保持舒适体位。协助患者满足生活需要。对于有胸痛的患者，要卧床休息，保持情绪稳定，不要用力咳嗽、深呼吸或突然改变体位，以免使疼痛加重。

（二）呼吸观察与给氧

观察呼吸困难的程度，有无呼吸浅快、发绀，观察血气变化。根据缺氧程度调节氧流量，观察吸氧效果。

（三）预防感染

嘱患者加强营养，给予高热量、高蛋白、高维生素的易消化饮食，限制钠盐摄入，增强机体抵抗力。避免受凉，防止呼吸道感染，以免加重呼吸困难症状。

（四）输液护理

控制输液速度，防止加重心脏负担。

（五）用药护理

遵医嘱给予非甾体抗炎药，注意有无胃肠道反应、出血等不良反应。遵医嘱给予糖皮质激素、抗生素、抗结核、抗肿瘤等药物治疗。

（六）健康教育

1. 增强抵抗力　告诉患者注意充分休息，加强营养，给予高热量、高蛋白、高维生素的易消化饮食，限制钠盐摄入。注意防寒保暖，预防呼吸道感染。

2. 坚持药物治疗　指导患者必须坚持足够疗程的药物治疗，不能擅自停药，防止复发。注意药物不良反应，定期随访。

3. 积极治疗　对缩窄性心包炎的患者，讲明行心包剥离术的重要性，解除心理障碍，尽早接受手术治疗。

（宋兴燕）

第八节　心肌疾病

心肌病（cardiomyopathy）是由遗传、感染等不同原因引起的以心肌结构及功能异常为主的一组心肌疾病。2008 欧洲心脏病学学会（ESC）根据心脏结构和功能表现把心肌病分为 5 型（表 8 - 4）。本节重点阐述扩张型心肌病和肥厚型心肌病。

表 8 - 4　心肌病的定义和分类（ESC，2008 年）

1. 心肌病的定义　为非冠心病、高血压、瓣膜病和先天性心脏病等所引起的心肌结构及功能异常的心肌疾病

2. 心肌病分类　分家族性和非家族性。根据心脏结构和功能表现分类如下

（1）扩张型心肌病（DCM）：左心室或双心室扩张，有收缩功能障碍

（2）肥厚型心脏病（HCM）：左心室或双心室肥厚，多为非对称性室间隔肥厚

（3）限制型心肌病（RCM）：左室生理功能异常，心肌间质纤维化，室壁不厚，左室充盈状态，单或双心室舒张容积正常或降低

（4）致心律失常型右室心肌病（ARVC）：右心室进行性纤维脂肪变，右室功能障碍

（5）未定型心肌病：不适合归类于上述类型的心肌病，如左室致密化不全（LVNC）、应激性心肌病

一、扩张型心肌病

扩张型心肌病（dilated cardiomyopathy，DCM）主要特征是单侧或双侧心腔扩大，心肌收缩功能减退，伴或不伴有充血性心力衰竭。本病常伴有心律失常，病死率较高。在我国发病率为13/10万~84/10万。男性多于女性。

（一）病因与发病机制

病因与发病机制尚不清楚。DCM中30%~50%有基因突变和家族遗传背景。对继发性DCM，持续病毒感染是其重要原因，最常见的病原有柯萨奇病毒、流感病毒、腺病毒、巨细胞病毒和人类免疫缺陷病毒等。持续病毒感染对心肌组织的直接损伤、自身抗体或细胞因子介导的心肌损伤等导致扩张型心肌病。

（二）临床表现

起病缓慢，早期多无明显症状，逐渐出现活动后气急、心悸、胸闷、乏力甚至端坐呼吸、水肿和肝大等充血性心力衰竭的症状和体征，部分患者可发生栓塞、心律失常或猝死。主要体征为心脏明显扩大、奔马律、肺循环和体循环瘀血的表现。

（三）辅助检查

1. X线检查　心影明显增大，可见肺瘀血征象。

2. 心电图　可见心房颤动、房室传导阻滞等心律失常改变及ST-T改变。

3. 超声心动图　各心腔均扩大，左心室扩大早而显著。室壁运动普遍减弱，提示心肌收缩力下降。

4. 其他　心导管检查和心导管造影，心内膜心肌活检、核素显影等。

（四）治疗要点

治疗原则是防治基础病因介导的心肌损害，控制心力衰竭和心律失常，预防栓塞和猝死，提高患者生活质量。本病主要是对症治疗，一般是限制体力活动、低盐饮食、应用洋地黄和利尿剂等减轻心脏负荷药物，但应慎用洋地黄。必须及时有效地控制心律失常，晚期条件允许可行心脏移植术。

二、肥厚型心肌病

肥厚型心肌病（hypertrophic cardiomyopathy，HCM）是一类常染色体显性遗传造成的原发性心肌病，以心室壁非对称性肥厚、心室腔缩小、左心室血液充盈受阻为特征。在我国发病率为180/10万，好发于男性，是青年人猝死的常见原因之一，临床上根据有无左心室流出道梗阻分为梗阻型与非梗阻型。

（一）病因与发病机制

本病多为家族性常染色体显性遗传。还有研究认为儿茶酚胺、代谢异常、细胞内钙调节机制异常、高血压、高强度运动等是本病发病的促进因子。

（二）临床表现

1. 症状　HCM的主要症状有劳力性呼吸困难、心悸、胸痛、头晕及晕厥。梗阻型患者可在起立或运动时诱发或加重上述症状，甚至发生猝死。部分患者可无症状，因猝死或在体检中被发现。

2. 体征　主要体征有心脏轻度增大。梗阻型患者在胸骨左缘3、4肋间可闻及喷射性收缩期杂音，心尖部常可闻及收缩期吹风样杂音。

3. 并发症　心律失常和心脏性猝死。

（三）辅助检查

1. 胸部X线检查　心影增大多不明显，如有心衰则心影明显增大。

2. 心电图　最常见左心室肥大、ST-T改变、深而不宽的病理性Q波。

3. 超声心动图　是临床上主要诊断手段，可显示室间隔的非对称肥厚，舒张期室间隔的厚度与左心室后壁厚度之比≥1.3，间隔运动减弱。

4. 其他　磁共振对诊断有重要价值，心导管检查及心血管造影有助于确诊，心内膜心肌活检有助于诊断。

（四）治疗要点

本病的主要治疗原则为弛缓肥厚的心肌，防止心动过缓及维持正常窦性心律，减轻左心室流出道狭窄程度和抗室性心律失常。常用β受体阻滞剂（普萘洛尔）及钙离子拮抗剂（维拉帕米）。对重症梗阻性肥厚型心肌病患者可做介入或手术治疗，消融或切除肥厚的室间隔心肌。

三、护理措施

（一）一般护理

1. 休息与活动　限制心肌病患者进行体力活动甚为重要，可使心率减慢，减轻心脏负荷，增强心肌收缩力，改善心功能。有心力衰竭症状者应绝对卧床休息，当心力衰竭控制后仍应限制其活动量，促使扩大的心脏得到恢复。肥厚型心肌病患者体力活动后有晕厥和猝死的危险，应避免持重、屏气及剧烈的运动如跑步、球类比赛等。有晕厥史者避免独自外出活动，以免发生意外。

2. 饮食　给予高蛋白、高维生素的清淡饮食，以促进心肌代谢，增加机体抵抗力。多食新鲜蔬菜和水果、少量多餐及增加粗纤维食物，防止便秘。心力衰竭时低盐饮食，限制水分摄入。

（二）病情观察

1. 生命体征观察　密切观察患者的生命体征，必要时进行心电监护。

2. 并发症观察　观察有无乏力、颈静脉怒张、肝大、水肿等心力衰竭表现；及时发现心律失常的先兆，防止发生猝死。心脏附壁血栓脱落则致动脉栓塞，需随时观察有无偏瘫、失语、血尿、胸痛、咯血等症状，以便及时处理。肥厚型心肌病患者应注意晕厥发生。

（三）对症护理

（1）给予氧气吸入，根据缺氧的程度调节流量。

（2）准确记录出入液量，定期测量体重。

（3）备好抢救用物和药品，以便进行电复律等急救措施。

（四）用药护理

遵医嘱用药，以控制心衰为主，同时给予改善心肌代谢药物，观察疗效及不良反应，严格控制输液速度。扩张型心肌病用洋地黄者因其耐受性差，应警惕发生中毒。

（五）健康指导

1. 疾病知识指导　保证充足的休息与睡眠，避免劳累。防寒保暖，预防上呼吸道感染。

2. 用药指导　坚持服用抗心力衰竭、纠正心律失常的药物，说明药物的名称、剂量、用法，教会患者及家属观察药物疗效及不良反应。

3. 病情监测　定期随访，症状加重立即就诊，防止病情进展。

（宋兴燕）

第九节　病毒性心肌炎

病毒性心肌炎（viral myocarditis）指嗜心肌性病毒感染引起的，以心肌非特异性间质性炎症为主要病变的心肌炎。包括无症状的心肌局灶性炎症和心肌弥散性炎症所致的重症心肌炎。

一、病因与发病机制

很多病毒可引起心肌炎，其中以肠道病毒包括柯萨奇A、B组病毒、ECHO病毒、脊髓灰质炎病毒等为常见。尤其是柯萨奇 B 组病毒，占 30% ~ 50%。此外，流感、风疹、单纯疱疹、肝炎病毒及 HIV 等也能引起心肌炎。

病毒性心肌炎的发病机制为病毒的直接作用，包括急性病毒感染及持续病毒感染对心肌的损害，免疫机制产生的心肌损害和微血管损伤，这些变化均可损害心脏功能和结构。

二、临床表现

病毒性心肌炎患者临床表现常取决于病变的广泛程度，轻重变异很大，可完全没有症状，也可以猝死。

1. 症状　约半数以上患者在发病前 1 ~ 3 周有病毒感染前驱症状，如发热、全身倦怠感、即所谓"感冒"症状或恶心、呕吐等消化道症状，然后出现心悸、胸痛、呼吸困难、水肿甚至阿 - 斯综合征等心脏受累表现。

2. 主要体征　可见与发热程度不相符的心动过速，各种心律失常，第一心音减弱，可闻及第三心音及舒张期奔马律。或有颈静脉怒张、肺部啰音、肝大等心力衰竭体征。

三、辅助检查

1. 血液生化及心肌损伤标志物检查　血清肌钙蛋白、心肌肌酸激酶（CK - MB）升高，血沉增快，C 反应蛋白增加，外周血白细胞肠道病毒核酸阳性等。

2. X 线　心影扩大或正常。

3. 心电图　对心肌炎诊断的敏感性高但特异性差。常见 ST - T 改变和各种心律失常，特别是室性心律失常和房室传导阻滞等。

四、治疗要点

1. 一般治疗　急性期应卧床休息，补充营养。

2. 对症治疗　心力衰竭者给予利尿剂和血管紧张素转换酶抑制剂等。期前收缩或有快速心律失常者应用抗心律失常药物。高度房室传导阻滞者可考虑使用临时性起搏器。采用黄芪、辅酶 Q_{10} 等抗病毒治疗，调节免疫和改善心脏功能。

五、护理措施

（一）一般护理

1. 休息与活动　提供一个安静、舒适的环境，急性期需卧床休息 2 ~ 3 个月，直到症状消失，血清心肌酶、心电图等恢复正常，方可逐渐增加活动量。若出现心律失常，应延长卧床时间。心脏扩大或出现心力衰竭者应卧床休息半年。恢复期仍应适当限制活动 3 ~ 6 个月。

2. 饮食　指导患者进食高蛋白、高维生素、易消化的饮食，多吃新鲜蔬菜和水果，戒烟酒。

3. 保持大便通畅　患者长期卧床易发生便秘，指导患者多食富含纤维素的食物，适量饮水，防止便秘，必要时给予缓泻剂。

（二）病情观察

急性期应行心电监护，密切观察生命体征及心电图变化，有无胸闷、呼吸困难、颈静脉怒张等表现。一旦发生，立即报告医生，同时准备好抢救仪器及药物。如发现频发室性期前收缩、短阵室性心动过速、房室传导阻滞等及时报告医师，并遵医嘱给予抗心律失常药物或配合临时起搏、电复律等。

（三）用药护理

病毒性心肌炎患者可发生心力衰竭，对于应用洋地黄的患者应特别注意其毒性反应，因为患心肌炎时心肌细胞对洋地黄的耐受性差。

（四）健康指导

1. 疾病知识指导　指导患者及家属合理休息，加强营养，适当锻炼，提高机体抵抗力。急性心肌炎患者出院后继续休息，避免劳累。3~6 个月后可适当恢复部分或全部轻体力工作或学习。

2. 病情监测　教会患者及家属自测脉搏，发现异常随时就诊。注意保暖，防止呼吸道感染，避免诱发心力衰竭和心律失常。坚持药物治疗，定期随访。

（宋兴燕）

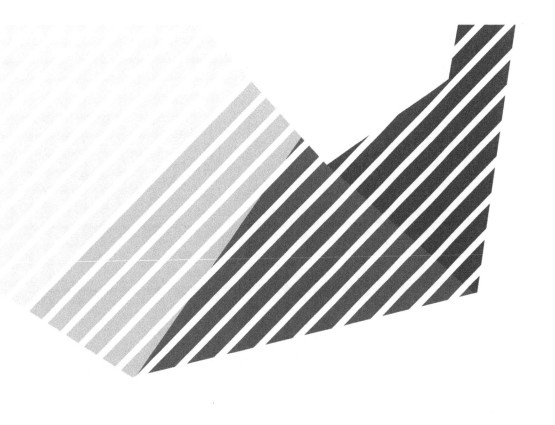

第三篇

消化系统疾病护理

第九章

消化系统专科诊疗技术与护理

第一节　腹腔穿刺术

腹腔穿刺术（abdominocentesis）是为了诊断和治疗疾病，用穿刺技术抽取腹腔液体，以明确腹腔积液的性质、降低腹腔压力或向腹腔内注射药物的局部治疗方法。

一、适应证

（1）抽取腹腔积液进行各种实验室检查，以明确诊断。
（2）对大量腹腔积液的患者，可根据病情放积液，以缓解积液压迫症状。
（3）腹腔内注射药物，以协助治疗作用。

二、禁忌证

（1）有肝性脑病先兆者。
（2）粘连性结核性腹膜炎、棘球蚴病、卵巢肿瘤患者。

三、操作前护理

1. 患者指导　向患者及家属解释穿刺目的、操作步骤以及术中注意事项，减轻患者的心理压力。完善辅助检查，签署知情同意书。
2. 患者准备　术前嘱患者排空膀胱。协助摆放穿刺体位，穿刺中避免随意活动、咳嗽或深呼吸，必要时遵医嘱给予镇静药。
3. 物品准备　无菌腹穿包、无菌手套、试管、麻醉剂、量筒、胶布等。

四、操作过程

1. 体位　协助患者取正确体位（可坐靠背椅、平卧、半卧、稍左侧卧位）。屏风遮挡，关闭门窗。
2. 选择穿刺部位　常规取左下腹部脐与髂前上棘连线中外 1/3 交点处，或者取脐与耻骨联合中点上 1cm，略向右或左 1.5cm 处，或侧卧位脐水平线与腋前线或腋中线延长线的交点。腹腔积液少或包裹性积液者应在 B 超定位下进行穿刺。
3. 消毒与麻醉　常规消毒穿刺部位皮肤，铺孔巾，经皮至腹膜壁层进行逐层麻醉。
4. 穿刺抽吸腹腔积液　术者持穿刺针从麻醉点逐层刺入腹壁，确认针尖在腹腔内后可抽取和引流积液。放积液时，用血管钳固定针头。
5. 操作中护理　如下所述。
（1）病情观察：抽吸时，密切观察患者的脉搏、呼吸、面色等变化。若患者突觉头晕、恶心、心悸、面色苍白等不适，应立即停止抽吸，并密切监测血压，防止休克。
（2）抽液量：每次抽液不宜过快、过多，以免腹腔内压骤然降低，发生直立性低血压。肝硬化患者一次放腹腔积液不超过 3 000mL，以防止诱发肝性脑病和电解质紊乱。

6. 标本送检　穿刺后，标本瓶粘贴标签，立即将标本送检。

7. 穿刺部位处理　穿刺毕用无菌纱布按压穿刺部位数分钟，然后用敷料覆盖并固定，可用多头腹带加压包扎。穿刺口有渗漏者，及时改用棉垫覆盖，并定时更换敷料。

五、操作后护理

1. 休息与活动　嘱患者卧床休息 24h，绝对卧床 6h。鼓励患者多饮水；大量放腹腔积液的患者床上活动时，应用手保护局部伤口，防止渗液。

2. 病情观察　术后密切观察患者生命体征、神志，并及时记录。测量患者的腹围及体重，观察穿刺伤口的敷料情况，并保持伤口清洁、干燥。

（尚　文）

第二节　十二指肠引流术

十二指肠引流术（duodenal drainage）是用十二指肠引流管将十二指肠液及胆汁引出体外的检查方法。用以协助肝胆胰系统疾病的诊断，判断胆系运动功能。

一、适应证

（1）慢性胆管系统、胰腺及十二指肠疾病等，如疑有胆管炎症、结石、肿瘤和梗阻者。

（2）疑有肝胆寄生虫者，如华支睾吸虫、胆管蛔虫者。

（3）检测胰腺外分泌功能，疑有胰腺病变者。

二、禁忌证

（1）重度食管静脉曲张、食管狭窄、食管肿瘤者。

（2）严重高血压、心力衰竭、主动脉瘤、晚期妊娠者。

（3）近期有消化道出血，胆囊炎、胰腺炎的急性期。

（4）溃疡病出血止血未满 2 周者为相对禁忌证。

三、操作前护理

1. 患者指导　向患者解释检查的目的、方法及操作中可能会产生恶心、呕吐等不适，取得患者配合。

2. 肠道准备　检查前禁食 12h，检查前 3d 应进食低脂肪饮食，以免引起胆汁量不足或浓度差而影响检查结果。

3. 物品准备　无菌十二指肠引流包、标本瓶、无菌手套等物品。

四、操作过程

1. 患者准备　用3%过氧化氢溶液或复方硼砂含漱液漱口，胸前铺橡胶单和治疗巾。

2. 检查　检查十二指肠引流管是否通畅完好，管上的标记是否清楚。

3. 留置引流管　以液状石蜡润滑引流管前端，将管从患者口腔缓缓插入 50～55cm，证实引流管确在胃内后，抽出全部胃内容物，注入温生理盐水 50mL。

4. 送引流管至十二指肠　嘱患者放松，取右侧卧位，并将臀部用枕垫高，每 1～2min 将引流管送下约 1cm，经 30～60min 可达十二指肠内。

5. 判断引流管位置　根据抽出液性状判断管端位置，如液体呈现淡黄色、较清澈、黏稠，酚红试纸测试呈红色时，表示管端已进入十二指肠内。

6. 固定标记 确认引流管进入十二指肠后（约75cm），固定导管，管外端置于床面水平以下，液体自然流出，此为十二指肠液。留取十二指肠液10mL，并标记为"D管"，继续引流至十二指肠液流尽。

7. 留取标本、标记 十二指肠液引流完毕，将50mL预温的33%硫酸镁溶液自管中缓缓注入后，夹闭引流管外口，5~10min后松开止血钳，并用注射器轻抽，即流出液体，以后因虹吸作用，液体可自行缓慢流出。弃去硫酸镁溶液，开始流出金黄色液体来自胆总管，留标本10mL，标记为"A管"；继之流出来自胆囊的稍黏稠的棕黄、棕褐色液体30~75mL，留标本并标记为"B管"；最后流出来自肝内胆管的稀薄淡黄色的胆汁，留标本并标记为"C管"，将3瓶标本及时送检。

8. 标本送检 以无菌操作留取D、A、B、C管内液体各1mL立即送检，行细菌培养；标本冷却后可行脱落细胞检查。

9. 注意事项 注入硫酸镁后若无胆汁流出，可再注入50mL，若仍无胆汁流出，提示胆管痉挛或梗阻。如引流管在3h仍不能进入十二指肠，应停做或改期再做。

五、操作后护理

1. 拔管后 协助患者漱口、洗脸。若有不适应暂禁食，待缓解后再进食。
2. 病情观察 观察患者有无呕血、黑粪等消化道出血现象，一旦发现应积极配合医生进行处理。

（尚 文）

第三节 纤维胃、十二指肠镜检查术

纤维胃、十二指肠镜检查是利用导光玻璃纤维束制成的内镜，从患者口中插入经过食管到达胃、十二指肠，直视下清晰地观察胃、十二指肠球部直至降部的黏膜状态，可进行活体的病理学和细胞学检查，对明确上消化疾病的诊断有非常重要的作用，是目前应用最广、进展最快的内镜检查。

一、适应证

（1）有消化道症状，但不明原因者。
（2）急性或不明原因的慢性上消化道出血者。
（3）疑有上消化道肿瘤，但X线钡餐检查不能确诊者。
（4）需要随诊的病变，如消化性溃疡、萎缩性胃炎、胃手术后及药物治疗前后对比观察等，特别是对癌前病变的追踪观察。
（5）需要进行胃镜下治疗者，如摘取异物、急性上消化道出血的止血、食管静脉曲张的硬化剂注射与结扎、食管狭窄的扩张治疗等。

二、禁忌证

（1）严重心、肺疾病，如严重心律失常、心力衰竭、严重呼吸衰竭及支气管哮喘发作等。
（2）各种原因所致休克、昏迷等危重状态，无法耐受检查者。
（3）急性食管、胃、十二指肠穿孔，腐蚀性食管损伤的急性期。
（4）患有精神疾病或神志不清、智力低下，不能合作者。
（5）严重咽喉部疾病、食管狭窄、主动脉瘤、严重食管静脉曲张者及严重的颈胸段脊柱畸形导致内镜难以插入者。
（6）急性肝炎、胃肠道传染病、慢性肝炎、艾滋病或肝炎病毒携带者为相对禁忌证，如必须行内镜检查，可用专用内镜，同时应备有特殊的消毒措施。

三、操作前护理

1. 患者指导 向患者及家属介绍胃、十二指肠镜检查术的目的、操作步骤和注意事项，解释检查具有安全无痛的特点，消除患者紧张情绪，签署知情同意书。仔细询问病史，以排除禁忌证。检测乙型肝炎、丙型肝炎、梅毒、艾滋病等病毒学标志，对病毒学阳性者准备专用内镜检查。

2. 患者准备　指导患者练习术中体位，检查前禁食、禁饮8h；禁止吸烟；取出义齿；已作钡餐检查者，应于3d后再行内镜检查；幽门梗阻者检查前2～3d宜进流质饮食，检查前1d晚须充分洗胃；出血多者需用冷盐水或100mL盐水加去甲肾上腺素8mg洗胃后再进行检查。若患者紧张，可遵医嘱给予镇静药。检查前嘱患者排空膀胱。

3. 物品准备　①内镜检查仪器一套。②喉头麻醉剂、润滑剂、镇静药及止血剂等。③无菌手套、弯盘、牙垫、润滑剂、乙醇棉球、棉签、纱布。④活体组织检查用品等。

四、操作过程

（1）咽喉麻醉：检查前5～10min用2%利多卡因咽部喷雾2～3次，每次喷完后嘱患者将药物咽下。

（2）体位：患者取左侧卧位，双腿屈曲，头垫低枕，使颈部松弛，松开领口及腰带。患者口边置弯盘，牙垫置于口中，嘱患者咬紧牙垫。

（3）插镜：直视下经咬口将胃镜插入口腔，缓缓沿舌背、咽后壁向下推进至环状软骨水平时，可见食管上口，并将胃镜轻轻插入，当胃镜进入胃腔内时，要适量注气，使胃腔张开至视野清晰为止。

（4）拔镜：检查完毕退出内镜时尽量抽气，以防止患者腹胀。

（5）及时送检标本。

五、操作后护理

1. 病情观察　术后数天注意观察有无并发症发生，如：消化道穿孔、出血、感染等。发现异常及时通知医生并协助处理。

2. 物品处理　彻底清洁、消毒内镜及有关器械，妥善保管，避免交叉感染。

3. 注意事项　向患者解释术后可能会有咽痛和咽喉异物感，嘱患者避免用力咳嗽，数日后咽部不适可自行缓解。若患者出现腹痛、腹胀，可进行腹部按摩。术后1～2h内避免吞咽唾液，防止由于麻醉未消退导致呛咳。麻醉消失后，可嘱患者饮适量水，如无呛咳，当天可进食流质或半流质。行活组织检查的患者应进温凉流食。

（尚　文）

第四节　纤维结肠镜检查术

纤维结肠镜的结构、性能与纤维胃镜基本相同，但它是从肛门插入，经直肠、乙状结肠到达回肠末端，可直视下观察全结肠病变，或夹取活组织进行病理检查及进行结肠息肉摘除等治疗。

一、适应证

（1）原因不明的慢性腹泻或下消化道出血，疑有直肠、结肠、末端回肠病变者。

（2）X线钡剂灌肠检查异常，但病变范围和性质不能确定者；或X线钡剂检查结果正常，但有明显的肠道症状，可疑恶性病变者。

（3）乙状结肠镜检查未发现病变或病变性质不明者。

（4）下腹疼痛及下腹部包块需明确诊断者。

（5）炎症性肠病的诊断及随访。

（6）结肠癌的术前诊断及术后复查。

（7）需行止血或结肠息肉摘除等治疗及息肉摘除术后的随访。

（8）大肠肿瘤的普查。

二、禁忌证

（1）肛门、直肠有严重感染、严重狭窄或疼痛性病灶者。

（2）各种严重的活动性结肠炎，如严重缺血性结肠炎、细菌性痢疾活动期、急性重度溃疡性结肠炎等。

（3）妊娠、曾患过盆腔炎或做过盆腔手术而有广泛粘连者。

（4）急性腹膜炎、肠穿孔、做过腹腔手术并有腹腔内广泛粘连、肝硬化大量腹腔积液及癌肿晚期伴有腹腔内广泛转移者。

（5）严重的心、脑、肺等疾病，休克或年老体弱对检查不能耐受者。

（6）小儿及精神疾病患者不能配合者。

三、操作前护理

1. 患者指导 向患者及家属介绍纤维结肠镜检查术的目的、操作步骤和注意事项，解释检查过程中虽有些不适但尚能忍受，消除患者紧张情绪，签署知情同意书。仔细询问病史，以排除禁忌证。检测乙型肝炎、丙型肝炎、梅毒、艾滋病等病毒学标志，对病毒学阳性者准备专门内镜检查。

2. 患者准备 指导患者练习术中体位，嘱其在术中不要随意摆动身体。指导患者检查前 3 日开始进低脂、少渣饮食，检查前 1 日进流质饮食，当日进少量无渣流质饮食或禁食，检查前按要求服用泻药，必要时检查前 1～2h 给予清洁灌肠，直到粪便为水样并未见粪渣。检查前嘱患者排空膀胱。

3. 物品准备 ①结肠镜检查仪器一套。②无菌注射器及针头。③阿托品、地西泮等药物。④无菌手套、弯盘、润滑剂（一般用硅油，忌用液状石蜡）、乙醇棉球、棉签、纱布。⑤活体组织检查用品等。

四、操作过程

（1）体位：患者取左侧卧位，双下肢屈曲，先做直肠指检，后将涂以润滑油的结肠镜插入乙状结肠时（20～40cm），患者再转为仰卧位。嘱患者在检查过程中身体尽量不要摆动。

（2）插入肠镜：在直视肠腔下送入肠镜，插入过程中，可间断吸引或少量注气，可采用钩拉法循腔进镜插至回盲部。如遇到阻力或患者诉疼痛，应立即后退，重新寻找肠腔，切忌盲目硬插造成肠穿孔。

（3）退镜：在退镜过程中详细观察肠壁情况。必要时可摄影、刷取标本做细胞学检查或行活组织检查。

（4）取出肠镜：检查完毕，应尽量吸净注入的气体，取出肠镜。

（5）标本及时送检。

五、操作后护理

1. 休息与活动 检查结束后观察 15～30min，无异常后再协助患者安返病室。嘱患者多卧床休息，病情允许可下床活动，促进胃肠排气，并做好肛门清洁。行息肉切除术、止血治疗或活组织检查者，3d 内适当休息，避免剧烈运动及钡剂灌肠，进流质或半流质饮食并予抗生素治疗。

2. 饮食指导 检查后 3d 进食少渣饮食。

3. 病情观察 密切观察生命体征、腹痛、腹胀及排便情况。腹胀明显者可行内镜下排气；观察大便颜色，必要时行大便潜血试验。一旦发现患者出现剧烈腹痛、便血、面色苍白、心率加快、血压下降，考虑并发肠穿孔、肠出血，应及时向医生报告，协助处理。

4. 物品处理 彻底清洁、消毒内镜及有关器械，妥善保管，避免交叉感染。

（尚 文）

第五节　内镜下逆行性胰胆管造影

内镜下逆行性胰胆管造影（endoscopic retrograde holangio - pancreatography，ERCP）是在内镜下经十二指肠乳头插管注入造影剂，从而逆行显示胰胆管的造影技术，是诊断胰腺和胆管疾病的重要手段。

一、适应证

（1）胆管梗阻引起的黄疸。

（2）临床、实验室或影像学检查支持胰腺或胆管疾患。

（3）症状或表现提示胰腺恶性肿瘤而直接的影像学结果模棱两可或正常。

（4）原因不明的胰腺炎。

（5）慢性胰腺炎或胰腺假囊肿的术前评价。

（6）Oddi 括约肌测压。

（7）由于胆总管结石、乳头狭窄、Oddi 括约肌功能不全、Sump 综合征、胆总管囊肿以及无手术适应证的壶腹癌需行内镜下乳头肌切开术。

（8）良恶性狭窄、瘘管、术后胆瘘或大的胆总管结石的支架治疗。

（9）胆管狭窄的气囊扩张。

（10）鼻胆引流管放置。

（11）胰腺假性囊肿引流、胰管或胆管的组织活检以及胰腺疾病的一系列治疗。

二、禁忌证

（1）严重的心肺或肾功能不全者。

（2）急性胰腺炎或慢性胰腺炎急性发作者。

（3）严重胆管感染者。

（4）对碘造影剂过敏者。

三、操作前护理

1. 患者指导　向患者及家属介绍 ERCP 的目的、操作步骤和注意事项、操作中可能产生的不适、达到的治疗效果，消除患者紧张情绪，签署知情同意书。仔细询问病史，以排除禁忌证。

2. 患者准备　术前无明显不适的患者可以自由活动，适当增加休息时间；疼痛明显者，应卧床休息。指导患者练习术中体位和吞咽配合方法。检查前 3 日进食清淡饮食，禁食、禁饮 8h；禁止吸烟；取出义齿。患者紧张可给予镇静药，如地西泮 10mg 肌内注射或静脉注射，哌替啶 50mg 肌内注射。建立静脉通路。

3. 物品准备　①内镜检查仪器一套、X 线机、心电监护仪、输氧设备、血氧饱和度监测仪等。②喉头麻醉喷雾器，无菌注射器及针头。③生理盐水、2% 利多卡因、地西泮、哌替啶、造影剂等药物。④无菌手套、弯盘、牙垫、润滑剂、酒精棉球、棉签、纱布。⑤出凝血时间、胸片、心电图等各种检查报告。

四、操作过程

（1）插镜：按胃镜检查方法插镜迅速通过胃腔、幽门进入十二指肠降段，此过程应尽量少注气。

（2）找准乳头。

（3）插入导管：经活检孔插入导管，使导管与乳头开口垂直。

（4）造影：在透视下注射造影剂，在荧光屏上见到胰管或胆管显影，可缓慢继续注射造影剂至所需管道显影。

（5）摄片：胰及胆管显影后，摄片 1~2 张，退出内镜后，再行不同体位拍片。

五、操作后护理

1. 休息与饮食　术后绝对卧床休息，禁饮禁食。具体禁食时间根据患者的腹部体征、有无并发症、血尿淀粉酶的情况进行调整。如无并发症、血淀粉酶正常，可以开始进食，开始进食以流质（米汤）食物为主，无不适逐步过渡到半流、软食，要求饮食清淡，避免摄入粗纤维食物，防止摩擦十二指肠乳头导致渗血。

2. 基础护理　保持适宜的室内温湿度，做好大小便护理，禁食期间做好口腔护理。

3. 病情观察　监测生命体征变化、腹部体征变化，观察有无发热、腹痛、腹胀、出血等征象，监测血常规、血尿淀粉酶变化。行胰管造影者，术后 4~6h 及翌晨各测血、尿淀粉酶，升高者每天复查至正常为止。

4. 用药护理　造影成功的患者，遵医嘱行抑酸、抗炎、补液治疗。常规应用抗生素 3d，以防感染；应用生长抑素时要求 24h 连续不间断输入。

5. 固定　妥善固定鼻胆管或鼻胰管，保持引流管引流通畅，避免逆行感染，观察并记录引流液的性状、量。

6. 并发症的观察与护理　较常见的术后并发症是注射造影剂后引起的急性胰腺炎、胆管感染、化脓性胆管炎、败血症、上消化道出血、穿孔等。

7. 健康教育　术后注意休息；保持良好的饮食习惯，饮食宜清淡易消化，少量多餐，避免暴饮暴食，多饮水，避免剧烈运动。每隔 1 周复查血淀粉酶，每隔 1 个月复查 B 超，以观察肝胆系统情况，如有发热、呕吐、腹痛、腹胀及皮肤黄染等情况应及时到医院就诊。

（尚　文）

第六节　内镜下黏膜剥脱术

内镜下黏膜剥脱术（endoscopic submucosal dissection，ESD）是在内镜黏膜下注射基础上利用几种特殊的高频电刀将病变所在黏膜剥离而达到治疗目的的内镜下操作技术。

一、适应证

（1）Barrett 食管、局限在黏膜层和没有淋巴结转移的黏膜下层早期食管癌、食管癌前病变。
（2）息肉、平滑肌瘤、食管乳头状瘤等食管良性肿瘤。
（3）早期胃癌、直径 >2cm 胃癌癌前病变。
（4）胃息肉、胃间质瘤、异位胰腺、脂肪瘤等胃良性肿瘤。
（5）直径 >2cm 的平坦大肠息肉、来源于黏膜肌层或位于黏膜下层的大肠肿瘤、尚未累及肌层的直径 <2cm 大肠类癌。

二、禁忌证

（1）严重的心肺疾病、血液病、凝血功能障碍者。
（2）病变抬举症阴性者。
（3）不具备无痛内镜条件，对于一般状态差的患者，不主张 ESD 治疗。

三、操作前护理

1. 患者指导　向患者及家属介绍内镜下黏膜剥脱术的目的、操作步骤和注意事项，强调 ESD 需要重复或 ESD 后部分患者还需要手术的可能性，使患者及家属了解治疗的必要性，消除患者紧张情绪，积极配合，签署知情同意书。仔细询问病史，以排除禁忌证。积极纠正凝血功能障碍和重度贫血。

2. 患者准备　指导患者练习术中体位和吞咽配合方法。检查前禁食禁饮 12h，禁止吸烟，取出义齿。对精神紧张或对疼痛耐受差者，给予地西泮 10mg 肌内注射或静脉注射，或哌替啶 50mg 肌内注射。建立静脉通路。术前 30min 给予阿托品 10mg 肌内注射，以减轻术中肠道平滑肌痉挛。

3. 物品准备　黏膜剥脱用相关器械及药品、X 线机及监护抢救设备；各种检查报告单；余同胃镜检查物品准备。

四、操作过程

1. 标记　对于边界较为清晰的扁平病变和黏膜下肿瘤，可以直接进行电凝标记。对于边界欠清晰的病变，可在确定肿瘤范围后，于病变外缘 2~5cm 处进行标记。

2. 黏膜下注射　于病灶标记点外侧进行多点黏膜下注射，将病灶抬起，与肌层分离。

3. 边缘切开　沿标记点或标记点外侧缘切开病变周围部分黏膜。

4. 剥离　用电刀于病灶下方对黏膜下层进行剥离。随时监视并发症的出现，及时处理出血和穿孔。

5. 创面处理　对 ESD 术后人工溃疡创面上可见血管进行预防性止血处理。

五、操作后护理

1. 休息　绝对卧床休息 24h。

2. 饮食　术后禁食、禁水 24h，如无异常，术后第 1 日进食流质饮食，连续 3d 进软食。控制饮食量，少食多餐。

3. 病情观察　严密观察生命体征、神志、腹部症状体征的变化，密切注意有无出血、穿孔等并发症发生。一旦出现烦躁不安、表情淡漠、腹痛、腹胀、呕血、便血等，立即通知医生并做好手术准备。

4. 遵医嘱用药　给予制酸、保护胃黏膜、止血、补液、对症处理。有动脉硬化、高血压者应给予降压药，以防术后出血。防止便秘，以免腹压增加使焦痂过早脱落而出血，必要时使用缓泻剂。有动脉硬化、高血压者应给适当的降压药，以防术后出血。

5. 健康指导　指导患者饮食规律，进易消化软食，忌油炸、辛辣、坚硬、刺激性食物。如出现持续性腹痛、呕血、黑粪应及早就诊。定期复查内镜，观察创面恢复情况。

（尚　文）

第七节　胃造瘘术

胃造瘘术是在胃前壁与前腹壁之间建立一个通往体外的通道，以解决某些患者的营养问题。近年来经皮内镜下胃造瘘（percutaneous endoscopic gastrostomy，PEG）技术在临床应用广泛，它是一种通过胃镜介导放置胃造瘘管进行胃肠内营养或胃肠减压，且无须外科手术及全身麻醉的胃造瘘术。该技术可为患者提供机体所需的营养，维持生命，对于合并梗阻的患者，可以行姑息性胃肠减压，减少消化液对胃肠的刺激及反流，减少肺部感染，大大提高患者（包括晚期肿瘤患者）的生活质量。

一、适应证

（1）各种神经系统疾病导致长期丧失吞咽功能，不能经口或鼻饲营养及完全不能进食的神经性厌食者。

（2）全身性疾病所致严重营养不良，需要营养支持。

（3）外伤或肿瘤造成进食困难者。

（4）食管穿孔、食管-气管瘘或各种良、恶性肿瘤所致食管梗阻者。

二、禁忌证

（1）完全性口咽及食管梗阻、内镜无法通过者。

（2）胃部疾病，尤以胃体前壁病变影响手术操作者，以及胃大部切除术后残胃太小，无法从上腹部穿刺进入胃内者。

（3）无法纠正的严重出、凝血障碍者。

（4）不能将胃壁和腹壁贴近者如胃大部切除、大量腹腔积液、肝大等。

（5）腹壁广泛损伤、创面感染者。

（6）幽门梗阻者。

三、操作前准备

1. 患者准备　术前介绍治疗方法、目的和过程，取得患者的合作。查看患者的化验报告，了解患者的血小板及出凝血时间。

2. 医疗器械准备　按胃镜常规准备，另加一次性胃造瘘包，包内需要（1 条胃造瘘管，1 把圈套器，1 条引导用的导丝约 150cm，16 号带外套管的穿刺针，小剪刀和小血管弯钳各 1 把及润滑油 1 小包，小孔巾 1 条等）。对于食管狭窄致胃镜插入困难者，先施行食管狭窄扩张治疗的准备。

3. 操作方法　常规方法进胃镜，利用胃镜光源确定穿刺点，常规皮肤消毒、铺巾、局麻，切开皮肤，以 16 号套管针垂直刺入胃内，拔出针芯，送入环形导丝，插入圈套器，套紧环形导丝，与胃镜一起退出，将拉出口腔的环形导丝与造瘘管末端的环形导丝呈"8"字形环扣套牢，牵拉腹壁侧的环形导丝，将造瘘管经口腔、食管、贲门到达胃内，由腹壁造瘘口拉出，再进镜，观察造瘘管头与胃壁接触是否合适，固定造瘘管及连接头。

四、操作后护理

（1）记录：置入体内的胃造口管的品牌、管径和长度。

（2）放置经皮内镜引导下胃造口管 6～8h 后可开始进行营养液的输注，有条件最好 24h 后再进行。

（3）每次更换新的肠内营养液，或对管道是否位于正确位置有任何怀疑时，应用 pH 试纸来确定管道的位置，且每天至少检查 3 次。

（4）术后注意造瘘管的固定，宁紧勿松，保持造瘘管的清洁通畅，预防堵管，管饲后用 20～30mL 温开水冲管，并保持半卧位 30min，防止食物反流而堵管。

（5）术后观察造口周围皮肤有无渗血、渗液、肿胀，每天局部消毒更换敷料 1 次直至造瘘口形成，保持局部干燥，预防感染。

（6）指导患者休息、活动、沐浴时，应将造瘘管固定在胸腹壁上，避免晃动、牵拉引起患者不适或疼痛，特别在沐浴后，应使用消毒棉签擦干造瘘管周围皮肤，并涂上抗生素类软膏。

（尚　文）

第八节　胃肠减压技术

胃肠减压技术是利用负压吸引的原理，将胃管自口腔或鼻腔插入，通过胃管将积聚于胃肠道内的气体及液体吸出，对胃肠梗阻患者可减低胃肠道内的压力和膨胀程度，对胃肠道穿孔患者可防止胃肠内容物经破口继续漏入腹腔，并有利于胃肠吻合术后吻合口的愈合。因此适用范围很广，常用于急性胃扩张、肠梗阻、胃肠穿孔修补或部分切除术以及胆管或胰腺手术后。

一、适应证

（1）适用于单纯性及麻痹性肠梗阻，解除肠内压力。

（2）腹部较大手术前做胃肠减压，减少并发症。

（3）胃、食管、肠道手术后的患者。

（4）胃部疾病需要排出胃内容物。

（5）胃、十二指肠穿孔。

二、禁忌证

（1）活动性上消化道出血。
（2）食管阻塞或静脉曲张。
（3）极度衰弱者。
（4）食管或胃腐蚀性损伤。

三、操作前准备

（1）明确操作目的。
（2）物品准备：治疗卡、治疗盘、治疗碗内盛生理盐水或凉开水、治疗巾、一次性 12/14 号胃管、20mL 注射器、液状石蜡、纱布、棉签、胶布、镊子、止血钳、弯盘、压舌板、听诊器、胃肠减压器。
（3）患者准备：操作前告知患者胃肠减压的目的，正确认识胃肠减压技术的重要性及必要性，消除患者思想上的恐惧心理，主动配合操作。

四、操作过程

（1）体位：能配合者取半坐位或坐位，无法坐起者取右侧卧位，昏迷患者取去枕平卧位，头向后仰，将治疗巾围于患者颌下，放置弯盘；接唾液或者患者的呕吐物。
（2）测量胃管插入长度并标记，液状石蜡润滑胃管前端，持镊子夹住胃管前端从一侧鼻孔轻轻插入。
（3）插入胃管达咽喉部时（10～15cm），清醒患者嘱其做吞咽动作，昏迷患者护士左手将患者头托起，使下颌靠近胸骨柄，缓缓将胃管插至预定长度。
（4）确认胃管是否在胃内：在胃管末端连接注射器抽吸，抽出胃液，说明胃管留置成功。
（5）胃管连接胃肠减压吸引器的吸引管，持续吸引。

五、操作后护理

（1）胃肠减压期间应禁食、禁饮，一般应停服药物。如需胃内注药，则注药后应夹管并暂停减压 0.5～1h。适当补液，加强营养，维持水、电解质的平衡。
（2）妥善固定：胃管固定要牢固，防止移位或脱出，尤其是外科手术后胃肠减压，胃管一般置于胃肠吻合的远端，一旦胃管脱出应及时报告医生，切勿再次下管。因下管时可能损伤吻合口而引起吻合口瘘。
（3）保持胃管通畅：维持有效负压，每隔 2～4h 用生理盐水 10～20mL 冲洗胃管 1 次，以保持管腔通畅。
（4）观察引流液颜色、性质和量，并记录 24h 引流液总量。观察胃液颜色，有助于判断胃内有无出血情况，一般胃肠手术后 24h 内，胃液多呈暗红色，2～3d 后逐渐减少。若有鲜红色液体吸出，说明术后有出血，应停止胃肠减压，并通知医生。引流装置每日应更换 1 次。
（5）加强口腔护理：预防口腔和呼吸道感染，必要时给予雾化吸入，以保持口腔和呼吸道的湿润及通畅。
（6）观察胃肠减压后的肠功能恢复情况，并鼓励患者于术后 12h 在床上翻身，有利于胃肠功能恢复。
（7）拔管：通常在术后 48～72h，肠鸣音恢复，肛门排气后可拔除胃管。拔胃管时，先将吸引装置与胃管分离，捏紧胃管末端，嘱患者吸气并屏气，迅速拔出，以减少刺激，防止患者误吸。擦净鼻孔及面部胶布痕迹，妥善处理胃肠减压装置。
（8）长期胃肠减压者，普通胃管每周更换 1 次，硅胶胃管每月更换 1 次，从另一侧鼻孔插入。

（尚　文）

第十章

消化系统常见症状的护理

第一节 恶心、呕吐

恶心是上腹部一种紧迫欲吐的不适感，可单独存在，但常为呕吐的先兆，是延髓的呕吐中枢受到刺激的结果。恶心严重时可伴有迷走神经兴奋症状，如皮肤苍白、头晕、流涎和心动过速。

呕吐是胃内容物或部分肠内容物通过食管逆流出口腔的反射动作。呕吐可排出胃内有毒物质，对人体有保护作用，但持久而剧烈的呕吐可引起脱水、电解质紊乱及营养障碍等不良结果。

一、评估

1. 病因评估 如下所述。

（1）反射性呕吐

1）消化系统疾病：①口咽刺激；②胃肠疾病：如急性胃肠炎、慢性胃炎、幽门梗阻、肠梗阻等；③肝、胆、胰疾病：如急性肝炎、急性胆囊炎、胆石症、急性胰腺炎等；④腹膜及肠系膜疾病：如急性腹膜炎。

2）其他系统疾病：①泌尿系统及生殖系统疾病：如泌尿系统结石、肾绞痛、急性肾盂肾炎、盆腔炎等；②心血管疾病：如急性心肌梗死、心力衰竭及休克等；③眼部疾病：如青光眼、屈光不正等；④急性传染病。

（2）中枢性呕吐

1）中枢神经系统疾病：①中枢神经感染：如各种病原体引起的脑膜炎、脑炎；②颅内血管疾病：如脑出血、脑栓塞或脑动脉血栓形成等；③颅脑损伤：如脑震荡、颅内血肿。

2）药物或化学毒物的作用：如洋地黄、各类抗菌药物、抗癌药物以及砷、有机磷等。

3）其他：如妊娠、代谢障碍（如尿毒症）、酮中毒、低钠血症等。

（3）前庭障碍性呕吐：如迷路炎、晕动病等。

（4）神经官能性呕吐：如胃神经官能症、癔症等。

2. 症状评估 如下所述。

（1）发作状态：注意呕吐前有无恶心，呕吐发生的时间、频率、呕吐方式，呕吐与进食的关系。

（2）呕吐物的量、性状和特点：观察呕吐物的性质、气味和量及消化程度，并注意是否混有血液、胆汁、粪便等。上消化道出血时呕吐物呈咖啡色甚至鲜红色；消化性溃疡并发幽门梗阻时呕吐常在餐后发生，呕吐量大，呕吐物含酸性发酵宿食；低位肠梗阻时呕吐物带粪臭味；急性胰腺炎可出现频繁剧烈的呕吐，吐出胃内容物甚至胆汁。呕吐频繁且量大者可引起水电解质紊乱、代谢性碱中毒。

（3）伴随症状及身心状况：是否伴有腹痛、腹泻、食欲减退、发热、头痛、眩晕等，以及患者的生命体征、神志、营养状况，有无疲乏无力，有无焦虑、抑郁及其程度。如伴腹泻多见于急性胃肠炎或细菌性食物中毒、霍乱等；长期呕吐伴畏食者可致营养不良；伴右上腹痛及发热、寒战或有黄疸者应考虑胆囊炎或胆石症。

3. 实验室评估 呕吐物的毒物分析或细菌培养等检查，呕吐量大者监测血清电解质、酸碱平衡状况。

二、护理措施

（1）清醒患者呕吐时应协助其坐起或侧卧位，膝部弯曲，使其头偏向一侧，取容器接呕吐物；对昏迷患者应尽可能吸尽口腔呕吐物，避免因不慎将呕吐物吸入气道而引发窒息。

（2）观察呕吐特点，记录呕吐的次数，呕吐物的性质、量、颜色及气味。

（3）呕吐后应及时给患者漱口，清理被污染的床褥、衣被等。

（4）监测生命体征，准确记录出入水量，观察有无脱水征象。

（5）积极补充水分和电解质，口服补液时，应少量多次饮用，以免引起恶心呕吐，严重时应遵医嘱予以静脉补液。

（6）当出现恶心、呕吐时鼓励患者做深呼吸或转移注意力，对频繁呕吐的患者可针刺内关、足三里等穴位，或按医嘱给甲氧氯普胺（胃复安）、多潘立酮（吗丁啉）等止呕药物。镇吐药物可引起倦怠、嗜睡等反应，应予以解释。对剧烈呕吐的患者，应用镇吐剂后，尤应加强观察，以防掩盖其他病情。

（7）使用棉签、纱布清洁口腔时，注意避免刺激舌、咽、上腭等，以防诱发呕吐。

（姜丽燕）

第二节 腹 痛

腹痛是指各种原因引起的腹部的疼痛，为消化系统最常见症状，也是患者就诊的重要原因。腹痛可为器质性或功能性，多数由腹部脏器疾病引起，但胸部及全身性疾病也可引起腹痛。

一、评估

1. 病因评估　急性腹痛多由腹腔脏器的急性炎症、扭转或破裂，空腔脏器梗阻或扩张，腹腔内血管阻塞等引起；慢性腹痛的原因常为腹腔脏器的慢性炎症、腹腔脏器包膜的张力增加、消化性溃疡、胃肠神经功能紊乱、肿瘤压迫及浸润等。

2. 症状评估　如下所述。

（1）发作状态及诱发因素：了解起病急骤或缓慢，腹痛与进食、活动、体位等因素的关系；多数腹痛有一定的诱发因素，如胆囊炎或胆石症发作前常有进食肥腻食物，急性胰腺炎发作前常有酗酒史。

（2）腹痛的部位、性质、程度和持续时间：腹痛可表现为隐痛、钝痛、灼痛、胀痛、刀割样痛、钻痛或绞痛等，可为持续性或阵发性疼痛，其部位、性质和程度常与疾病有关。如胃、十二指肠疾病引起的腹痛多为中上腹部隐痛、灼痛或不适感，伴畏食、恶心、呕吐、嗳气、反酸等。小肠疾病多呈脐周疼痛，并有腹泻、腹胀等表现。大肠病变所致的腹痛为腹部一侧或双侧疼痛。急性胰腺炎常出现上腹部剧烈疼痛，为持续性钝痛、钻痛或绞痛，并向腰背部呈带状放射。急性腹膜炎时疼痛弥漫全腹，腹肌紧张，有压痛、反跳痛。

（3）伴随症状：腹痛可伴有恶心、呕吐、腹泻、呕血、便血、血尿、发热等症状，如腹痛伴发热寒战者显示有炎症存在，见于急性胆管感染、胆囊炎、肝脓肿等；腹痛伴黄疸者可能与胆系疾病或胰腺疾病有关；腹痛伴休克，同时有贫血者可能是腹腔脏器破裂，无贫血者则见于胃肠穿孔、绞窄性肠梗阻、急性出血性坏死性胰腺炎。

（4）全身评估：评估患者生命体征、神志、神态、体位、营养状况，以及有关疾病的相应体征等。

3. 实验室及其他检查　根据不同病种进行相应的实验室检查，必要时需做 X 线检查、消化内镜检查、B 超检查等。

二、护理措施

1. 疼痛评估　观察并记录患者腹痛的部位、性质及程度，发作的时间、频率、持续时间，以及相关疾病的其他临床表现。

2. 指导患者采用非药物性缓解疼痛的方法　如下所述。

（1）分散注意力：如深呼吸、数数、谈话等。

（2）行为疗法：如放松技术、冥想、音乐疗法、生物反馈等。

（3）局部热疗法：除急腹症外，对疼痛局部可使用热水袋进行热敷，从而解除肌肉痉挛而达到止痛效果。

（4）针灸止痛：根据不同疾病和疼痛部位选择针疗穴位。

3. 药物止痛　根据病情、疼痛性质和程度遵医嘱给予药物止痛。癌性疼痛应遵循按需给药的原则，有效控制患者的疼痛，疼痛缓解或消失后及时停药。观察药物的止痛效果及不良反应。急性剧烈腹痛诊断未明时，不可随意使用镇痛药物，以免掩盖症状，延误病情。

4. 生活护理　协助患者取适当体位以利于休息，减少疲劳感和体力消耗。急性剧烈腹痛患者应卧床休息，要加强巡视，随时了解和满足患者所需，做好生活护理。烦躁不安者应采取防护措施，防止坠床等意外发生。

5. 心理护理　针对性地对患者进行心理疏导，使其减轻紧张恐惧心理，精神放松，情绪稳定，从而利于增强患者对疼痛的耐受性，减轻疼痛。

（姜丽燕）

第三节　腹　胀

腹胀是一种腹部胀满、膨隆的不适感觉，可由胃肠道积气、积食或积粪、腹水、气腹、腹腔内肿物、胃肠功能紊乱等引起，亦可由低钾血症所致。

一、评估

1. 病因评估　如下所述。

（1）胃肠胀气

1）吞咽大量空气：如饮用大量碳酸饮料、嚼口香糖、张口呼吸、打鼾、吃饭狼吞虎咽等，以及十二指肠溃疡、胆囊炎、食管炎等任何引起胸腹部疼痛及恶心、呕吐的疾病，都会使人在不知不觉中吞下大量的空气。

2）胃肠道内产气过多：包括消化不良、食入大量不易消化的食物或产气食物。

3）肠内气体通过障碍：一般情况下，小肠梗阻时腹部膨胀是逐渐增加的；大肠梗阻时则是严重腹胀，但症状亦是逐渐出现的；但是高位性小肠梗阻时最明显的症状是呕吐，当腹部剧烈疼痛时呕吐呈喷射状，且含绿色胆汁；低位性小肠梗阻时有明显的腹胀，且呕吐物呈粪臭味；大肠梗阻时有明显的腹胀、完全性便秘，呕吐少见。

4）肠壁气体吸收障碍：如门脉高压、各种原因引起的肠炎、结肠过敏等，因胃肠血液循环障碍使得消化吸收功能降低，影响气体的吸收。

5）肠蠕动减弱：如肠梗阻、肠麻痹、巨结肠症、甲状腺功能低下、低钾血症、长期卧床或使用药物（如吗啡、654-2）。

（2）腹水

1）低蛋白血症：造成胶体渗透压降低。

2）水分排泄障碍：因血清中含高浓度的抗利尿激素（ADH），使排尿量减少。

3）类固醇分泌过多：醛固酮过多症是因肝脏无法代谢醛固酮，使水钠重吸收增加，排尿量减少，水分存积于体内。

4）渗出性腹水：引起的病因包括癌症侵犯腹膜、结核性腹膜炎、腹外伤、主动脉瘤破裂、胆管或肠道穿孔等。

5）漏出性腹水：引起的病因包括肝硬化、心力衰竭、肾病综合征等。

（3）腹腔内肿物：包括腹腔内的组织或器官发生肿大形成腹腔内异常包块，如肝硬化、脾大；腹腔内巨大肿瘤或肿物。

2. 症状评估　如下所述。

（1）发作状态：腹胀出现的时间长短、发展速度，询问患者过去有无胃炎、溃疡病、腹部手术史、心血管系统疾病、呼吸系统疾病、肝肾疾病及外伤史。

（2）腹胀的部位、程度。

（3）伴随症状及体征：有无腹痛、恶心、呕吐、食欲不振、呼吸困难、排便异常、体重减轻等。如伴有蜘蛛痣、肝掌、肚脐周围静脉曲张则考虑肝硬化所造成的腹水和门脉高压；伴有肠鸣音 >10 次/min、声音高调亢奋则表明有肠梗阻；腹部叩诊如为鼓音则为肠胀气，若为移动性浊音，则应考虑腹水的可能，若为实音，则为腹部肿物。

（4）全身评估：评估患者生命体征、神志、体重、腹围、出入量、体位、行动、营养状况，有无精神紧张、焦虑不安等，以及有关疾病的相应体征。

二、护理措施

1. 胀气　如下所述。

（1）根据病情，针对性地选择以下措施

1）肛管排气法：将肛管由肛门插入直肠，排除肠腔内积气，减轻腹胀。

2）胃肠减压法：对于术后肠蠕动未恢复或肠梗阻的患者，给予插入胃管以抽出胃液和气体达到减轻腹胀的作用。

3）热敷腹部顺时针按摩法：热敷执行完后应注意排气的时间，腹胀是否减轻或解除。

4）给予洗肠或软便剂：如是便秘引起的腹胀，则根据医嘱给予洗肠或软便剂，以促进肠蠕动。

（2）保持病室安静：倾听患者的不安、不满、不舒适及痛苦的主诉，并使之获得充分的休息。

（3）适时告诉患者病情：使之对自己的疾病有所认识、了解，避免害怕与焦虑。

（4）饮食：限制产气食物如豆制品、芋头、土豆、包心菜、洋葱、牛奶、汽水、啤酒、胡萝卜，多摄取促进肠蠕动的蔬菜、糙米和富含纤维素的食品。限制发酵食品，如面包、馒头、面食类。必要时少量多餐，严重腹胀时禁食。

（5）增加活动量，经常更换体位，以促进肠蠕动。

2. 腹水　如下所述。

（1）每日详细记录出入水量，并根据出入水量随时评估患者体液平衡的情况。

（2）根据病情定期在同一时间、同一条件下测量体重、腹围，并记录。

（3）维持水及电解质平衡：合理安排和调整输液顺序，密切观察皮肤弹性或者黏膜干燥情况，必要时监测中心静脉压；观察并记录生命体征、体重、出入水量及尿比重，作为液体补充的根据；给予低钾血症患者补钾；监测尿及血清电解质的生化检验值，并随时报告不正常值，以便及时补充和调整。

（4）饮食：腹水患者常伴有食欲不振，故饮食应符合患者的嗜好，以促进患者的食欲为原则。采用高蛋白、高维生素、低钠易于消化的饮食，必要时限制水分，少量多餐。若合并肾病，则应给予低蛋白饮食。限制易发酵食品，如马铃薯、碳酸饮料。腹水严重时，可遵医嘱禁食。

（5）药物治疗的护理：遵医嘱给予利尿剂，告知患者利尿剂用后的反应及不良反应；应用利尿剂应注意监测血压、脉搏、体重、腹围及血清电解质、肝功能等；嘱患者多食含钾高的食物如柑橘、菠菜、牛奶、蛋类、豆类；腹水严重时，为增加胶体渗透压，可遵医嘱输入新鲜冷冻血浆，再用利尿剂加速体液的排出。

（6）腹腔穿刺放液的护理：当饮食和药疗法无法有效控制腹水的形成时，则采取腹腔穿刺放液术，暂时缓解腹水所带来的不适。护理措施见腹腔穿刺术的护理。

（7）卧位：协助患者采取舒适卧位，如半坐卧位或高坐卧位，维持安静的治疗环境。

（8）皮肤护理：保持皮肤完整性，加强翻身，预防压疮，剪短手指甲以防抓伤皮肤。

（9）加强心理护理。

（姜丽燕）

第四节　腹　泻

排便次数增多，粪便稀薄并带有黏液、脓血或未消化的食物，称为腹泻。腹泻多由肠管蠕动增快，水分不能充分吸收以及肠分泌增多、脂肪消化不良而引起。

一、评估

1. 病因评估　腹泻多由于肠道疾病引起，其他原因有药物、全身性疾病、过敏和心理因素等。

2. 症状评估　如下所述。

（1）发作状态：腹泻发生的时间、与进食的关系。急性腹泻起病多骤然，病程较短，多为感染或食物中毒；慢性腹泻病程较长，多见于慢性感染、炎症、吸收不良或肠道肿瘤。食物中毒所致的腹泻多有不洁食物进食史，进食某些食物后即发生腹泻可能与过敏反应有关，神经官能性腹泻多发生于进食后1h左右。

（2）评估粪便的性状、次数、量、气味及颜色：小肠病变引起的腹泻粪便呈糊状或水样，可含有未完全消化的食物成分；大肠病变引起的腹泻粪便可含脓、血、黏液，病变累及直肠可出现里急后重。阿米巴痢疾的大便呈暗红色（或果酱样）；如为细菌感染，则初为水样后为黏液血便或脓血便；粪便中带大量黏液而无病理成分者常见于肠易激综合征。

（3）伴随症状：有无腹痛及疼痛的部位，有无里急后重、恶心呕吐、发热等伴随症状。如急性腹泻常有腹痛，尤以感染性腹泻为明显。小肠疾病的腹泻疼痛常在脐周，便后腹痛多不缓解，而结肠疾病则疼痛多在下腹，且便后疼痛常可缓解或减轻。

（4）全身评估：评估患者的生命体征、神志、尿量、皮肤弹性、肛周皮肤等，有无口渴、疲乏无力等失水表现，有无水电解质紊乱、酸碱失衡等。慢性腹泻时应注意患者的营养状况，有无消瘦、贫血体征。腹部体检时了解有无腹部肿块或腹水、肠鸣音情况。有无精神紧张、焦虑不安等。

3. 实验室评估　粪便标本的显微镜检查或细菌检查，监测血清电解质、酸碱平衡状况。

二、护理措施

1. 病情观察　包括排便情况、伴随症状、全身情况及血生化指标的监测。

2. 合理饮食　选择低脂、少渣、易消化食物，适当补充水分和食盐，避免食用茄子、韭菜、芹菜、酸性食物和碳酸类饮料等多纤维易胀气的食物，避免刺激性食物。急性腹泻应根据病情和医嘱采取禁食，逐渐过渡到流质、半流质、软食以至普通饮食。

3. 活动与休息　急性起病、全身症状明显的患者应卧床休息，避免精神紧张，注意腹部保暖。慢性轻症者可适当活动。

4. 用药护理　遵医嘱给予抗感染药物、止泻药以及输液。应用止泻药时注意观察患者排便情况，腹泻得到控制时及时停药。应用解痉止痛剂如阿托品时，注意观察药物不良反应如口干、视力模糊、心动过速等。

5. 肛周皮肤护理　排便后应用温水清洗肛周，保持肛门清洁干燥。排便次数较多、肛门刺激较明显者，给予便后温水坐浴或肛门热敷，可用凡士林油或抗生素软膏涂抹肛周，以保护肛周皮肤，促进损伤处愈合。

6. 心理护理　向患者解释情绪、运动与肠道活动的关系。指导患者作松弛训练，安排患者每天至少用20～30min进行做操、散步等活动，减轻心理不安和恐惧。

（姜丽燕）

第十一章

胃肠疾病护理

第一节 急性胃炎

一、概述

急性胃炎指由各种原因引起的急性胃黏膜炎症，其病变可以仅局限于胃底、胃体、胃窦的任何一部分，病变深度大多局限于黏膜层，严重时则可累及黏膜下层、肌层，甚至达浆膜层。临床表现多种多样，可以有上腹痛、恶心、呕吐、上腹不适、呕血、黑粪，也可无症状，而仅有胃镜下表现。急性胃炎的病因虽然多样，但各种类型在临床表现、病变的发展规律和临床诊治等方面有一些共性。大多数患者，通过及时诊治能很快痊愈，但也有部分患者其病变可以长期存在并转化为慢性胃炎。

二、护理评估

（一）健康史

评估患者既往有无胃病史，有无服用对胃有刺激的药物，如阿司匹林、保泰松、洋地黄、铁剂等，评估患者的饮食情况及睡眠。

（二）临床症状评估与观察

1. 腹痛的评估　患者主要表现为上腹痛、饱胀不适。多数患者无症状，或症状被原发疾病所掩盖。

2. 恶心、呕吐的评估　患者可有恶心、呕吐、食欲缺乏等症状，注意观察患者呕吐的次数及呕吐物的性质、量的情况。

3. 腹泻的评估　食用沙门菌、嗜盐菌或葡萄球菌毒素污染食物引起的胃炎患者常伴有腹泻。评估患者的大便次数、颜色、性状及量的情况。

4. 呕血和（或）黑粪的评估　在所有上消化道出血的病例中，急性糜烂出血性胃炎所致的消化道出血占 10% ~ 30%，仅次于消化性溃疡。

（三）辅助检查的评估

1. 病理　主要表现为中性粒细胞浸润。

2. 胃镜检查　可见胃黏膜充血、水肿、糜烂、出血及炎性渗出。

3. 实验室检查　血常规检查：糜烂性胃炎可有红细胞、血红蛋白减少。大便常规检查：大便潜血阳性。血电解质检查：剧烈腹泻患者可有水、电解质紊乱。

（四）心理－社会因素评估

1. 生活方式　评估患者生活是否规律，包括学习或工作、活动、休息与睡眠的规律性，有无烟酒嗜好等。评估患者是否能得到亲人及朋友的关爱。

2. 饮食习惯　评估患者是否进食过冷、过热、过于粗糙的食物；是否食用刺激性食物，如辛辣、过酸或过甜的食物，以及浓茶、浓咖啡、烈酒等；是否注意饮食卫生。

3. 焦虑或恐惧　因出现呕血、黑粪或症状反复发作而产生紧张、焦虑、恐惧心理。

4. 认知程度　是否了解急性胃炎的病因及诱发因素，以及如何防护。

（五）腹部体征评估

上腹部压痛是常见体征，有时上腹胀气明显。

三、护理问题

1. 腹痛　由于胃黏膜的炎性病变所致。
2. 营养失调：低于机体需要量　由于胃黏膜的炎性病变所致的食物摄入、吸收障碍所致。
3. 焦虑　由于呕血、黑粪及病情反复所致。

四、护理目标

（1）患者腹痛症状减轻或消失。
（2）患者住院期间保证机体需热量，维持水电解质及酸碱平衡。
（3）患者焦虑程度减轻或消失。

五、护理措施

（一）一般护理

1. 休息　患者应注意休息，减少活动，对急性应激造成者应卧床休息，同时应做好患者的心理疏导。

2. 饮食　一般可给予无渣、半流质的温热饮食。如少量出血可给予牛奶、米汤等以中和胃酸，有利于黏膜的修复。剧烈呕吐、呕血的患者应禁食，可静脉补充营养。

3. 环境　为患者创造整洁、舒适、安静的环境，定时开窗通风，保证空气新鲜及温湿度适宜，使其心情舒畅。

（二）心理护理

1. 解释症状出现的原因　患者因出现呕血、黑粪或症状反复发作而产生紧张、焦虑、恐惧心理。护理人员应向其耐心说明出血原因，并给予解释和安慰。应告知患者，通过有效治疗，出血会很快停止；并通过自我护理和保健，可减少本病的复发次数。

2. 心理疏导　耐心解答患者及家属提出的问题，向患者解释精神紧张不利于呕吐的缓解，特别是有的呕吐与精神因素有关，紧张、焦虑还会影响食欲和消化能力，而树立信心及情绪稳定则有利于症状的缓解。

3. 应用放松技术　利用深呼吸、转移注意力等放松技术，减少呕吐的发生。

（三）治疗配合

1. 患者腹痛的时候　遵医嘱给予局部热敷、按摩、针灸，或给予止痛药物等缓解腹痛症状，同时应安慰、陪伴患者以使其精神放松，消除紧张恐惧心理，保持情绪稳定，从而增强患者对疼痛的耐受性；非药物止痛方法还可以用分散注意力法，如数数、谈话、深呼吸等；行为疗法，如放松技术、冥想、音乐疗法等。

2. 患者恶心、呕吐、上腹不适　评估症状是否与精神因素有关，关心和帮助患者消除紧张情绪。观察患者呕吐的次数及呕吐物的性质和量的情况。一般呕吐物为消化液和食物时有酸臭味。混有大量胆汁时呈绿色，混有血液呈鲜红色或棕色残渣。及时为患者清理呕吐物、更换衣物，协助患者采取舒适体位。

3. 患者呕血、黑粪　排除鼻腔出血及进食大量动物血、铁剂等所致呕吐物呈咖啡色或黑粪。观察患者呕血与黑粪的颜色性状和量的情况，必要时遵医嘱给予输血、补液、补充血容量治疗。

（四）用药护理

（1）向患者讲解药物的作用、不良反应、服用时的注意事项，如抑制胃酸的药物多于饭前服用；抗生素类多于饭后服用，并询问患者有无过敏史，严密观察用药后的反应；应用止泻药时应注意观察排便情况，观察大便的颜色、性状、次数及量，腹泻控制时应及时停药；保护胃黏膜的药物大多数是餐前服用，个别药例外；应用解痉止痛药如654-2或阿托品时，会出现口干等不良反应，并且青光眼及前列腺肥大者禁用。

（2）保证患者每日的液体入量，根据患者情况和药物性质调节滴注速度，合理安排所用药物的前后顺序。

（五）健康教育

（1）应向患者及家属讲明病因，如是药物引起，应告诫今后禁止用此药；如疾病需要必须用该药，必须遵医嘱配合服用制酸剂以及胃黏膜保护剂。

（2）嗜酒者应劝告戒酒。

（3）嘱患者进食要有规律，避免食生、冷、硬及刺激性食物和饮料。

（4）让患者及家属了解本病为急性病，应及时治疗及预防复发，防止发展为慢性胃炎。

（5）应遵医嘱按时用药，如有不适，及时来院就医。

（姜丽燕）

第二节　慢性胃炎

一、概述

慢性胃炎系指不同病因引起的慢性胃黏膜炎性病变，其发病率在各种胃病中居位首。随着年龄增长而逐渐增高，男性稍多于女性。

二、护理评估

（一）健康史

评估患者既往有无其他疾病，是否长期服用NSAID类消炎药如阿司匹林、吲哚美辛等，有无烟酒嗜好及饮食、睡眠情况。

（二）临床症状评估与观察

1. 腹痛的评估　评估腹痛发生的原因或诱因，疼痛的部位、性质和程度；与进食、活动、体位等因素的关系，有无伴随症状。慢性胃炎进展缓慢，多无明显症状。部分患者可有上腹部隐痛与饱胀的表现。腹痛无明显节律性，通常进食后较重，空腹时较轻。

2. 恶心、呕吐的评估　评估恶心、呕吐发生的时间、频率、原因或诱因，与进食的关系；呕吐的特点及呕吐物的性质、量；有无伴随症状，是否与精神因素有关。慢性胃炎的患者进食硬、冷、辛辣或其他刺激性食物时可引发恶心、反酸、嗳气、上腹不适、食欲缺乏等症状。

3. 贫血的评估　慢性胃炎并发胃黏膜糜烂者可出现少量或大量上消化道出血，表现以黑粪为主，持续3~4d停止。长期少量出血可引发缺铁性贫血，患者可出现头晕、乏力及消瘦等症状。

（三）辅助检查的评估

1. 胃镜及黏膜活组织检查　这是最可靠的诊断方法，可直接观察黏膜病损。慢性萎缩性胃炎可见黏膜呈颗粒状、黏膜血管显露、色泽灰暗、皱襞细小；慢性浅表性胃炎可见红斑、黏膜粗糙不平、出血点（斑）。两种胃炎皆可见伴有糜烂、胆汁反流。活组织检查可进行病理诊断，同时可检测幽门螺杆菌。

2. 胃酸的测定 慢性浅表性胃炎胃酸分泌可正常或轻度降低，而萎缩性胃炎胃酸明显降低，其分泌胃酸功能随胃腺体的萎缩、肠腺化生程度的加重而降低。

3. 血清学检查 慢性胃体炎患者血清抗壁细胞抗体和内因子抗体呈阳性，血清胃泌素明显升高；慢性胃窦炎患者血清抗壁细胞抗体多呈阴性，血清胃泌素下降或正常。

4. 幽门螺杆菌检测 通过侵入性和非侵入性方法检测幽门螺杆菌。慢性胃炎患者胃黏膜中幽门螺杆菌阳性率的高低与胃炎活动与否有关，且不同部位的胃黏膜其幽门螺杆菌的检测率亦不相同。幽门螺杆菌的检测对慢性胃炎患者的临床治疗有指导意义。

（四）心理 - 社会因素评估

1. 生活方式 评估患者生活是否有规律；生活或工作负担及承受能力；有无过度紧张、焦虑等负性情绪；睡眠的质量等。

2. 饮食习惯 评估患者平时饮食习惯及食欲，进食时间是否规律；有无特殊的食物喜好或禁忌，有无食物过敏，有无烟酒嗜好。

3. 心理 - 社会状况 评估患者的性格及精神状态；患病对患者日常生活、工作的影响。患者有无焦虑、抑郁、悲观等负性情绪及其程度。评估患者的家庭成员组成，家庭经济、文化、教育背景，对患者的关怀和支持程度；医疗费用来源或支付方式。

4. 认知程度 评估患者对慢性胃炎的病因、诱因及如何预防的了解程度。

（五）腹部体征的评估

慢性胃炎的体征多不明显，少数患者可出现上腹轻压痛。

三、护理问题

1. 疼痛 由于胃黏膜炎性病变所致。
2. 营养失调：低于机体需要量 由于厌食、消化吸收不良所致。
3. 焦虑 由于病情反复、病程迁延所致。
4. 活动无耐力 由于慢性胃炎引起贫血所致。
5. 知识缺乏 缺乏对慢性胃炎病因和预防知识的了解。

四、护理目标

（1）患者疼痛减轻或消失。
（2）患者住院期间能保证机体所需热量、水分、电解质的摄入。
（3）患者焦虑程度减轻或消失。
（4）患者活动耐力恢复或有所改善。
（5）患者能自述疾病的诱因及预防保健知识。

五、护理措施

（一）一般护理

1. 休息 指导患者急性发作时应卧床休息，并可用转移注意力、做深呼吸等方法来减轻。

2. 活动 病情缓解时，进行适当的锻炼，以增强机体抵抗力。嘱患者生活要有规律，避免过度劳累，注意劳逸结合。

3. 饮食 急性发作时可予少渣半流食，恢复期患者指导其食用富含营养、易消化的食物，避免食用辛辣、生冷等刺激性食物及浓茶、咖啡等饮料。嗜酒患者嘱其戒酒。指导患者加强饮食卫生并养成良好的饮食习惯，定时进餐、少量多餐、细嚼慢咽。如胃酸缺乏者可酌情食用酸性食物如山楂、食醋等。

4. 环境 为患者创造良好的休息环境，定时开窗通风，保证病室的温湿度适宜。

（二）心理护理

1. 减轻焦虑　提供安全舒适的环境，减少患者的不良刺激。避免患者与其他有焦虑情绪的患者或亲属接触。指导其散步、听音乐等转移注意力的方法。

2. 心理疏导　首先帮助患者分析这次产生焦虑的原因，了解患者内心的期待和要求；然后共同商讨这些要求是否能够实现，以及错误的应对机制所产生的后果。指导患者采取正确的应对机制。

3. 树立信心　向患者讲解疾病的病因及防治知识，指导患者如何保持合理的生活方式和去除对疾病的不利因素。并可以请有过类似疾病的患者讲解采取正确应对机制所取得的良好效果。

（三）治疗配合

1. 腹痛　评估患者疼痛的部位、性质及程度。嘱患者卧床休息，协助患者采取有利于减轻疼痛的体位。可利用局部热敷、针灸等方法来缓解疼痛。必要时遵医嘱给予药物止痛。

2. 活动无耐力　协助患者进行日常生活活动。指导患者体位改变时动作要慢，以免发生直立性低血压。根据患者病情与患者共同制定每日的活动计划，指导患者逐渐增加活动量。

3. 恶心、呕吐　协助患者采取正确体位，头偏向一侧，防止误吸。安慰患者，消除患者紧张、焦虑的情绪。呕吐后及时为患者清理，更换床单位并协助患者采取舒适体位。观察呕吐物的性质、量及呕吐次数。必要时遵医嘱给予止吐药物治疗。

附：呕吐物性质及特点分析

1. 呕吐不伴恶心　呕吐突然发生，无恶心、干呕的先兆，伴明显头痛，且呕吐于头痛剧烈时出现，常见于神经血管头痛、脑震荡、脑溢血、脑炎、脑膜炎及脑肿瘤等。

2. 呕吐伴恶心　多见于胃源性呕吐，例如胃炎、胃溃疡、胃穿孔、胃癌等，呕吐多与进食、饮酒、服用药物有关，吐后常感轻松。

3. 清晨呕吐　多见于妊娠呕吐和酒精性胃炎的呕吐。

4. 食后即恶心、呕吐　如果食物尚未到达胃内就发生呕吐，多为食管的疾病，如食管癌、食管贲门失弛缓症。食后即有恶心、呕吐伴腹痛、腹胀者常见于急性胃肠炎、阿米巴痢疾。

5. 呕吐发生于饭后 2～3h　可见于胃炎、胃溃疡和胃癌。

6. 呕吐发生于饭后 4～6h　可见于十二指肠溃疡。

7. 呕吐发生在夜间　呕吐发生在夜间，且量多有发酵味者，常见于幽门梗阻、胃及十二指肠溃疡、胃癌。

8. 大量呕吐　呕吐物如为大量，提示有幽门梗阻、胃潴留或十二指肠淤滞。

9. 少量呕吐　呕吐常不费力，每口吐出量不多，可有恶心，进食后可立即发生，吐完后可再进食，多见于神经官能性呕吐。

10. 呕吐物性质辨别　如下所述。

（1）呕吐物酸臭：呕吐物酸臭或呕吐隔日食物见于幽门梗阻、急性胃炎。

（2）呕吐物中有血：应考虑消化性溃疡、胃癌。

（3）呕吐黄绿苦水：应考虑十二指肠梗阻。

（4）呕吐物带粪便：见于肠梗阻晚期，带有粪臭味见于小肠梗阻。

（四）用药护理

（1）向患者讲解药物的作用、不良反应及用药的注意事项，观察患者用药后的反应。

（2）根据患者的情况进行指导，避免使用对胃黏膜有刺激的药物，必须使用时应同时服用抑酸剂或胃黏膜保护剂。

（3）有幽门螺杆菌感染的患者，应向其讲解清除幽门螺杆菌的重要性，嘱其连续服药两周，停药 4 周后再复查。

（4）静脉给药患者，应根据患者的病情、年龄等情况调节滴注速度，保证入量。

（五）健康教育

（1）向患者及家属介绍本病的有关病因，指导患者避免诱发因素。

（2）教育患者保持良好的心理状态，平时生活要有规律，合理安排工作和休息时间，注意劳逸结合，积极配合治疗。

（3）强调饮食调理对防止疾病复发的重要性，指导患者加强饮食卫生和饮食营养，养成有规律的饮食习惯。

（4）避免刺激性食物及饮料，嗜酒患者应戒酒。

（5）向患者介绍所用药物的名称、作用、不良反应，以及服用的方法剂量和疗程。

（6）嘱患者定期按时服药，如有不适及时就诊。

（姜丽燕）

第三节　上消化道大出血

一、概述

上消化道出血（upper gastrointestinal hemorrhage）系指屈氏韧带（the ligament of Treitz）以上的消化道，包括食管、胃、十二指肠、胃空肠吻合术后的空肠病变，以及胰、胆病变的出血，是常见急症之一。

上消化道大量出血：指数小时内的失血量大于1 000mL，或大于循环血容量的20%，临床表现为呕血或黑粪，常伴有血容量减少而引起的急性周围循环衰竭，导致失血性休克而危及患者的生命。

二、护理评估

（一）临床表现

上消化道出血的临床表现一般取决于病变性质、部位和出血量与速度。

1. 呕血与黑粪　是上消化道出血的特征性表现。上消化道大量出血之后，均有黑粪。出血部位在幽门以上者常伴有呕血。若出血量较少、速度慢也可无呕血。反之，幽门以下出血如出血量大、速度快，可因血反流入胃腔引起恶心、呕吐而表现为呕血。

呕血多为棕褐色，呈咖啡渣样，这是血液经胃酸作用形成正铁血红素所致。如出血量大，未经胃酸充分混合即呕出，则为鲜红或有血块。黑粪呈柏油样，黏稠而发亮，系血红蛋白的铁经肠内硫化物作用形成硫化铁所致。出血量大时，血液在肠内推进快，粪便可呈暗红甚至鲜红色，酷似下消化道出血。呕吐物及黑粪潜血试验呈强阳性。

2. 失血性周围循环衰竭　急性大量失血由于循环血容量迅速减少而导致周围循环衰竭。一般表现为头晕、心慌、乏力，突然起立发生晕厥、口渴、出冷汗、心率加快、血压偏低等。严重者呈休克状态，表现为烦躁不安或神志不清、面色苍白、四肢湿冷、口唇发绀、呼吸急促、血压下降、脉压缩小、心率加快，休克未改善时尿量减少。

3. 贫血和血常规变化　慢性出血可表现为贫血。急性大量出血后均有急性失血后贫血，但在出血的早期，血红蛋白浓度、红细胞计数与血细胞比容可无明显变化。在出血后，一般须经3～4h以上才出现贫血，出血后24～72h红细胞稀释到最大限度。贫血程度除取决于失血量外，还和出血前有无贫血基础、出血后液体平衡状况等因素有关。

急性出血患者为正细胞正色素性贫血，在出血后骨髓有明显代偿性增生，可暂时出现大细胞性贫血，慢性失血则呈小细胞低色素性贫血。出血24h内网织红细胞即见增高，至出血后4～7d可高达5%～15%，以后逐渐降至正常。如出血未止，网织红细胞可持续升高。

上消化道大量出血2～5h，白细胞计数升达（10～20）×10^9/L，出血停止后2～3d才恢复正常。

但在肝硬化患者，如同时有脾功能亢进，则白细胞计数可不增高。

4. 发热　上消化道大量出血后，多数患者在24h内出现低热，但一般不超过38.5℃，持续3～5d降至正常。

5. 氮质血症　在上消化道大量出血后，由于大量血液蛋白质的消化产物在肠道被吸收，血中尿素氮浓度可暂时增高，称为肠性氮质血症。一般于一次出血后数小时血尿素氮开始上升，24～48h可达高峰，大多不超出14.3mmol/L（40mg/dl），3～4d后降至正常。

血容量减少及低血压，导致肾血流量减少、肾小球过滤率下降，亦可引起一过性氮质血症。对血尿素氮持续升高超过3～4d或明显升高超过17.9mmol/L（50mg/dl）者，若活动性出血已停止，且血容量已基本纠正而尿量仍少，则应考虑由于休克时间过长或原有肾脏病变基础而发生肾功能衰竭。

（二）辅助检查

1. 实验室检查　测定红细胞、白细胞和血小板计数，血红蛋白浓度、血细胞比容、肝功能、肾功能、粪潜血等，有助于估计失血量及动态观察有无活动性出血，判断治疗效果及协助病因诊断。

2. 胃镜检查　是目前诊断上消化道出血病因的首选检查方法。胃镜检查在直视下顺序观察食管、胃、十二指肠球部直至降段，从而判断出血病变的部位、病因及出血情况。多主张检查在出血后24～48h内进行，称急诊胃镜检查（emergency endoscopy）。一般认为这可大大提高出血病因诊断的准确性，因为有些病变如急性糜烂出血性胃炎可在短短几天内愈合而不留痕迹；有些病变如血管异常在活动性出血或近期出血期间才易于发现；对同时存在两个或多个病变者可确定其出血所在。急诊胃镜检查还可根据病变的特征判断是否继续出血或估计再出血的危险性，并同时进行内镜止血治疗。在急诊胃镜检查前需先纠正休克、补充血容量、改善贫血。如有大量活动性出血，可先插胃管抽吸胃内积血，并用生理盐水灌洗，以免积血影响观察。

3. X线钡餐检查　X线钡餐检查目前已多为胃镜检查所代替，故主要适用于有胃镜检查禁忌证或不愿进行胃镜检查者，但对经胃镜检查出血原因未明，疑病变在十二指肠降段以下小肠段，则有特殊诊断价值。检查一般在出血停止且病情基本稳定数日后进行。

4. 其他检查　选择性动脉造影、放射性核素^{99m}Tc标记红细胞扫描、吞棉线试验及小肠镜检查等主要适用于不明原因的小肠出血。由于胃镜检查已能彻底搜寻十二指肠降段以上消化道病变，故上述检查很少应用于上消化道出血的诊断。但在某些特殊情况，如患者处于上消化道持续严重大量出血紧急状态，以致胃镜检查无法安全进行或因积血影响视野而无法判断出血灶，而患者又有手术禁忌，此时行选择性肠系膜动脉造影可能发现出血部位，并同时进行介入治疗。

（三）治疗原则

上消化道大量出血病情急、变化快，严重者可危及生命，应采取积极措施进行抢救。抗休克、迅速补充血容量应放在一切医疗措施的首位。

1. 一般急救措施　患者应卧位休息，保持呼吸道通畅，避免呕血时血液吸入引起窒息，必要时吸氧，活动性出血期间禁食。

严密监测患者生命体征，如心率、血压、呼吸、尿量及神志变化。观察呕血与黑粪情况。定期复查血红蛋白浓度、红细胞计数、血细胞比容与血尿素氮。必要时行中心静脉压测定。对老年患者根据情况进行心电监护。

2. 积极补充血容量　立即查血型和配血，尽快建立有效的静脉输液通道，尽快补充血容量。在配血过程中，可先输平衡液或葡萄糖盐水。遇血源缺乏，可用右旋糖酐或其他血浆代用品暂时代替输血。改善急性失血性周围循环衰竭的关键是要输足全血。下列情况为紧急输血指征（图11-1）。

输血量视患者周围循环动力学及贫血改善情况而定，尿量是有价值的参考指标。应注意避免因输液、输血过快、过多而引起肺水肿，原有心脏病或老年患者必要时可根据中心静脉压调节输入量。肝硬化患者宜用新鲜血。

3. 止血措施 见图 11 – 2。

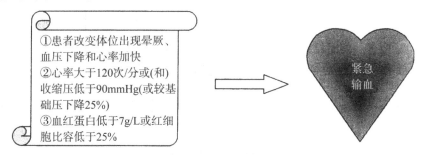

图 11 – 1 紧急输血指征

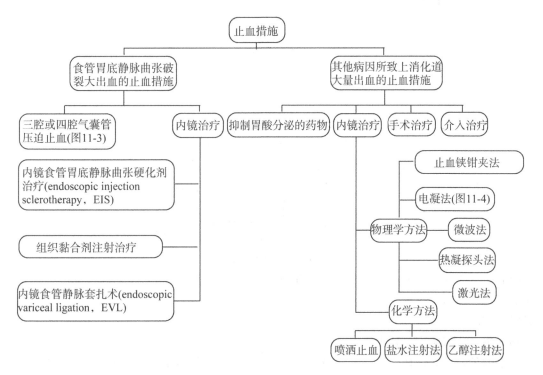

图 11 – 2 止血措施

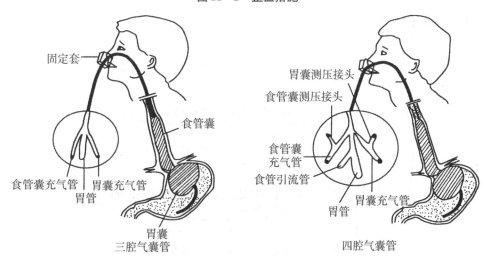

图 11 – 3 三（四）腔气囊管的使用

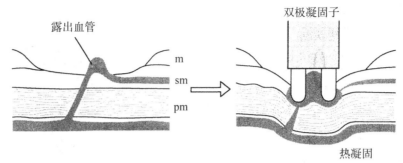

图 11 - 4　电凝止血

（四）护理诊断（图 11 - 5）

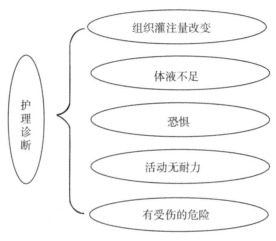

图 11 - 5　护理诊断

1. 组织灌注量改变　与上消化道大量出血有关。
2. 体液不足　与出血有关。
3. 恐惧　与出血有关。
4. 活动无耐力　与血容量减少有关。
5. 有受伤的危险，如创伤、窒息、误吸　与食管胃底黏膜长时间受压、囊管阻塞气道、血液或分泌物反流入气管有关。

（五）护理目标（图 11 - 6）

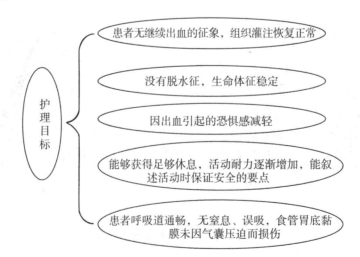

图 11 - 6　护理目标

患者无继续出血的征象，组织灌注恢复正常；没有脱水征，生命体征稳定；因出血引起的恐惧感减轻；能够获得足够休息，活动耐力逐渐增加，能叙述活动时保证安全的要点；患者呼吸道通畅，无窒息、误吸，食管胃底黏膜未因受气囊压迫而损伤。

三、护理措施

（一）评估（图 11 - 7）

（1）患者生命体征，观察发生呕血、黑粪的时间、颜色、性质，准确记录出入量。

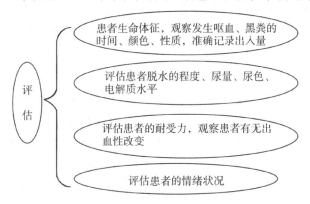

图 11 - 7　评估

（2）评估患者脱水的程度、尿量、尿色、电解质水平。

（3）评估患者的耐受力，观察患者有无出血性改变。

（4）评估患者的情绪状况。

（二）生活护理

1. 休息与体位　大出血时患者应绝对卧床休息，保持安静，及时帮助患者清理被污染的床单，取平卧位并将下肢略抬高，以保证脑部供血。呕吐时头偏向一侧，保证呼吸道通畅，防止窒息或误吸；必要时用负压吸引器清除气道内的分泌物、血液或呕吐物，保持呼吸道通畅。遵医嘱给予吸氧。

2. 饮食护理　见图 11 - 8。

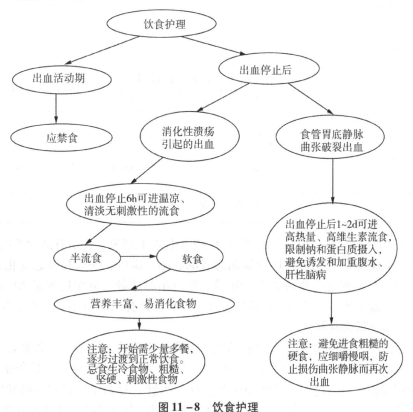

图 11 - 8　饮食护理

（1）出血活动期应禁食。

（2）出血停止后

1）消化性溃疡引起的出血，于出血停止 6h 可进温凉、清淡无刺激性的流食，以后可改为半流食、软食，或营养丰富、易消化食物。开始需少量多餐，逐步过渡到正常饮食。忌食生冷食物、粗糙、坚硬、刺激性食物。

2）食管胃底静脉曲张破裂出血，出血停止后 1~2d 可进高热量、高维生素流食，限制钠和蛋白质摄入，避免诱发和加重腹水、肝性脑病。避免进食粗糙的硬食，应细嚼慢咽，防止损伤曲张静脉而再次出血。

（三）心理护理

突然大量的呕血，常使患者及其家属极度恐惧不安。反复长期消化道出血，则容易使患者产生恐惧、悲观、绝望的心理反应，对疾病的治疗失去信心。而患者的消极情绪，又可加重病情，不利于疾病的康复。应关心、安慰、陪伴患者，但避免在床边讨论病情。抢救工作应迅速、忙而不乱，以减轻患者的紧张情绪及恐惧心理。经常巡视，大出血时陪伴患者，使其有安全感。呕血或解黑粪后及时清除血迹、污物，以减少对患者的恶性刺激。解释各项检查、治疗措施，听取并解答患者或家属的提问，以减轻他们的疑虑。

（四）治疗配合

1. 病情观察　上消化道大量出血在短期内出现休克症状，为临床常见的急症，应做好病情的观察。

（1）出血量的估计见表 11-1 及出血程度的分类见表 11-2。

表 11-1　出血量的估计

出血量	临床表现
>5mL	粪潜血（+）
>50~70mL	黑粪
250~300mL	呕血
<400mL	不引起全身症状
400~500mL	可引起全身症状
>1 000mL	急性周围循环衰竭或失血性休克

表 11-2　上消化道出血程度的分类

分级	失血量	血压	脉搏	血红蛋白	症状
轻度	全身总血量的 10%~15%（成人失血量 <500mL）	基本正常	正常	无变化	可有头晕
中度	全身总血量的 20%（成人失血量的 800~1 000mL）	下降	100 次/分	70~100g/L	一时性眩晕、口渴、心悸、少尿
重度	全身总血量 30% 以上（成人失血量 >1 500mL）	<10.64kPa	>120 次/分	<70g/L	心悸、冷汗、四肢厥冷、尿少、神志恍惚

（2）继续或再次出血的判断：观察中出现图 11-9 中提及的迹象，提示有活动性出血或再次出血。

（3）出血性休克的观察：大出血时严密监测患者的心率、血压、呼吸和神志变化，必要时进行心电监护。准确记录出入量，疑有休克时留置导尿管，测每小时尿量，应保持尿量 30mL/h。注意症状、体征的观察，如患者烦躁不安、面色苍白、皮肤湿冷、四肢湿冷提示微循环血液灌注不足；而皮肤逐渐转暖、出汗停止则提示血液灌注好转。

2. 用药护理　立即建立静脉通道。遵医嘱迅速、准确地实施输血、输液、各种止血药物治疗及用药等抢救措施，并观察治疗效果及不良反应。输液开始应快，必要时测定中心静脉压作为调整输液量和速度的依据。避免因输液、输血过多、过快而引起急性肺水肿，对老年患者和心肺功能不全者尤应注意。肝病患者忌用吗啡、巴比妥类药物；应输新鲜血，因库存血含氨量高，易诱发肝性脑病。血管加压素可引起腹痛、血压升高、心律失常、心肌缺血，甚至发生心肌梗死，故滴注速度应遵医嘱准确无误，并严密观察不良反应。患有冠心病的患者忌用血管加压素。

3. 三（四）腔气囊管的护理　熟练的操作和插管后的密切观察及细致护理是达到预期止血效果的关键。留置三（四）腔气囊管流程见图 11 - 10 。留置三（四）腔气囊管的注意事项见图 11 - 11。

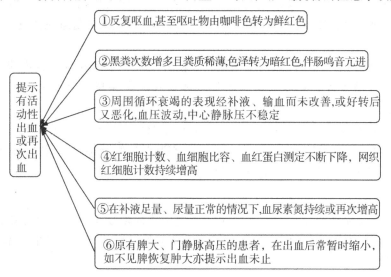

提示有活动性出血或再次出血

①反复呕血,甚至呕吐物由咖啡色转为鲜红色

②黑粪次数增多且类质稀薄,色泽转为暗红色,伴肠鸣音亢进

③周围循环衰竭的表现经补液、输血而未改善,或好转后又恶化,血压波动,中心静脉压不稳定

④红细胞计数、血细胞比容、血红蛋白测定不断下降、网织红细胞计数持续增高

⑤在补液足量、尿量正常的情况下,血尿素氮持续或再次增高

⑥原有脾大、门静脉高压的患者，在出血后常暂时缩小，如不见脾恢复肿大亦提示出血未止

图 11 - 9　判断是否存在活动性出血

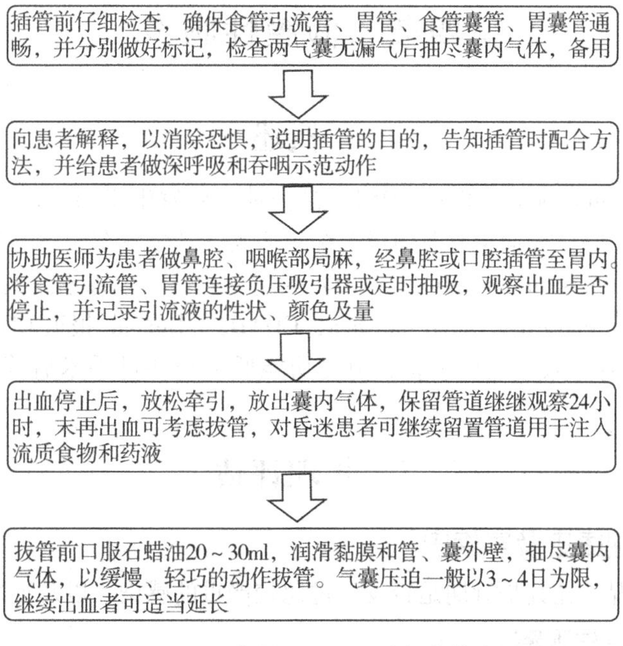

插管前仔细检查，确保食管引流管、胃管、食管囊管、胃囊管通畅，并分别做好标记，检查两气囊无漏气后抽尽囊内气体，备用

⇩

向患者解释，以消除恐惧，说明插管的目的，告知插管时配合方法，并给患者做深呼吸和吞咽示范动作

⇩

协助医师为患者做鼻腔、咽喉部局麻，经鼻腔或口腔插管至胃内，将食管引流管、胃管连接负压吸引器或定时抽吸，观察出血是否停止，并记录引流液的性状、颜色及量

⇩

出血停止后，放松牵引，放出囊内气体，保留管道继续观察24小时，末再出血可考虑拔管，对昏迷患者可继续留置管道用于注入流质食物和药液

⇩

拔管前口服石蜡油20～30ml，润滑黏膜和管、囊外壁，抽尽囊内气体，以缓慢、轻巧的动作拔管。气囊压迫一般以3～4为限，继续出血者可适当延长

图 11 - 10　留置三（四）腔气囊管流程

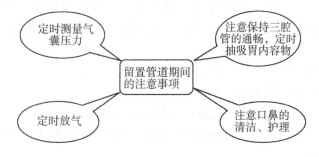

留置管道期间的注意事项

定时测量气囊压力

注意保持三腔管的通畅，定时抽吸胃内容物

定时放气

注意口鼻的清洁、护理

图 11 - 11　留置三（四）腔气囊管的注意事项

（五）健康指导

1. 介绍病因　上消化道出血的临床过程及预后因引起出血的病因而异。

2. 介绍治疗　应帮助患者和家属掌握有关疾病的预防、治疗和护理知识，以减少再度出血的危险。

3. 饮食指导　注意饮食卫生和规律，进食营养丰富、易消化的食物，避免过饥或暴饮暴食，避免粗糙、刺激性食物，或过冷、过热、产气多的食物、饮料等，合理饮食是避免诱发上消化道出血的重要环节。

4. 生活指导　加强口腔护理，保持皮肤清洁，预防并发症。生活起居要有规律，劳逸结合，保持乐观情绪，保证睡眠，减少外部刺激，重者需卧床休息并注意保暖。应戒烟、戒酒，在医师指导下用药。

5. 特殊交代　指导患者及家属学会早期识别出血征象及应急措施，若出现呕血、黑粪或头晕、心悸等不适，立即卧床休息，保持安静，减少身体活动；呕吐时取侧卧位以免误吸；立即送医院治疗。

6. 复查指导　有呕血、黑粪、上腹不适应随时就诊。

（六）护理评价

患者出血停止，组织灌注恢复正常；无脱水征，生命体征恢复正常；恐惧感减轻；休息和睡眠充足，活动耐力增加或恢复至出血前的水平；患者活动时无晕厥、跌倒等意外发生；无窒息或误吸，食管胃底黏膜无糜烂、坏死。

（姜丽燕）

第四节　假膜性肠炎

一、概述

假膜性肠炎（pseudomembranous colitis，PMC）是一种主要发生于结肠，也可累及小肠的急性黏膜坏死、纤维素渗出性炎症，黏膜表面覆有黄白或黄绿色假膜，其多系在应用抗生素后导致正常肠道菌群失调，难辨梭状芽孢杆菌（clostridium difficile，CD）大量繁殖，产生毒素致病，因此，有人称其为 CD 相关性腹泻（clostridium difficile - associated diarrhea，CDAD）。Henoun 报道 CDAD 占医院感染性腹泻患者的 25%。该病多发生于老年人、重症患者、免疫功能低下和外科手术后等患者。年龄多在 50~59 岁，女性稍多于男性。

二、护理评估

（一）评估患者的健康史及家族史

询问患者既往身体状况，尤其是近期是否发生过比较严重的感染，以及近期使用抗生素的情况。

（二）临床症状评估与观察

1. 评估患者腹泻的症状　临床表现可轻如一般腹泻，重至严重血便。患者表现为水泻（90%~95%），可达 10 次/日，较重病例水样便中可见漂浮的假膜，5%~10% 的患者可有血便。顽固腹泻可长达 2~4 周。

2. 评估患者腹痛的情况　80%~90% 的患者会出现腹痛。

3. 评估患者有无发热症状　近 80% 的患者有发热。

4. 评估患者营养状况　因患者腹泻、发热可致不同程度的营养不良。

5. 评估患者精神状态　有些患者可表现为精神萎靡、乏力和神志模糊，严重者可进入昏迷状态。

（三）辅助检查评估

1. 血液检查　白细胞增多，多在（10~20）×10⁹/L 以上，甚至高达 40×10⁹/L 或更高，以中性粒细胞增多为主。有低白蛋白血症、电解质失常或酸碱平衡失调。

2. 粪便检查　大便涂片如发现大量革兰阳性球菌，提示葡萄球菌性肠炎。难辨梭状芽孢杆菌培养及毒素测定对诊断假膜性肠炎具有非常重要的意义。

3. 内镜检查是诊断假膜性肠炎快速而可靠的方法　轻者内镜下可无典型表现，肠黏膜可正常或仅有轻度充血水肿。严重者可见黏膜表面覆以黄白或黄绿色假膜。早期，假膜呈斑点状跳跃分布；进一步发展，病灶扩大、隆起，周围有红晕，红晕周边黏膜正常或水肿。假膜相互融合成各种形态，重者可形成假膜管型。假膜附着较紧，强行剥脱后可见其下黏膜凹陷、充血、出血。皱襞顶部最易受累，可因水肿而增粗增厚。

4. X线检查　腹平片可见结肠扩张、结肠袋肥大、肠腔积液和指压痕。气钡灌肠双重造影显示结肠黏膜紊乱，边缘呈毛刷状，黏膜表面见许多圆形或不规则结节状阴影、指压痕及溃疡征。

5. B超检查　可见肠腔扩张、积液。

6. CT检查　提示肠壁增厚，皱襞增粗。

（四）心理－社会因素评估

（1）评估患者对假膜性肠炎的认识程度。
（2）评估患者心理承受能力、性格类型。
（3）评估患者是否缺少亲人及朋友的关爱。
（4）评估患者是否存在焦虑及恐惧心理。
（5）评估患者是否有经济负担。
（6）评估患者的生活方式及饮食习惯。

（五）腹部体征的评估

其中10%～20%的患者在查体时腹部会出现反跳痛。

三、护理问题

1. 腹泻　由于肠毒素与细胞毒素在致病过程中的协同作用，肠毒素通过黏膜上皮细胞的cAMP系统使水、盐分泌增加所致。

2. 腹痛　由于肠内容物通过充血、水肿的肠管而引起的刺激痛。

3. 体温过高　由于肠道炎症活动及继发感染所致。

4. 部分生活自理能力缺陷　与静脉输液有关。

5. 营养失调：低于机体需要量　由于腹泻、肠道吸收障碍所致。

6. 有体液不足的危险　与肠道炎症所致腹泻有关。

7. 有肛周皮肤完整性受损的危险　与腹泻有关。

8. 潜在的并发症：肠穿孔、中毒性巨结肠　与肠黏膜基底层受损，结肠扩张有关。

9. 潜在的并发症：水、电解质紊乱，低蛋白血症　与腹泻、肠黏膜上皮细胞脱落、基底膜受损、液体和纤维素有关。

10. 焦虑　由于腹痛腹泻所致。

四、护理目标

（1）患者主诉大便次数减少或恢复正常排便。
（2）患者主诉腹痛症状减轻或缓解。
（3）患者体温恢复正常。
（4）患者住院期间生活需要得到满足。
（5）患者住院期间体重增加，贫血症状得到改善。
（6）保持体液平衡，患者不感到口渴，皮肤弹性良好，血压和心率在正常范围。

（7）患者住院期间肛周皮肤完整无破损。

（8）患者住院期间，通过护士的密切观察，能够及早发现并发症，得到及时治疗。

（9）患者住院期间不出现水、电解质紊乱，或通过护士的密切观察，能够及早发现，得到及时纠正；血清总蛋白、白蛋白达到正常水平。

（10）患者住院期间保持良好的心理状态。

五、护理措施

（一）一般护理

（1）为患者提供舒适安静的环境，嘱患者卧床休息，避免劳累。

（2）室内定时通风，保持空气清新，调节合适的温度湿度。

（3）患者大便次数多，指导患者保护肛周皮肤，每次便后用柔软的卫生纸擦拭，并用温水清洗、软毛巾蘸干，避免用力搓擦，保持局部清洁干燥，如有发红，可局部涂抹鞣酸软膏或润肤油。

（4）将日常用品放置于患者随手可及的地方，定时巡视病房，满足患者各项生理需要。

（二）心理护理

（1）患者入院时主动接待，热情服务，向患者及家属介绍病房环境及规章制度，取得患者及家属的配合，消除恐惧心理。

（2）患者腹痛、腹泻时，应耐心倾听患者主诉，安慰患者，稳定患者情绪，帮助患者建立战胜疾病的信心。

（3）向患者讲解各项检查的目的、方法、术前准备及术后注意事项，消除患者的恐惧心理。

（三）治疗配合

（1）观察患者大便的次数、性状、量以及有无黏液脓血，及时通知医生给予药物治疗。

（2）观察患者腹痛的部位、性质、持续时间、缓解方式及腹部体征的变化，及时发现，避免肠穿孔及中毒性巨结肠的发生。

（3）观察患者生命体征变化，尤其是体温变化，注意观察热型，遵医嘱应用物理降温及药物降温。

（4）评估患者营养状况，监测血常规、电解质及人血白蛋白、总蛋白的变化，观察患者有无皮肤黏膜干燥、弹性差、尿少等脱水表现。

（5）指导患者合理选择饮食，一般给予高营养低渣饮食，适量补充维生素及微量元素。

（6）指导患者合理用药，观察药物效果及不良反应。

（四）用药护理

（1）抗菌治疗：见表 11 - 3。

表 11 - 3　假膜性肠炎患者的抗菌治疗

万古霉素、去甲万古霉素使用注意事项

· 输入速度不可过快：否则可产生红斑样或荨麻疹样反应

　· 浓度不可过高：可致血栓性静脉炎，应适当控制药液浓度和滴注速度

　· 不可肌内注射

· 不良反应：可引起口麻、刺痛感、皮肤瘙痒、嗜酸粒细胞增多、药物热、感冒样反应以及血压剧降、过敏性休克反应等，与许多药物可产生沉淀反应

· 含本品的输液中不得添加其他药物

（2）保证患者每日液体入量，根据药物的性质和患者自身情况合理调节滴注速度。

（五）健康教育

（1）向患者及家属介绍假膜性肠炎的病因、疾病过程以及预防方法。

（2）指导患者合理选择饮食，避免粗纤维和刺激性食物。

（3）讲解用药的注意事项、不良反应及服用方法，教会患者自我观察。

（4）嘱患者注意腹部保暖，避免受凉，如有不适随时就医。

（姜丽燕）

第五节　炎症性肠病

炎症性肠病（inflammatory bowel disease，IBD）一词专指病因未明的炎症性肠病（idio-pathic inflammatory bowel disease），包括溃疡性结肠炎（ulcerative colitis，UC）和克罗恩病（Crohn's disease，CD）。IBD 的流行病学有两个明显的特征。一是发病率有明显的地域差异及种族差异，以北美、北欧最高，亚洲较低；同一地域的白种人明显高于黑种人，犹太人明显高于非犹太人。二是近几十年来，IBD在世界范围内发病率有持续增高趋势。我国尚无流行病学研究报道。总的来说，UC 在我国较欧美国家少见，且病情一般较轻，但近年患病率似有增加，重症也有报道；CD 少见，但非罕见。IBD 发病高峰年龄为 15~25 岁，亦可见于儿童或老年，男女发病率无明显差异。

IBD 的病因和发病机制尚未完全明确，已知肠道黏膜免疫系统异常反应所导致的炎症过程在 IBD 发病中起重要作用，目前认为这是由多因素相互作用所致，主要包括环境、遗传、感染和免疫因素。

一、溃疡性结肠炎

（一）概述

溃疡性结肠炎（ulcerative colitis，UC）是一种病因不明的直肠和结肠慢性非特异性炎症性疾病。病变主要限于大肠黏膜与黏膜下层。病变分布呈连续性，由远端向近端发展。主要症状有腹泻、黏液脓血便、腹痛和里急后重。病程漫长，病情轻重不一，常反复发作。本病可发生在任何年龄，多见于 20~40 岁。男女发病率无明显差别。

（二）护理评估

1. 评估患者的健康史　询问患者既往病史、身体状况、家族史、饮食不洁史及最近情绪变化情况。UC 的病因不明，但其发病可能与免疫、遗传、感染（尤其是痢疾杆菌或溶血组织阿米巴感染）、精神神经因素有关。目前大多数专家认为，UC 的发病既有自身免疫机制参与，也有遗传因素为背景，感染和精神因素为诱发因素。

2. 临床症状评估与观察　如下所述。

（1）评估患者腹泻的症状：黏液脓血便是本病活动期的重要表现。轻者每日排便 2~4 次，便血轻或无；重者每日 10~30 次，脓血明显，甚至大量便血。粪质与病情轻重有关，多数为糊状，重者可至血水样。

（2）评估患者腹痛的症状：腹痛多为左下腹或下腹的阵发性痉挛性绞痛，可涉及全腹。有疼痛-便意-便后缓解的规律，常有里急后重。如并发中毒性巨结肠或炎症波及腹膜，有持续性剧烈腹痛。

（3）评估患者有无消化道其他症状：患者还可有腹胀、食欲缺乏、恶心、呕吐的症状。

（4）评估患者有无发热的症状：急性期多出现发热。

（5）评估患者营养状况，有无营养障碍及电解质失衡：慢性腹泻、便血、食欲缺乏可致不同程度的营养不良，重症者可有毒血症及水电解质平衡失调、低蛋白血症、贫血等。

（6）评估患者有无肠外表现：UC 可伴有多种肠外表现，以关节疼为多，还有虹膜炎、口腔溃疡、皮下结节及红斑等。

3. 辅助检查评估　如下所述。

（1）血液检查：血红蛋白下降，中性粒细胞增多，血小板增多。血沉加快和 C 反应蛋白增高是活动期的标志。电解质紊乱，血清蛋白下降。

（2）粪便检查：肉眼见血、脓和黏液。但需排除感染性结肠炎，故需反复多次（至少连续 3 次）

进行便培养、便找阿米巴、粪便集卵的检查。

（3）内镜检查：是本病诊断与鉴别诊断的最重要手段之一。内镜下可见病变黏膜充血水肿，粗糙呈颗粒状，质脆易出血。黏膜上有多发浅溃疡，散在分布，亦可融合，表面附有脓性分泌物。假性息肉形成，结肠袋变钝或消失。

（4）自身抗体检测：血外周型抗中性粒细胞胞质抗体（P－ANCA）是 UC 的相对特异性抗体。

（5）X 线钡剂灌肠检查：黏膜粗乱及颗粒样改变、多发性浅溃疡、结肠袋消失肠管呈铅管状。

4. 心理 - 社会因素的评估　如下所述。

（1）评估患者对溃疡性结肠炎的认识程度。

（2）评估患者的人格类型及与人交往、沟通能力。

（3）评估患者有无焦虑及恐惧心理及现在的心理状态。

（4）评估患者是否对医疗费用担心。

（5）评估患者的生活方式及饮食习惯。

5. 腹部体征的评估　左下腹或全腹部常有压痛，伴有肠鸣音亢进，常可触及硬管状的降结肠或乙状结肠，提示肠壁增厚。病变范围广泛的急性活动期患者，可有腹肌紧张。轻型病例或在缓解期可无阳性体征。直肠指诊常有触痛，指套染血。

（三）护理问题

1. 腹泻　由于炎症导致大肠黏膜对水钠吸收障碍以及结肠运动功能失常所致。

2. 疼痛：腹痛　由于炎症波及腹膜或腹腔内脓肿形成、急性穿孔、部分或完全肠梗阻所致。

3. 营养失调：低于机体需要量　由吸收障碍、腹泻、食欲缺乏、摄入量不足所致。

4. 肛周皮肤完整性受损　由腹泻后肛周皮肤护理不当、皮肤营养状况差所致。

5. 体温过高　由肠道炎症、继发感染所致。

6. 活动无耐力　由营养不良、贫血所致。

7. （部分）生活自理能力缺陷　与腹泻所致体质虚弱及大量输液有关。

8. 焦虑　由于治疗效果不理想、疾病反复发作所致。

9. 有体液不足的危险　与肠道炎症致长期腹泻有关。

10. 潜在并发症：中毒性巨结肠、直肠结肠癌变、肠梗阻　与重度溃疡性结肠炎有关。

（四）护理目标

（1）患者大便次数减少，恢复正常的排便形态。

（2）患者主诉腹痛减轻或缓解。

（3）患者体重增加；无贫血现象或贫血症状得到改善；水、电解质平衡，无脱水征。

（4）患者住院期间肛周皮肤完整无破损。

（5）患者体温恢复正常；患者发热时能够得到护士有效的降温措施，舒适感增加。

（6）患者主诉活动耐力逐渐增加，生活能够自理。

（7）患者在卧床期间生活需要得到满足。

（8）患者焦虑程度减轻，能积极主动配合治疗。

（9）患者住院期间保证 24 小时机体需要量。

（10）住院期间通过护士的密切观察，能够及早发现或避免并发症的发生。

（五）护理措施

1. 一般护理　如下所述。

（1）为患者提供舒适安静的环境，嘱患者多卧床休息，避免劳累。

（2）定时开窗通风，保持空气清新，控制人员探视，避免感染。

（3）正确指导患者食用质软、易消化、少纤维素又富含营养、有足够热量的饮食，避免食用冷饮、水果、多纤维的蔬菜及其他刺激性食物，忌食牛奶及乳制品。

2. 心理护理 如下所述。

（1）患者入院时热情主动接待，为患者及家属介绍病房环境、作息时间及规章制度。

（2）耐心倾听患者倾诉，安慰患者，稳定患者情绪，放松心态，帮助患者建立信心。

（3）为患者讲解所需各项检查的目的、术前准备及术后注意事项，减少患者对检查的恐惧。

3. 治疗配合 如下所述。

（1）观察患者的腹痛性质、部位、持续时间及大便的量、色、性质及次数。

（2）观察患者生命体征变化，尤其是体温的变化。

（3）评估患者营养状况及皮肤黏膜情况，观察电解质变化。

（4）急性期可予流食；待病情好转后改为高营养少渣低纤维饮食。病情严重者应禁食，并予全胃肠外营养（total parental nutrition，TPN）治疗。

（5）准确记录24小时出入量：观察患者进食情况，定期测体重，监测血红蛋白、血电解质和血清蛋白的变化。根据患者的身体状况，保证24小时机体需要量。

（6）基础护理：保持患者清洁，生活不能自理伴高热的患者注意皮肤的护理，避免压疮的发生。协助患者生活护理。腹泻严重者注意肛周皮肤的护理，可于便后用温水洗净，软毛巾蘸干。肛周有发红者可用鞣酸软膏涂抹，烤灯局部照射15～20分钟，每天2～3次。

（7）给予患者灌肠时需注意低压灌肠，并动作轻柔，必要时可选用吸痰管灌肠，避免肠穿孔。

（8）如病情恶化、毒血症明显、高热伴腹胀、腹部压痛、肠鸣音减弱或消失，或出现腹膜刺激征，提示有并发症应立即与医师联系协助抢救。

4. 用药护理 如下所述。

（1）氨基水杨酸制剂

1）柳氮磺氨吡啶：对磺氨过敏者慎用，长期服药可发生恶心、呕吐、药疹、药物热、白细胞减少等不良反应。服药期间应检查血常规。肝、肾病患者慎用。

2）美沙拉嗪：过敏者禁用，检测肝、肾功能。服药时要整粒囫囵吞服，绝不可嚼碎或压碎。

（2）糖皮质激素：注意激素不良反应，不可随意停药，防止反跳现象。检测血常规，预防感染。嘱患者饭后半小时服药，勿空腹服药，以免诱发或加重消化性溃疡，必要时遵医嘱给予保护胃黏膜的药物。

（3）免疫抑制剂：应用硫唑嘌呤或巯嘌呤时可出现骨髓抑制的表现，注意监测白细胞计数。饭后半小时服用，减轻消化道反应。治疗中监测肝功能。

5. 健康教育 如下所述。

（1）向患者及家属介绍溃疡性结肠炎诱因及保健知识，帮助患者养成良好的生活习惯。

（2）指导患者合理选择饮食，避免粗纤维多渣及辛辣生冷刺激性饮食，少食或不食牛奶或乳制品，减少肠道刺激。

（3）讲解用药的注意事项及不良反应，教会患者自我观察。

（4）指导患者放松自己、分散注意力的一些技巧，如听音乐，看报纸、杂志，参加一些力所能及的娱乐活动等。

（5）遵医嘱按时服药，如有病情变化及不适，及时来院就医。

二、克罗恩病

（一）概述

克罗恩病（crohn disease，CD）又称局限性回肠炎、局限性肠炎、节段性肠炎和肉芽肿性肠炎，是一种原因不明的胃肠道慢性炎性肉芽肿性疾病。本病在整个胃肠道任何部位均可发病，多见于末端回肠和邻近结肠。病变呈节段性或跳跃性分布。临床表现以腹痛、腹泻、腹块、瘘管形成和肠梗阻为特点，且有发热、营养障碍等肠外表现。发病年龄多在15～30岁，但首次发作可出现在任何年龄组，男女患病率近似。

（二）护理评估

1. 评估患者的健康史　询问患者的既往身体状况、家族史及饮食不洁史。该病病因尚不明，可能为多种致病因素的综合作用，与免疫异常、感染和遗传因素较有关。

2. 临床症状评估与观察　如下所述。

（1）评估患者腹痛的症状：为最常见症状，因肠壁炎症、痉挛、狭窄所致。随病情进展多呈部分性肠梗阻特征，阵发性绞痛，伴腹胀、腹鸣，进食加重，休息、饥饿或排便后减轻。

（2）评估患者腹泻的症状：大部分患者有腹泻症状。粪便多为糊状。一般无脓血及黏液。一般每日不超过 2～6 次，间断或持续发生。如下段结肠或直肠受累可有脓血及里急后重。

（3）评估患者有无腹部包块：10%～20% 的患者可见包块。为肠粘连、肠壁增厚、肠系膜淋巴结肿大、内瘘或脓肿形成所致。以右下腹、脐周多见。

（4）评估患者有无瘘管形成：见于半数病例，因病变溃疡穿壁形成。

（5）评估患者有无肛门直肠周围病变：见于半数病例，局部形成脓肿、窦道及瘘管，个别以肛门瘘管为第一征象。

（6）评估患者有无发热症状：多为低热或中度热，如继发感染或肠道炎症活动可出现弛张热或间歇热。

（7）评估患者营养状况，有无营养障碍：因慢性腹泻、食欲缺乏，可致不同程度的营养不良。

（8）评估患者有无肠外表现：约见于 20% 病例，可有关节炎、结节性红斑、皮肤溃疡等表现。

3. 辅助检查的评估　如下所述。

（1）血液检查：贫血；活动期白细胞计数增高；血沉增快；血清蛋白下降；血抗酿酒酵母抗体（ASCA）是 CD 特异性抗体。

（2）粪便检查：可见红、白细胞；潜血阳性。

（3）X 线及胃肠钡餐检查：X 线表现为肠道炎症性病变；钡剂检查可有跳跃征或线样征。

（4）电子肠镜检查：内镜特征可包括：①右半结肠受累为主；②直肠通常正常；③节段性损害；④慢性穿壁性炎症。

4. 心理 - 社会因素的评估　如下所述。

（1）评估患者对克罗恩病的认识程度。

（2）评估患者的性格类型及与人交往、沟通能力。

（3）评估患者有无焦虑及恐惧心理。

（4）评估患者是否有医疗费用的担心。

（5）评估患者生活方式及饮食习惯。

5. 腹部体征的评估　腹痛多位于右下腹或脐周，间歇性发作。压痛明显。右下腹及脐周还可见腹部包块，固定的腹块提示内瘘形成。

（三）护理问题

1. 疼痛（腹痛）　由于肠内容物通过炎症、狭窄肠段而引起的局部肠痉挛所致。

2. 腹泻　由于病变肠段炎症渗出、蠕动增加及继发性吸收不良所致。

3. 营养失调：低于机体需要量　由于长期腹泻、吸收障碍所致。

4. 体温过高　由于肠道炎症活动及继发感染所致。

5. 焦虑　由于病情反复、迁延不愈所致。

6. 有体液不足的危险　与肠道炎症致长期腹泻有关。

7. 潜在并发症：肠梗阻　与溃疡局部充血、水肿有关。

（四）护理目标

（1）患者主诉疼痛减轻或缓解。

（2）患者主诉大便次数减少或恢复正常的排便。

（3）患者体重增加；无贫血现象或贫血症状得到改善；水、电解质平衡，无脱水征。

（4）患者体温恢复正常。

（5）患者焦虑程度减轻，能积极主动配合治疗。

（6）患者住院期间保证24小时机体需要量。

（7）住院期间通过护士的密切观察，能够及早发现及避免并发症的发生。

（五）护理措施

1. 一般护理　如下所述。

（1）为患者提供舒适安静的环境，嘱患者多休息，避免劳累。

（2）定时室内通风，保持空气清醒。

（3）腹泻次数多的患者，指导患者肛周皮肤的护理，清洁皮肤，保持干燥，便后可用柔软手纸擦拭；如有发红，可涂抹10%鞣酸软膏保护。

2. 心理护理　如下所述。

（1）患者入院时热情主动接待，为患者及家属介绍病房环境及制度。

（2）患者腹痛、腹泻时，应耐心倾听患者主诉，安慰患者，稳定患者情绪，帮助患者建立信心。

（3）向患者讲解所需各项检查的目的、术前准备及术后注意事项，减少患者对检查的恐惧。

3. 治疗配合　如下所述。

（1）观察腹痛的部位、性质、持续时间，腹部体征的变化，及时发现、避免肠梗阻等并发症的发生。协助患者采取舒适体位。

（2）观察患者生命体征变化，尤其是体温变化，遵医嘱应用物理降温及药物降温。

（3）观察患者大便的量、色、性状及有无肉眼脓血和黏液，是否有里急后重等症状，及时通知医生给予药物治疗。

（4）评估患者营养状况，监测血电解质及血清蛋白变化，观察患者有无皮肤黏膜干燥、弹性差、尿少等脱水表现。

（5）指导患者合理选择饮食。一般给予高营养低渣饮食，适当给予叶酸、维生素 B_{12} 等多种维生素及微量元素。TPN 仅用于严重营养不良、肠瘘及短肠综合征者，应用时间不宜过长。

（6）指导患者合理用药，观察用药后效果及不良反应。

4. 用药护理　见表 11 - 4。

表 11 - 4　炎症性肠病用药护理

溃疡性结肠炎、克罗恩病常用药物护理

·氨基水杨酸制剂

柳氮磺氨吡啶：对磺氨过敏者慎用，长期服药可发生恶心、呕吐、药疹、药物热、白细胞减少等不良反应。服药期间应检查血常规，肝、肾病患者慎用

美沙拉嗪：过敏者禁用，检测肝、肾功能。服药时要整粒囫囵吞服，绝不可嚼碎或压碎

·糖皮质激素

注意激素的不良反应，不可随意停药，防止反跳现象。检测血常规，预防感染。嘱患者饭后半小时服药，勿空腹服药，以免诱发或加重消化性溃疡，必要时遵医嘱给予保护胃黏膜的药物

·免疫抑制剂

应用硫唑嘌呤或巯嘌呤时可出现骨髓抑制的表现，注意监测白细胞计数。饭后半小时服用，减轻消化道反应。治疗中监测肝功能

·抗菌药物

某些抗菌药物如甲硝唑、喹诺酮类药物应用于本病有一定疗效。多在饭后半小时服用，与调整肠道菌群的药物［如双歧三联活菌（培菲康）、整肠生等］分开2小时服用。注意恶心、呕吐等消化道不良反应

·抗 TNF - α 单克隆抗体（英夫利昔单抗）

为促炎性细胞因子的拮抗剂，对传统治疗无效的活动性克罗恩病有效。用药期间注意监测肝功能和血常规

5. 健康教育 如下所述。

（1）向患者及家属介绍克罗恩病的诱因及保健知识，帮助患者养成良好的生活习惯。

（2）指导患者合理选择饮食，避免粗纤维多渣及刺激性饮食。

（3）讲解用药的注意事项及不良反应，教会患者自我观察。

（4）嘱患者劳逸结合，放松心情，避免情绪激动。

（5）遵医嘱按时服药，如有病情变化及不适，及时来院就医。

（姜丽燕）

第十二章

肝胆疾病护理

第一节 门静脉高压

门静脉高压（portal hypertension）是指门静脉的血流受阻、血液淤滞时，引起门静脉系统压力增高，出现脾大和脾功能亢进、食管胃底静脉曲张、呕血和腹腔积液等一系列表现的临床疾病。门静脉的正常压力为 1.27~2.35kPa（13~24cmH$_2$O），门静脉高压时，压力可高达 2.9~4.9kPa。

一、解剖生理概要

门静脉主干是由肠系膜上、下静脉和脾静脉汇合而成，其中约 20% 的血液来至脾。门静脉和腔静脉之间有四个交通支。

1. 胃底、食管下段交通支　门静脉血流经胃冠状静脉、胃短静脉，通过食管胃底静脉与奇静脉、半奇静脉的分支吻合，流入上腔静脉。

2. 直肠下端、肛管交通支　门静脉血流经肠系膜下静脉、直肠上静脉与直肠下静脉、肛管静脉吻合，流入下腔静脉。

3. 前腹壁交通支　门静脉（左支）的血流经脐旁静脉与腹上深静脉、腹下深静脉吻合，分别流入上、下腔静脉。

4. 腹膜后交通支　在腹膜后，有许多肠系膜上、下静脉分支与下腔静脉分支相互吻合。

在以上四个交通支中，最主要的是胃底、食管下段交通支。这些交通支在正常情况下都很细小，血流量也很少。

二、病因与发病机制

根据门静脉血流受阻所在的部位，门静脉高压可分为肝前型、肝内型和肝后型三大类。肝内型门静脉高压又可分为窦前型、窦后型和窦型。在我国门静脉高压以肝炎后肝硬化、血吸虫性肝硬化最为常见。门静脉高压形成后，可引起下列病理变化。

1. 脾大、脾功能亢进　门静脉血流受阻后，首先出现充血性脾大，脾窦长期充血使脾内纤维组织和脾中吞噬细胞增生，引起脾破坏血细胞的功能增强。临床上除有脾大之外，还有外周血细胞减少，最常见的是白细胞和血小板减少。

2. 静脉交通支扩张　由于正常的门静脉通路受阻，门静脉又无静脉瓣，门静脉高压时，上述的四个交通支大量开放，并扩张、扭曲形成静脉曲张。其中最有临床意义的是在食管下段、胃底形成的曲张静脉。进食粗糙食物，或咳嗽、呕吐、用力排便、负重等因素会使腹腔内压骤然升高，可引起曲张静脉的破裂，导致上消化道大出血。其他交通支同样也会发生扩张，如直肠上、下静脉丛扩张会引起继发性痔；脐旁静脉与腹上、下深静脉交通支扩张会引起前腹壁静脉曲张。

3. 腹水　腹水的形成的因素如下：①门静脉压力升高；②低蛋白血症；③淋巴液回流受阻；④醛固酮分泌增多。

三、护理评估

（一）健康史

了解患者有无慢性肝炎、肝硬化、血吸虫病史，有无长期大量饮酒史。

（二）身体状况

1. 脾大、脾功能亢进　在门静脉高压早期即可有脾大，伴有程度不同的脾功能亢进。

2. 呕血和黑便　食管下段及胃底曲张静脉突然破裂发生急性大出血，患者会呕吐鲜红色血液或排出柏油样便，甚至很快形成休克；由于肝功能损害致凝血功能障碍，脾功能亢进致血小板减少，因此出血常不易自行停止；大出血同时可引起肝组织严重缺氧，易发生肝性脑病。

3. 腹水　腹水形成较多时患者表现为腹部膨胀，腹部能叩出移动性浊音。

4. 其他　常有消化吸收功能障碍或营养不良的表现，鼻与牙龈出血等全身出血倾向，还可有黄疸、蜘蛛痣、腹壁静脉曲张等。

（三）心理–社会状况

（1）患者对突然大量出血是否感到紧张、恐惧。

（2）患者有否因长时间、反复发病，工作和生活受到影响而感到焦虑不安和悲观失望。

（3）家庭成员能否提供足够的心理和经济支持。

（4）患者及家属对门脉高压症的治疗、预防再出血的知识的了解程度。

（四）辅助检查

1. 常规检查　脾功能亢进时，全血细胞计数减少，白细胞计数降至 $3 \times 10^9/L$ 以下，血小板计数减至 $(70 \sim 80) \times 10^9/L$ 以下。

2. 肝功能检查　肝功能检查常表现为血浆白蛋白水平降低而球蛋白增高，白、球蛋白比例倒置，凝血酶原时间延长。肝炎后肝硬化患者的血清转氨酶和血胆红素增高较血吸虫性肝硬化者明显。

3. 影像学检查　如下所述。

（1）B超检查：可了解肝脏和脾脏的形态、大小，有无腹水及门静脉扩张。

（2）食管吞钡X线检查：可发现食管和胃底静脉曲张的征象。在食管为钡剂充盈时，曲张的静脉使食管黏膜呈虫蚀状改变；排空时，则表现为蚯蚓样或串珠状负影。

（3）腹腔动脉（静脉相）或肝静脉造影：可确定门静脉受阻部位及侧支回流情况。

（五）治疗要点与反应

以内科综合治疗为重点，但若发生食管、胃底曲张静脉破裂引起的上消化道大出血，严重脾大伴明显的脾功能亢进及由肝硬化引起的顽固性腹腔积液，常需利用外科手术治疗。手术方式有如下几种。

1. 门体分流术　通过手术将门静脉系统和腔静脉连接起来，使压力较高的门静脉系统血液直接分流到腔静脉中，从而降低门静脉系统的压力。门体分流术存在的主要问题是门静脉系统向肝血流减少，会加重肝功能损害，未经肝处理的门静脉系统血液直接流入体循环，易致肝性脑病。

2. 断流术　通过阻断门–奇静脉间反常血流达到止血目的。

3. 脾切除术　对严重脾大合并脾功能亢进者应作脾切除。脾切除术对于肝功能较好的晚期血吸虫性肝硬化患者疗效较好。但脾切除后血小板迅速增高，有静脉血栓形成的危险。

4. 顽固性腹腔积液的手术处理　对于终末期肝硬化门静脉高压的患者，唯一有效的治疗方法是肝移植，即替换了病肝，又使门静脉系统血流动力学恢复正常。但目前临床尚难推广。其他方式还有腹腔–颈静脉转流术。

四、护理诊断及合作性问题

1. 体液不足　与上消化道大量出血有关。

2. 体液过多（腹腔积液） 与肝功能损害致低蛋白血症、血浆胶体渗透压降低及醛固酮分泌增加有关。

3. 营养失调：低于机体需要量 与肝功能损害、营养素摄入不足、消化吸收障碍有关。

4. 潜在并发症 上消化道大出血、术后出血、肝性脑病、静脉血栓形成。

5. 知识缺乏 缺乏预防上消化道出血的有关知识。

五、护理目标

（1）预防患者出现出血、肝性脑病、静脉血栓等并发症。

（2）患者的体液不足得到改善。

（3）患者的腹水减少，体液平衡能得到维持。

（4）患者肝功能和营养状况得到改善。

（5）患者能正确描述预防再出血的有关知识。

六、护理措施

1. 心理护理 门静脉高压患者因长期患病对战胜疾病的信心不足，一旦并发急性大出血，会极度焦虑、恐惧。因此在积极治疗的同时，应做好患者的心理护理，减轻患者的焦虑，稳定其情绪，使之能配合各项治疗和护理。

2. 预防上消化道出血 如下所述。

（1）休息与活动：合理休息与适当活动，避免过于劳累，一旦出现头晕、心悸和出汗等不适，立即卧床休息。

（2）饮食：避免进食粗糙、带骨、带渣及辛辣食物；饮食不宜过热，以免损伤食管黏膜而诱发上消化道出血。

（3）避免引起腹内压升高的因素：如剧烈咳嗽、打喷嚏、便秘、用力排便等，以免引起腹内压升高诱发曲张静脉破裂出血。

3. 减少腹水形成或积聚 如下所述。

（1）注意休息：尽量取平卧位，以增加肝、肾血流灌注。若有下肢水肿，可抬高患侧肢体减轻水肿。

（2）限制液体和钠的摄入：每日钠摄入量限制在 500～800mg（氯化钠 1.2～2.0g）内，输入液量约为 1 000mL。少食含钠高的食物，如咸肉、酱菜、酱油、罐头等。

（3）测量腹围和体重：每天测腹围一次，每周测体重一次。标记腹围测量部位，每次在同一时间、同一体位和同一部位测量。

（4）按医嘱使用利尿剂：如氨苯喋啶，同时记录每日出入液量，并观察有无低钾血症、低钠血症。

4. 改善营养状况，保护肝脏 如下所述。

（1）加强营养调理：肝功能尚好者，宜给予高蛋白、高热量、高维生素、低脂饮食；肝功能严重受损者，补充支链氨基酸，限制芳香族氨基酸的摄入。

（2）纠正贫血、改善凝血功能：贫血严重或凝血功能障碍者可输注新鲜血和肌内注射维生素 K，改善凝血功能。血浆清蛋白低下者，可静脉输入清蛋白等。

（3）保护肝脏：遵医嘱给予肌苷、乙酰辅酶 A 等保肝药物，避免使用红霉素、巴比妥类、盐酸氯丙嗪等有损肝脏的药物。

5. 急性出血期的护理 如下所述。

（1）一般护理：①绝对卧床休息；②心理护理；③口腔护理。

（2）恢复血容量：迅速建立静脉通路，输血、输液，恢复血容量，保证心、脑、肝、肾等重要器官的血流灌注，避免不可逆性损伤。宜输新鲜血，因其含氨量低、凝血因子多，有利于止血及预防肝性脑病。

（3）止血：①局部灌洗：用冰盐水或冰盐水加血管收缩剂（如肾上腺素），作胃内灌洗。因低温可使胃黏膜血管收缩，减少血流量，从而达到止血目的。②药物止血：遵医嘱应用止血药，并观察其效果。③严密观察病情：监测血压、脉搏、每小时尿量及中心静脉压的变化，注意有无水、电解质及酸碱平衡失调。

（4）对放置三腔管者做好置管后的护理：三腔管压迫止血是食管－胃底静脉大出血的有效止血方法之一，护理参见本书相关内容。

6. 分流术前准备　除以上护理措施外，术前 2 ~ 3d 口服肠道不吸收的抗生素，以减少肠道氨的产生，预防术后肝性脑病；术前 1d 晚做清洁灌肠，避免术后因肠胀气而致血管吻合口受压；脾－肾分流术前要明确肾功能是否正常。

7. 术后护理　如下所述。

（1）病情观察：①密切观察患者神志、血压、脉搏变化；②胃肠减压引流和腹腔引流液的性状与量，若引流出新鲜血液量较多；应考虑是否发生内出血。

（2）保护肝脏：缺氧可加重肝功能损害，因此术后应予吸氧；禁用或少用吗啡、巴比妥类、盐酸氯丙嗪等对肝功能有损害的药物。

（3）卧位与活动：分流术后48h内，患者取平卧位或15°低坡卧位，2 ~ 3d 后改半卧位；避免过多活动，翻身时动作要轻柔；手术后不宜过早下床活动，一般需卧床 1 周，以防血管吻合口破裂出血。

（4）饮食：指导患者从流质饮食开始逐步过渡到正常饮食，保证热量供给。分流术后患者应限制蛋白质和肉类摄入，忌食粗糙和过热食物；禁烟、禁酒。

8. 观察和预防并发症　如下所述。

（1）肝性脑病：分流术后部分门静脉血未经肝脏解毒而直接进入体循环，因其血氨含量高，加上术前肝功能已有不同程度受损及手术对肝功能的损害等，术后易诱发肝性脑病。若发现患者有神志淡漠、嗜睡、谵妄，应立即通知医生；遵医嘱测定血氨浓度，对症使用谷氨酸钾、钠，降低血氨水平；限制蛋白质的摄入，减少血氨的产生；忌用肥皂水灌肠，减少血氨的吸收。

（2）静脉血栓形成：脾切除后血小板迅速增高，有诱发静脉血栓形成的危险。术后 2 周内每日或隔日复查一次血小板，若超过 $600 \times 10^9/L$，立即通知医生，协助抗凝治疗。应注意使用抗凝药物前后的凝血时间变化。脾切除术后不用维生素 K 和其他止血药物，以防血栓形成。

七、护理评价

（1）患者焦虑情绪是否得到解除，能否积极配合治疗和护理。

（2）患者营养状况是否得到改善。

（3）患者是否有出血、肝性脑病、感染或静脉血栓形成等并发症，若有上述情况，能否得到及时的治疗。

（4）患者对预防上消化道出血的知识是否了解。

八、健康指导

（1）保持心情舒畅，避免情绪波动而诱发出血。

（2）指导患者合理安排活动强度，避免劳累和较重体力活动。

（3）避免引，起腹内压增高的因素，如咳嗽、打喷嚏、用力排便等，以诱发曲张静脉破裂而出血。

（4）注意自我保护，用软牙刷刷牙，避免牙龈出血；防外伤。

（赵金辉）

第二节　肝脓肿

肝脓肿分为细菌性和阿米巴性肝脓肿两种，均为继发性，以肝右叶多见。细菌性与阿米巴性肝脓肿的鉴别见表12-1。

表 12-1　细菌性与阿米巴性肝脓肿的鉴别

鉴别点		细菌性肝脓肿	阿米巴性肝脓肿
病原微生物		需氧菌、厌氧化脓菌	阿米巴原虫
病史		继发于胆管感染、脓毒败血症、肝外伤等	多有阿米巴痢疾病史
脓腔特点		多发或多房、壁较厚	单发或单房、壁薄
临床表现	起病	急	较缓慢
	中毒症状	重	轻
	右上腹痛和压痛	明显	不明显
	血液化验	WBC 明显升高，血培养可阳性	WBC 可升高，血培养阴性
	大便检查	阴性	有时可找到阿米巴滋养体
	脓腔穿刺	脓液灰黄色，涂片、培养可发现细菌	脓液咖啡色，镜检有时可找到阿米巴滋养体
治则	药物选择	敏感抗生素	抗阿米巴药物
	局部处理	切开引流为主（早期可穿刺）	穿刺抽脓注药为主（切开闭式引流为辅）

一、护理评估

（一）术前评估

1. 健康史　有无疫区接触史、阿米巴痢疾史、细菌性肠炎和体内化脓性病史等。
2. 身体状况　如下所述。
（1）局部：有无气急、胸痛、剧烈咳嗽、肝区疼痛等主诉。
（2）全身：有无体液失衡和营养不良表现。
（3）辅助检查：包括主要脏器功能及与手术耐受性相关指标的检查。
3. 心理-社会支持状况　患者的心理承受力、认知程度及家庭的经济承受能力。

（二）术后评估

（1）康复状况：生命体征、营养状况、引流通畅及引出液色、质、量；切口情况。
（2）肝功能状况：无肝性脑病、肝功能衰竭等。

二、护理诊断及合作性问题

（1）体温过高：与感染有关。
（2）疼痛：与肝包膜张力增加有关。
（3）潜在并发症：休克、腹膜炎、膈下脓肿、胸腔感染。

三、护理目标

（1）患者体温逐渐恢复正常。
（2）患者疼痛减轻或缓解。
（3）未发生其他部位继发二重感染。

四、护理措施

（一）病情观察

肝脓肿若继发脓毒血症、急性化脓性胆管炎者或出现中毒性休克征象时，可危及生命，应立即抢救，加强对生命体征和腹部体征的观察。

（二）营养支持

鼓励患者多食高蛋白质、高热量、富含维生素和膳食纤维的食物，保证液体和营养摄入。

（三）高热护理

（1）保持病室空气新鲜，定时通风，维持室温于 18 ~ 22℃，湿度为 50% ~ 70%。

（2）患者衣着适量，床褥勿盖过多，及时更换汗湿的衣裤和床单位，以保证患者舒适。

（3）加强对体温的动态观察。

（4）除需控制入水量者，应保证高热患者每天至少摄入 2 000mL 液体，以防脱水。

（5）物理降温，必要时用解热镇痛药。

（6）遵医嘱正确合理应用抗生素以防止继发二重感染发生。

（四）疼痛护理

根据患者的情况采取适宜的止痛措施。

（五）引流管护理

（1）妥善固定引流管，防止滑脱。

（2）置患者于半卧位，以利引流和呼吸。

（3）严格遵守无菌原则，每天冲洗脓腔，观察和记录引流液的色、质和量。

（4）每天更换引流瓶。

（5）当脓腔引流液少于 10mL 时，可拔除引流管，改为凡士林纱条引流，适时换药，直至脓腔闭合。

（6）为防止继发二重感染，阿米巴性肝脓肿宜采用闭式引流。

五、护理评价

（1）患者体温是否恢复正常。

（2）患者疼痛有无减轻或缓解。

（3）患者有无其他部位感染或二重感染的征象。

六、健康教育

阿米巴性肝脓肿的预防主要是防止阿米巴痢疾的感染，严格进行粪便管理。一旦感染阿米巴痢疾应做积极、彻底的治疗。

（赵金辉）

第三节　胆管疾病

一、胆管的解剖生理概要

胆管系统分为肝内和肝外两大系统，包括肝内胆管、肝外胆管、胆囊以及 Oddi 括约肌等（图 12 - 1）。胆管系统起于肝内毛细胆管，开口于十二指肠乳头。胆管系统具有分泌、储存、浓缩和输运胆汁的功能，对胆汁进入十二指肠起着非常重要的调节作用。

二、胆石症

胆石症指发生在胆囊和胆管的结石，是胆管系统的常见病、多发病，随着年龄增长发病率增高，女性发病率高于男性。胆囊结石多于胆管结石。

（一）病因与发病机制

胆石的形成与胆汁淤积、胆管内细菌感染和胆汁成分改变有关。脂类代谢异常可引起胆汁内胆盐、胆固醇、卵磷脂三者比例失调，使胆固醇呈过饱和状态而析出成为结石，称为胆固醇结石；胆管感染时，特别是大肠杆菌产生的 β–葡萄糖酸酶使可溶性的结合性胆红素水解为非水溶性的游离胆红素，后者能与钙结合，并以细菌、虫卵、炎症坏死组织的碎屑为结石的核心，沉淀为结石，称为胆色素结石；既有胆固醇沉积又有胆色素沉积形成的结石，称为混合性结石（图 12–2）。

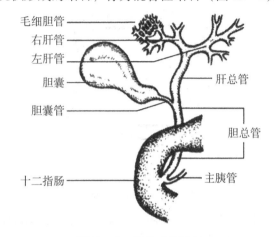

图 12–1　胆管系统解剖

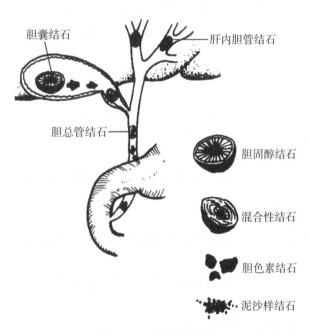

图 12–2　胆结石类型

（二）护理评估

1. 健康史　如下所述。

（1）胆囊结石：多见于中年妇女，尤其是肥胖和多次妊娠者，多有反复发作的病史。进食油腻高脂饮食往往是疾病发作的诱因。应注意询问是否出现过寒战、高热、黄疸及有无胰腺炎发作病史。了解患者有无暴饮暴食或进食油腻食物，有无胆管感染史等。

（2）肝内胆管结石：多与肝内感染、胆汁淤积、胆管变异、胆管蛔虫等因素有关，肝外胆管结石可原发于胆管，也可由胆囊结石和肝内胆管结石排出至胆总管，另外胆管蛔虫也可导致肝外胆管结石。应注意询问患者有无胆管感染、胆管蛔虫、胆囊结石病史。

2. 身体状况 如下所述。

（1）胆囊结石：可无任何表现，也可表现为剧烈胆绞痛。起病常在饱餐、进油腻食物后，或夜间发作，表现为右上腹阵发性绞痛，疼痛常放射至右肩或右背部，伴恶心、呕吐等，可有畏寒和发热，部分患者可有轻度黄疸。右上腹有压痛、反跳痛和肌紧张，Murphy 征阳性（图 12 - 3），可在右上腹触及肿大的胆囊。如：大网膜粘连包裹形成胆囊周围炎性团块时，则右上腹肿块界限不清，活动度受限；胆囊壁发生坏死、穿孔，则出现弥漫性腹膜炎的体征。

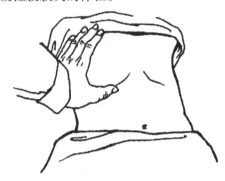

图 12 - 3 Murphy 征

（2）胆管结石：临床表现取决于胆管有无梗阻、感染及其程度。结石阻塞胆管并继发感染时可导致典型的胆管炎症状，即腹痛、寒战高热和黄疸，称为 Charcot 三联征。

1）腹痛：位于剑突下或右上腹部，呈阵发性、刀割样绞痛，或持续性疼痛阵发性加剧，疼痛向右后肩背部放射，伴有恶心、呕吐。主要是结石嵌顿于胆总管下端或壶腹部，刺激胆管平滑肌，引起Oddi括约肌痉挛所致。

2）寒战、高热：胆管梗阻并发感染后，脓性胆汁和细菌逆流引起的全身中毒症状，发生在腹痛后，体温可高达39~40℃，呈弛张热。

3）黄疸：胆管梗阻后胆红素逆流入血所致。黄疸的程度取决于梗阻的程度及是否并发感染。若结石梗阻不完全或有松动，则黄疸程度减轻，呈波动性。

4）消化道症状：多数患者有恶心、腹胀、嗳气、厌油腻食物。

5）单纯性肝内胆管结石梗阻或感染时症状无或较轻；范围较大与肝外胆管并存时可有肝外胆管结石的症状；引起脓肿时可出现慢性感染征象。

3. 心理 - 社会状况 如下所述。

（1）患者是否因症状的反复发作和并发症的出现而感到焦虑，当症状明显，或被告知手术时，患者是否感到恐惧。

（2）胆管结石患者可能多次手术治疗仍不能痊愈，而且经济负担加重，是否出现对治疗信心不足，甚至表现出不合作的态度。

（3）家庭成员能否提供足够的心理和经济支持。

（4）患者及家属对胆石症的治疗和预防知识的了解程度。

4. 辅助检查 如下所述。

（1）实验室检查：并发感染时，白细胞计数及中性粒细胞比例明显升高；肝细胞损害时，血清转氨酶和碱性磷酸酶增高。血清胆红素、尿胆红素升高，尿胆原降低或消失，粪中尿胆原减少。

（2）B超检查：胆囊结石显示胆囊增大和结石影像。胆管结石显示胆管内有结石影，近段扩张。

（3）其他检查：必要时可行 PTC、ERCP 检查，了解结石的部位、数量、大小和胆管梗阻的部位等。

5. 治疗要点与反应 如下所述。

（1）胆囊结石

1）手术治疗：手术切除病变的胆囊，目前多采用腹腔镜胆囊切除术。手术时机最好在急性发作后缓解期为宜。

2）非手术治疗：对症状较轻或不能耐受手术者，可采取溶石或排石等。

（2）胆管结石

1）急诊手术：积极抗炎利胆治疗1～2d后病情仍恶化，黄疸加深，胆囊肿大，明显压痛，出现腹膜刺激征或出现Reynolds五联征者应立即行胆总管切开取石及引流术。

2）择期手术：适用于慢性患者。

胆管结石的治疗原则是清除结石及解决因反复胆管感染及因此引起的胆管狭窄及肝脏病变。手术方法如下：①胆囊切除并胆总管切开取石加T管引流术：适用于单纯胆总管结石（图12-4）；②Oddi括约肌成形术：适用胆总管下端结石嵌顿或开口狭窄者；③肝胆管与空肠Roux-en-Y吻合术（图12-5）：适用于肝内外胆管结石、复发或残留结石，肝内胆管狭窄者；④肝叶切除：适用于肝内结石造成某叶或段组织萎缩者；⑤胆总管十二指肠吻合术：目前少用。

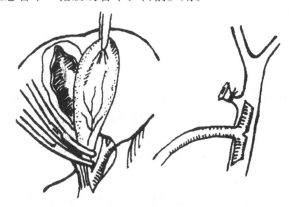

图12-4 胆囊切除并胆总管切开取石加T管引流术

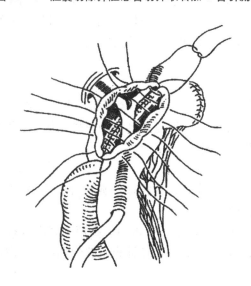

图12-5 肝胆管与空肠Roux-en-Y吻合术

3）采用纤维胆管镜微创手术。

（三）护理诊断及合作性问题

1. 焦虑或恐惧 与下列因素有关：病情的反复或加重；担忧手术效果及预后；生活方式和环境的改变。

2. 舒适的改变：腹痛、瘙痒等 与胆管结石、蛔虫、感染等有关。

3. 体温过高 与胆管感染、手术后合并感染有关。

4. 营养失调：低于机体需要量 与肝功能损害、营养素摄入不足、消化吸收障碍有关。

5. 有 T 管引流异常的危险　与 T 管的脱出、扭曲、阻塞、逆行感染等因素有关。

6. 潜在并发症　肝功能障碍、体液平衡紊乱、肝脓肿、急性胰腺炎、胆管狭窄、残留结石、休克、出血、胆漏等。

7. 知识缺乏　缺乏保健及康复知识。

（四）护理目标

（1）患者心理负担减轻，信心增强。

（2）患者腹痛、瘙痒等症状得到缓解。

（3）患者的体温恢复正常。

（4）患者的营养状况得到改善。

（5）保持 T 管引流正常。

（6）患者未发生并发症或并发症能得到及时发现和处理。

（7）患者能叙述胆石症的保健及康复知识。

（五）护理措施

1. 手术前护理　如下所述。

（1）心理护理：胆管疾病的检查方法复杂，治疗后也易复发，要鼓励患者说出自己的想法，消除其焦虑、恐惧及紧张心理，增强恢复健康的信心；向患者讲解医院的环境和病房的管理，及时与家属沟通，使患者能愉快地接受治疗；对危重患者及不合作者，要专人护理，关心体贴。

（2）病情观察：密切观察患者病情变化，若出现寒战、高热、腹痛加重、腹痛范围扩大等应考虑病情加重，要及时报告医生，积极进行处理。

1）生命体征及神志变化：胆管感染时，体温升高；呼吸、脉搏增快。此时应每 4h 测量并记录体温、脉搏、呼吸、血压。如果血压下降，神志改变，说明病情危重，可能有休克发生。

2）腹部症状、体征变化：观察腹痛的部位、性质，有无诱因及持续的时间，注意黄疸及腹膜刺激征的变化，观察有无胰腺炎、腹膜炎、急性重症胆管炎的发生。

3）及时了解实验室检查结果。

（3）缓解疼痛

1）针对患者疼痛的部位、性质、程度、诱因、缓解和加重的因素，有针对性地采取措施以缓解疼痛。先用非药物缓解疼痛的方法止痛，必要时遵医嘱应用镇痛药物，并评估其效果。

2）指导患者卧床休息，采取舒适卧位。

（4）改善和维持营养状态

1）入院后即准备手术者，禁食、休息，并积极补充液体和电解质，以维持水、电解质及酸碱平衡。非手术治疗者根据病情决定饮食种类。

2）营养不良会影响术后伤口愈合，应给予高蛋白、高糖、高维生素、低脂的普通饮食或半流质饮食。不能经口饮食或进食不足者，可经胃肠外途径补充足够的热量、氨基酸、维生素、电解质，以维持患者良好的营养状态。

（5）对症护理

1）黄疸患者皮肤瘙痒时，可外用炉甘石洗剂止痒，温水擦浴。

2）高热时物理降温。

3）胆绞痛发作时，按医嘱给予解痉、镇静和止痛药物，常用哌替啶 50mg、阿托品 0.5mg 肌内注射，但勿使用吗啡，以免胆管下端括约肌痉挛，使胆管梗阻加重。

4）有腹膜炎者，执行腹膜炎有关非手术疗法护理。

5）重症胆管炎者应加强休克的护理。

（6）并发症的预防

1）拟行胆肠吻合术者，术前 3d 口服卡那霉素、甲硝唑等，术前 1d 晚行清洁灌肠，观察药物疗效及不良反应。

2）肌内注射维生素 K₁10mg，每日 2 次。纠正凝血功能障碍，应观察其疗效及有无不良反应。

2. 术后护理　如下所述。

（1）病情观察

1）生命体征：注意心率和心律的变化。术后患者意识恢复慢时，注意有无因肝功能损害、低血糖、脑缺氧、休克等所致的意识障碍。

2）观察、记录有无出血和胆汁渗漏：包括量、速度，有无休克征象。胆管手术后易发生出血，出血量小时，表现为大便隐血或柏油样大便；量大时，可导致出血性休克。若有发热和严重腹痛，可能为胆汁渗漏引起的胆汁性腹膜炎，需立即报告医生处理。

3）黄疸程度、消退情况：观察和记录大便的颜色，检测胆红素的含量，了解胆汁是否流入十二指肠。

（2）T 形引流管护理：胆总管探查或切开取石术后，在胆总管切开处放置 T 形管做引流（图 12 - 6）。其主要目的如下：①引流胆汁和减压，防止因胆汁排出受阻导致胆总管内压力增高、胆汁外漏而引起胆汁性腹膜炎；②引流残余结石，使胆管内残余结石，尤其是泥沙样结石通过 T 形管排出体外；③支撑胆管，防止胆总管切口处瘢痕性狭窄、管腔变小、粘连狭窄等；④经 T 形管溶石或造影等。

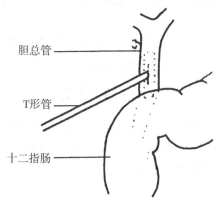

胆总管

T形管

十二指肠

图 12 - 6　T 形管引流

护理措施包括如下几项：

1）妥善固定，严格无菌：患者更换体位或活动时，以及帮患者更换床单、更换敷料时，应防止 T 形管牵拉脱落。每日更换一次外接的连接管和引流瓶，更换时应注意无菌操作。

2）保持引流管通畅：如观察到胆汁突然减少，应注意是否有泥沙样结石或蛔虫堵塞，是否引流管扭曲受压。如有阻塞可用手由近向远挤压引流管或用少量无菌生理盐水缓慢冲洗，切勿用力推注。

3）观察并记录胆汁的量及性状：胆汁引流一般每天为 300～700mL（恢复饮食之初可较多），引流液呈深绿色或棕黄色，较清晰无沉淀。量过少可能为 T 形管堵塞或肝功能衰竭所致；量过多可能是胆总管下端仍有梗阻；若胆汁颜色过淡、过于稀薄，表示肝功能不佳；若胆汁混浊，提示有感染；若有泥沙结石流出，提示有肝内胆管结石。

4）拔管：一般于术后 12～14d，无特殊情况，可以拔管。拔管指征如下：黄疸消退，无腹痛、发热，大便颜色正常，胆汁引流量逐渐减少，颜色呈透明金黄色，无脓液、结石，无沉渣及絮状物，就可以考虑拔管。拔管前先在饭前、饭后各夹管 1h，拔管前 1～2d 全天夹管，如无腹痛、腹胀、发热及黄疸等症状，说明胆总管通畅，可拔管。拔管前还要在 X 线下经 T 形管胆管造影，造影后必须立即接好引流管，继续引流 2～3d，以引流造影剂，减少造影后反应和继发感染，如情况正常，造影 2～3d 即可拔管。拔管后局部伤口用凡士林纱布堵塞，1～2d 会自行封闭。一周内继续观察患者腹痛、体温及黄疸情况，警惕有无胆汁外漏甚至发生腹膜炎等。

（六）护理评价

（1）患者焦虑情绪是否得到解除，能否积极配合治疗和护理。

（2）患者腹痛、瘙痒等症状是否得到缓解。

（3）患者的体温是否恢复正常。

（4）患者营养状况是否得到改善。

（5）T 形管引流是否正常。

（6）患者是否发生肝功能障碍、体液平衡紊乱、肝脓肿、急性胰腺炎、胆管狭窄、残留结石、休克、出血、胆漏等并发症；若发生上述情况，能否得到及时的治疗。

（7）患者对防治胆石症的知识是否了解。

（七）健康指导

（1）胆管手术后患者应注意养成正确的饮食习惯：进低脂易消化食物，宜少量多餐、多饮水。平时宜低脂肪饮食。向患者及家属介绍有关胆管疾病的书籍，并能使他们初步掌握基本的卫生科普知识，对健康有正确的认识。

（2）告诫患者结石复发率高，出现腹痛、发热、黄疸时应及早来院治疗。

（3）进行 T 形管留置者的家庭护理指导：应避免举重物或过度活动，防止 T 形管脱出。尽量穿宽松柔软的衣服，避免盆浴。淋浴时可用塑料薄膜覆盖置管处。敷料一旦浸透应更换。保持置管周围皮肤及伤口清洁干燥。指导患者及家属每天同一时间倾倒引流液，观察记录引流液量及性状。若有异常或 T 形管脱出或突然无液体流出时，应及时就医。

（4）对于肝内胆管结石、手术后残留结石或反复手术治疗的患者，教育家属配合治疗和护理工作，给患者最好的心理支持，鼓励患者树立战胜疾病的信心。

三、胆管感染

胆管感染是指胆囊壁和（或）胆管壁受到细菌的侵袭而发生炎症反应，胆汁中有细菌生长。胆管感染与胆石症常互为因果关系，胆石症可引起胆管梗阻，梗阻可造成胆汁淤滞、细，菌繁殖而致胆管感染；胆管反复感染又是胆石形成的致病因素和促发因素。

（一）病因与发病机制

1. 急性胆囊炎　如下所述。

（1）胆囊管梗阻：结石阻塞或嵌顿于胆囊管或胆囊颈，导致胆汁淤积，胆汁中的胆汁酸刺激胆囊黏膜而引起水肿、炎症，甚至坏死；或结石直接损伤受压部位的胆囊黏膜导致炎症。

（2）细菌感染：胃肠道致病菌通过胆管逆行、直接蔓延或经血液循环和淋巴途径入侵胆囊引起急性炎症。

病变早期局限于黏膜层，表现为单纯性炎症，仅有充血、水肿和渗出；中期，病变扩散至胆囊全层，表现为化脓性炎症，黏膜有散在的坏死和溃疡，胆汁呈脓性；晚期，病变进一步加重，表现为坏疽性炎症，胆囊内压力持续增高，压迫囊壁致血运障碍，引起胆囊坏死、穿孔和胆汁性腹膜炎。

2. 慢性胆囊炎　急性胆囊炎反复发作，可使胆囊壁纤维化，结缔组织增生，胆囊萎缩，形成慢性胆囊炎。

3. 急性梗阻性化脓性胆管炎（AOSC）　AOSC 又称急性重症胆管炎（ACST），是急性胆管完全梗阻和化脓性感染所致，它是胆管感染疾病中的严重类型，此病在我国较多见。胆管结石是最常见的梗阻因素。造成化脓性感染的致病菌有大肠埃希菌、变形杆菌、产气杆菌、铜绿假单胞菌等革兰氏阴性杆菌，厌氧菌亦多见。

（二）护理评估

1. 健康史　了解患者有无胆石症病史，有无胃肠道感染史，是否反复发作。

2. 身体状况　如下所述。

（1）急性胆囊炎

1）症状：①腹痛：多数患者有上腹部疼痛史，表现为右上腹阵发性绞痛，常在饱餐、进食油腻食物后或夜间发作，疼痛可放射至右肩及右肩下部；②消化道症状：患者腹痛发作时常伴有恶心、呕吐、厌食等消化道症状；③发热或中毒症状：根据胆囊炎症反应程度的不同，患者可出现不同程度的体温升高和脉搏加速。

2）体征：①腹部压痛：右上腹可有不同程度和不同范围的压痛、反跳痛和肌紧张，Murphy 征阳性；②黄疸：10% ~25% 的患者可出现轻度黄疸，多见于胆囊炎症反复发作合并 Mirizzi 综合征的患者。

（2）慢性胆囊炎：症状常不典型，主要表现为上腹部饱胀不适、厌油腻食物和嗳气等消化不良的症状，以及右上腹和肩背部隐痛。多数患者曾有典型的胆绞痛病史。

（3）急性梗阻性化脓性胆管炎：多数患者有胆管疾病及胆管手术史。一般起病急骤，病情进展迅速，除了具有急性胆管炎的 Charcot 三联征（腹痛、寒战高热、黄疸）外，还有休克和神经精神症状，即 Reynolds 五联征。

1）症状：①腹痛：突发剑突下或上腹部胀痛或绞痛，可阵发性加重，并向右肩胛下及腰背部放射；②寒战、高热：体温呈持续升高达 39 ~40℃或更高，呈弛张热型；③胃肠道症状：多数患者伴恶心、呕吐。

2）体征：①腹部压痛或腹膜刺激征：疼痛因梗阻部位的不同而有差异，肝内梗阻时较轻，肝外梗阻时则较明显，剑突下及右上腹部有不同程度压痛或腹膜刺激征，可有肝大和肝区叩痛，有时可扪及肿大的胆囊；②黄疸：多数患者可出现不同程度的黄疸，若仅为一侧胆管梗阻，可不出现黄疸；③神志改变：主要表现为神情淡漠、嗜睡、神志不清甚至昏迷；④休克表现：脉搏快而弱，达 120 次/分以上，血压下降，呈急性重病容，可出现皮下瘀血或全身发绀。

3. 心理 – 社会状况　了解患者及其家属对本病的认知、家庭经济状况、心理承受程度及对治疗的期望等。

4. 辅助检查　如下所述。

（1）实验室检查：血常规检查可见白细胞计数及中性粒细胞比例升高。

（2）影像学检查：急性胆囊炎 B 超可显示胆囊增大、壁增厚，多数患者可见胆囊内有结石光团；慢性胆囊炎 B 超显示胆囊壁增厚，胆囊腔缩小或萎缩，常伴胆囊结石。急性胆管炎 B 超可显示胆管内有结石影，近段扩张。

（3）其他检查：PTC 和 ERCP 检查有助于明确梗阻部位、原因和程度。

5. 治疗要点及反应　如下所述。

（1）胆囊炎：主要为手术治疗，手术时机和手术方式取决于患者的病情。

1）非手术治疗：包括禁食和（或）胃肠减压、纠正水、电解质和酸碱平衡失调、解痉止痛、控制感染及全身支持治疗，服用抗炎利胆及解痉药物，在非手术治疗期间若病情加重或出现胆囊坏疽、穿孔等并发症时，应及时手术治疗。

2）手术治疗：胆囊切除术。

（2）急性梗阻性化脓性胆管炎：紧急手术解除胆管梗阻并减压。手术是以切开减压并引流胆管、挽救生命为主要目的，故手术应力求简单而有效，但也要尽可能地仔细探查胆管，力争解除梗阻因素。

1）非手术治疗：既是治疗手段，又是手术前准备。在严密观察下进行，主要措施如下：①禁食、持续胃肠减压及解痉止痛；②抗休克治疗：扩容、补液，恢复有效循环血量；③抗感染治疗：联合应用足量、有效、广谱、并对肝肾毒性小的抗菌药物；④其他措施：如吸氧、降温、支持治疗等。

2）手术治疗：多采用胆总管切开减压加 T 形管引流术。

（三）护理诊断及合作性问题

1. 疼痛　与结石突然嵌顿、胆汁排空受阻致胆囊或胆管强烈收缩或继发感染有关。

2. 体液不足　与呕吐、禁食、胃肠减压和感染性休克有关。

3. 体温过高　与胆囊或胆管梗阻并继发感染有关。

4. 低效性呼吸型态　与感染中毒有关。

5. 营养失调：低于机体需要量　与胆管疾病致长时间发热、肝功能损害及禁食有关。

6. 潜在并发症　胆囊穿孔、胆管出血、胆漏、多器官功能障碍或衰竭。

(四) 护理目标

(1) 患者疼痛得到缓解。

(2) 患者体液得到及时补充，血容量得到恢复，未发生体液平衡失调。

(3) 患者体温恢复正常。

(4) 患者呼吸恢复正常节律和型态。

(5) 患者营养状况得到改善。

(6) 患者未发生并发症或并发症得到及时发现和处理。

(五) 护理措施

1. 减轻或控制疼痛　如下所述。

(1) 卧床休息：协助患者采取舒适体位，指导其进行有节律的深呼吸，达到放松和减轻疼痛的目的。

(2) 合理饮食：病情较轻且决定采取非手术治疗的急性胆囊炎患者，指导其清淡饮食，忌油腻食物；病情严重且拟急诊手术的患者予以禁食和胃肠减压；以减轻腹胀和腹痛。

(3) 药物止痛：对诊断明确的剧烈疼痛者，可遵医嘱通过口服、注射等方式给予抗炎利胆、解痉或止痛药，以缓解疼痛。

(4) 控制感染：遵医嘱及时合理应用抗菌药物。通过控制胆囊炎症，减轻胆囊肿胀和胆囊压力达到减轻疼痛的效果。

2. 维持体液平衡　如下所述。

(1) 加强观察：严密监护患者的生命体征和循环功能，如脉搏、血压、CVP、胃肠减压及每小时尿量等，及时、准确记录出入量，为补液提供可靠依据。

(2) 补液扩容：遵医嘱补充足量水、电解质和维生素等。

3. 降低体温　可采用物理降温、药物降温和控制感染。

4. 维持有效呼吸　密切监测患者的呼吸情况及血氧饱和度，非休克患者取半卧位，禁食和胃肠减压，解痉止痛，氧气吸入。

5. 营养支持　鼓励患者进高蛋白、高碳水化合物、高维生素、低脂的普通饮食或半流质饮食。不能经口饮食或进食不足者，可经胃肠外途径补充足够的热量、氨基酸、维生素、电解质，以维持患者良好的营养状态。

6. 并发症的预防和护理　如下所述。

(1) 加强观察：密切观察生命体征，腹部症状，引流液的量、颜色和性质等。若腹痛进行性加重且范围扩大，出现压痛、反跳痛、肌紧张等，同时伴有寒战、高热的症状，提示胆囊穿孔或病情加重。若 T 形管引流液呈血性，伴腹痛、发热等症状，应考虑胆管出血。若腹腔引流液呈黄绿色胆汁样，应警惕胆漏的可能；若患者出现神情淡漠、黄疸加深、尿量减少或无尿等，提示多器官功能障碍，应及时报告医生，并协助处理。

(2) 加强腹壁切口、引流管和 T 形管护理。

(3) 及时处理：①一旦发生胆囊穿孔，应及时报告医生，并配合做好紧急手术的准备；②发生胆漏时，应观察并准确记录引流液的量、颜色，遵医嘱补充水、电解质及维生素，鼓励患者进食；③一旦出现多器官功能障碍的征象，应立即报告医生并协助处理。

(六) 护理评价

(1) 患者疼痛是否得到缓解。

(2) 患者体液是否得到及时补充，有否发生体液平衡失调。

(3) 患者体温是否恢复正常。

(4) 患者呼吸是否恢复正常节律和型态。

（5）患者营养状况是否得到改善。

（6）患者有无发生胆囊穿孔、胆管出血、胆漏、多器官功能障碍或衰竭等并发症，并发症是否能及时发现并处理。

（七）健康指导

1. 合理饮食　指导患者选择低脂、高蛋白、高维生素易消化的食物，避免肥胖；定时进餐可减少胆汁在胆囊中储存的时间并促进胆汁酸循环，预防结石的形成。

2. 自我监测　非手术治疗期间及行胆囊造瘘术的患者，应遵医嘱服药，定期到医院检查，以确定是否手术治疗；若出现腹痛、发热和黄疸时应及时到医院就诊。

3. T形管护理　患者带 T 形管出院时，应告知患者留置 T 形管的目的，指导其进行自我护理。

（1）妥善固定引流管和放置引流袋，防止其扭曲或受压。

（2）避免举重物或过度活动，以防管道脱出或胆汁反流。

（3）洗浴时应采取淋浴的方式，并用塑料薄膜覆盖引流伤口处。

（4）引流管伤口每日换药一次，敷料被渗湿时，应及时更换，以防感染，伤口周围皮肤涂氧化锌软膏保护。

（5）每日同一时间更换引流袋，并记录引流液的量、颜色及性状。若引流管脱出、引流液异常或身体不适应及时就诊。

四、胆管蛔虫症

胆管蛔虫症指肠道蛔虫上行钻入胆管所引起的一系列临床症状，是常见的外科急腹症之一。该病多见于青少年和儿童。以往农村发病率明显高于城市，随着生活环境、卫生条件改善和防治工作的开展，本病的发生率已明显下降。

（一）病因与发病机制

蛔虫常寄生在人体小肠中下段内，有钻孔的习性，喜碱性环境，但机体高热、饥饿、恶心呕吐、腹泻和妊娠等因素可引起胃肠道功能紊乱，或驱虫不当，胃酸度低时，成虫因寄生环境的变化而上窜入胆管引起本病（图 12 − 7）。

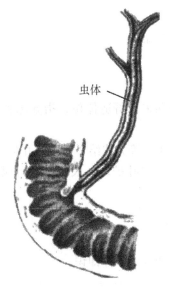

虫体

图 12 − 7　胆管蛔虫

（二）护理评估

1. 健康史　了解患儿发病前是否有便虫史和驱虫不当史；是否有胃肠道功能紊乱史；是否曾有便、吐蛔虫史。

2. 身体状况　本病的特点是剧烈的腹部绞痛与不相称的轻微腹部体征，即症状与体征不符。

（1）症状：突发性剑突下阵发性"钻顶样"绞痛，可向右肩背部放射。发作时患者辗转不安，全身大汗，疼痛异常，可伴恶心、呕吐，有时可呕出蛔虫。疼痛可突然缓解，间歇期宛如正常人。合并胆管感染时，出现胆管炎症状，严重者表现为重症型胆管炎。

（2）体征：腹部柔软，剑突下或稍偏右有轻度深压痛，无反跳痛及肌紧张。

3. 心理 – 社会状况　如下所述。

（1）患者对突发的剧烈腹痛是否感到紧张和恐惧。

（2）患者是否配合医护人员的检查和治疗。

（3）患者及家属对胆管蛔虫症防治知识的了解程度。

4. 辅助检查　如下所述。

（1）实验室检查：血白细胞计数和嗜酸性粒细胞比例可增多；粪便及十二指肠引流液中有虫卵。

（2）影像学检查：首选 B 超，可见胆总管略扩张，有虫体。ERCP 也可用于检查胆总管下端的蛔虫。

5. 治疗要点及反应　如下所述。

（1）非手术治疗：具体如下。

1）解痉止痛：应用解痉剂阿托品或山莨菪碱，必要时可注射哌替啶。

2）利胆驱虫：除中药（乌梅汤）外，常用33% 硫酸镁、驱蛔灵、肠虫清等药物，氧气驱虫也常有效。驱虫最好在症状缓解期进行，选用左旋咪唑等。

3）抗感染：应用甲硝唑、庆大霉素等药物。

4）ERCP：通过 ERCP 观察，如蛔虫有部分留在胆管外，可用取石钳将虫体取出。

（2）手术治疗：手术切开胆总管探查、取虫和引流。胆囊炎多为继发的，一般无须手术切除。应注意手术中和手术后驱虫治疗，防止胆管蛔虫症复发。

（三）护理诊断及合作性问题

（1）疼痛：与蛔虫刺激导致 Oddi 括约肌痉挛有关。

（2）知识缺乏：缺乏饮食卫生保健知识。

（四）护理目标

（1）患者疼痛能得到及时缓解。

（2）患者及家属能叙述饮食卫生保健知识。

（五）护理措施

1. 减轻或控制疼痛　如下所述。

（1）卧床休息：协助患者卧床休息和采取舒适体位，指导患者进行有节律的深呼吸，达到放松和减轻疼痛的目的。

（2）解痉止痛：遵医嘱通过口服或注射等方式给予解痉或止痛药，以缓解疼痛。

2. 对症处理　如患者有呕吐，应做好呕吐护理，大量出汗时应及时协助患者更衣。手术者按胆总管探查及 T 形管引流术后的护理措施进行护理。

（六）护理评价

（1）患者疼痛是否得到及时缓解。

（2）患者及家属是否能正确叙述饮食卫生保健知识。

（七）健康指导

1. 养成良好的饮食及卫生习惯　不喝生水，蔬菜要洗净煮熟，水果要洗净或削皮后吃，饭前便后要洗手。

2. 正确服用驱虫药　应于清晨空腹或晚上睡前服用，服药后注意观察大便中是否有蛔虫卵排出。

（赵金辉）

第十三章

胰腺疾病护理

第一节 急性胰腺炎

一、概述

急性胰腺炎是常见的急腹症之一，是严重的胰腺病变。它是胰酶在胰腺内被激活引起胰腺自身消化的化学性炎症。炎症较轻者有胰腺充血、水肿，重者有出血、坏死。急性胰腺炎不仅可引起急性腹膜炎，而且常引起休克等严重并发症，病情凶险，死亡率高。根据病理变化，急性胰腺炎一般分为间质性（水肿性）胰腺炎和出血性（坏死性）胰腺炎两种。水肿性胰腺炎病情较轻，有自限性，急性发作后可恢复，预后较好；坏死性胰腺炎临床表现较重，并发症多，预后差。

二、病因及发病机制

急性胰腺炎病因较为复杂，国内外文献报道主要有以下发病原因。

1. 胆管疾病　大部分急性胰腺炎患者有胆管疾病。胆总管与主胰管有共同通路，胆管疾病如胆石症、胆管蛔虫症、胆管炎等造成壶腹部狭窄，使共同通路受阻，胆汁和胰液引流不畅，胆汁反流进入胰管，激活胰酶，引起胰腺组织损害。胆管疾病还可能损伤胆总管、壶腹部，造成 Oddi 括约肌暂时性松弛，使含有肠激酶的十二指肠液反流进入胰管，激活胰酶，引起急性胰腺炎。由胆管疾病所引起的急性胰腺炎称为胆源性胰腺炎。

2. 过量饮酒　长期饮酒也是急性胰腺炎发作的常见原因。酒精可引起促胃液素增多，刺激胰液分泌增加；同时还可引起 Oddi 括约肌痉挛、水肿，造成胰液引流不畅；此外，酒精还对胰腺腺泡细胞有直接损害作用。长期饮酒者在急性胰腺炎第一次发作之前往往已经有未被诊断的慢性胰腺炎存在。

3. 高脂血症　高脂血症诱发急性胰腺炎的机制，还不十分明确，可能是三酰甘油在胰脂酶的作用下生成游离脂肪酸，直接损伤腺泡所致。高脂血症所致血黏度升高也可能加重胰腺病变和其他器官功能损害。近年来，重症急性胰腺炎伴有高血脂的患者越来越多。

4. 其他饮食因素　如暴饮暴食，感染因素如流行性腮腺炎、败血症等，与外伤及手术有关的创伤因素，与妊娠和高血钙有关的内分泌和代谢因素，与使用利尿剂及避孕药有关的药物因素，情绪因素等。

正常情况下，酶原如胰蛋白酶原和糜蛋白酶原在胰腺组织内没有活性，胰腺和血液中也有抑制胰酶的物质；胰管上皮有黏多糖层保护，因此胰液不会损害胰腺组织。当胰液引流受阻时，胰液反流进入胰腺组织，同时，胰管上皮因管内压力增高或因反流胆汁的作用而受损，胰酶被激活而对胰腺组织起消化作用。胰腺发生充血、水肿，包膜紧张度增高。显微镜下可见急性炎症反应，但坏死病灶尚不多。此种改变称为水肿性胰腺炎。如梗阻因素不能及时解除或发病开始即有胰腺组织的大量破坏，胰腺可能发生广泛的自体消化，多种胰酶被激活，造成血管壁损害、脂肪分解，胰腺发生出血、坏死，称为坏死性胰腺炎。如胰液侵犯到腹膜后和腹膜腔，腹腔内可出现血性腹水，大小网膜、肠系膜、腹膜后脂肪组织发生溶解，形成皂化斑；浆膜下有多处出血斑或血肿形成，甚至胃肠道也有水肿、出血等改变。

急性胰腺炎得到控制后，可能形成胰腺假性囊肿或慢性胰腺炎，在某些条件下慢性胰腺炎又可转为急性过程，称为复发性胰腺炎。

三、病理

水肿性胰腺炎大体上可见胰腺肿大、水肿、分叶模糊、质脆，累及部分或整个胰腺，胰腺周围有少量脂肪坏死。显微镜下可见间质水肿、充血和炎症细胞浸润、点状脂肪坏死、无明显实质坏死和出血。

出血坏死性胰腺大体上呈红褐色或灰褐色，有新鲜出血区，分叶结构消失。有大范围的脂肪坏死和钙化斑。病程长者可并发脓肿、假性囊肿或瘘管形成。显微镜下见胰腺凝固性坏死、细胞结构消失。坏死灶周围有炎性细胞包绕。常见静脉炎、淋巴管炎、血栓形成和出血坏死。

四、护理评估

1. 健康史　评估患者饮食习惯，如是否喜油腻饮食、是否有长期大量饮酒习惯；发病前有无暴饮暴食；既往有无胆管病史、高脂血症或慢性胰腺炎病史；近期有无腮腺炎、肝炎、伤寒等疾病发生；近期有无腹部外伤或手术史；是否使用过诱发胰腺炎的药物等。

2. 身体评估　如下所述。

(1) 腹痛：剧烈腹痛是急性胰腺炎的主要症状。疼痛发生于饱餐或饮酒后，突然发生，非常剧烈，一般镇痛剂不能缓解。多位于左上腹，向左肩及左腰背部放射。胆源性患者腹痛始发于右上腹，逐渐向左侧转移。病变累及全胰时，疼痛范围较宽并呈束带状向腰背部放射。当炎症侵及后腹膜和腹膜腔时，疼痛呈全腹性，没有明确定位。胰腺包膜紧张和胰管梗阻是疼痛的原因，腹痛放射至背部是由于胰腺炎症刺激神经根所致。

(2) 腹胀：与腹痛同时存在，是腹腔神经丛受刺激产生肠麻痹的结果，早期为反射性，继发感染后则由腹膜后的炎症刺激所致。腹膜后的炎症越严重，腹胀越明显。腹胀进一步加重时，表现为腹内高压，严重时引起器官功能障碍，被称为腹腔间隔室综合征，常见于暴发性胰腺炎。

(3) 恶心、呕吐：早期即可出现，常与腹痛伴发。呕吐剧烈而频繁。呕吐物通常是胃十二指肠内容物，也可呈胆汁样，偶可呈咖啡色。呕吐后疼痛不缓解。

(4) 腹膜炎体征：上腹部或全腹部有触痛或反跳痛，并伴有腹肌紧张、肠鸣音减弱或消失，移动性浊音多为阳性。

(5) 发热：急性胰腺炎早期，只有中度发热，约38℃。胆源性胰腺炎伴有胆管梗阻者，可有高热、寒战。胰腺坏死有感染时，高热为主要症状之一。

(6) 黄疸：部分患者有黄疸，程度一般较轻，需要仔细观察，因为黄疸提示胆管梗阻存在。

(7) 休克：可发生于早期或后期，是急性胰腺炎最常见的并发症，其原因是胰蛋白酶、血小板破坏，组织坏死、感染毒素等使大量血管活性物质释放，加之失液、心肌抑制因子释放、弥散性血管内凝血等促进了休克的发生。患者表现为血压下降、呼吸加快、四肢厥冷、面色苍白、表情淡漠、尿少或无尿等。

(8) 出血征象：由于溶纤维蛋白酶和弹力蛋白酶损伤血管壁或由于弥散性血管内凝血。可出现出血征象，如皮肤瘀斑、腰部出现蓝－棕色斑（Gray－Tuner 征）或脐周蓝色改变（Cullen 征），还可出现呕血、便血等。

(9) 其他：如急性胰腺炎并发休克和感染，常可导致急性肾衰竭、急性呼吸窘迫综合征、中毒性脑病等多器官功能障碍综合征，出现呼吸困难、发绀、焦虑、心律失常、尿少或无尿、定向力障碍、谵妄等。

3. 辅助检查　如下所述。

(1) 胰酶测定：血清、尿淀粉酶升高对诊断急性胰腺炎有意义。血清淀粉酶在发病数小时开始升高，24h 达高峰，4～5d 后逐渐降至正常；尿淀粉酶在 24h 才开始身高，48h 达高峰，下降缓慢，1～2

周恢复正常。血清淀粉酶超过 500U/dl（正常值 40～180U/dl，Somogyi 法），尿淀粉酶也明显升高（正常值 80～300U/dl，Somogyi 法），有诊断价值。因此发病当日宜测定血清淀粉酶，而次日起可测尿淀粉酶。淀粉酶值愈高，诊断正确率也越大。但淀粉酶升高的幅度和病变严重程度不成正相关。血清淀粉同工酶的测定提高了本病诊断的准确性。虽然血清淀粉酶升高，但 P－同工酶不高也不能考虑急性胰腺炎的诊断。

（2）腹腔穿刺：腹腔穿刺液中淀粉酶明显增高，腹腔积液为血性。

（3）B 超、CT：可以了解胰腺病变部位、性质及周围组织情况。

（4）腹部 X 线平片：可见左肺下叶不张、胃肠胀气、膈肌上升、左下胸腔积液等。

4. 心理－社会评估　如下所述。

（1）评估患者是否了解疾病发生的原因以及治疗方法。

（2）评估患者对疾病的反应，有无焦虑、恐惧等。

（3）评估患者的社会支持情况。评估能够为患者提供支持的关键人物对患者病情、治疗方案、预后的了解程度及其反应。

五、护理诊断及医护合作性问题

1. 疼痛　与胰腺及周围组织炎症有关。

2. 焦虑　与担心疾病预后有关。

3. 体温过高　与感染有关。

4. 营养失调：低于机体需要量　与禁食及机体消耗有关。

5. 潜在并发症：水、电解质紊乱　与禁食、呕吐、胃肠减压、感染有关。

6. 外周组织灌注减少　与禁食、呕吐、胰腺严重病变有关。

7. 低效性呼吸型态　与剧烈疼痛、胸腔积液有关。

8. 知识缺乏　缺乏疾病的预防及治疗方面的知识。

六、计划与实施

通过治疗和护理，患者能够了解疾病的预防及治疗的知识，能够正确面对疾病的发生，焦虑程度减轻；患者体温能够维持正常；患者的营养状况能够得到改善；能够有效呼吸；护士能够及时发现并发症或患者没有发生严重的并发症如急性肾衰竭、急性呼吸窘迫综合征、心律失常等；患者在恢复后，能够表示改变不良的生活习惯。

1. 胃肠减压的护理　胃肠减压可以引流出胃液，从而减少胰液的分泌，并可减轻呕吐和腹胀。因此，急性胰腺炎发作期间，患者应禁食，并留置胃肠减压。留置胃肠减压期间，应保持负压吸引的有效状态，负压一般是 －12～－15cmH$_2$O；各连接部位不能有漏气；妥善固定，防止患者在活动时将胃管拔出；保持胃管通畅，每天应用生理盐水冲洗胃管，每次 30～50mL；观察胃液的颜色、性质和量并准确记录，急性胰腺炎患者胃液一般呈黄绿色，如并发有应激性溃疡，则呈红色或咖啡色，如果每日引出的胃液量少于 100mL，且患者呕吐、腹痛或腹胀症状不缓解，应怀疑胃管是否堵塞、脱出等；如果胃液量多，应注意患者电解质的变化，过多的胃酸被吸出，可能会出现代谢性碱中毒；每日应给予患者雾化吸入和口腔护理。

2. 饮食护理　急性胰腺炎发作期间，由于禁食、呕吐、胃肠减压和疾病消耗，患者会出现营养状况差，水、电解质紊乱等，因此，护士应观察患者营养状况和水、电解质水平，如每周测体重、观察患者皮肤弹性、准确记录每日出入量、了解水、电解质、酸碱平衡状况。当急性胰腺炎症状消退，可进无脂、低蛋白流质食物，如果汁、藕粉、米汤、面汤等；病情进一步好转，进低脂流质饮食，如鸡汤、豆浆、蛋汤等；以后逐渐进低脂半流食，每日 5～6 餐；痊愈后，严禁暴饮暴食，禁烟酒，忌辛辣食物，饮食宜低脂、易消化，以免复发。护士应向患者及其家属讲解各阶段饮食的内容和意义，并观察患者进食情况，要了解患者家属为患者提供的食物。

3. 用药的护理 如下所述。

（1）解痉镇痛药：可给予阿托品或山莨菪碱肌注 2～3 次／日，疼痛剧烈者，可同时加用哌替啶（50～100mg）。避免使用吗啡，以免引起 Oddi 括约肌痉挛。

（2）抑制胰腺外分泌药物

1）抗胆碱药：如阿托品、山莨菪碱等，抗胆碱药能够起到减少胰液分泌的作用，但能引起口干、心率加快等不良反应。青光眼、前列腺肥大和肠麻痹者不宜使用阿托品，因阿托品可加重青光眼和排尿困难的症状，可加重腹胀。

2）抑制胰腺分泌及胰酶抑制剂：H_2 受体阻滞剂（如西咪替丁）可间接抑制胰液分泌；生长抑素（如奥曲肽）能抑制各种因素引起的胰酶分泌，减轻 Oddi 括约肌痉挛，但价格昂贵；胰蛋白酶抑制剂如抑肽酶等。

（3）抗菌药物：大多数急性胰腺炎常合并细菌感染，如大肠杆菌、变形杆菌感染等，合理使用抗生素可以有效地防止或控制感染。

（4）乌司他丁：乌司他丁是在人尿液中发现的尿胰蛋白酶抑制剂，无免疫原性，安全性较高。乌司他丁通过抑制多种胰酶活性、控制炎症递质过度释放、改善微循环和组织灌注等，从而缓解胰腺炎的临床症状，减轻炎症递质对胰腺功能的损害，减少急性肾衰竭、胸水等并发症的发生。

（5）清胰汤方剂：清胰汤方剂为天津市南开医院经多年研制而成的经验方。目前临床上大多根据患者的症候特点给予药味的加减。基本药物组成为黄芩、元胡、白芍、大黄、柴胡、木香等，通方具有清热解毒、通便排毒、去浊化湿之功效。其中柴胡、白芍疏肝理气，黄芩清热解毒，木香行气化滞，元胡活血化瘀，大黄通腑泻下，诸药相伍，使脏腑气机得以疏利，实热之邪得解，以达到减轻病痛的目的。

4. 心理护理 急性胰腺炎发病急，病情重，并发症多，患者往往没有足够的思想准备，因此，容易产生焦虑和恐惧心理。胰腺炎恢复较慢，尤其是重症患者，需要较长的治疗时间，患者会出现烦躁情绪，甚至不配合治疗。因此，应多与患者沟通，了解患者的心理需求；向患者介绍治疗方案及其意义，增加患者对预后的信心，使之积极配合治疗；加强与患者家属的沟通，鼓励家属多与患者交谈，解除患者的不良情绪；对于患者及家属提出的疑问，给予恰当的解答。

5. 手术患者的护理 急性胰腺炎轻型患者可采用非手术疗法，而重型则需要手术治疗。手术方法有清除坏死组织、灌洗引流和规则性胰腺切除，如是胆源性胰腺炎，则需手术解除胆管疾病，并留置"T"管。为减轻术后胃内压力，可行胃造瘘术；术后若需要营养支持，常行空肠造瘘术。

（1）术前护理

1）严密观察病情，防止水、电解质和酸碱失衡及多器官功能障碍综合征。

2）术前常规准备，备皮、配血、皮试，如非急诊手术，给予灌肠等。

3）心理护理：急性胰腺炎需急诊手术者，往往对手术没有很好的思想准备，护士应对患者及家属说明手术前的准备和意义，使其积极配合；与患者交谈时，不要过多地谈论病情，以免加重患者的紧张心理；保持环境的整洁和安静，使患者能得到充分的休息。

（2）术后护理

1）严密观察生命体征。

2）"T"管的护理：留置"T"管的目的是为了减小胆管张力、保护吻合口；避免胆汁渗漏所致胆汁性腹膜炎；促进胆管炎症消退；防止胆管狭窄或梗阻形成。"T"管的护理应注意以下方面：①妥善固定：将"T"管接引流袋，并固定在床边。注意检查"T"管在皮肤外固定情况，一般将"T"管用缝线结扎固定。连接管的长度要适宜，如果过短，患者翻身不慎可将"T"管拉出，而过长则易扭曲、受压，使胆汁引流不畅。②保持引流通畅：如观察胆汁引流量突然减少，应注意是否有管道堵塞、扭曲、受压。如有堵塞，可用手由近向远挤压引流管或用少量无菌盐水缓慢冲洗，切勿用力推注。③保持清洁：引流袋应定期更换，更换时应无菌操作。④观察并记录胆汁量及性状：胆汁引流一般每天约300～700mL，呈深绿色或棕黄色，混浊或有泥沙样沉淀为异常现象。⑤拔管：手术后 10～14d，胆总管下端逐渐恢复通畅，可做拔管准备。拔管前，应行"T"管造影，以了解胆管是否通畅，如胆管已通畅，可考虑拔管，造影后仍需接引流管继续引流 2～3d，如未发生黄疸、发热等，再将引流管夹闭，观察 2～3d，患者无症状出现，即可将引流管拔出。如有恶心、腹痛、发热等症状，则仍需引流。

3）双套管引流的护理：双套管是用两根粗细不等的乳胶管，细管套入粗管内。细管内径为 0.4～0.6cm，头端有一侧孔，粗管内径为 0.8～1.0cm，围绕管壁有 6～8 个孔。两管之间借负压吸引相互流通，以使引流通畅无阻。由于双套管开孔较多，接触面大，故吸引效果好。

使用双套管引流时，应将近端置于引流腔的最低位，将管妥善固定；保持引流管周围皮肤清洁干燥，可用凡士林纱布或氧化锌油膏保护局部皮肤；观察引流液的颜色、性质和量，如果引流液突然减少，患者有腹胀伴发热，应及时检查管腔有无堵塞或管是否滑脱。如有堵塞可用生理盐水冲洗。

4）胃造瘘及空肠造瘘的护理：胃造瘘可以保证胃的减压，空肠造瘘可以供给营养物质，但经静脉给营养者，可不行空肠造瘘。术后，造瘘管要妥善固定，保持管道通畅，如有堵塞，可用生理盐水冲洗，瘘管周围皮肤用凡士林纱布保护。

5）腹腔冲洗的护理：腹腔冲洗可清除腹腔内渗出物，减少毒性物质吸收入血液循环。冲洗时，保持腹腔冲洗管的通畅。操作时保持无菌，冲洗液应现配现用，温度适宜，观察冲洗出液体的颜色和量；保证冲洗液出入量的平衡。

6. 预防并发症的护理　如下所述。

（1）观察生命体征的变化：给予心电监测，及时发现休克表现，如血压下降、四肢厥冷、面色苍白等。如有上述症状发生，应及时通知医师，尽快建立静脉通路或加大输液速度，遵医嘱给药、为患者保暖。

（2）及时发现呼吸窘迫综合征的表现：如呼吸困难、发绀、血氧饱和度下降等。如出现异常表现，应及时给予氧气吸入、保持呼吸道通畅、遵医嘱给药，并做好气管插管的准备和配合，给予呼吸机辅助呼吸。

（3）留置导尿：保持尿管通畅，观察尿液的颜色、性质、量。如发生少尿或无尿，及时通知医师。遵医嘱给予利尿剂并观察用药后的效果。必要时，给予血液透析或血滤。

（4）了解患者凝血功能：如出凝血时间，呕吐物、排泄物的颜色，穿刺后止血时间，皮肤有无瘀斑等。如发现凝血时间异常，应及时通知医师。

（5）观察患者的神志：患者可出现头痛及脑膜刺激征，或出现反应迟钝、谵妄、兴奋、抽搐、昏迷等。

7. 中药治疗的护理　患者需行间断胃肠减压并鼻饲中药，大黄一般每次 50mL，鼻饲前 15～30min 行胃肠减压，吸出胃内容物以减少胰腺分泌和减轻腹胀、肠麻痹，同时观察胃液的性状及量，了解有无胃潴留及消化道有无出血。中药灌肠可刺激肠蠕动，改善肠麻痹，促进肠腔内毒素的排出，减轻腹胀，为提高灌肠效果，可采用高位灌肠肛管插入的长度为 30cm。灌肠后大便次数多者，做好肛周护理，准确记录大便的次数，性状及量。

七、预期结果与评价

（1）患者主诉疼痛及不适减轻。

（2）患者体温维持在正常范围内。

（3）患者营养状况良好。

（4）护士及时发现并发症或患者未出现严重并发症。

（5）患者能够叙述疾病的预防及治疗的知识，并能遵从医护人员的治疗与护理方案。

（赵金辉）

第二节 慢性胰腺炎

一、概述

慢性胰腺炎是胰腺持续的炎症病变，其特点是胰腺组织结构和功能的进行性损害。胰腺细胞被纤维组织所替代，腺泡萎缩，胰导管内有结石形成。胰腺的内、外分泌功能出现不同程度的障碍。

二、病因及发病机制

慢性胰腺炎大多由急性胰腺炎长期存在或反复发作而致，病因与急性胰腺炎有共同点，但致病过程有所不同，常见病因如下。

1. 胆管疾病　原有的致病因素仍然存在，如胆石症、慢性胆囊炎、Oddi 括约肌狭窄等；或者是轻度感染多次发生，如多次发生的胆管蛔虫症逐渐造成胰腺慢性炎症。

2. 慢性酒精中毒　长期酗酒可引起慢性胰腺炎，其病理改变常不可逆。

3. 外伤　胰腺受到损伤，发生出血、部分组织坏死后遗留有纤维化、钙化、胰管狭窄、胰腺囊肿等病变，影响胰液的引流和胰腺的正常血液供应，因此发生慢性炎症。

4. 高钙血症　高钙血症易产生结石堵塞胰管，影响胰液的引流；钙离子浓度越高，胰蛋白酶活性越强，易导致反复发作性胰腺炎。

5. 其他　临床上一些胰腺炎没有明显病因，称为特发性胰腺炎。

三、病理

慢性胰腺炎基本的病理改变是胰腺细胞被破坏后，代之以纤维组织。胰腺体积缩小，硬度增加。表面可有纤维沉着，或与附近器官粘连。胰腺包膜增厚，表面呈结节状，有的可见隆起的白色斑点。严重病变时，可有弥散性纤维组织增生、钙质沉着，并可有假性囊肿形成，胆管狭窄或扩张，血管改变，表现为静脉扩张。显微镜下可见胰纤维化和炎性细胞。胰岛破坏较轻。

四、护理评估

1. 健康史　评估患者饮食状况，是否喜油腻饮食，是否嗜酒；评估患者有无胆管病史；患者有无急性胰腺炎病史。

2. 身体评估　慢性胰腺炎急性发作时，临床表现与急性胰腺炎相似。有的慢性胰腺炎无临床表现。

（1）腹痛：为最常见的症状，位于上腹部中间或稍偏左，多伴有脊背痛。疼痛一般呈钝痛，且持续时间较长，常因劳累、饮食不节、情绪激动而诱发。上腹部深部可有触痛，一般无腹肌紧张和反跳痛。

（2）消化不良：一般表现为食欲缺乏、腹部饱胀感、嗳气等。与胰腺外分泌不足、胰液排出不畅有关。

（3）腹泻：表现为脂肪泻，大便不成形，有油滴浮于表面，为胰腺外分泌功能减退所致。

（4）黄疸：为胰头部纤维化引起胆总管梗阻所致，逐渐加深。

（5）腹部包块：如发生胰腺假性囊肿，左上腹部常可触及肿块。

（6）糖尿病表现：因 β 细胞分泌不足，出现类似糖尿病的症状。

3. 辅助检查　如下所述。

（1）实验室检查：血清淀粉酶在急性发作时可增高，但一般情况下不增高；部分患者尿糖和糖耐量试验呈阳性；大便检查，显微镜下有大量脂肪滴和未消化的肌纤维。

（2）B 超检查：可显示结节、胰管扩张、假性囊肿、结石等。

（3）X 线检查：胰腺可有钙化和结石；钡餐造影可见胰腺囊肿引起胃肠移位。

（4）CT 检查：胰腺肿大或缩小，边缘不清。密度降低，有钙化、结石和囊肿。

（5）内镜逆行胰胆管造影：可见胰管扩张、狭窄或阻塞、胰石、胆石、胆总管改变等。

（6）还可行活检和选择性血管造影等。

4. 心理－社会评估　如下所述。

（1）评估患者是否了解疾病发生的原因以及治疗方法。

（2）评估患者是否已经改变以前不良的饮食习惯。

（3）评估患者家庭的饮食习惯。

（4）评估患者对疾病治疗的信心。

（5）评估患者的社会支持状况等。

五、护理诊断及医护合作性问题

慢性胰腺炎急性发作时，护理诊断及医护合作性问题同急性胰腺炎。慢性胰腺炎没有明显临床表现期间，可提出以下护理诊断和医护合作性问题。

1. 知识缺乏　缺乏疾病预防及治疗知识。

2. 潜在并发症　血糖水平异常，与 β 细胞功能受损有关。

六、计划与实施

通过治疗与护理，患者能够掌握预防急性胰腺炎发作的知识，并能够改变不良的饮食习惯；患者了解如何通过饮食及用药控制血糖；急性发作期间，患者的痛苦能够得到解除，没有发生严重并发症或发生的并发症得到及时的发现和治疗。

1. 饮食护理　向患者讲解饮食控制的重要性，并介绍如何进行合理饮食。戒酒，饮食要清淡，不应过饱；进食足量蛋白质，以奶制品、鱼、肉类和鸡蛋等为宜；进食适量、易吸收的脂肪，如植物油、鱼油等；有脂肪痢者，由于脂溶性维生素吸收障碍，应适量补充；每日保证足够的热量。碳水化合物具有良好的可吸收性，可占总热量的 40%，但有糖尿病时，应根据医师的建议进食。消化不良者，可服用胰酶。胃酸过高者，服用制酸剂。

2. 镇痛　镇痛方法同急性胰腺炎。

3. 手术患者的护理　手术的目的是减轻疼痛、促进胰液引流。有胆管疾病者，应行相应的手术，如胆总管切开取石术、"T" 管引流术、Oddi 括约肌成形术、胆总管空肠吻合术；有胰腺管梗阻者，可行胰管－空肠吻合术；多发的胰管狭窄，可行胰腺部分或全部切除，但切除胰腺会继发或加重糖尿病，故应慎重选择；对于顽固性疼痛者，可考虑施行胸腰交感神经切除、胰腺周围神经切断等。

术前术后护理参见急性胰腺炎术前术后护理。

七、预期结果与评价

（1）患者能够复述疾病发生的原因及治疗方法。

（2）患者表示愿意改变不良的饮食习惯，并开始实施。

（3）患者表现出对治疗的信心。

（4）患者家属表示愿意改变家庭中的饮食习惯。

（赵金辉）

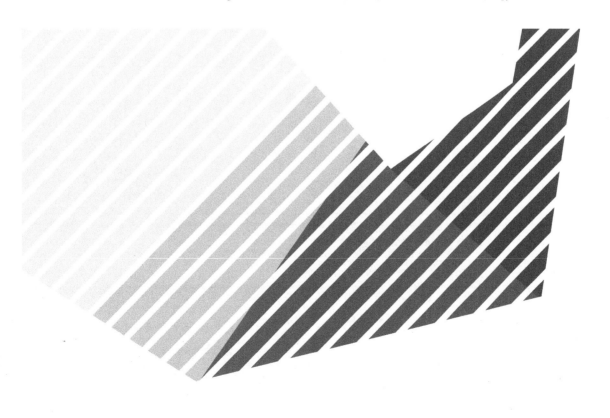

第四篇

内分泌系统疾病护理

第十四章

内分泌系统专科诊疗技术与护理

第一节　便携式血糖仪血糖测定技术

一、操作前护理

（1）检查试纸条和质控品贮存是否恰当。

（2）检查试纸条的有效期及条码是否符合。

（3）清洁血糖仪。

（4）评估患者双手手指皮肤的颜色、温度及感染情况。

（5）用物准备血糖仪、试纸、采血针头、无菌棉签、酒精、污物桶、洗手液等。

（6）护士准备：洗手、戴口罩。

二、操作过程

（1）核对：核对床号、姓名、腕带，向患者做好解释工作。

（2）穿刺部位：采血部位通常采用指尖、足跟两侧等末梢毛细血管全血，水肿或感染的部位不宜采血。酒精擦拭采血部位，待干后进行皮肤穿刺。

（3）插入血糖试纸，血糖仪自动开机，确认血糖仪的代码与使用的试纸代码一致。

（4）皮肤穿刺后，弃去第 1 滴血液，将第 2 滴血液置于试纸上指定区域。

（5）干棉签轻压针眼，将采血针头弃于锐器盒，污染的试纸弃于污物桶。

（6）整理床单位，交代注意事项。

（7）记录：记录操作日期、时间、测定结果及操作者。

（8）出现血糖异常结果应重复检测 1 次，通知医生采取不同的干预措施，必要时复检静脉生化血糖。

三、注意事项

（1）告知患者血糖监测的目的，对需要长期监测血糖的患者，教会其血糖监测的方法。

（2）操作者应了解影响血糖准确性的因素

1）贫血患者使用血糖仪测定结果可能偏高；红细胞增多症、脱水或高原地区可能会偏低。

2）消毒后手指未干就进行测量，可以使测定结果偏低。

3）受内源性和外源性药物的干扰，如对乙酰氨基酚、维生素 C、水杨酸、尿酸、胆红素、甘油三酯、氧气、麦芽糖、木糖等均为常见干扰物。当血液中存在大量干扰物时，血糖值会有一定偏差。

4）pH、温度、湿度、海拔高度都可能对血糖值检测结果造成影响。

（3）目前临床使用的血糖仪检测技术均采用生物酶法，主要有葡萄糖氧化酶和葡萄糖脱氢酶两种，不同酶有不同的适应人群，应该根据患者不同情况，选用不同酶技术的血糖仪。

（4）建立血糖仪检测质量保证体系，包括完善的室内质控和室间质评体系。

（5）严格按照仪器制造商提供的说明书要求和操作规程进行检测。

（6）定期对操作者培训与考核；仪器的维护与保养参照使用说明书。

（何　媛）

第二节　胰岛素皮下注射技术

一、操作前护理

1. 评估　如下所述。

（1）部位选择：人体适合皮下注射的部位有腹部、大腿前外侧、上臂外侧（三角肌下缘）、臀部，这些部位皮下脂肪较丰富而没有较多的神经分布。

（2）注意患者注射部位皮肤的颜色、温度、脂肪厚度及感染状况。患者食物是否准备恰当，能否按时按量进餐。

（3）核对胰岛素的名称、剂型是否在有效期内，胰岛素的外观有无异常，胰岛素的温度接近室温。

（4）护士洗手、戴口罩。

2. 物品准备　根据使用胰岛素注射工具的不同，应准备需要的物品，如专用注射器、胰岛素笔、针头、酒精、无菌棉签、污物桶、锐器盒等。

二、操作过程

以胰岛素笔为例。

（1）核对患者床号、姓名、腕带，做好解释工作。

（2）检查胰岛素制剂的种类、开封日期、有效期及外观包装。

（3）协助患者取合适的体位，选择注射部位，酒精消毒待干。

（4）安装针头：酒精消毒笔芯前端橡皮膜，取出胰岛素笔针头，打开包装，顺时针旋转针头，安装完毕，注射时弃去针头保护帽即可。

（5）排气：若使用的胰岛素是混合胰岛素，需要在排气前完成充分混匀，每次排气 1~2 个单位直至有液体溢出。

（6）进针：旋转剂量调节钮，按医嘱调至所需单位数（各种胰岛素笔操作方法不同，有的产品调错剂量时可以直接回调，有的产品则需根据说明书进行具体操作）。根据皮下脂肪厚度选择垂直进针或适当倾斜角度进针；若皮下脂肪较少，可考虑捏起皮肤的注射方法，用拇指和示指，或加中指捏起皮肤然后注射，确保注射在皮下层。

（7）注射：快速进针后，用拇指按压注射键缓慢匀速推注药液，注射完毕后针头在皮下至少停留 6s 以上，拔针后用干棉签按压针眼处 30s，切勿用力挤压与揉搓，取下针头弃于锐器盒中。

（8）整理床单位，收拾用物，交代注意事项。

三、注意事项

（1）胰岛素笔与胰岛素笔芯要相互匹配，确保胰岛素的种类和剂量及注射时间准确。一般速效胰岛素（包括速效预混胰岛素）餐前 10~15min 注射，短效胰岛素（包括短效预混胰岛素）餐前 30min 注射。

（2）护士要了解患者的合作程度，评估是否能按时按量进餐，避免注射胰岛素后，患者由于各种原因未及时进餐或少量进餐而导致出现低血糖症状。如发生此类情况应及时与医生沟通。

（3）部位选择（图 14-1）：不同注射部位对胰岛素的吸收速度不同，腹部吸收最快、最完全，其后依次为上臂、大腿、臀部。注射部位的皮下硬结、脂肪组织萎缩或增生、水肿会影响胰岛素的吸收。

胰岛素的注射深度同样会影响胰岛素的吸收，注射在肌肉中的胰岛素吸收速率较皮下快。需长期注射胰岛素的患者，要注意注射部位的交替，两次注射点间隔至少1cm以上。

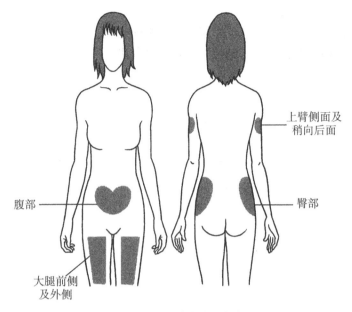

上臂侧面及稍向后面

腹部

臀部

大腿前侧及外侧

图14-1 常用胰岛素注射部位

1）腹部：以患者的一个拳头盖住肚脐，大约脐周5cm以内勿注射胰岛素，在脐周外两侧约一个手掌宽的距离内注射。越往身体两侧皮下脂肪越薄，容易注射到肌肉层。

2）手臂：选择上臂外侧四分之一的部位（三角肌下外侧）注射。

3）大腿：选择前面或外侧面进行注射，因为大腿内侧有较多的血管及神经分布。

4）臀部：通常为外上方处，从髋骨上缘往下至少10cm远处的部位内。

（4）具体摇匀方法：握住胰岛素笔，手臂在A与B之间上下缓慢摇动（图14-2），使笔芯内的玻璃珠在笔芯两端之间充分滚动，在每次注射预混胰岛素前，至少重复10次，直至胰岛素呈白色均匀的混悬液。从冰箱取出的胰岛素，建议在室温下放置一段时间再使用。

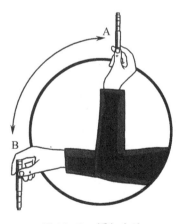

图14-2 摇匀方法

（5）漏液问题的处理

1）注射完毕后，在皮下应停留一定时间，尤其是注射剂量较大时应适当延长停留时间，以减少漏液现象的发生。

2）注射完毕后没有将针头及时卸下，当外界温度发生变化时，笔芯内的药液就可能经过针头泄漏出来（由冷到热），或是空气也可能进入到笔芯中（由热到冷），所以拔针后及时卸下针头，是有效避免漏液的方法。

3）漏液的危害：不仅造成药液的浪费，最重要的是，漏出的胰岛素会堵塞针头，造成注射剂量的不准确。若是预混制剂，一旦发生漏液，会导致胰岛素浓度（混合比例）的改变，从而影响患者的血糖控制。

（6）告知患者低血糖的临床表现，以及如何预防和正确处理。

（7）出院前要教会长期注射胰岛素的患者胰岛素注射方法。

（何　媛）

第十五章

内分泌代谢性疾病常见症状护理

第一节 身体外形改变

一、定义

包括体形的变化，毛发的质地、分布改变，面容的变化以及皮肤黏膜色素沉着等。这些异常多与脑垂体、甲状腺、甲状旁腺、肾上腺或部分代谢性疾病有关。

二、评估

1. 病因评估 如下所述。

（1）身高异常：体格异常高大见于发生在青春期前腺垂体生长激素分泌过多的巨人症（gigantism），发生在青春期后的肢端肥大症（acromegaly）；体格异常矮小见于发生在儿童时期的腺垂体生长激素缺乏的垂体性侏儒症（dwarfism）；体格矮小和智力低下见于发生在成熟前的甲状腺功能减退的呆小病（cretinism）。

（2）体重异常：肥胖见于下丘脑疾病、Cushing 综合征、2 型糖尿病（肥胖型）、性功能减退症、甲状腺功能减退症、代谢综合征等疾病；消瘦见于甲状腺功能亢进症、1 型与 2 型糖尿病（非肥胖型）、嗜铬细胞瘤、神经性厌食等疾病。

（3）毛发异常：全身性多毛见于先天性肾上腺皮质增生、Cushing 病等疾病；毛发脱落见于甲状腺功能减退症、睾丸功能减退、肾上腺皮质和卵巢功能减退等疾病。

（4）面容异常：眼球突出见于甲状腺功能亢进症，满月脸见于 Cushing 病，头皮脸皮增厚、口唇增厚、耳鼻长大见于肢端肥大症等。

（5）皮肤异常：皮肤色素沉着见于原发性肾上腺皮质功能减退症、先天性肾上腺皮质增生症、异位 ACTH 综合征等；紫纹见于 Cushing 综合征；病理性痤疮见于 Cushing 综合征、先天性肾上腺皮质增生症等。

2. 症状评估 除了身高、体重的改变以外，还包括其他身体特征的改变，如生长发育及第二性征情况，全身营养状况，面容表情情况，皮肤的色泽、弹性情况，毛发颜色、分布和多少等情况。

3. 相关因素评估 身体外形的改变是否引起心理障碍，有无其他伴随症状，治疗及用药情况等。

三、护理措施

1. 提供患者心理支持 如下所述。

（1）加强接触和沟通，鼓励患者表达自我感受。

（2）给予相关知识的讲解，提供资料和与其他病友交流，使其了解疾病的转归和治疗效果，使其有战胜疾病的信心。

（3）关注患者是否有自卑、焦虑、抑郁等心理问题，提供心理医生疏导。

2. 协助家庭给予支持　如下所述。

（1）了解家庭成员关系、知识结构，给予相关知识讲解。

（2）鼓励家属与患者多沟通、多交流，相互表达自身感受。

（3）把患者治疗情况告知家属，使其督促患者配合。

（4）家属和患者共同有信心，消除患者心理疾患，防止自杀等行为发生。

3. 促进患者社会交流　如下所述。

（1）鼓励患者参加社会团体或病友俱乐部等组织。

（2）帮助患者增加与他人沟通的技巧。

（3）教育周围人勿歧视患者，多给予患者心理安慰。

4. 协助患者装扮自己　指导患者选择适当饰物修饰自己，如突眼的佩戴眼镜；毛发稀疏的戴帽子；肥胖、侏儒和巨人症患者可指导其选择合适的衣服等。

（何　媛）

第二节　性功能异常

一、定义

包括生殖器官发育迟缓或发育过早、性欲减退或丧失，女性月经紊乱、溢乳、闭经或不孕，男性勃起功能障碍（ED）、乳房发育迟缓等。

二、评估

1. 病因评估　如下所述。

（1）下丘脑 - 垂体疾病：如垂体细胞瘤 - 催乳素瘤（prolactinoma）、成年人原发性腺垂体功能减退症等可引起女性溢乳、闭经、不育，男性阳痿、性功能减退；儿童期起病的腺垂体生长激素缺乏或性激素分泌不足可导致患者青春期器官不发育，第二性征缺如等。

（2）甲状腺疾病：如成年型甲减可引起男性阳痿、女性不育症；幼年型甲减可引起性早熟等。

（3）肾上腺疾病：如 Cushing 综合征由于肾上腺激素产生过多以及雄激素和皮质醇对垂体促性腺激素的抑制作用，女性可引起月经减少或停经，轻度多毛、痤疮，明显男性化，男性可引起性欲减退，阴茎缩小，睾丸变软；肾上腺皮质功能减退症由于肾上腺皮质激素分泌不足可引起女性阴毛、腋毛减少或脱落、稀疏，月经失调或闭经，男性可引起性功能减退。

（4）糖尿病：也可引起男性性功能减退。

2. 症状评估　患者有无皮肤干燥、粗糙，毛发脱落、稀疏或增多，女性闭经溢乳，男性乳房发育；外生殖器的发育是否正常，有无畸形。

3. 相关因素评估　性功能异常是否引起心理障碍，有无其他伴随症状，治疗及用药情况等。

三、护理措施

1. 评估性功能障碍的型态　提供一个隐蔽舒适的环境和恰当的时间，鼓励患者描述目前的性功能、性活动与性生活型态，使患者以开放的态度讨论问题。

2. 提供专业指导　如下所述。

（1）护士应接受患者讨论性问题时所呈现的焦虑，对患者表示尊重、支持。询问患者使其烦恼的有关性爱或性功能方面的问题，给患者讲解所患疾病及用药治疗对性功能的影响，使患者积极配合治疗。

（2）提供可能的信息咨询服务，如专业医师、心理咨询师、性咨询门诊等。

（3）鼓励患者与配偶交流彼此的感受，并一起参加性健康教育及阅读有关性教育的材料。

（4）女性患者若有性交疼痛，可建议使用润滑剂。

（何　媛）

第三节　排泄功能异常

一、定义

排泄是机体将新陈代谢所产生的废物排出体外的生理过程，是人体的基本生理需要之一，也是维持生命的必要条件之一。人体排泄废物的途径有皮肤、呼吸道、消化道及泌尿道。内分泌疾病常见排泄功能异常为多尿，腹泻及便秘。

二、评估

1. 病因评估　如下所述。
（1）多尿
1）垂体性尿崩症：因下丘脑－垂体病变使抗利尿激素分泌减少或缺乏，肾远曲小管重吸收水分下降，排出低比重尿，量可达到 5 000mL/d 以上。
2）糖尿病，尿内含糖多引起溶质性利尿，尿量增多。
3）原发性醛固酮增多症，引起血中高浓度钠，刺激渗透压感受器，摄入水分增多，排尿增多。
（2）腹泻与便秘
1）甲状腺功能亢进症可引起多汗、排便次数增多、排稀软便；便秘则可见于甲状腺功能减退的患者。
2）糖尿病可引起患者胃肠功能紊乱，可腹泻、便秘交替出现。
2. 症状评估　患者排便、排尿次数、性质、量；尿量、尿比重是否正常；尿量与饮食的关系等。
3. 相关因素评估　多尿症状之外是否有其他的伴随症状，如有无多饮多尿，有无多食消瘦，有无高血压等。胃肠功能紊乱是否与用药有关、是否还伴随其他症状等。

三、护理措施

1. 提供心理支持　安慰患者，消除焦虑和紧张的情绪。
2. 提供适当的排泄环境　为患者提供单独隐蔽的环境及充裕的时间。
3. 选取适宜的排泄姿势　床上使用便器时，采取患者舒适的体位及姿势。
4. 皮肤护理　多尿患者注意皮肤清洁干燥，温水清洗会阴部皮肤，勤换衣裤等，腹泻患者注意每次大便后用软纸轻擦肛门、温水清洗，并在肛门周围涂油膏以保护皮肤。
5. 给予药物　便秘患者给予缓泻剂、通便剂或灌肠；腹泻患者给予止泻药、口服补钾液，注意观察用药后的作用、效果。
6. 合理安排膳食　便秘患者多摄取富含纤维素的食物，如蔬菜、水果、粗粮等，并多饮水；腹泻患者鼓励多饮水，酌情给予清淡的饮食，避免油腻、辛辣、高纤维的食物。
7. 密切观察病情　准确记录排泄物的颜色、性质、量，正确留取标本送检。

（何　媛）

第四节　骨　痛

一、定义

骨痛为代谢性骨病的常见症状，严重者常发生自发性骨折，或轻微外伤即引起骨折。

二、评估

1. 病因评估　如下所述。

（1）由于维生素 D 代谢障碍所导致的骨质软化性骨关节病，如阳光照射不足、消化不良、维生素 D 缺乏和磷摄入不足等引起的老年性、失用性骨质疏松。

（2）脂质代谢障碍引起的高脂血症性关节病，骨膜和关节腔组织脂蛋白转运代谢障碍性关节炎。

（3）嘌呤代谢障碍引起的痛风。

（4）糖尿病引起的糖尿病性骨病。

（5）皮质醇增多引起的皮质醇增多症性骨病。

（6）甲状腺或甲状旁腺疾病引起的骨关节病。

2. 症状评估　骨痛出现的时间、诱因、部位、性质、缓急程度、加重缓解因素以及相关伴随症状等。

三、护理措施

1. 心理护理　患者由于疼痛影响进食和睡眠，可能导致关节畸形、骨折及其他功能脏器的损害，带给患者巨大的精神压力，可能出现情绪低落、焦虑、抑郁、悲观等情绪，应给予患者及家属讲解相关疾病知识，适时告知预后，介绍成功病例，增强患者战胜疾病的信心；给予患者理解、同情和正确指引，防止患者发生意外；鼓励家属给予患者心理支持。

2. 休息与体位　急性期给予卧床休息，避免体力劳动，如痛风患者可抬高患肢，骨质疏松病人可卧硬板床等。

3. 饮食护理　进食避免复发及加重的食物或进食富含钙质和维生素 D 的食物，饮食宜清淡、易消化，避免辛辣和刺激性食物，戒烟酒，避免咖啡因的摄入过多。

4. 用药护理　指导患者正确用药，观察药物疗效、不良反应，及时处理不良反应。

（何　媛）

第十六章

内分泌系统常见疾病护理

第一节　甲状腺功能亢进症

甲状腺功能亢进症（hyperthyroidism，简称甲亢）是指多种病因导致甲状腺激素分泌增多而引起的临床综合征。

一、病因和发病机制

（一）甲亢的病因分类

见表 16 - 1。

表 16 - 1　甲亢病因分类

1. 甲状腺性甲亢
①Graves 病
②自主性高功能甲状腺结节或腺瘤（Plummer 病）
③多结节性甲状腺肿伴甲亢
④滤泡性甲状腺癌
⑤碘甲亢
⑥新生儿甲亢
2. 垂体性甲亢
3. 异源性 TSH 综合征
①绒毛膜上皮癌伴甲亢
②葡萄胎伴甲亢
③肺癌和胃肠道癌伴甲亢
4. 卵巢甲状腺肿伴甲亢
5. 仅有甲亢症状而甲状腺功能不增高
①甲状腺炎甲亢：亚急性甲状腺炎；慢性淋巴细胞性甲状腺炎；放射性甲状腺炎
②药源性甲亢

（二）Graves 病（简称 GD）病因

又称毒性弥漫性甲状腺肿或 Basedow 病、Parry 病。是一种伴甲状腺激素分泌增多的器官特异性自身免疫病，占甲亢的 80% ~85% 。

1. 遗传因素　GD 的易感基因主要包括人类白细胞抗原（如 HLA - B8、DR3 等）、CTLA - 4 基因和其他一些与 GD 特征性相关的基因（如 GD - 1，GD - 2）。

2. 环境因素（危险因素）　细菌感染（肠耶森杆菌）、精神刺激、雌激素、妊娠与分娩、某些 X 染色体基因等。

3. GD 的发生与自身免疫有关　遗传易感性、感染、精神创伤等诱因，导致免疫系统功能紊乱，Ts

功能缺陷，对 Th 细胞（T 辅助细胞）抑制作用减弱，B 淋巴细胞产生自身抗体，TSH 受体抗体（TRAb）与 TSH 受体结合而产生类似于 TSH 的生物学效应，使 GD 有时表现出自身免疫性甲状腺功能减退症的特点。

二、临床表现

（一）一般临床表现

多见于女性，男：女为 1 :（4～6），20～40 岁多见。

1. 高代谢综合征　患者可表现为怕热多汗，皮肤、手掌、面、颈、腋下皮肤红润多汗。常有低热，严重时可出现高热。患者常有心动过速、心悸、胃纳明显亢进，但体重下降，疲乏无力。

2. 甲状腺肿　不少患者以甲状腺肿大为主诉，呈弥漫性、对称性肿大，质软，吞咽时上下移动。少数患者的甲状腺肿大不对称，或肿大不明显。

3. 眼征　眼征有以下几种：①睑裂增宽，上睑挛缩（少眨眼睛和凝视）。②Mobius 征：双眼看近物时，眼球辐辏不良（眼球内侧聚合困难或欠佳）。③von Graefe 征：眼向下看时，上眼睑因后缩而不能跟随眼球下落，出现白巩膜。④Joffroy 征：眼向上看时，前额皮肤不能皱起。⑤Stellwag 征：瞬目减少，炯炯发亮。

4. 神经系统　神经过敏，易于激动，烦躁多虑，失眠紧张，多言多动，有时思想不集中，但偶有神情淡漠、寡言抑郁者。

5. 心血管系统　心率快，心排血量增多，脉压加大，多数患者述说心悸、胸闷、气促，活动后加重，可出现各种期前收缩及心房纤颤等。

6. 消化系统　食欲亢进，但体重明显减轻为本病特征。腹泻，一般大便呈糊状。肝可稍大，肝功能可不正常，少数可有黄疸及维生素 B 族缺乏的症状。

7. 肌肉骨骼　甲亢性肌病、肌无力、肌萎缩、周期性瘫痪。

8. 生殖系统　女性月经减少或闭经，男性阳痿，偶有乳腺增生。

9. 造血系统　白细胞总数减少，周围血淋巴细胞比例增高，单核细胞增加，血容量增大。

（二）特殊临床表现

（1）甲亢危象：甲状腺功能亢进症在某些应激因素作用下，导致病情突然恶化，出现高热（39℃以上）、烦躁不安、大汗淋漓、恶心、呕吐、心房颤动等，严重者出现虚脱、休克、谵妄、昏迷等全身代谢功能严重紊乱，并危及患者生命安全。对甲亢患者应提高警惕，从预防着手，一旦发生危象，应立即采取综合措施进行抢救。

（2）甲亢性心脏病：心脏增大、严重心律失常、心力衰竭。

（3）淡漠型甲亢：神志淡漠、乏力、嗜睡、反应迟钝、明显消瘦。

（4）T_3 型甲亢、T_4 型甲亢。

（5）亚临床型甲亢：T_3、T_4 正常，TSH 降低。

（6）妊娠期甲亢：体重不随妊娠相应增加，四肢近端肌肉消瘦，休息时心率 >100 次/分。

（7）胫前黏液性水肿。

（8）甲状腺功能正常的 Graves 眼病。

（9）甲亢性周期性瘫痪。

（三）实验室检查

1. 血清甲状腺激素测定　①血清总甲状腺素（TT_4）：是判断甲状腺功能最基本的筛选指标。TT_4 受甲状腺结合球蛋白（TBG）结合蛋白量和结合力变化的影响，又受妊娠、雌激素、急性病毒性肝炎等的影响而升高。受雄激素、低蛋白血症、糖皮质激素等的影响而下降。②血清总三碘甲状腺原氨酸（TT_3）：亦受 TBG 影响。③血清游离甲状腺素（FT_4）、游离三碘甲状腺原氨酸（FT_3）：是诊断甲亢的首选指标，其中 FT_4 敏感性和特异性较高。

2. 促甲状腺激素测定（TSH） 是反映甲状腺功能的最敏感的指标。ICMA（免疫化学发光法）：第三代 TSH 测定法，灵敏度达到 0.001mU/L。取代 TRH 兴奋试验，是诊断亚临床型甲状腺功能亢进症和亚临床型甲状腺功能减退症的主要指标。

3. TRH 兴奋试验 正常人 TSH 水平较注射前升高 3 ~ 5 倍，高峰出现在 30min，并且持续 2 ~ 3h。静注 TRH 后 TSH 无升高则支持甲亢。

4. 甲状腺摄 I 率 总摄取量增加，高峰前移。

5. T_3 抑制试验 鉴别甲状腺肿伴摄碘增高由甲亢或单纯性甲状腺肿所致。

6. 其他 促甲状腺激素受体抗体（TRAb）、甲状腺刺激抗体（TSAb）测定。

三、诊断

1. 检测甲状腺功能 确定有无甲状腺毒症：有高代谢症状、甲状腺肿等临床表现者，常规进行 TSH、FT_4 和 FT_3 检查。如果血中 TSH 水平降低或者测不到，伴有 FT_4 和（或）FT_3 升高，可诊断为甲状腺毒症。当发现 FT_4，升高反而 TSH 正常或升高时，应注意有垂体 TSH 腺瘤或甲状腺激素不敏感综合征的可能。

2. 病因诊断 甲状腺毒症的诊断确立后，应结合甲状腺自身抗体、甲状腺摄^{131}I 率、甲状腺超声、甲状腺核素扫描等检查具体分析其是否由甲亢引起及甲亢的原因。

3. GD 的诊断标准 如下所述。
（1）甲亢诊断成立。
（2）甲状腺呈弥漫性肿大或者无肿大。
（3）TRAb 和 TSAb 阳性。
（4）其他甲状腺自身抗体如 TPPAb、TGAb 阳性。
（5）浸润性突眼。
（6）胫前黏液性水肿。
具备前 2 项者诊断即可成立，其他 4 项进一步支持诊断确立。

四、治疗

（一）一般治疗

情绪不稳定、精神紧张者可服用一些镇静药，如地西泮、氯氮革等；心悸及心动过速者可用普萘洛尔、阿替洛尔等药；保证足够的休息；增加营养，包括糖类、蛋白质、脂肪和维生素等摄入量较正常人增加。

（二）甲亢的特征性治疗

1. 抗甲状腺药物 常用的抗甲状腺药物分为硫脲类和咪唑类两类。硫脲类包括甲硫氧嘧啶或丙硫氧嘧啶；咪唑类包括甲巯咪唑、卡比马唑。比较常用的是丙硫氧嘧啶和甲巯咪唑。

适应证：①病情轻、中度患者；甲状腺轻、中度肿大，较小的毒性弥漫性甲状腺肿。②年龄在 20 岁以下。③手术前或放射碘治疗前的准备。④甲状腺手术后复发且不能做放射性核素^{131}碘治疗。⑤作为放射性核素^{131}碘治疗的辅助治疗。

不良反应：①粒细胞减少：发生率约为 10%，治疗开始后 2 ~ 3 个月，或 WBC $< 3 \times 10^9$/L 或中性粒细胞 $< 1.5 \times 10^9$/L 时应停药。②皮疹：发生率为 2% ~ 3%。③胆汁淤积性黄疸、血管神经性水肿、中毒性肝炎、急性关节痛等较为罕见，如发生则须立即停药。

2. 甲状腺手术治疗 如下所述。
（1）适应证：①中、重度甲亢，长期服药无效，停药后复发或不能坚持长期服药者。②甲状腺很大，有压迫症状。③胸骨后甲状腺肿。④结节性甲状腺肿伴甲亢。⑤毒性甲状腺腺瘤。
（2）禁忌证：①较重或发展较快的浸润性突眼。②合并较重心、肝、肾疾病，不能耐受手术者。

③妊娠前 3 个月和第 6 个月以后。④轻症可用药物治疗者。

3. 放射性核素^{131}I 治疗　如下所述。

（1）适应证：①毒性弥漫性中度甲状腺肿，年龄在 25 ~ 30 岁以上。②抗甲状腺药物治疗无效或过敏。③不愿手术或不宜手术，或手术后复发。④毒性甲状腺腺瘤。

（2）禁忌证：①妊娠、哺乳期。②25 岁以下。③严重心、肝、肾衰竭或活动性肺结核。④WBC < 3×10^9/L 或中性粒 < 1.5×10^9/L。⑤重症浸润性突眼。⑥甲亢危象。⑦甲状腺不能摄碘。

（3）剂量：根据甲状腺组织重量和甲状腺^{131}I 摄取率计算。

（4）并发症：①甲状腺功能减退症：国内报告治疗后 1 年内的发生率 4.6% ~ 5.4%，以后每年递增 1% ~ 2%。②放射性甲状腺炎：7 ~ 10d 发生，严重者可给予阿司匹林或糖皮质激素治疗。

4. 其他药物治疗　如下所述。

（1）碘剂：应减少碘摄入，忌食含碘丰富的食物。复方碘化钠溶液仅用在术前、甲亢危象时。

（2）β – 受体阻滞药：作用机制是阻断甲状腺激素对心脏的兴奋作用；阻断外周组织 T_4 向 T_3 转化，主要在抗甲状腺药物初治期使用，可较快控制甲亢的临床症状。

5. 甲亢危象的治疗　如下所述。

（1）抑制甲状腺激素合成及外周组织中，T_4 转化为 T_3：首选丙硫氧嘧啶，首次剂量 600mg 口服，以后给予 250mg，每 6h 口服 1 次，待症状缓解后，或甲巯咪唑 60mg，继而同等剂量每日 3 次口服至病情好转，逐渐减为一般治疗剂量。

（2）抑制甲状腺激素释放：服丙硫氧嘧啶 1h 后再加用复方碘口服溶液 5 滴，每 8h 服 1 次，首次剂量为 30 ~ 60 滴，以后每 6 ~ 8h 服 5 ~ 10 滴，或碘化钠 1g 加入 10% 葡萄糖盐水溶液中静脉滴注 24h，以后视病情逐渐减量，一般使用 3 ~ 7d。每日 0.5 ~ 1.0g 静脉滴注，病情缓解后停用。

（3）降低周围组织对 TH 反应：选用 β 肾上腺素能受体阻断药，无心力衰竭者可给予普萘洛尔 30 ~ 50mg，6 ~ 8h 给药 1 次，或给予利舍平肌内注射。

（4）肾上腺皮质激素：氢化可的松 50 ~ 100mg 加入 5% ~ 10% 葡萄糖溶液静脉滴注，每 6 ~ 8h 滴注 1 次。

（5）对症处理：首先应去除诱因，其次高热者予物理或药物降温；缺氧者给予吸氧；监护心、肾功能；防治感染及各种并发症。

五、常见护理问题

（一）潜在并发症——甲亢危象

（1）保证病室环境安静。

（2）严格按规定的时间和剂量给予抢救药物。

（3）密切观察生命体征和意识状态并记录。

（4）昏迷者加强皮肤、口腔护理，定时翻身、以预防压疮、肺炎的发生。

（5）病情许可时，教育患者及家属感染、严重精神刺激、创伤等是诱发甲亢的重要因素，应加以避免；指导患者进行自我心理调节，增强应对能力；提醒家属或病友要理解患者现状，应多关心、爱护患者。

（二）营养失调（altered nutrition）——与基础代谢率增高，蛋白质分解加速有关

1. 饮食　高糖类、高蛋白、高维生素饮食，提供足够热量和营养以补充消耗，满足高代谢需要。成人每日总热量应在 12 000 ~ 14 000kJ，约比正常人高 50%。蛋白质每日 1 ~ 2g/kg 体重，膳食中可以各种形式增加奶类、蛋类、瘦肉类等优质蛋白以纠正体内的负氮平衡。餐次以一日 6 餐或一日 3 餐中间辅以点心为宜。主食应足量。每日饮水 2 000 ~ 3 000mL，补偿因腹泻、大量出汗及呼吸加快引起的水分丢失，心脏病者除外，以防水肿和心力衰竭。忌食生冷食物，减少食物中粗纤维的摄入，调味清淡可改善排便次数增多等消化道症状。慎用卷心菜、花椰菜、甘蓝等致甲状腺肿的食物。

2. 药物护理　有效治疗可使体重增加，应指导患者按时按量规则服药，不可自行减量或停服。

3. 其他　定期监测体重、血 BUN 等。

（三）感知改变——与甲亢所致浸润性突眼有关

1. 指导患者保护眼睛　戴深色眼镜，减少光线和灰尘的刺激。睡前涂抗生素眼膏，眼睑不能闭合者覆盖纱布或眼罩，将角膜、结膜损伤、感染和溃疡的可能性降至最低限度。眼睛勿向上凝视，以免加剧眼球突出和诱发斜视。

2. 指导患者减轻眼部症状的方法　0.5% 甲基纤维素或 0.5% 氢化可的松溶液滴眼，可减轻眼睛局部刺激症状；高枕卧位和限制钠盐摄入可减轻球后水肿，改善眼部症状；每日做眼球运动以锻炼眼肌，改善眼肌功能。

3. 定期眼科角膜检查　以防角膜溃疡造成失明。

（四）个人应对无效——与甲亢所致精神神经系统兴奋性增高、性格与情绪改变有关

1. 解释情绪、行为改变的原因，提高对疾病认知水平　观察患者情绪变化，与患者及其亲属讨论行为改变的原因，使其理解敏感、急躁易怒等是甲亢临床表现的一部分，可因治疗而得到改善，以减轻患者因疾病而产生的压力，提高对疾病的认知水平。

2. 减少不良刺激，合理安排生活　保持环境安静和轻松的气氛，限制访视，避免外来刺激，满足患者基本生理及安全需要。忌饮酒、咖啡、浓茶，以减少环境和食物对患者的不良刺激。帮助患者合理安排作息时间，白天适当活动，避免精神紧张和注意力过度集中，保证夜间充足睡眠。

3. 帮助患者处理突发事件　以平和、耐心的态度对待患者，建立相互信任的关系。与患者共同探讨控制情绪和减轻压力的方法，指导和帮助患者处理突发事件。

六、健康教育

告诉患者有关甲亢的临床表现、诊断性试验、治疗、饮食原则及眼睛的防护方法。上衣宜宽松，严禁用手挤压甲状腺以免甲状腺受压后甲状腺激素分泌增多，加重病情。强调长期服用抗甲状腺药物的重要性，长期服用抗甲状腺药物者应每周查血常规 1 次。每日清晨卧床时自测脉搏，定期测量体重，脉搏减慢、体重增加是治疗有效的重要标志。每隔 1~2 个月门诊随访作甲状腺功能测定。出现高热、恶心、呕吐、大汗淋漓、腹痛、腹泻、体重锐减、突眼加重等症状提示可能发生甲亢危象应及时就诊。掌握上述自我监测和自我护理的方法，可有效地降低本病的复发率。

本病病程较长，多数经积极治疗后，预后良好，少数患者可自行缓解。心脏并发症可为永久性。放射性碘治疗、甲状腺手术治疗所致甲状腺功能减退症者需终身替代治疗。

（张景兰）

第二节　糖尿病

糖尿病是由于多种原因引起的胰岛素分泌不足和（或）其作用缺陷而导致的一组以慢性血糖水平增高为特征的代谢性疾病。临床表现为代谢紊乱症候群，久病可引起多系统损害，导致眼、肾、神经、心脏、血管等组织器官的慢性进行性病变，引起功能缺陷及衰竭。重症或应激时可发生酮症酸中毒、高渗性昏迷等急性代谢紊乱。世界卫生组织将糖尿病分为 1 型糖尿病、2 型糖尿病、其他特殊类型和妊娠期糖尿病四种。

一、护理措施

（一）一般护理

1. 适当运动　循序渐进并长期坚持，运动方式以有氧运动为宜，结合患者的爱好，老年人以散步为宜，不应超过心肺及关节的耐受能力。运动时间的计算：从吃第一口饭开始计时，以餐后 0.5~1h 开

始为宜。肥胖患者可适当增加活动次数。

2. 明确饮食控制的重要性　计算标准体重，控制总热量，碳水化合物占 50%～60%，蛋白质占 15%～20%，脂肪占 20%～25%。注意定时定量进餐，饮食搭配合理，热量分配一般为早、中、晚餐各占 1/5，2/5，2/5 或 1/3，1/3，1/3。在血糖稳定的情况下，尽量供给营养全面的膳食。禁食甜食。多食含纤维素高的食物，保持大便通畅。

3. 注射胰岛素的护理　如下所述。

（1）贮存：备用胰岛素需置于 2～8℃ 冰箱存放。使用中的胰岛素笔芯放于 30℃ 以下的室温中即可，有效期为 4 周，避免阳光直射。

（2）抽吸：抽吸胰岛素剂量必须准确，两种胰岛素合用时，先抽短效胰岛素，后抽中效或长效胰岛素，注射前充分混匀。注射预混胰岛素以前，要摇匀并避免剧烈振荡。

（3）注射部位：腹部以肚脐为中心直径 6cm 以外、上臂中外侧、大腿前外侧、臀大肌，其中腹部吸收最快。注意更换注射部位，两次注射之间应间隔 2cm 以上。

（4）消毒液：用体积分数 75% 酒精消毒，不宜用含碘的消毒剂。

（5）观察胰岛素不良反应：如低血糖反应、胰岛素过敏及注射部位皮下脂肪萎缩。

（6）注射胰岛素时应严格无菌操作，使用一次性注射器，防止感染。

4. 按时测体重　必要时记录出入量。如体重改变 >2kg，应报告医师。

5. 生活有规律　戒烟，限制饮酒。

6. 用药护理　使用口服降糖药物的患者，应向其说明服药的时间、方法等注意事项及药物的不良反应。

（二）症状护理

（1）皮肤护理：注意个人卫生，保持全身和局部清洁，加强口腔、皮肤和会阴部清洁，勤换内衣。诊疗操作应严格无菌技术，发生皮肤感染时不可随意用药。

（2）足部护理：注意保护足部，鞋子、袜口不宜过紧，保持趾间清洁、干燥，穿浅色袜子，每天检查足部有无外伤、鸡眼、水泡、趾甲异常，有无感觉及足背动脉搏动异常。剪趾甲时注意不要修剪过短。冬天注意足部保暖，避免长时间暴露于冷空气中。

（3）眼部病变的护理：出现视物模糊，应减少活动，加强日常生活的协助和安全护理。

（4）保持口腔清洁，预防上呼吸道感染，避免与肺炎、肺结核、感冒者接触。

（5）保持会阴部清洁、干燥，防止瘙痒和湿疹发生。需导尿时应严格无菌技术。

二、健康教育

（1）糖尿病为慢性终身性疾病，目前尚不能根治。患者要在饮食控制和运动治疗的基础上进行综合治疗，以减少或延迟并发症的发生和发展，提高生活质量。

（2）食物品种多样化，主食粗细粮搭配，副食荤素食搭配。避免进食浓缩的碳水化合物。避免食用动物内脏等高胆固醇食物。少喝或不喝稀饭，可用牛奶、豆浆等代替。

（3）运动能降低血糖，并可增强胰岛素的敏感性。运动时随身携带糖果，当出现低血糖症状时及时食用。身体不适时应暂停运动。

（4）遵医嘱使用降糖药物，指导所使用胰岛素的注射方法、作用时间及注意事项。

（5）每天检查足部皮肤，以早期发现病变。避免穿拖鞋、凉鞋、赤脚走路，禁用热水袋，以免因感觉迟钝而造成烫伤。

（6）指导患者正确掌握血糖监测的方法，了解糖尿病控制良好的标准。

（7）定期复查，一般每 3 个月复查糖化血红蛋白，以了解疾病控制情况，及时调整用药剂量。每年进行全身检查，以便尽早防治慢性并发症。

（张景兰）

第三节 糖尿病酮症酸中毒

一、疾病介绍

糖尿病酮症酸中毒（diabetic ketoacidosis，DKA）是糖尿病患者最常见的急性并发症，具有发病急、病情重、变化快的特点。占糖尿病住院患者的 8%～29%，每千名糖尿病患者年发生 DKA 者占 4%～8%，多由各种应激状态诱发，也可无明显诱因，延误诊断或者治疗可致死亡。

1. 定义　由于糖尿病代谢紊乱加重，脂肪分解加速，产生的以血糖及血酮体明显增高及水、电解质平衡失调和代谢性酸中毒为主要表现的临床综合征。严重者常致昏迷及死亡。

2. 诱因　DKA 诱因很多，1 型糖尿病有自发 DKA 倾向，2 型糖尿病患者在一定诱因作用下也可发生 DKA，常见诱因：感染、胰岛素剂量不足或治疗中断、饮食不当、妊娠和分娩、创伤、手术、麻醉、急性心梗、心力衰竭、精神紧张或严重刺激引起应激状态等，有时亦可无明显诱因。

3. 病理生理　糖尿病酮症酸中毒是糖尿病患者在各种诱因作用下，由于胰岛素及升糖激素分泌双重障碍，造成糖、蛋白质、脂肪以至于水、电解质、酸碱平衡失调而导致高血糖、高血酮、酮尿失水电解质紊乱、代谢性酸中毒等一个症候群。

（1）高血糖：DKA 患者的血糖多呈中等程度的升高常为 16.7～27.5mmol/L（300～500mg/dl），除非发生肾功能不全否则多不超过 27.5mmol/L（500mg/dl）。高血糖对机体的影响包括：①细胞外液高渗使得细胞脱水将导致相应器官的功能障碍；②引起渗透性利尿，同时带走水分和电解质进一步导致水盐代谢紊乱。

（2）酮症和（或）酸中毒：酮体是脂肪 β 氧化不完全的产物包括乙酰乙酸、β - 羟丁酸和丙酮 3 种组分，其中 β - 羟丁酸和乙酰乙酸都是强酸。DKA 患者由于脂肪分解增加，产生大量的酮体，超过正常周围组织氧化的能力而引起高酮血症和酮症酸中毒，并消耗大量的储备碱。当血 pH 降至 7.2 时可出现典型的酸中毒呼吸（Kussmaul 呼吸），pH＜7.0 时可致中枢麻痹或严重的肌无力甚至死亡，另外，酸血症影响氧与血红蛋白解离，导致组织缺氧加重全身状态的恶化。DKA 时知觉程度的变化范围很大，当血浆 HCO_3^-≤9.0mmol/L 时，不论其意识状态为半清醒或昏迷，均可视之为糖尿病酮症酸中毒昏迷（diabetic ketoacidosis and coma，DKAC），当血 HCO_3^- 降至 5.0mmol/L 以下时，预后极为严重。

（3）脱水：DKA 时渗透性利尿、呼吸深快失水和可能伴有的呕吐、腹泻引起的消化道失水等因素均可导致脱水的发生。严重的脱水可引起血容量不足、血压下降，甚至循环衰竭等严重后果。

（4）电解质紊乱：DKA 时由于渗透性利尿、摄入减少及呕吐、细胞内外水分转移入血、血液浓缩等均可导致电解质紊乱。同时，由于电解质的丢失和血液浓缩等方面因素的影响，临床上所测血中电解质水平可高可低也可正常。DKA 时血钠无固定改变一般正常或减低，血钾多降低，另外，由于细胞分解代谢量增加，磷的丢失亦增加，临床上可出现低磷血症，低磷也可影响氧与血红蛋白解离引起组织缺氧。

4. 临床表现及诊断　糖尿病酮症酸中毒按其程度可分为轻度、中度及重度。轻度实际上是指单纯酮症并无酸中毒，有轻中度酸中毒者可列为中度；重度则是指酮症酸中毒伴有昏迷，或虽无昏迷但二氧化碳结合低于 10mmol/L 时，患者极易进入昏迷状态。较重的酮症酸中毒临床表现包括以下几个方面。

（1）糖尿病症状加重：多饮多尿、体力及体重下降的症状加重。

（2）胃肠道症状：包括食欲下降、恶心呕吐。有的患者，尤其是 1 型糖尿病患者可出现腹痛症状，有时甚至被误为急腹症。造成腹痛的原因尚不明了，有人认为可能与脱水及低血钾所致胃肠道扩张和麻痹性肠梗阻有关。

（3）呼吸改变：酸中毒所致，当血 pH＜7.2 时呼吸深快，以利排酸；当 pH＜7.0 时则发生呼吸中枢受抑制，部分患者呼吸中可有类似烂苹果气味的酮臭味。

（4）脱水与休克症状：中、重度酮症酸中毒患者常有脱水症状，脱水达 5% 者可有脱水表现，如尿量减少、皮肤干燥、眼球下陷等。脱水超过体重15%时则可有循环衰竭，症状包括心率加快、脉搏细弱、血压及体温下降等，严重者可危及生命。

（5）神志改变：临床表现个体差异较大，早期有头痛、头晕、萎靡继而烦躁、嗜睡、昏迷，造成昏迷的原因包括乙酰乙酸过多、脑缺氧、脱水、血浆渗透压升高、循环衰竭等。

（6）诱发疾病表现：各种诱发疾病均有特殊表现应予以注意以免与酮症酸中毒互相掩盖，贻误病情。

5. 治疗要点　糖尿病酮症酸中毒发病急、进展快，处理时应注意针对内分泌代谢紊乱，去除诱因，阻止各种并发症的发生，减少或尽量避免治疗过程中发生意外，降低病死率等。其中包括：补液、胰岛素的应用、补充钾及碱性药物，其他对症处理和消除诱因。

（1）补液：抢救 DKA 极为关键的措施。

1）在开始 2h 内可补充生理盐水 1 000 ~ 2 000mL，以后根据脱水程度和尿量每 4 ~ 6h 给予 500 ~ 1 000mL，一般 24h 内补液 4 000 ~ 5 000mL，严重脱水但有排尿者可酌情增加。

2）当血糖下降至 13.9mmol/L 时，改用 5% 葡萄糖生理盐水。对有心功能不全及高龄患者，有条件的应在中心静脉压监护下调整滴速和补液量，补液应持续至病情稳定，可以进食为止。

（2）胰岛素治疗

1）最常采用短效胰岛素持续静脉滴注。开始时以 0.1U/（kg·h）（成人 5 ~ 7U/h），控制血糖快速、稳定下降。

2）当血糖降至 13.9mmol/L（250mg/dl）时可将输液的生理盐水改为 5% 葡萄糖或糖盐水，按每 3 ~ 4g 葡萄糖加 1U 胰岛素计算。

3）至尿酮转阴后，可过渡到平时的治疗。

（3）纠正电解质紊乱

1）通过输注生理盐水，低钠低氯血症一般可获纠正。

2）除非经测定血钾高于 5.5mmol/L、心电图有高钾表现或明显少尿、严重肾功能不全者暂不补钾外，一般应在开始胰岛素及补液后，只要患者已有排尿均应补钾。一般在血钾测定监测下，每小时补充氯化钾 1.0 ~ 1.5g（13 ~ 20mmol/L），24h 总量 3 ~ 6g。待患者能进食时，改为口服钾盐。

（4）纠正酸中毒

1）轻、中度患者，一般经上述综合措施后，酸中毒可随代谢紊乱的纠正而恢复。仅严重酸中毒（pH≤7.0）时，应酌情给予小剂量碳酸氢钠，但补碱忌过快过多，以免诱发脑水肿。

2）当 pH > 7.1 时，即应停止补碱药物。

（5）其他治疗

1）休克：如休克严重，经快速补液后仍未纠正，考虑可能合并感染性休克或急性心肌梗死，应仔细鉴别，及时给予相应的处理。

2）感染：常为本症的诱因，又可为其并发症，以呼吸道及泌尿系感染最为常见，应积极选用合适的抗生素治疗。

3）心力衰竭、心律失常：老年或合并冠状动脉性心脏病者，尤其合并有急性心肌梗死或因输液过多、过快等，可导致急性心力衰竭和肺水肿，应注意预防，一旦发生应及时治疗。血钾过低、过高均可引起严重的心律失常，应在全程中加强心电图监护，一旦出现及时治疗。

4）肾衰竭：因失水、休克或原已有肾脏病变或治疗延误等，均可引起急性肾衰竭，强调重在预防，一旦发生及时处理。

5）脑水肿：为本症最严重的并发症，病死率高。可能与脑缺氧、补碱不当、血糖下降过快、补液过多等因素有关。若患者经综合治疗后，血糖已下降，酸中毒改善，但昏迷反而加重，应警惕脑水肿的可能。可用脱水剂、呋塞米和地塞米松等积极治疗。

6）急性胃扩张：因酸中毒引起呕吐可伴急性胃扩张，用 5% 碳酸氢钠液洗胃，用胃管吸附清除胃内残留物，预防吸入性肺炎。

二、护理评估与观察要点

1. 护理评估　如下所述。

（1）病史：询问患者或者其家属有无糖尿病病史或者家族史、起病时间、主要症状及特点，如极度口渴、厌食、恶心、呕吐、昏睡及意识改变者等。注意询问有无感染、胰岛素治疗不当、饮食不当，以及有无应激状态等诱发因素。

（2）心理 - 社会状况：评估患者对疾病知识的了解程度，有无焦虑、恐惧等心理变化，家庭成员对疾病的认识和态度等。

（3）身体状况：评估患者的生命体征、精神和神志状态，已有昏迷的患者，注意监测患者的瞳孔大小和对光反射情况；患者的营养状况；皮肤湿度和温度的改变和有无感染灶或不易愈合的伤口等。

2. 观察要点　注意观察病情，当患者出现显著软弱无力、呼吸加速、呼气时有烂苹果样味道、极度口渴、厌食、恶心、呕吐及意识改变者应警惕酮症酸中毒的发生。已经诊断为 DKA 的患者应密切监测生命体征和意识状态，详细记录 24h 出入量，每 2h 测血糖一次，及时抽查尿糖、酮体，注意血常规、电解质和血气变化。

三、急诊救治流程

DKA 急诊救治流程详见图 16 - 1。

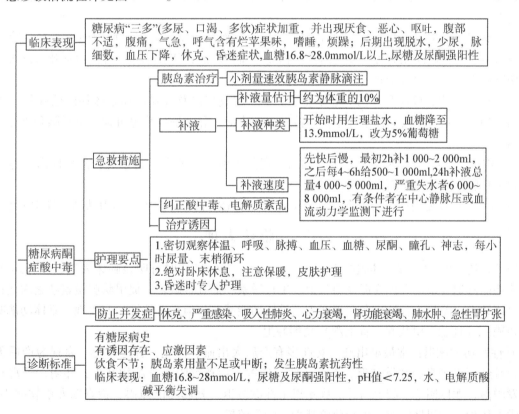

图 16 - 1　DKA 急诊救治流程图

（张景兰）

第四节 腺垂体功能减退症

一、概述

腺垂体功能减退症是由于腺垂体激素分泌减少或缺乏所致的复合症群，可以是单种激素减少如生长激素（GH）、催乳素（PRL）缺乏或多种激素如促性腺激素（Gn）、促甲状腺激素（TSH）、促肾上腺皮质激素（ACTH）同时缺乏。腺垂体功能减退症可原发于垂体病变，或继发于下丘脑病变，表现为甲状腺、肾上腺、性腺等功能减退和（或）蝶鞍区占位性病变。临床表现变化较大，容易造成诊断延误，但补充所缺乏的激素治疗后症状可迅速缓解。

二、病因、发病机理

（1）垂体瘤：为成人最常见原因，大都属于良性肿瘤。腺瘤可分功能性和非功能性。腺瘤增大可压迫正常垂体组织，引起腺垂体功能减退。颅咽管瘤可压迫邻近神经血管组织，导致生长迟缓、视力减弱、视野缺损、尿崩症等。

（2）下丘脑病变：如肿瘤、炎症、浸润性病变（如淋巴瘤、白血病）、肉芽肿（如结节病）等，可直接破坏下丘脑神经分泌细胞，使释放激素分泌减少，从而减少腺垂体分泌各种促靶腺激素、生长激素和催乳素等。

（3）垂体缺血性坏死：妊娠期垂体呈生理性肥大，血供丰富，若围生期因前置胎盘、胎盘早期剥离、胎盘滞留、子宫收缩无力等引起大出血、休克、血栓形成，使腺垂体大部缺血坏死和纤维化，以致腺垂体功能低下，临床称为希恩（Sheehan）综合征。

（4）蝶鞍区手术、放疗和创伤：垂体瘤切除、术后放疗以及乳腺癌作垂体切除治疗等，均可导致垂体损伤。颅骨骨折可损毁垂体柄和垂体门静脉血液供应。鼻咽癌放疗也可损坏下丘脑和垂体，引起垂体功能减退。

（5）感染和炎症：各种感染如病毒、细菌、真菌等引起的脑炎、脑膜炎、流行性出血热、结核等均可引起下丘脑－垂体损伤而导致功能减退。

（6）其他：长期使用糖皮质激素、垂体卒中以及空泡蝶鞍、海绵窦处颈内动脉瘤等均可引起本病。

三、临床表现

据估计，约50%以上腺垂体组织破坏后才有症状，75%破坏时有明显临床表现，破坏达95%可有严重垂体功能减退。最早表现为促性腺激素、生长激素和催乳素缺乏；促甲状腺激素缺乏次之；然后可伴有ACTH缺乏。希恩综合征患者多表现为全垂体功能减退，但无占位性病变表现。垂体功能减退主要表现为各靶腺（性腺、甲状腺、肾上腺）功能减退。

（1）性腺功能减退：常最早出现。女性多有产后大出血、休克、昏迷病史，表现为产后无乳、乳房萎缩、月经不再来潮、性欲减退、不育、性交痛等；检查有阴道分泌物减少，外阴、子宫和阴道萎缩，毛发脱落，尤以阴毛、腋毛为甚。成年男子性欲减退、勃起功能障碍，检查睾丸松软缩小，胡须、腋毛和阴毛稀少，无男性气质，皮脂分泌减少，骨质疏松。

（2）甲状腺功能减退：患者怕冷、嗜睡、思维迟钝、精神淡漠，皮肤干燥变粗、苍白、少汗、弹性差。严重者可呈黏液性水肿、食欲减退、便秘、抑郁、精神失常、心率缓慢等。

（3）肾上腺皮质功能减退：患者常有明显疲乏、软弱无力、食欲不振、恶心、呕吐、体重减轻，血压偏低。因黑色素细胞刺激素减少可有皮肤色素减退，面色苍白，乳晕色素浅淡，有别于慢性肾上腺功能减退症。对胰岛素敏感者可有血糖降低，生长激素缺乏可加重低血糖发作。

（4）垂体功能减退性危象（简称垂体危象）：在全垂体功能减退症基础上，各种应激如感染、败血症、腹泻、呕吐、失水、饥饿、寒冷、急性心肌梗死、脑卒中、手术、外伤、麻醉及使用镇静剂、催眠药、降糖药等均可诱发垂体危象。临床表现为：①高热型（体温高于40℃）；②低温型（体温低于30℃）；③低血糖型；④低血压、循环虚脱型；⑤水中毒型；⑥混合型。各种类型可伴有相应的症状，突出表现为循环系统、消化系统和神经精神方面的症状，如高热、循环衰竭、休克、恶心、呕吐、头痛、神志不清、谵妄、抽搐、昏迷等严重垂危状态。

另外，生长激素不足成人一般无特殊症状，儿童可引起侏儒症。垂体内或其附近肿瘤压迫症群除有垂体功能减退外，还伴有占位性病变的体征如视野缺损、眼外肌麻痹、视力减退、头痛、嗜睡、多饮多尿、多食等下丘脑综合征。

四、辅助检查

（1）性腺功能测定：女性有血雌二醇水平降低，没有排卵及基础体温改变，阴道涂片未见雌激素作用的周期性变化，男性见血睾酮水平降低或正常低值，精子数量减少、形态改变、活动度差、精液量少。

（2）肾上腺皮质功能测定：24h尿17-羟皮质类固醇及游离皮质醇排量减少，血浆皮质醇浓度降低，但节律正常，葡萄糖耐量试验示血糖呈低平曲线改变。

（3）甲状腺功能测定：血清总T_4、游离T_4、均降低，总T_3和游离T_3正常或降低。

（4）腺垂体激素测定：FSH、LH、TSH、ACTH、PRL及GH血浆水平低于正常低限。

（5）其他检查：可用X线、CT、MRI了解病变部位、大小、性质及其对邻近组织的侵犯程度。

五、诊断要点

根据病史、症状、体征结合实验室检查和影像学发现，可做出诊断。需排除以下疾病：多发性内分泌腺功能减退症、神经性厌食、失母爱综合征等。

六、治疗要点

（1）病因治疗：垂体功能减退症可有多种病因引起，应针对病因治疗。肿瘤患者可通过手术、化疗或放疗等措施治疗。对颅内占位性病变，必须先解除压迫及破坏作用，减轻和缓解颅内高压症状，提高生活质量。对于出血、休克而引起缺血性垂体坏死，关键在于预防，加强产妇围生期的监护，及时纠正产科病理状态。国内自采用新法接生及重视围生医学、加强产前保健后，因分娩所致大出血的发生率已显著下降，产后垂体坏死已大为减少。

（2）激素替代治疗：多采用靶腺激素替代治疗，需要长期、甚至终身维持治疗。治疗过程中应先补给糖皮质激素，然后再补充甲状腺激素，以防肾上腺危象发生。所有替代治疗宜经口服给药。

1）肾上腺糖皮质激素：多选用氢化可的松，生理剂量为20~30mg/d，剂量随病情变化而调节，应激状态下需适当增加用量。

2）甲状腺激素：生理剂量为左甲状腺素50~150μg/d或甲状腺干粉片40~120mg/d，对于老年人、冠心病、骨密度低的患者，宜从最小剂量开始，并缓慢递增剂量，以免加重肾上腺皮质负担，诱发危象。

3）性激素：病情较轻的育龄女性需采用人工月经周期治疗，可维持第二性征和性功能，促进排卵和生育。男性患者用丙酸睾酮治疗，可促进蛋白质合成、增强体质、改善性功能与性生活，但不能生育。

（3）垂体危象处理：首先给予50%葡萄糖40~60mL迅速静脉注射以抢救低血糖，然后用5%葡萄糖盐水，500~1 000mL中加入氢化可的松50~100mg静脉滴注，以解除急性肾上腺功能减退危象。有循环衰竭者按休克原则治疗，感染败血症者应积极抗感染治疗，水中毒患者应加强利尿，可给予泼尼松或氢化可的松。低温与甲状腺功能减退有关，可给小剂量甲状腺激素，并采取保暖措施使患者体温回升。高温者应予降温治疗。禁用或慎用麻醉剂、镇静剂、催眠药或降糖药等，以防止诱发昏迷。

七、护理措施

（1）饮食护理：指导患者进食高热量、高蛋白、高维生素，易消化的饮食，少量多餐，以增强机体抵抗力。

（2）垂体危象的护理

1）避免诱因：避免感染、失水、饥饿、寒冷、外伤、手术、不恰当用药等诱因。

2）病情监测：密切观察患者的意识状态、生命体征的变化，注意有无低血糖、低血压、低体温等情况。评估患者神经系统体征以及瞳孔大小、对光反射的变化。

3）紧急处理配合：一旦发生垂体危象，立即报告医师并协助抢救。主要措施有：①迅速建立静脉通路，补充适当的水分，保证激素类药及时准确使用；②保持呼吸道通畅，给予氧气吸入；③低温者应保暖，高热型患者给予降温处理；④做好口腔护理、皮肤护理，保持排尿通畅，防止尿路感染。

八、健康教育

（1）避免诱因：指导患者保持情绪稳定，注意生活规律，避免过度劳累。冬天注意保暖，更换体位时动作应缓慢，以免发生晕厥。平时注意皮肤的清洁，预防外伤，少到公共场所或人多之处，以防发生感染。

（2）用药指导：教会患者认识所服药物的名称、剂量、用法及不良反应，如肾上腺糖皮质激素过量易致欣快感、失眠；服甲状腺激素应注意心率、心律、体温、体重变化等。指导患者认识到随意停药的危险性，必须严格遵医嘱按时按量服用药物，不得随意增减药物剂量。

（3）观察与随访：指导患者识别垂体危象的征兆，若有感染、发热、外伤、腹泻、呕吐、头痛等情况发生时，应立即就医。外出时随身携带识别卡，以防意外发生。

九、预后

积极防治产后大出血及产褥热，在垂体瘤手术、放疗时也应预防此症的发生。本病多采用靶腺激素长期替代治疗，可适应日常生活。

（张景兰）

第五节　肾上腺性高血压

一、概述

许多内分泌疾病可以出现高血压的症状，因而内分泌性高血压成了常见的继发性高血压的一种，尤其是某些肾上腺疾病，更是以高血压作为主要症候的，故本节以此为重点加以叙述。常见的肾上腺性高血压包括皮质醇增多症、醛固酮增多症和嗜铬细胞瘤，它们分别是由肾上腺皮质分泌过多的皮质醇、醛固酮和肾上腺髓质分泌过多的肾上腺素或去甲肾上腺素所引发。

皮质醇增多症又称库欣综合征，是由肾上腺皮质分泌过多量的糖皮质激素（主要是皮质醇）所致。

醛固酮增多症分为原发性、继发性两大类。原发性醛固酮增多症是由于肾上腺皮质肿瘤或增生，醛固酮分泌增多而导致水钠潴留，体液容量扩张，抑制了肾素－血管紧张素系统。继发性醛固酮增多症的病因在肾上腺外，乃因有效血容量降低，肾血液量减少等原因致肾素－血管紧张素－醛固酮系统功能亢进，过多的血管紧张素兴奋肾上腺皮质球状带，于是醛固酮分泌过多。在高血压病中，原发性醛固酮增多症占 $0.4\% \sim 2.0\%$。

嗜铬细胞瘤起源于肾上腺体质、交感神经节或其他部位的嗜铬组织。由于瘤细胞阵发性或持续性地分泌大量去甲肾上腺素和肾上腺素，引起阵发性或持续性高血压和多个器官功能及代谢紊乱。在较大范围内的高血压普查中，发现本病所占比例为 0.64%。

二、病因与发病机理

（一）库欣综合征

本病病因不明，仅能根据肾上腺皮质病理及其发病原理作如下分类：

（1）肾上腺皮质双侧增生：在本病中约占70%。这是由于下丘脑－垂体功能紊乱，分泌ACTH过多，刺激肾上腺皮质增生和分泌过量的皮质醇所致。垂体中有分泌ACTH的肿瘤者约占12%，主要是嗜碱细胞瘤和嫌色细胞瘤，也有两种细胞的混合瘤，其分泌功能紊乱。垂体ACTH细胞分泌ACTH受下丘脑中CRH调节，而CRH又受两类神经递质所调节，血清素（5－羟色胺）和乙酰胆碱起兴奋作用，多巴胺和去甲肾上腺素起抑制作用。神经递质的调节失常可能与中枢神经功能紊乱有关。确切原因尚不明。肾上腺皮质增生可以是单纯性，也可以是结节性。

少数病例是由肾上腺外肿瘤合成有生物活性的ACTH；不具生物活性的ACTH片段，有时也能分泌CRH活性物质，而引起异源性ACTH综合征。这类肿瘤包括肺燕麦细胞瘤（占50%）、胸腺瘤、胰岛细胞瘤、类癌（肺、肠、胰，卵巢）、甲状腺体样癌和嗜铬细胞瘤等。

（2）肾上腺皮质肿瘤：肾上腺皮质腺瘤（占库欣综合征的20%～30%）、肾上腺皮质癌（占5%～10%）。大部分腺瘤和腺癌的生长和分泌功能都属自主性，不受下丘脑－垂体的调节。

（二）原发性醛固酮增多症

病因不明。结合症状分类有醛固酮瘤，最多见，约占原发性醛固酮增多症的60%～90%；其次常见的是特发性醛固酮增多症，占10%～40%，为双侧肾上腺球状带增生，可伴有结节。糖皮质激素能抑制特发性醛固酮增多症，多见于青少年男性，为家族性或散发性，家族性者以常染色体显性方式遗传。本型发病机理也不明，可能与垂体异常有关。其他罕见的有醛固酮癌、异位分泌醛固酮的肿瘤。

（三）嗜铬细胞瘤

嗜铬细胞瘤是嗜铬组织的肿瘤，多见于肾上腺体质，其次发生于交感神经节和副交感神经节，其他部位嗜铬组织也有发生，良性者占80%～90%，恶性者占10%～20%，也有双侧髓质增生所致者。瘤细胞分泌儿茶酚胺（主要是肾上腺素和去甲肾上腺素）而引起高血压。由于肾上腺素合成时必须有高浓度糖类皮质激素存在，故除肾上腺内及主动脉旁嗜铬细胞瘤产生较多肾上腺素外，其他部位仅能合成去甲肾上腺素。

三、评估发现

1. 典型症状　高血压有关症状如头痛、头昏。嗜铬细胞瘤阵发严重时可伴恶心、呕吐，心悸等，易误诊断高血压危象。由于高皮质醇血症的蛋白分解增加，以及这类患者的低钾血症，可明显表现软弱无力，甚至影响起立、上楼。其高糖血症，低钾血症表现多饮，多尿。嗜铬细胞瘤有高代谢症状，表现怕热、多汗和消瘦。库欣综合征可月经稀少，神经精神系统表现抑郁，妄想、欣快和精神分裂症等症状。原发性醛固酮增多症可有低血钾性周期性麻痹、肢端麻木和手足搐搦。

2. 体格检查　必须注意全身情况、精神状态、血压改变情况，有无甲亢体征，有无面色苍白抑或潮红，有无心力衰竭。心律失常及腹部肿物。测基础代谢，部分患者可发生低血压，甚至休克，或出现高血压和低血压相交替的现象。

典型体征有持续性高血压，嗜铬细胞瘤也可呈阵发性，并可因之伴发心界增大，心尖冲动增强、心率增快和有心尖收缩期杂音、各种心律失常。嗜铬细胞瘤有时又可表现为低血压、休克，则心率快，脉搏细弱，面色苍白，四肢厥冷，皮肤因出虚汗而潮湿。

库欣综合征有向心性肥胖、满月脸、角口样嘴、面部多血质、水牛肩（锁骨上窝和肩颈部脂肪堆积）、多毛、痤疮，皮肤菲薄和紫纹、出血倾向，肢体近端肌肉萎缩，尤其下肢明显。

嗜铬细胞瘤有时可触及腹部肿块。

3. 实验室和其他检查　如下所述。

（1）血、尿生化检查：①低血钾：突出见于原发性醛固酮增多症，也见于库欣综合征，偶见于嗜铬细胞瘤。同时可伴有高尿钾，尤见于原发性醛固酮增多症。一般血钾低于 3.5mmol/L，24h 尿钾在 25mmol/L 以上就属于高尿钾。②高血钠：常在正常高限，或略高于正常，见于原发性醛固酮增多症和库欣综合征。③碱血症：血 pH 和 CO_2 结合力正常高限或略高于正常，尿 PH 亦为中性或偏碱性，见于两种肾上腺皮质激素增多症。④空腹血糖高或糖耐量降低：尤多见于库欣综合征，偶见于原发性醛固酮增多症。

尿常规可有少量蛋白质，尿比重较固定而且偏低，呈等渗尿，是由于慢性低血钾或长期高血压致肾小管浓缩功能障碍所致。

（2）特殊检查：库欣综合征：糖皮质激素增多，失去昼夜分泌节律，且不能被小剂量地塞米松抑制。①24h 尿 17 - 羟皮质类固醇（17 - OHCS）和尿游离皮质醇升高，尤其后者，因为它反映血中游离皮质醇水平，而且不受其他激素干扰，故诊断价值优于尿 17 - OHCS。②血浆皮质醇：早晨 8：00 值高于正常，16：00 和夜间值无明显低于清晨值，表示正常昼夜节律消失。③地塞米松抑制试验：过夜试验，次晨血皮质醇不能明显抑制，小剂量试验不能抑制，大剂量试验，垂体性库欣综合征能被抑制，肾上腺肿瘤、异位 ACTH 综合征仍不能被抑制。

1）原发性醛固酮增多症：①肾素 - 血管紧张素 - 醛固酮系统检查：在普食条件下（含钠160mmol/d，钾 60mmol/d），尿醛固酮排出量高于正常，3 ~ 7d 后，血浆醛固酮上午8：00值高于正常，肾素 - 血管紧张素活性降低。立位 4h 或立位呋塞米激发试验后，正常人肾素 - 血管紧张素及醛固酮均增高，但本症之醛固酮瘤无反应。即使少数病例站立后血浆醛固酮上升，也反应微弱。增加下列 1 倍。如在高钠饮食下作激发试验，血浆醛固酮不再呈上升反应。增生型原发性醛固酮增多症激发试验后则醛固酮明显超过正常；②安体舒通试验：安体舒通可拮抗醛固酮对肾小管的作用，每日 320 ~ 400mg（微扩型，分 3 ~ 4次口服，历时1 ~ 2 周，可使患者电解质得到纠正，血压往往有不同程度的下降）；③低钠、高钠试验：低钠（每日摄入钠限制在 20mmol 以下）试验，本症患者数日内尿钠下降到接近摄入量，低血钾、高血压减轻，高钠（每日摄入钠240mmol）试验，轻型联发性醛固酮增多症患者低血钾更为明显。对血钾已明显降低的本症患者，不宜进行本试验。

2）嗜铬细胞瘤：①血、尿儿茶酚胺及其代谢产物测定：持续性高血压型患者24h 尿儿茶酚胺（肾上腺素和去甲肾上腺素）及其代谢产物香草扁桃酸（VMA）等可升高，阵发型则发作时升高。血儿茶酚胺较易受情绪等影响，一般患者发作期升高显著；②酚妥拉明试验：系阻滞试验，用于血压高于 22.7/14.74kPa 的持续性高血压，患者呈阳性反应；③胰高糖素试验：静注胰高糖素 1mg 后，1 ~ 3min 内本病患者血浆儿茶酚胺增加 3 倍以上，血压上升较冷压试验中加压反应增高 2.6/2kPa 以上。

（3）定位诊断试验：除库欣综合征应作蝶鞍摄片、CT 检查外，这三种肾上腺性高血压均应作肾上腺 B 超、CT、MRI 检查，此外，原发性醛固酮增多症可作放射性碘化胆固醇肾上腺扫描，嗜铬细胞瘤可作同位素标记的间碘苄胍（MIBC）闪烁扫描检查。在作后两种扫描前，患者应先用碘剂封闭甲状腺摄碘功能。

4. 有关的并发症　如下所述。

（1）高血压危象：当伴有严重高血压，尤其嗜铬细胞瘤患者阵发严重高血压时，可出现高血压危象。患者有剧烈头痛、恶心、呕吐和视力模糊，继而烦躁不安、嗜睡、昏迷、抽搐，舒张压在 18.7kPa 以上。

（2）心律失常：长期高血压累及心脏，尤其嗜铬细胞瘤高儿茶酚胺血症对心脏的直接作用，或原发性醛固酮增多症严重的低血钾，都可引起期前收缩、室上性或室性阵发性心动过速，有时可发生心室颤动。

5. 心理和社会反应　高血压和可能伴有严重心律失常会造成患者心理负担重，产生恐惧感，尤其嗜铬细胞瘤的严重阵发者。由于体力减退，不能正常参加工作和社交活动，库欣综合征因其面容、体型的变化，都会使患者背上沉重的思想包袱。

四、主要护理诊断

1. 活动无耐力　由于蛋白质分解增加、严重低血钾（原发性醛固酮增多症）和严重高血压以及有关的心血管症状引起。

2. 舒适的改变：疼痛　由高血压、自发性骨折所致。

3. 性功能障碍　因内分泌紊乱所致。

4. 潜在感染　由高皮质醇状态、高糖血症等原因引起。

5. 焦虑　由严重心血管症候，发作性软瘫以及将要接受手术治疗等原因引起。

6. 缺乏知识　缺乏对检查、诊断、治疗诸方面的认识。

五、主要护理措施

（一）一般护理

1. 休息　头痛、头昏、血压显著升高时，应嘱患者卧床休息；病情轻者可正常活动，并进行体力能适应的体育锻炼。

2. 精神治疗　对患者因受疾病折磨产生的痛苦，库欣综合征患者的外貌变化，应给予耐心劝慰、鼓励和疏导，消除其紧张情绪；避免精神刺激，以调整心理平衡。库欣综合征伴精神症状时，应设专人护理，密切观察病情，按医嘱服用镇静药。可用床栏或约束带保护患者，防止发生意外。

3. 饮食护理　一般给高蛋白质、高维生素、低脂、低钠、高钾和高钙饮食；血糖高者则需低糖，可按糖尿病饮食治疗。

4. 预防感染　注意皮肤清洁，防止外伤，以免皮肤感染；注意与传染病患者隔离；防止上呼吸道感染。

5. 电解质紊乱　若发现患者软弱无力、精神萎靡、嗜睡、恶心、呕吐等情况，应注意血钾、钠、氯浓度，并补充钾盐。

（二）高血压治疗中的护理

原发性醛固酮增多症术前常用抗醛固酮制剂安替舒通治疗，纠正低血钾并降低高血压。每日给安替舒通 120~240mg，分次口服，需要时适当补钾。嗜铬细胞瘤术前应用 β-肾上腺素能阻滞剂治疗，以减少手术并发症，降低死亡率。用 β-肾上腺素能阻滞剂能使血压下降，减轻心脏的负担，并使原来缩小的血管内容量扩大。常用长效的苯苄胺，开始 10mg/d，以后逐渐加量直至高血压得到控制。但用药过程中应注意直立性低血压、鼻黏膜充血等不良反应。亦可用哌唑嗪，开始用 0.5~1mg 的首次剂量，观察血压数小时，根据患者对此药的反应程度，逐步调整用药量。患者在阵发性高血压时，可立即静脉推注酚妥拉明 1~5mg，同时密切观察血压，当血压降至 21/13kPa 左右即停止推注，继之以 5~10mg 溶于 5% 葡萄糖等渗盐水 250mL 中缓慢滴注，根据血压调整滴速。若同时有心律失常或心动过速，可用肾上腺素能 β-阻滞剂及其他抗心律失常药。一般 β-阻滞剂不常用，用前必须先用 β-阻滞剂使血压下降，若单独使用可引起 β-肾上腺素能兴奋而致血压升高。虽然有阻断皮质醇合成药物，但库欣综合征一般不用。仅根据血压口服降压、利尿剂。

（张景兰）

第六节　皮质醇增多症

皮质醇增多症又称库欣综合征（Cushing），是由多种原因引起肾上腺皮质分泌过量糖皮质激素所致疾病的总称。其中垂体促肾上腺皮质激素（ACTH）分泌亢进所引起者称为库欣病。库欣综合征可发生于任何年龄，但以 20~40 岁最多见，女性多于男性。主要临床表现为满月脸、多血质、向心性肥胖、皮肤紫纹、痤疮、血压升高、糖尿病倾向、骨质疏松、抵抗力下降等。

一、病因与发病机制

1. 垂体分泌 ACTH 过多　ACTH 过多可导致双侧肾上腺增生，分泌大量的皮质醇，Cushing 病最常见，约占 70%，如垂体瘤或下丘脑 - 垂体功能紊乱等。

2. 异位 ACTH 综合征　是由于垂体以外的癌瘤产生 ACTH 刺激肾腺皮质增生，分泌过量的皮质类固醇，最常见的是肺癌（约占 50%），其次为胸腺癌、胰腺癌等。

3. 不依赖 ACTH 的 Cushing 综合征　不依赖 ACTH 的双侧小结节性增生或小结节性发育不良，此类患者多为儿童或青年。

4. 肾上腺皮质病变　如原发性肾腺皮质肿瘤等。

5. 医源性皮质醇增多　长期或大量使用 ACTH 或糖皮质激素所致。

二、临床表现

本病的临床表现主要由于皮质醇分泌过多，引起代谢障碍、多器官功能障碍和对感染抵抗力降低。

1. 脂肪代谢障碍　皮质醇增多能促进脂肪的动员和合成，引起脂肪代谢紊乱和脂肪重新分布而形成本病特征性向心性肥胖，表现为面如满月，胸、腹、颈、背部脂肪甚厚，四肢相对瘦小，与面部、躯干形成明显对比。

2. 蛋白质代谢障碍　大量皮质醇促进蛋白分解，抑制蛋白合成。表现为皮肤菲薄、毛细血管脆性增加、皮肤紫纹，甚至肌萎缩。

3. 糖代谢障碍　大量皮质醇抑制葡萄糖进入组织细胞，影响外周组织对葡萄糖的利用，同时促进肝糖原异生，使血糖升高，有部分患者继发类固醇性糖尿病。

4. 电解质紊乱　大量皮质醇有潴钠排钾作用，低血钾可加重乏力，并引起肾脏浓缩功能障碍，部分患者因潴钠而有水肿。

5. 心血管病变　高血压常见，长期高血压可并发心脏损害、肾脏损害和脑血管意外。

6. 性功能异常　女性患者大多出现月经减少、不规则或停经，轻度多毛，痤疮，明显男性化者少见，但如出现要警惕为肾上腺癌；男性患者性欲减退，阴茎缩小，睾丸变软，与大量皮质醇抑制垂体促腺激素有关。

7. 造血系统　皮质醇刺激骨髓，使红细胞计数和血红蛋白含量增高，加以患者皮质变薄，故面容呈多血质、面红等表现。

8. 感染　长期大量皮质醇，可以抑制免疫功能，使机体抵抗力下降，易发生感染。多见于肺部感染、化脓性细菌感染，且不易局限化，可发展为蜂窝组织炎、菌血症、败血症。

9. 其他　如骨质疏松、皮肤色素沉着等。

10. 心理表现　常有不同程度的精神、情绪变化，表现为失眠、易怒、焦虑、注意力不集中等。因体形、外貌的改变，往往产生悲观情绪。

三、实验室及其他检查

1. 血液检查　红细胞计数和血红蛋白含量偏高，白细胞总数及中性粒细胞增多，淋巴细胞和嗜酸粒细胞绝对值可减少。血糖高、血钠高、血钾低。

2. 皮质醇测定　血浆皮质醇浓度升高且昼夜规律消失。24h 尿 17 - 羟皮质类固醇、尿游离皮质醇含量升高。

3. 地塞米松抑制试验　①小剂量地塞米松抑制试验：17 - 羟皮质类固醇不能被抑制到对照值的 50% 以下。②大剂量地塞米松试验：能被抑制到对照值的 50% 以下者，病变大多为垂体性，不能被抑制者，可能为原发性肾上腺皮质肿瘤或异位 ACTH 综合征。

4. ACTH 试验　垂体性 Cushing 病和异位 ACTH 综合征者有反应，高于正常；原发性肾上腺皮质肿瘤则大多数无反应。

5. 影像学检查 包括肾上腺超声检查、蝶鞍区断层摄片、CT、MRI 等，可显示病变部位属于定位检查。

四、诊断要点

典型病例可根据临床表现及实验室检查等作出诊断，但应注意与单纯性肥胖症、Ⅱ型糖尿病肥胖者进行鉴别。

五、治疗要点

以病因治疗为主，病情严重者应先对症治疗以避免并发症。

1. 对症治疗 如低钾时给予补钾，糖代谢紊乱时用降糖药治疗。

2. 肾上腺皮质病变 以手术治疗为主。

3. 库欣病治疗 主要有手术切除、垂体放射、药物治疗 3 种方法。经蝶窦切除垂体微腺瘤为近年治疗本病的首选方法。临床上几乎没有特效药物能有效治疗本病。

4. 异位 ACTH 综合征 以治疗原发性癌肿为主，根据具体病情做手术、放疗及化疗。

六、护理诊断/问题

1. 自我形象紊乱 与库欣综合征引起身体外形改变有关。

2. 体液过多 与糖皮质激素过多引起水钠潴留有关。

3. 有感染的危险 与皮质醇增多导致机体免疫力下降有关。

4. 有受伤的危险 与代谢异常引起钙吸收障碍导致骨质疏松有关。

5. 无效性性生活型态 与体内激素水平变化有关。

6. 有皮肤完整性受损的危险 与皮肤干燥、菲薄、水肿有关。

7. 潜在并发症 心力衰竭、脑卒中、类固醇性糖尿病。

七、护理措施

1. 一般护理 如下所述。

（1）环境与休息：给予安静、舒适的环境，促进患者休息。取平卧位，抬高双下肢，以利于静脉回流，避免水肿加重。

（2）饮食护理：给予高蛋白、高钾、高钙、低钠、低热量、低碳水化合物饮食，以纠正因代谢障碍所致机体负氮平衡和补充钾、钙，鼓励患者食用柑橘、香蕉等含钾高的水果。有糖尿病症状时应限制进食量，按糖尿病饮食给予。避免刺激性食物，戒烟、戒酒。

2. 病情观察 注意患者水肿情况，记录 24h 液体出入量，观察有无低钾血症的表现，如出现恶心、呕吐、腹胀、乏力、心律失常等表现，应及时测血钾和心电图，并与医师联系和配合处理。观察体温变化，定期检查血常规，注意有无感染征象。注意观察患者有无糖尿病表现，必要时及早做糖耐量试验或测空腹血糖，以明确诊断。观察患者有无关节痛或腰背痛等情况。

3. 感染的预防和护理 对患者的日常生活进行保健指导，保持皮肤、口腔、会阴等清洁卫生；注意保暖，预防上呼吸道感染；保持病室通风，温湿度适宜，并定期进行紫外线照射消毒，保持被褥清洁、干燥。

4. 用药护理 注意观察药物的疗效和不良反应。在治疗过程中若发现有 Addison 病症状等不良反应发生应及时通知医生进行处理。

5. 心理护理 患者因身体外形的改变，产生焦虑和悲观情绪，应予耐心解释和疏导，对出现精神症状者，应多予关心照顾，尽量减少情绪波动。

八、健康指导

（1）向患者及家属介绍本病有关知识，以利自我适应，教会患者自我护理，避免感染，防止摔伤、骨折、保持心情愉快。

（2）指导患者和家属有计划地安排力所能及的生活活动，让患者独立完成，增强自信心和自尊感。

（3）指导患者遵医嘱用药，并详细介绍用法和注意事项，用药过程中要观察药物疗效及不良反应，应定期复查有关化验指标。

（张景兰）

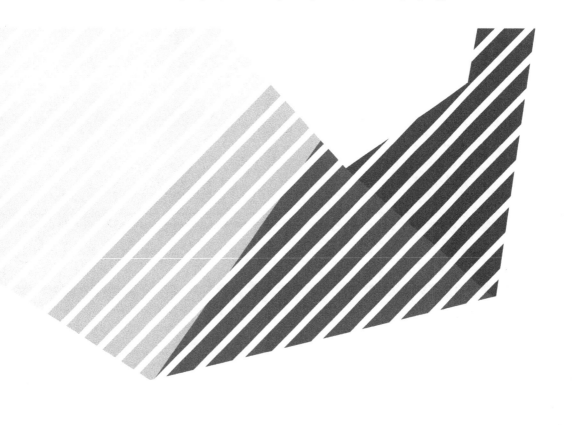

第五篇

神经系统疾病护理

第十七章

神经系统专科诊疗技术与护理

第一节　管饲喂养技术

神经疾病患者出现意识障碍、精神障碍、吞咽困难、延髓麻痹、神经性呕吐等临床症状时，不能通过自行进食方式供给营养，需遵医嘱给予管饲喂养，使患者早期得到营养支持，保证良好的营养状态，提高自身免疫力，利于疾病的早期康复。

一、适应证

（1）不能经口进食的患者，如患者存在意识障碍、吞咽障碍、气管插管、口腔疾患或口腔手术后。

（2）患者存在精神障碍，拒绝进食。

（3）进食量少，不能满足机体需要量的患者。

二、禁忌证

（1）门静脉高压并发食管静脉曲张的患者。

（2）患者处于消化道出血急性期。

（3）食管被强酸或强碱灼伤未愈。

（4）患者手术后消化功能未恢复。

（5）消化道梗阻的患者。

（6）存在不适宜鼻饲的其他疾病的患者。

三、评估

（1）了解患者鼻饲喂养的目的及有无禁忌证，评估患者鼻腔情况。

（2）评估患者意识状态及合作程度。

（3）评估操作环境是否安静、安全。

四、操作前准备

（1）护士准备：着装整洁，洗手，戴口罩。

（2）环境准备：病室清洁，光线充足。

（3）物品准备：根据医嘱，准备好用物，包括放置胃管用物（治疗车、型号适宜的胃管、清洁手套、胶布、20mL注射器、听诊器、纱布，棉签、液状石蜡、温水、治疗碗、手电），鼻饲用物（鼻饲营养液、鼻饲营养袋、肠内营养输注泵）。

（4）患者准备：协助患者摆好体位。

（5）核对患者，向患者及家属解释鼻饲的目的、方法及配合的注意事项，解除患者顾虑，取得合作，操作前签署操作知情同意书。

五、操作中护理

（1）再次核对患者正确无误后协助患者摆放体位。清醒患者抬高床头，半卧位或坐位；昏迷者床头抬高30°。

（2）清洁准备放置胃管的鼻腔，并再次观察鼻腔有无异常。

（3）测量胃管置入深度：测量鼻尖→耳垂→剑突的距离。正常成年人胃管置入深度为45～55cm。

（4）使用润滑油充分润滑胃管后将胃管迅速置入，插入深度约10～20cm觉得有阻力时嘱患者或协助其低头，并做吞咽动作，继续插入直至胃管到达测量长度。

（5）使用胶布妥善固定胃管，并在胃管上贴好"胃肠"标识。

（6）利用听气过水声或回抽胃液等方法确定胃管位置正常。

（7）根据医嘱进行鼻饲。

（8）进行鼻饲的患者选择适宜配套的肠内营养输注泵及泵管，严格按照主管医生的医嘱（包括鼻饲液种类、每日泵入总量及泵入速度）进行操作。

（9）鼻饲时密切观察患者病情变化，生命体征是否平稳，有无呛咳、反流、呕吐、误吸等异常情况。

六、操作后护理

（1）鼻饲完毕后用20～40mL温水将胃管冲净，妥善固定。肠内营养输注泵管需每日更换。

（2）观察鼻饲后患者的反应，有无呕吐、腹胀、腹泻等症状。

（3）再次评估患者合作情况，保证管路安全。

（4）操作后洗手，妥善处理用物，签字并详细记录。

七、注意事项

（1）患者在鼻饲过程中突然出现呛咳、面色发绀、呼吸急促或咳出类似营养液颜色的分泌物时，应立即停止鼻饲并通知医生；抽吸胃内容物，观察胃内残留量，存在误吸时给予气道吸引，尽可能地将呕吐误吸物吸净，若患者存在血氧下降，则应配合医生抢救。

（2）给予口服药物前后，停止泵入营养液30min，防止与营养液相互作用，导致患者出现胃肠痉挛、腹泻等并发症；药物应研磨后给予，鼻腔肠管、胃空肠造瘘管给药后应加强冲管，避免管路堵塞。

（3）鼻饲原则为鼻饲量从少到多，鼻饲速度从慢到快，严格遵医嘱执行。

（4）营养液室温放置，更换时要现用现开启，禁止一次将营养液全部开启。

（5）吸痰、翻身、外出检查前半小时，暂停鼻饲营养。

（6）每日鼻饲前回抽胃液或鼻饲中定时回抽胃内容物，异常时通知医生给予相应处理。

（7）鼻饲营养液通路与静脉通路分开悬挂，并在鼻饲泵管旁悬挂"胃肠"提示标志。

八、另外两种常见管饲途径

1. 鼻腔肠管　置入长度一般是110～120cm。建议6周更换一次。优点是管路前段直至空肠，无特殊情况下不易发生反流。缺点是费用较高，且固定效果不令人满意，遇躁动不配合的患者易发生脱管。另外管腔较细，易发生堵管，且置管操作在介入科进行，不适宜危重患者。

2. 胃造瘘管/胃空肠造瘘管　置管需在介入引导下，经皮穿刺放置胃造瘘管。胃空肠造瘘管是在胃造瘘管的基础上经胃造瘘管置入一根空肠营养管至空肠上段的技术。在胃潴留、反复胃食管反流等疾病的患者有很广泛的应用，临床有固定良好、可同时肠内营养和胃肠减压的优点。缺点是空肠造瘘管又长又细，易堵管，建议使用具有定时冲管功能的肠内营养输注泵和营养袋。

（王晓慧）

第二节　抗痉挛体位摆放技术

神经系统疾病常常是疾病与障碍共存，可造成患者运动、感觉、认知等障碍，尤其运动障碍是神经系统疾患最常出现的障碍。抗痉挛体位在临床上通常是指患者根据治疗、护理以及康复的需要所采取并能保持的身体姿势或某种体位。抗痉挛体位的摆放是使患者尽量缩短仰卧位的时间或与其他体位交替使用，使肢体处于抗痉挛体位。早期抗痉挛体位的摆放有助于抑制和减轻肢体痉挛姿势的发生或畸形的出现，且降低并发症出现和继发损伤；在以临床抢救为主要治疗的急性期，抗痉挛体位的正确摆放，可有效降低瘫痪肢体痉挛的发生，使躯干和肢体保持在功能状态的作用，有助于疾病康复期的功能训练。以脑卒中为例，患者瘫痪肢体常见的痉挛模式为：肩下沉后缩、上肢屈曲、前臂旋前、腕关节掌屈、手指屈曲和内收；骨盆退缩及下肢外旋；髋、膝关节伸直、足下垂、内翻。

一、适应证

（1）脑卒中患者。
（2）脑外伤患者。
（3）脊髓损伤患者。

二、评估

（1）评估患者肢体瘫痪情况。
（2）评估患者意识状态及合作程度。
（3）评估患者身体状况、有无外伤、肢体有无残缺。
（4）评估环境是否安静、安全、温度适宜。

三、操作前准备

（1）护士准备：掌握抗痉挛体位摆放的技能并能正确实施。
（2）环境准备：病室清洁，光线充足，温湿度适宜，注意遮挡，保护患者隐私。
（3）物品准备：软枕、软垫。
（4）向患者及家属解释操作目的及注意事项，取得患者及家属配合。

四、操作中护理

（1）根据患者肢体瘫痪情况及当前体位选择合理的摆放体位。
（2）抗痉挛体位常用种类及方法
1）患侧卧位：患侧在下，健侧在上，头部垫枕，患臂外展，前身旋后，患肩向前拉出，以避免受压和后缩，肘伸展，掌心向上；患侧下肢轻度屈曲放在床上，健腿屈髋屈膝向前放于长枕上，健侧上肢放松，放在胸前的枕上或躯干上。该体位是最重要的体位，是偏瘫患者的首选体位，一方面患者可通过健侧肢体早日进行一些日常活动，另一方面可通过自身体重对患侧肢体的挤压，刺激患侧的本体感受器，强化感觉输入，也抑制患侧肢体的痉挛模式。
2）健侧卧位：健侧在下，患侧在上，头部垫枕，患侧上肢伸展位，使患侧肩胛骨向前向外展，前臂旋前，手指伸展，掌心向下；患侧下肢取轻度屈曲位放于长枕上，患侧踝关节不能向内翻悬在枕头边缘，防止足内翻下垂。
3）仰卧位：头部垫薄枕，患侧肩胛和上肢下垫一长枕，上臂旋后，肘与腕均伸直，掌心向上，手指伸展位，整个上肢平放于枕上；患侧髋下、臀部、大腿外侧放垫枕，防止下肢外展、外旋；膝下稍垫起，保持伸展微屈。该体位尽量少用，一方面易引起压疮，另一方面易受紧张性颈反射的影响，激发异常反射活动，强化患者上肢的屈曲痉挛和下肢的伸肌痉挛。

4）端坐卧位：又名坐位。扶患者坐起，床上放一跨床小桌，桌上放软枕，患者可扶桌休息；若用床头支架或靠背架，将床头抬高，患者背部也能向后倚靠。

（3）更换体位过程中应密切观察患者的一般情况及生命体征，如有异常情况，应立即停止操作，并通知医生给予处理。

（4）操作过程中应注意患者管路情况，预防非计划性拔管。

五、操作后护理

（1）体位：更换完毕，再次确认患者安全（管路、皮肤、有无坠床风险、生命体征是否正常）及患者的舒适程度。

（2）保证患者肢体及各关节处于功能体位。

（3）盖好被子，注意保暖，整理床单位。

（4）洗手，签字，记录患者情况。

六、注意事项

（1）抗痉挛体位的摆放应从急性期尽早开展，并以不影响临床救治为前提。

（2）抗痉挛体位在卧位摆放中，始终要注意让患者保持防止痉挛模式，注意肩关节不能内旋，髋关节不能外旋，各种卧位要循环交替。

（3）患侧卧位时，由于肩关节容易受损害，对肩关节要更加细心防护，同时身体不可翻转过度，以保证患侧肩不被压在身体下面。

（4）针对瘫痪患者的抗痉挛体位，是从治疗角度出发设计的临时性体位，为了防止关节挛缩影响运动功能，必须定时进行体位变换。

（5）在抗痉挛体位摆放中可充分利用小垫或软枕，以抬高肢体，促进静脉回流。

（6）在进行体位摆放时，切忌使用暴力牵拉肢体。

（7）在任何一种体位下，若患者出现不适症状，应及时作出调整。

（王晓慧）

第三节　呼吸机使用技术

呼吸机是一种能代替、控制或改变人的正常生理呼吸，增加肺通气量，改善呼吸功能，减轻呼吸肌做功消耗，节约心脏储备能力的装置。

一、适应证

目前尚无适应证的公认标准，随着应用目的不同而异，以下仅供参考。

（1）严重通气不良和换气障碍。

（2）患者出现呼吸节律异常，自主呼吸微弱或者消失。

（3）急性呼吸衰竭时血气分析 $PaO_2 < 60mmHg$，$PaCO_2 > 50mmHg$。

（4）慢性呼吸衰竭的患者吸氧（鼻导管或面罩）后 $PaO_2 < 50mmHg$，$PaCO_2 > 70mmHg$ 且持续上升，血气 pH 动态下降。

（5）神经肌肉麻痹累及呼吸肌。

（6）颅内病变或头部外伤所致呼吸中枢异常引起的呼吸停止。

（7）心肺复苏术后。

二、相对禁忌证

（1）大咯血或有气道梗阻的患者。

（2）伴有肺大疱的呼吸衰竭。

（3）张力性气胸。

（4）急性心肌梗死引起的呼吸衰竭。

三、评估

（1）评估患者的病情，准备使用呼吸机的类型（有创或无创）。

（2）评估患者意识及合作程度。

（3）评估操作环境是否安全。

四、操作前护理

（1）洗手、戴口罩。

（2）准备用物呼吸机、灭菌注射用水、注射器、模肺、简易呼吸器、吸痰用物（吸痰管、冲管生理盐水、吸引设备）、口咽通气道、胶带。

（3）使用有创呼吸机的患者根据病情，配合医生建立人工气道（气管插管或气管切开），并妥善固定。

（4）协助医生将呼吸机与设备带正确连接，顺序开机后由医生调整呼吸机参数，使用模肺协助医生进行测试，确定呼吸机运转正常。

（5）将呼吸机湿化罐中注入灭菌注射用水，水量为不超过标志线以上，并调好湿化罐温度。

五、操作中护理

（1）协助医生将呼吸机与患者人工气道进行连接。

（2）严密监测意识、瞳孔、生命体征及动脉血气分析变化。观察患者一般情况、临床症状是否趋于平稳。

（3）予患者吸痰，保证呼吸道通畅。

（4）及时、准确记录呼吸机参数、上机过程和患者疾病状态。

六、操作后护理

（1）定时观察患者病情变化及生命体征，观察患者人机配合情况。

（2）加强巡视，满足患者生活需要。

（3）妥善固定人工气道及管路，防止因牵拉造成人工气道移位或脱出。每日评估气管插管深度，详细记录于护理记录上。经口经鼻气管插管每日评估受压处皮肤及黏膜，气管切开插管处伤口应每日换药，并评估伤口及皮肤情况，如有异常立即通知医生，并给予处理。

（4）保持人工气道通畅，定时予患者吸痰，咳嗽反射差或瘫痪的患者2~3小时翻身、叩背、吸痰，翻身前需将口腔及气道内分泌物吸出，防止误吸，叩背后再次吸痰。

（5）判断痰液性质、颜色及痰量，如有异常及时通知医生，根据医嘱定时予患者湿化气道及雾化药物治疗。

（6）清醒患者，针对呼吸机应用的必要性进行健康教育取得配合；依从性差的患者，进行心理护理及保护性约束，必要时药物镇静，避免非计划性拔管。

七、呼吸机使用期间注意事项

（1）开关呼吸机顺序正确，严密观察呼吸机的运转情况，正确识别报警信息，分析原因，及时给予处理。若一时无法判断报警原因，可先将呼吸机与插管连接处断开，利用简易呼吸器辅助患者呼吸，必要时更换呼吸机后再查找报警原因，并观察患者生命体征及病情变化。

（2）适时在加温加湿器内添加灭菌注射用水，保持标准水位；保持集水管在管路的最低位，翻身前需要先倾倒冷凝水，避免反流。冷凝水应倾倒在装有 2 000 mg/L 含氯消毒液的带盖容器中。

（3）每日更换呼吸机过滤器，用潮湿的纱布擦拭呼吸机机身，干纱布擦拭屏幕。

（4）长期使用呼吸机的患者，每周更换呼吸机外管路一次，更换时注意无菌操作。

（5）停止使用时，呼吸机给予擦拭后送至呼吸治疗中心，由专人负责清洗、消毒、检测后备用。

（王晓慧）

第四节　约束带应用技术

为防止神志不清、意识障碍、躁动等患者出现坠床、撞伤、抓伤等意外而加重病情，甚至危及生命，有时会采用必要的约束措施对患者进行保护，临床上一般采用普通布制约束带对患者进行约束，达到制动的目的。

一、适应证

（1）躁动、焦虑、意识不清有严重自伤、伤人及自杀倾向者。

（2）特殊治疗期间临时限制。

（3）病情危重，身上有各类插管且患者意识障碍不能配合治疗，有拔管倾向者。

二、常见的约束方式

1. 约束带　常用于固定患者手腕和踝部。将肢体放置约束带上（系带朝外放置），包裹手腕或踝部，约束带系好后，固定于床档上，松紧以伸进 1～2 指为宜。

2. 约束手套　搭扣扣紧，开口在手背；开口拉紧并重叠于腕部内侧，固定带根据患者具体情况缠绕 2～3 圈，固定于床或床档上。

三、评估

（1）评估患者进行约束的指征，有无禁忌证。可用可不用时尽量不用，使用前需征得主管医生的同意。

（2）评估约束肢体部位的皮肤及血液循环状况。

四、操作前护理

（1）护士准备：掌握约束带应用技术并能正确实施。

（2）物品准备：约束用具。

（3）向患者和家属解释使用约束带的目的、使用时间、方法及注意事项等，取得患者和家属的配合。

五、操作中护理

（1）根据患者的情况选择约束部位，常用约束部位为手腕、踝关节：用准备好的约束带从中间绕转，再对折成双套结，必要时套结处可用衣袖或棉垫包裹，将套结在约束部位稍拉紧，松紧适度，以能放入 1～2 指为宜，以免影响血液循环，再打一个结使肢体不易脱出，将约束带固定于床档上。

（2）做好被约束患者的生活护理，满足生活需要，保证床单位整洁舒适。

（3）每 2 小时放松肢体一次并动态观察约束部位末梢循环情况以及约束带松紧程度，必要时给予方巾衬垫，发现异常及时处理。

（4）约束时注意患者卧位，保持肢体功能位，经常更换体位，保证患者的卧位舒适。约束带的打结处不得让患者的双手触及，以免患者解开套结发生意外。外周血氧指套可从约束手套前端拉链处放进去，不松开约束处。同时医生进行神经科查体时，同样可以打开拉链进行检查，护士动态观察末梢血运情况。

六、操作后护理

（1）记录给予约束的原因、时间、部位，相应的护理措施及解除约束的时间，并做好交接班。

（2）加强巡视，及时满足患者的需求。

七、注意事项

（1）严格掌握约束带使用适应证，维护患者的自尊，尊重患者及家属的意愿。

（2）保护性约束属于制动措施，不宜长时间使用。

（3）单纯约束效果不佳时，可遵医嘱结合镇静药物使用。

（4）动态评估患者约束的必要性，如为制动措施，患者病情稳定或意识障碍加重无自主活动时应及时解除约束。

（5）约束的目的是保护患者安全、保证治疗的措施，不可作为惩罚患者的手段。

（王晓慧）

第五节　翻身叩背技术

翻身叩背是神经科常见操作技术之一，是促进患者气道分泌物的排出，减轻阻塞，提高血氧浓度，改善通气、换气功能，降低肺部感染发生率的一种经济快捷的操作技术。

一、适应证

（1）呼吸衰竭的患者。

（2）咳嗽咳痰费力的患者。

（3）长期卧床的患者。

（4）肺部感染的患者。

（5）使用呼吸机辅助呼吸的患者。

二、禁忌证

（1）背部大面积皮肤感染、破溃。

（2）胸肺部疾病，如肿瘤、血管畸形、肺结核、气胸、胸腔积液及胸壁疾病、咯血。

（3）出血性疾病和凝血功能异常者。

（4）不能耐受翻身拍背者。

（5）急性心肌梗死，心脏房、室纤颤。

（6）癫痫持续状态。

（7）下肢静脉血栓形成早期（形成2周内）。

三、评估

（1）评估患者此项操作的适应证、重点叩击部位、有无禁忌证。

（2）评估患者的意识及合作程度。

（3）评估患者的管路情况。

（4）评估操作环境是否安静、安全、温度适宜。

四、操作前准备

（1）护士准备：着装整洁，洗手，戴口罩。

（2）向患者及家属解释翻身叩背的目的、方法及配合的注意事项，解除患者及家属顾虑取得合作。

（3）肠内营养支持患者，操作前后停止营养液泵入30分钟，并在操作前抽吸胃液，防止叩击过程中患者出现呕吐导致误吸。

（4）适当调高室温。

五、操作中护理

1. 时间　长期瘫痪卧床的患者，2~3小时翻身叩背一次。

2. 方法　翻身叩背时，一般给予侧卧位，先做一侧，然后给患者翻身，再做另一侧。手法为五指并拢，中间凹陷呈勺状，由下向上、由外向内叩击。叩击力度取决于患者体质的强弱、病情及肺部感染的情况，逐渐增加力度，循序渐进，在叩背过程中密切观察患者病情变化，如有异常立即停止叩背。

六、操作后护理

（1）翻身叩背后，对于不能自主咳嗽、咳痰、吞咽的患者，尤其是气管切开的患者，治疗中应随时为患者排痰。

（2）操作后协助患者摆好体位。

（3）洗手，记录患者配合程度、排痰能力、痰液性质等并签字。

（4）加强巡视，满足患者生活需要。

七、注意事项

（1）听诊后，湿啰音明显部位可重点叩击，促进深部痰液排出。患者病情允许，可配合体位引流。

（2）叩击时注意避开胃肠、心脏、肾区等部位。

（王晓慧）

第六节　腰椎穿刺

腰椎穿刺术为神经系统常用的检查方法之一，诊断性腰椎穿刺可测定脑脊液压力，进行动力学检查，还可以进行脑脊液常规生化、细胞学、免疫学和细菌学方面的检查。在蛛网膜下隙注入造影剂，如碘油、碘水，以观察椎管有无阻塞和占位性病变。治疗性穿刺主要是注入药物，进行鞘内药物治疗等。

一、适应证

（1）中枢神经系统炎性病变（包括各种原因引起的脑膜炎或脑炎）、脱髓鞘疾病、蛛网膜下隙出血、脑膜癌病、中枢神经系统血管炎及颅内转移瘤的诊断及鉴别诊断。

（2）对脊髓病变和多发性神经根病变的诊断及鉴别诊断。

（3）脊髓造影。

（4）鞘内注射药物治疗。

二、禁忌证

（1）穿刺部位化脓性感染。

（2）脊椎结核。

（3）脑疝。

（4）有出血倾向，血小板 $< 50 \times 10^9$/L。

（5）颅内压升高并有明显的视盘水肿、怀疑后颅窝占位性病变时，慎重操作。

三、评估

（1）评估患者做此项操作的目的及有无禁忌证。

（2）评估患者意识状态及合作程度。

（3）评估穿刺部位皮肤有无红肿、硬结、破溃。

（4）评估环境是否安全、安静。

四、操作前准备

（1）护士准备：着装整洁，洗手，戴口罩。

（2）环境准备：病室清洁，光线充足，关闭门窗，调节室温，请无关人员回避，采取适当遮挡。

（3）物品准备：治疗车、无菌手套、麻醉药、聚维酮碘、一次性腰穿包（腰椎穿刺针、无菌注射器、镊子、测压管、试管、试管架、手套、纱布、棉球、棉签、自贴性伤口敷料、中单、孔巾、小方盒）。

（4）患者准备：协助患者术前沐浴或清洁皮肤，排空膀胱。

（5）核对患者，向患者及家属解释腰椎穿刺的目的、方法及配合的注意事项，解除患者顾虑，取得合作。

五、操作中护理

（1）摆放固定体位：协助患者侧卧位，去枕，背齐床沿，屈颈双手抱膝，充分暴露穿刺部位。对于神志不清、躁动患者要遵医嘱给予镇静剂，并注意保护患者。

（2）协助医生打开腰椎穿刺包，消毒穿刺部位皮肤，铺无菌巾，抽吸麻醉药局部麻醉。

（3）告知患者穿刺过程中避免咳嗽、移动身躯，要保持体位，如有不适要及时告知医护人员。

（4）观察患者的面色、呼吸、脉搏、意识情况，认真听取患者不适主诉。

（5）协助留取脑脊液标本。

六、操作后护理

（1）术后协助患者去枕平卧，头部制动。

（2）密切观察患者面色、神志、瞳孔及生命体征有无异常，有无头痛、头晕、呕吐等症状，穿刺点有无出血等，如有异常及时报告医生。

（3）按垃圾分类要求处理用物，做好护理记录。

（4）标本及时送检。

（5）做好生活护理，满足患者生活需要。

七、注意事项

（1）患者术后去枕平卧6小时，24小时以内仍以卧床休息为主。

（2）患者术后大量饮水，防止低颅压头痛。

（3）患者伤口敷料24小时后可取下，在此期间应保持敷料清洁、干燥，不宜洗澡。

（王晓慧）

第七节　常规脑电图检测

脑电图（electroencephalography，EEG）是通过放置适当的电极，借助电子放大技术，将脑部神经元的自发性生物电活动放大100万倍，并将脉冲直流电转变为交流电而记录到的脑电活动。脑电图是重要的神经电生理检查，主要用于癫痫、脑外伤、脑肿瘤等疾病的诊断。

一、适应证

（1）癫痫。

（2）非癫痫性发作性疾病。

（3）各种类型的意识障碍。

（4）颅内占位性病变。

（5）代谢性疾病。

（6）颅脑外伤。

（7）中枢神经系统感染。

（8）脑血管病。

（9）神经系统病变。

二、禁忌证

（1）头皮外伤严重，广泛或开放性颅脑外伤，无法安放电极或可能因检查造成感染者。

（2）不宜搬动的病情危重患者，而脑电图机又非便携式不能移至床旁检查者。

（3）极度躁动不安，当时无法使其镇静配合检查者。

三、评估

（1）评估患者做此项操作的目的及有无禁忌证。

（2）评估患者意识状态及合作程度。

（3）评估患者头部皮肤情况。

（4）评估环境是否安全、安静。

四、操作前准备

（1）护士准备：着装整洁，洗手，戴口罩。

（2）环境准备：病室清洁，关闭门窗，遮挡患者，请无关人员回避。调节室温，避免过冷产生肌电伪差，过热出汗导致基线不稳。光线略暗，避免光线对视觉的刺激。

（3）患者准备：协助患者洗头，不能抹油、发蜡或摩丝等护发定型用品。

（4）核对患者，向患者及家属解释常规脑电图检测的目的、方法及配合的注意事项，解除患者顾虑，取得合作。

五、操作中护理

（1）固定体位：协助患者平卧位或半坐卧位，对于神志不清、躁动患者要遵医嘱给予镇静剂，并注意保护患者。

（2）协助医生安放并固定电极。

（3）告知患者检查过程中要安静、放松、保持体位，以免电极脱落，如有不适要及时告知医护人员。

（4）观察患者的面色、呼吸、脉搏、意识情况，认真听取患者不适主诉。

（5）检查过程中若有癫痫发作，应保护患者，避免发生意外，并做好护理记录。

六、操作后护理

（1）协助医生取下电极。

（2）协助患者洗头。

七、注意事项

（1）检查前严格遵医嘱用药，避免影响检测结果。

（2）检查前告知患者先进食，避免低血糖对脑电的影响。

（王晓慧）

第八节 视频脑电图监测

视频脑电图（video - EEG，VEEG）是以捕捉临床发作和发作间歇期癫痫样放电为目的，对于临床发作性事件特别是癫痫的诊断和鉴别诊断以及癫痫发作的分类都有很大帮助。病房视频脑电监测室分为视频监测区和患者监测区。

一、适应证

（1）癫痫。
（2）非癫痫性发作性疾病。
（3）各种类型的意识障碍。
（4）颅内占位性病变。
（5）代谢性疾病。
（6）颅脑外伤。
（7）中枢神经系统感染。
（8）脑血管病。
（9）神经系统病变。

二、禁忌证

（1）头部皮肤外伤、化脓性感染的患者。
（2）意识障碍不能配合检查的患者。

三、评估

（1）评估患者做此项操作的目的及有无禁忌证。
（2）评估患者意识状态及合作程度。
（3）评估患者头部皮肤情况。
（4）评估环境是否安全、安静。

四、操作前准备

（1）护士准备：着装整洁，洗手，戴口罩。
（2）环境准备：病室整洁、安静，关闭门窗，请无关人员回避。调节室温，避免过冷产生肌电伪差，过热出汗导致基线不稳。光线略暗，避免光线对视觉的刺激。
（3）患者及家属准备
1）协助患者洗头，不能抹油、发蜡或摩丝等护发定型用品。
2）患者监测期间必须着病号服，内衣要求为棉质衣服，以免静电干扰监测结果。
3）患者进入监测室需要家属陪护，且家属不能远离患者，以帮助患者在发作时报警、观察、记录和描述患者发作时的表现以及医生要求的相关信息。
4）患者进入监测室后，需关闭手机、收音机、对讲机、无线上网等无线通讯设备，不得使用床头电源，以免干扰脑电图的记录，影响监测质量。
（4）核对患者，向患者及家属解释视频脑电监测的目的、方法及配合的注意事项，解除患者顾虑，取得合作。

五、操作中护理

（1）协助医生安放并固定电极。

（2）密切观察视频区患者病情，加强巡视。

（3）患者出现发作症状时，迅速去除患者身体的遮蔽物（如被子等），避免其对发作症状的遮挡。如患者发作时不在床边，应将患者扶助引导到监测区域内。

（4）患者有自伤、伤人、拉拽电极线等行为时，应及时予以保护和限制。

（5）患者发作中或发作后出现伤人、自伤、毁物等严重精神症状时，根据患者具体情况给予必要的束缚和保护，勿强行按压患者肢体，遮挡患者面部、上肢等重要部位，避免患者伤己、伤人及损坏设备。

（6）患者出现持续发作性症状时遵医嘱予以对症处理，并观察病情变化，书写护理记录。

（7）告知患者在视频监测范围内活动，尽量在床上或床边活动，短暂外出后及时返回，不要长时间地背对镜头，家属避免在视频监测范围内做频繁的、不必要的活动，不要与患者同卧一张病床，勿在监测室内大声喧哗。

（8）告知患者监测光线对于摄像头采集信号非常重要，监测期间勿自行拉动窗帘，勿自行更换床单被罩；夜间睡眠时勿开启床头灯。

（9）避免扯拽、压折电极线，避免用手松动头皮电极，勿搬动放大器。

（10）床旁护栏可起到保护患者的作用，故无特殊需要，勿自行降低床旁护栏，以免发生危险。

六、操作后护理

（1）协助医生取下电极，协助洗头，增加舒适感。

（2）清洁、消毒、检查设备，监测室终末消毒。

七、注意事项

（1）患者检查前严格遵医嘱用药，避免影响检测结果。

（2）检查前先进食，避免低血糖对脑电的影响。

（3）告知患者如口服抗癫痫药物，务必遵医嘱，切勿自行减药、停药。

（4）患者监测期间避免食用坚果类、胶冻类食物，因为如在进食过程中出现癫痫发作，上述食物易被吸入并阻塞呼吸道，导致窒息危及生命。避免应用锐器（如刀、叉、易破碎玻璃制品等），以免癫痫发作时的意外伤害。

（5）告知患者及家属如果发作或出现先兆症状时，立即按呼叫器通知医护人员。

（王晓慧）

第九节　神经/肌肉组织检查术

神经活组织检查可观察到神经组织的纤维密度和分布情况，髓鞘有无脱失，轴索变性和再生情况，有助于周围神经病的病因诊断和病变程度的判断。最常用的取材部位是腓肠神经，原因是该神经走行表浅、易于寻找和后遗症轻微。肌肉活组织检查有助于进一步明确肌肉病变的病因和程度，并可鉴别神经源性和肌源性肌萎缩。常取股四头肌、三角肌、肱二头肌和腓肠肌等。通常选择临床和神经电生理均受累的肌肉。

一、适应证

（一）神经活组织检查

（1）临床表现提示有可疑的周围神经病，可以通过腓肠神经活检帮助确诊。

（2）已经确定的周围神经病，可以通过腓肠神经活检确定周围神经病的类型和病因。

（3）有些中枢神经病变，可以通过腓肠神经活检确定脑病的病因。

（二）肌肉活组织检查

（1）明确肌肉病变的病因、程度和性质。

（2）鉴别神经源性和肌源性肌萎缩。

二、禁忌证

（1）活检局部皮肤外伤、化脓性感染。

（2）活检部位急性损伤。

（3）意识障碍不能配合检查的患者。

三、评估

（1）评估患者做此项操作的目的及有无禁忌证。

（2）评估患者意识状态及合作程度。

（3）评估患者活检局部皮肤情况。

（4）评估环境是否安全、安静。

四、操作前准备

（1）护士准备：着装整洁，洗手，戴口罩。

（2）环境准备：关闭门窗，调节室温，遮挡患者，请无关人员回避。

（3）物品准备：治疗车、一次性无菌注射器、治疗包、治疗巾、静脉切开包、聚维酮碘、无菌纱布、绷带、无菌手套、无菌刀片、一次性缝合针线、麻醉药、冰壶、标本盒、地灯。

（4）患者准备：协助患者清洁局部皮肤，并备皮。

（5）核对患者，向患者及家属解释神经活组织检查的目的、方法及配合的注意事项，解除患者顾虑，取得合作。

五、操作中护理

（1）摆放体位：患者取卧位，术肢外展，暴露活检部位。

（2）协助医生消毒活检部位皮肤，铺无菌巾，局部麻醉。

（3）告知患者操作过程中如有疼痛、咳嗽等情况时，要及时告知医护人员。

（4）观察患者的面色、呼吸、脉搏、意识情况，认真听取患者不适主诉。

（5）协助医生留取标本。

六、操作后护理

（1）术后患肢抬高制动6小时，避免静脉回流不畅。

（2）观察伤口敷料是否清洁、有无渗血；伤口有无疼痛、麻木，患肢有无肿胀等情况。

（3）按垃圾分类要求处理用物，做好护理记录。

（4）标本及时送检。

（5）做好生活护理，满足生活需要。

七、注意事项

（1）患者术后患肢适当活动，避免用力、牵拉。

（2）患者活检术后10~14天拆线，在此期间应保持伤口敷料清洁、干燥。

（3）活检后3天内禁止洗浴，预防伤口感染。

（4）术后避免患肢过度活动及长时间下垂，卧位时将患肢抬高，并主动进行活动，以促进血液循环。

（王晓慧）

第十节 数字减影血管造影术

数字减影血管造影（digital subtraction angiography，DSA）通过将造影剂注入颅内血管，使脑血管显影，来了解脑血管本身的形态和病变，以及病变的性质和范围。

一、适应证

（1）头颈部血管病变，如颅内动脉瘤、动静脉畸形、动静脉瘘、动脉或静脉的狭窄、闭塞等，动脉夹层、血管炎等。

（2）DSA 也是血管内介入治疗不可缺少的技术，所有介入治疗必须通过 DSA 检查明确病变的部位、供氧血管、侧支循环和引流血管等。

二、禁忌证

（1）对造影剂过敏的患者。

（2）有严重出血倾向者。

（3）有明显动脉硬化及严重高血压者。

（4）有严重肝、肾、心、肺疾病患者。

（5）穿刺处皮肤或软组织感染者。

三、评估

（1）评估患者意识及合作程度。

（2）评估穿刺部位皮肤情况。

四、操作前准备

（1）患者准备

1）协助患者清洁局部皮肤，经股动脉插管时，需双侧大腿根部及会阴部备皮。

2）告知患者术前禁食水 6 小时，防止呕吐。

3）术前 30 分钟遵医嘱给予镇静剂。

（2）物品准备：血管造影术需将患者送至放射科进行，与造影相关物品由放射科准备，包括导管 1 套、心电监护仪及电极片、止血器、动脉穿刺包、手术衣、防护铅衣、无菌方纱、聚维酮碘、棉签、无菌手套、一次性无菌注射器等，以及抢救车、简易呼吸器等其他抢救物品。病房需准备患者的病例、CT、MRI 片，术日随患者送入放射科。

（3）药品准备：造影剂、生理盐水、肝素、0.2% 利多卡因。

（4）核对患者，向患者及家属解释血管造影的目的、方法及配合的注意事项，解除患者顾虑，取得合作。

（5）专人护送患者及用物至放射科造影室，护送过程注意安全。

五、操作中护理

（1）摆放体位：患者取卧位，暴露穿刺部位。

（2）将用物分别放置于治疗台的无菌区域内，协助医生穿防护铅衣和手术衣。

（3）协助医生消毒、铺巾，局部麻醉。

（4）穿刺成功，推注造影剂，密切观察患者血压、脉搏、呼吸、神志、面色及有无恶心、呕吐情况，认真听取患者不适主诉。

（5）拔管后局部压迫 10~15 分钟，无出血后可用绷带加压包扎。

六、操作后护理

（1）患者由造影室返回病房途中，密切观察意识、生命体征变化，观察穿刺点情况。

（2）返回病房后，立即测量生命体征，观察穿刺点伤口情况，观察双侧足背动脉搏动及皮肤温度、颜色情况，做好护理记录。

（3）术后 24 小时取下绷带及敷料。

（4）做好生活护理，满足生活需要。

七、注意事项

（1）告知患者避免咳嗽、大笑等增加腹压的动作，如咳嗽要压紧伤口，有头痛、头晕、呕吐及时报告医生。

（2）告知患者无恶心、呕吐情况时，可多饮水，以利造影剂的排出。

（3）告知患者需严格卧床 24 小时，放置闭合器的患者卧床 6 小时，以防止出血。在此期间术肢制动。

（王晓慧）

第十八章

神经系统常见症状、体征的护理

第一节　意识障碍

意识障碍（conscious disorder）是指不能正确认识自身状态和（或）客观环境，不能对环境刺激做出正确反应的一种病理过程，其病理学基础是大脑皮质、丘脑和脑干网状系统的功能异常。意识障碍通常同时包含有觉醒状态和意识内容两者的异常，常常是急性脑功能不全的主要表现形式。

一、发病原因（图18-1）

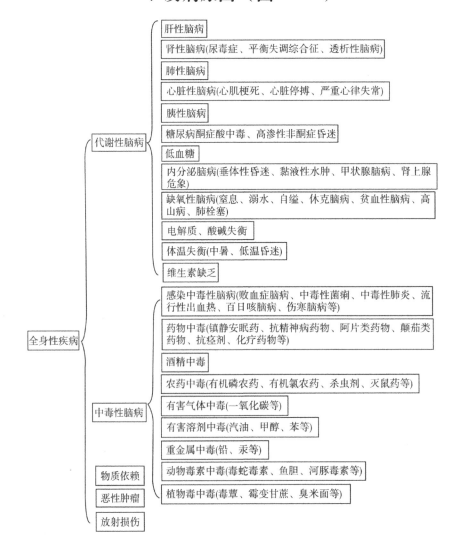

代谢性脑病
- 肝性脑病
- 肾性脑病(尿毒症、平衡失调综合征、透析性脑病)
- 肺性脑病
- 心脏性脑病(心肌梗死、心脏停搏、严重心律失常)
- 胰性脑病
- 糖尿病酮症酸中毒、高渗性非酮症昏迷
- 低血糖
- 内分泌脑病(垂体性昏迷、黏液性水肿、甲状腺脑病、肾上腺危象)
- 缺氧性脑病(窒息、溺水、白缢、休克脑病、贫血性脑病、高山病、肺栓塞)
- 电解质、酸碱失衡
- 体温失衡(中暑、低温昏迷)
- 维生素缺乏

全身性疾病

中毒性脑病
- 感染中毒性脑病(败血症脑病、中毒性菌痢、中毒性肺炎、流行性出血热、百日咳脑病、伤寒脑病等)
- 药物中毒(镇静安眠药、抗精神病药物、阿片类药物、颠茄类药物、抗痉剂、化疗药物等)
- 酒精中毒
- 农药中毒(有机磷农药、有机氯农药、杀虫剂、灭鼠药等)
- 有害气体中毒(一氧化碳等)
- 有害溶剂中毒(汽油、甲醇、苯等)
- 重金属中毒(铅、汞等)
- 动物毒素中毒(毒蛇毒素、鱼胆、河豚毒素等)
- 植物毒中毒(毒蕈、霉变甘蔗、臭米面等)

物质依赖

恶性肿瘤

放射损伤

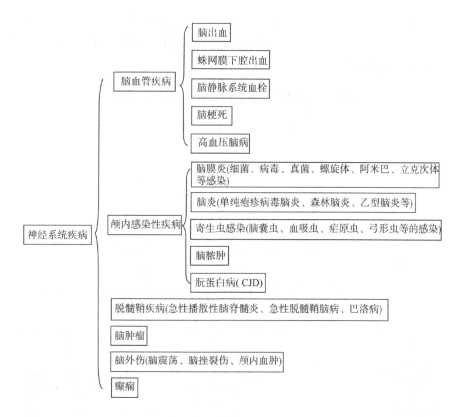

图 18 – 1　常见原因

二、分类及临床特点（表 18 – 1）

表 18 – 1　意识障碍分类及临床特点

分类		临床特点
意识觉醒障碍分级	嗜睡（somnolence）	是一种病理性睡眠状态，为意识障碍的早期表现。患者能被语言、疼痛刺激（如压眶）或其他刺激唤醒，醒后能基本正确回答问话及配合查体。外界刺激停止后，患者迅速恢复睡眠状态。
	昏睡（stupor）	意识清晰程度较前下降，需强烈刺激（如挤压胸大肌）方能唤醒患者，但患者不能完全配合查体及正确回答问话，自发性语言很少，外界刺激停止后，患者立即进入睡眠状态。
	浅昏迷（light coma）	任何刺激均不能唤醒患者，强烈刺激仅能引起患者肢体的简单防御性运动，自发性运动少见。患者的角膜反射、瞳孔对光反射存在，血压、脉搏、呼吸等生命体征稳定。
	深昏迷（deep coma）	患者对外界一切刺激均无反应，各种反射消失（包括角膜反射、瞳孔对光反射、病理反射）生命体征存在，但可出现不同程度的障碍。
意识内容障碍	精神错乱（confusion）	患者认识自己和周围环境的能力减退。思维、记忆、理解和判断能力减退，语言不连贯并错乱，时间、地点，人物的定向力障碍，患者清醒后，不能回忆疾病的过程。
	谵妄状态（delirium）	患者除有上述的精神错乱以外，还出现明显的幻觉、错觉及妄想。幻觉常具有恐怖性质，所以患者表情恐惧，出现躲避、逃跑或攻击行为，也可表现为兴奋、躁动、语言增多、大喊大叫。

三、辅助检查

1. 血液检查　血常规、血气分析、电解质、肝功能、肾功能、血脂及脂蛋白测定的检查。

2. 脑脊液检查　可直接测知颅内压力、脑脊液常规、生化、免疫球蛋白及细胞学的检查有助于病因的分析。

3. 神经电生理检查　脑诱发电位检查对意识障碍的诊断及预后的判断有一定的意义。

4. 颅脑影像学检查　CT、MRI 可显示病变的部位、大小、性质等。DSA 为全脑血管造影数字减影，可了解血管的形态。

5. 脑电图　脑电图对病毒性脑炎的早期诊断有重要价值；特征性的亚急性硬化性全脑炎（SSPE）综合波对亚急性硬化性全脑炎的诊断有重要意义；典型的周期性三相波（SPD）是 CJD 特征性的脑电图改变。脑电图也是诊断癫痫的必要检查。

四、诊断与鉴别诊断（18 - 2）

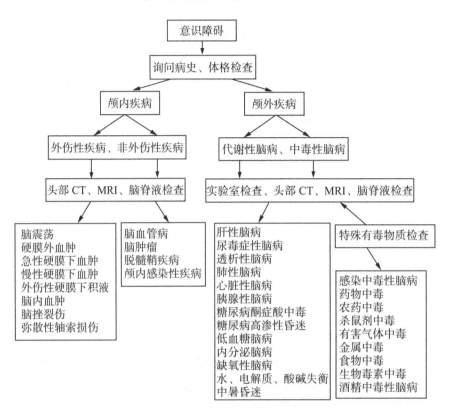

图 18 - 2　诊断与鉴别诊断流程图

五、护理措施

（一）一般护理

（1）病室内温湿度适宜，环境清洁，限制探视、陪伴。

（2）严密监测意识及生命体征变化：昏迷初期应每隔 0.5 ~ 1 小时观察神志、脉搏、体温、呼吸、血压一次。病情稳定后可改为 2 ~ 4 小时一次。意识状态与生命体征的观察，在昏迷患者的护理中有重要意义。此外，还应注意观察瞳孔大小、对光反射、角膜反射及压眶疼痛反应以及全身情况、神经系统的体征变化等，并做详细记录。当出现昏迷加深、瞳孔进行性散大、呼吸不规则、血压不稳定时，及时报告医生。

（3）保持呼吸道通畅：因昏迷患者呼吸道纤毛运动、咳嗽反射、吞咽反射减弱甚至消失，易使分泌物堆积，发生误吸，可造成窒息和吸入性肺炎。护理中应定时翻身、叩背、吸痰。吸痰动作要轻柔，每次吸痰时间不超过 15 秒，以旋转、提拉的方式将痰吸出。如呼吸道不畅、缺氧加重应行气管切开或使用人工呼吸机。

（4）吸氧：脑组织缺氧可加重脑水肿，使意识障碍加重。吸氧有利于维持全身重要脏器的功能，并可预防潜在的并发症，如颅内压增高和脑水肿。采用持续低流量氧气吸入 2 ~ 4L/min，吸氧时注意鼻导管插入深度及保护鼻黏膜。鼻导管应定期更换，避免分泌物阻塞，影响氧流量。

（5）遵医嘱按时给予脱水降颅压药物：脑出血昏迷患者常并发颅内压增高和脑水肿，若不及时、有效地控制，则可能发生脑疝而危及生命。常用降颅压的药物为 20% 甘露醇，甘露醇应在 15 ~ 30 分钟内输入，一般用药后20分钟开始起作用，注射后2～4小时内脱水降颅压作用最强，可降低颅内压43%～66%，作用可持续6小时以上。

（6）降低血压：在长期高血压病变的基础上，血压骤升、血管破裂是脑出血的常见原因。血压降至过低可造成脑供血不足，加重意识障碍。如收缩压超过26.7kPa（200mmHg）者，应酌情应用降低血压药物，但也不宜降至21.3kPa（160mmHg）以下。使用降压药物的同时应须密切观察患者血压的变化。

（7）维持水及电解质平衡，严格记录24小时出入量：静脉输液可维持患者水分及能量代谢的需要，保证重要脏器有足够的血流灌注，防止电解质及酸碱平衡失调。昏迷患者2～5天内一般给予禁食，静脉补液。有明显颅内压增高者，原则上每日输液不宜超过1 500～2 000mL，一般以5%～10%葡萄糖为主，其余可用生理盐水500～1 000mL，并注意每日补钾。多汗、高热、呕吐者应酌情增加1 000mL左右。定时检查血清钾、钠、氯及二氧化碳结合力。根据化验结果调整补液成分。应保证患者有足够入量，密切观察有无脱水及电解质紊乱的表现，发现异常及时报告医生。

（8）不能进食者可给予鼻饲，以提供充足的营养及水分满足机体的需要量，避免发生营养障碍，增强机体免疫力，减少并发症并可避免水、电解质紊乱的发生。长期昏迷患者可给予鼻饲。鼻饲饮食的内容和数量应根据患者消化能力及热量需要而定，一般给予高热量、高蛋白、易消化的流食。每次鼻饲量以200～300mL为宜，鼻饲饮食温度不宜过高，以免造成胃黏膜烫伤。每次灌注前先回抽胃液，检查胃管是否在胃内，灌注速度不宜过快，以免引起呃逆或呕吐，必要时可用肠内营养输注泵匀速泵入。鼻饲后，可再灌注少量温开水冲洗胃管，防止鼻饲管堵塞。

（9）保持大便通畅，如患者3天无大便，可遵医嘱给予缓泻药，并帮助患者养成每日定时排便的习惯，每日给患者腹部按摩，促进肠蠕动。

（二）预防并发症的护理

1. 口腔护理　昏迷患者吞咽反射减弱或消失，口鼻腔分泌物聚积易引起细菌或真菌感染。良好的口腔护理可避免口腔炎、肺部感染的发生。临床常采用生理盐水纱球清洁口腔，每日1～2次。昏迷患者常张口呼吸，可用双层湿纱布盖于口鼻部，以使患者吸入湿润的空气，避免口腔及呼吸道黏膜干燥。为防止口唇干裂，可在口唇上涂以甘油。每次做口腔护理时认真检查口腔黏膜的变化，发现异常及时给予治疗和处理。

2. 眼睛的护理　昏迷患者常由于眼睑闭合不全，致角膜外露，由于干燥和异物可发生角膜炎、角膜溃疡和结膜炎。对于眼睑闭合不全者给予纱布覆盖双眼或眼罩保护，有结膜水肿的患者可每日给予0.25%氯霉素眼药水滴眼。

3. 泌尿系统的护理　昏迷患者无法控制排尿，需留置导尿管，每2～4小时放尿1次。及时清洁尿道口分泌物，女患者每日做会阴冲洗，并保持会阴部清洁。大便后肛门及其周围皮肤及时清洁，防止污染导尿管。尿袋的位置应低于膀胱，以防尿液回流引起逆行感染。同时注意观察尿液的性质、尿量、颜色、有无絮状物，发现上述情况及时报告医生。

4. 皮肤护理　由于昏迷患者长期卧床，局部组织受压，导致神经营养及血液循环受阻，加之局部皮肤受到排泄物刺激或全身营养状况低下等因素，易形成压疮。压疮不仅增加患者痛苦，还增加感染机会，甚至可因压疮感染导致败血症，造成死亡。因此，应注意观察患者受压部位皮肤有无发红、苍白并每日评估。保持患者床单位清洁、平整、无渣，如排泄物污染被服，应及时更换。保持患者皮肤清洁、干燥，每日用中性皂液及清水清洁皮肤。搬动患者时将其抬离床面，不要拖拉，防止擦伤皮肤。骨突处部位给予减压敷料保护，勤翻身，改善受压部位的血液循环，减少压疮发生的机会。

5. 防止瘫痪肢体肌肉挛缩、关节僵硬畸形的护理　每次翻身后，将肢体摆放于功能位。定时做肢体的被动活动及主动活动，按摩瘫痪肢体每日2～3次，每次15～30分钟，可防止或减缓瘫痪肢体肌肉挛缩、关节僵硬及肢体畸形的发生，促进康复。

（三）健康指导

昏迷后患者常留有肢体瘫痪或语言障碍，还需继续给予细致的生活护理，同时指导患者坚持肢体的功能锻炼及语言训练。可配合体疗、针灸、理疗灯以助恢复。对于长期卧床的患者，需指导家属掌握预防压疮及肺部感染的方法。

（杨淑英）

第二节　吞咽困难

吞咽是食团在口腔内经过咀嚼后，由口腔经过口咽部进入食管，并通过食管进入胃内的过程。正常吞咽动作的完成需要咽、食管的正常解剖结构和运动功能的完整，中枢和周围神经在吞咽过程中起了调节和控制作用。吞咽困难是指进食时胸骨后发堵，食团通过障碍，停滞不下，或食团不能进入食管，停在口内。正常人在过急地吞咽大块食团时，偶尔可能出现发噎现象，但当发生吞咽困难时应引起高度重视，特别是老年患者，需尽早诊断治疗。

一、发病原因（图 18-3）

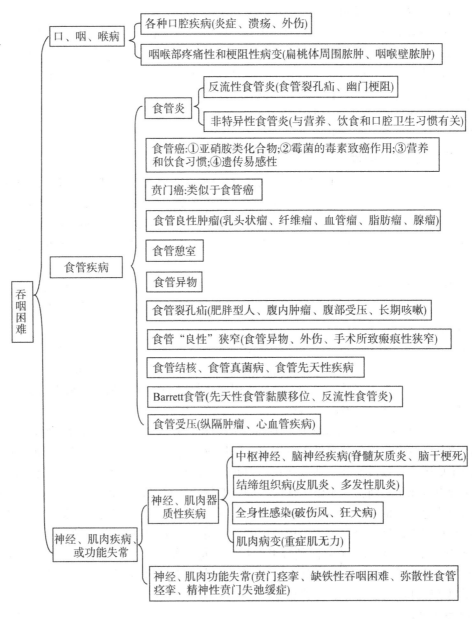

图 18-3　常见原因

二、辅助检查

1. X线检查　胸透视或胸片可以了解有无纵隔增大、主动脉瘤、左房增大或心包积液。食管钡餐造影可检查咽部和食管全长和贲门部位有无病变。

2. 拉网脱落细胞检查　食管拉网脱落细胞检查是诊断早期食管癌和食管癌癌前病变较经济、简便、易行、安全可靠的一种方法，最适合门诊和食管癌高发区进行防癌普查，阳性确诊率高达87.3% ～ 94.2%，可作为一种粗筛的检查手段。

3. 食管镜检查　吞咽困难的患者应用食管镜检查，可直接观察到病变部位、范围、形态和色泽，并且做脱落细胞学筛检和病理组织学检查病理确诊。如对食管癌、贲门癌、贲门痉挛、食管良性肿瘤、食管良性狭窄、弥漫性食管痉挛、食管异物、食管裂孔疝、食管结核、食管真菌感染明确鉴别诊断。

4. 食管测压检查　食管测压检查对判断食管的运动功能十分重要。对运动功能失常疾病很有诊断价值，如多发性肌炎、皮肌炎，可见食管上1/3蠕动波消失，食管上括约肌静止压减低；食管痉挛仅可见有非蠕动性小收缩波，食管下括约肌不能松弛；食管弥漫性痉挛有食管强力和反复出现的收缩波，而食管下括约肌迟缓功能良好。

三、护理措施

（一）营养支持

（1）请营养师会诊，计算患者每日需要热量和参考食谱。

（2）选择软饭或半流食，避免粗糙、干硬、辛辣的食物。

（3）鼓励患者尽可能自己进食。

（4）如患者不能经口进食，可遵医嘱给予静脉高营养支持或鼻饲。

（二）饮食护理

（1）餐前准备舒适、清洁、安静的进餐环境，如患者活动后应稍做休息。

（2）进餐时患者应保持端坐位，头稍微前倾，以利于食物顺利通过食管。

（3）提供充足的进餐时间，喂饭速度要慢，每次喂食量要小，交替喂液体和固体食物，让患者充分咀嚼，以保证患者进食量和摄取足够的营养。

（4）如果患者唾液分泌不足，进食前用柠檬汁擦拭口腔或鼓励患者进食酸味硬糖，可刺激唾液分泌。

（5）鼓励能吞咽的患者尽量自己进食，必要时可少量多餐。

（6）卒中患者进食时应将食物放在口腔健侧的后部。

（三）预防并发症

（1）进餐时尽量减少环境中的干扰因素，如电视、收音机、周围过多的人员，防止这些因素分散患者注意力而引起呛咳。

（2）进餐后为患者进行口腔护理，避免食物残留在口腔，引发误吸。

（3）如果有食物滞留，鼓励患者把头转向健侧，并控制舌头向麻痹的一侧清除残留的食物。可做点头吞咽动作，以清除残留在梨状隐窝的食物。

（4）与患者及其照顾者一起讨论和阐述误吸的原因和预防措施：避免进食干硬、辛辣的食物，应选择密度均一的半流食，如酸奶、藕粉、烂面、粥等。在进食时取端坐位，给充足的时间细嚼慢咽，监测患者是否有脱水。

（5）呛咳处理：呛咳是吞咽困难的最基本特征。出现呛咳时，患者应腰、颈弯曲，身体前倾，下颌低向前胸。当咳嗽清洁气道时，这种体位可防止残渣再次侵入气道。如果食物残渣卡在喉部，危及呼吸，患者应再次弯腰低头。治疗师在肩胛骨之间快速连续拍击，使残渣移出。并站在患者背后，将手臂绕过胸廓下，手指交叉，对横膈施加一个向上猛拉的力量，由此产生的一股气流经过会厌，可"吹"出阻塞物。

（四）健康指导

（1）告诉患者不能边吃东西边讲话。

（2）口服药片应碾碎后制成糊状，注意要了解清楚哪些药可以碾碎后吃。

（3）向患者、照顾者、家属讲解患者发生误吸（呛噎、咳嗽、气促）后应采取的急救措施：如果误吸液体让患者上身稍前倾，头稍微低于胸口便于分泌物引流并擦去分泌物；如果患者呼吸困难及时通知医护人员。

（杨淑英）

第三节　排尿障碍

排尿是尿在肾脏生成后经输尿管暂贮在膀胱中，贮到一定量后，一次地通过尿道排出体外的过程。排尿障碍是指排尿动作、排尿量、排尿次数等出现障碍的统称。尿潴留是指膀胱内充满尿液而不能排出，常常由排尿困难发展到一定程度引起。尿潴留分为急性与慢性两种。前者发病突然，膀胱内胀满尿液不能排出，患者十分痛苦，临床上常需急诊处理；后者起病缓慢，病程较长，下腹部可扪及充满尿液的膀胱，但患者却无明显痛苦主诉。尿失禁是由于膀胱括约肌损伤或神经功能障碍而丧失排尿自控能力使尿液不自主地流出。

一、发病原因（图18-4）

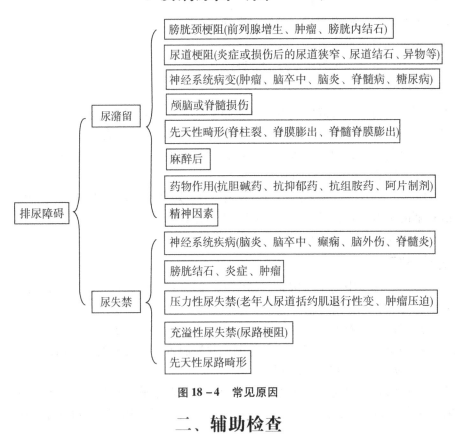

图18-4　常见原因

二、辅助检查

1. 实验室检查　前列腺液对于诊断前列腺疾病有重要意义；前列腺特异抗原（PSA）测定对诊断前列腺癌有一定意义；血糖、尿糖检查可确诊糖尿病；尿常规可了解有无尿路感染；尿细胞学检查对泌尿系肿瘤亦具有诊断价值。

2. 膀胱及下尿路B超、膀胱镜　有助于了解有无尿潴留、前列腺疾病、膀胱或下尿路结石、肿瘤等。

三、诊断与鉴别诊断（图18-5）

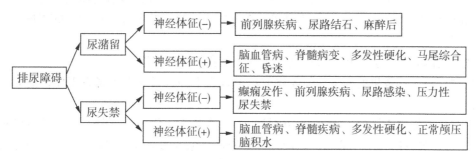

图18-5 诊断与鉴别诊断流程图

四、护理措施

（1）指导患者日间摄入3 000mL以上的液体包括食物、饮料、汤汁，预防尿路感染及形成结石；避免饮茶、咖啡、酒，因其会刺激肾脏且扰乱排尿型态；夜间控制饮水，保证睡眠。行动不便需要依赖他人者应主动了解排尿习惯，掌握时间，主动询问。嘱患者不要强忍尿意，随时满足排尿需求，对尿潴留患者要及时导尿排除紧张不适感。

（2）环境：要求为患者制造一个有利于排尿的环境，注意遮挡以避免寒冷和羞耻感，尤其尿频者，床位应靠近厕所，必要时将便器置于床旁。

（3）协助排尿

1）卧床者在治疗许可的范围内，应采用增加腹压感的体位，以利尿液排出。

2）无机械性梗阻的排尿困难者，可嘱患者取坐位，行下腹部热敷，听流水声，冲洗会阴等感觉性刺激可缓和排尿抑制，产生尿意，促进排尿。

3）当残余尿>100mL时，遵医嘱给予导尿或留置尿管等措施。

4）泌尿系统感染者要多饮水>3 000mL/d，有助于膀胱内感染清除，糖尿病患者要规律排尿。

5）脊髓损伤引起的尿潴留在膀胱尚未十分胀满时用手加压排尿，即手置于患者下腹部膀胱膨隆处，向左右轻轻按摩10~20次，促使腹肌松弛，再用手掌自患者膀胱底部向下推移按压，注意用力均匀，逐渐加大压力，但用力不可过猛，以免膀胱破裂，此法可减少膀胱余尿。

6）排尿意识训练：每次尿管放尿前5分钟，患者卧于床上，指导其全身放松，想象自己在一个安静、宽敞的卫生间，听着潺潺的流水声，准备排尿，并试图自己排尿，然后由陪同人员缓缓放尿，强调患者利用全部感觉，开始时可由护士指导，当患者掌握正确方法后，可由患者自己训练，护士每天督促、询问训练情况。

7）训练膀胱：意识清楚，有排尿感觉（有尿意时）的长期留置尿管患者，夹闭导尿管，定时每4小时开放10~15分钟。再夹闭，尽量延长2次排尿之间的时间，至少延长到每2~3小时开放导尿管1次，此方法可恢复膀胱收缩舒张的功能。

8）对于有心智障碍而无器质性排尿功能障碍患者：如脑器质性障碍或痴呆症患者评估其摄入量情况，于固定时间协助督促患者排尿，也可以使用尿布或成人纸尿裤等。

（4）预防感染

1）可鼓励患者多摄取维生素C、五谷类、肉类、绿叶蔬菜、水果汁等酸化尿液，可降低细菌的繁殖，并可预防尿路结石。

2）有尿感时不要憋尿：尤其女性做好会阴部卫生，养成良好的卫生习惯，避免盆浴，擦拭应由前至后。

3）内裤要透气吸汗，避免过紧，以减少细菌滋生的机会。

4）性交后要多喝水，排空膀胱，以预防会阴部感染。

5）留置导尿管者按护理常规做好留置尿管护理。

（5）皮肤护理：尿失禁、尿频导致会阴部、臀部潮湿，尿中分解的氨对皮肤的刺激可发生发红、破皮、皮疹甚至失禁性皮炎破溃，一旦伤口产生，在潮湿环境下易引起感染，留置导尿管者则因尿道口易污染、损伤而继发感染，所以应保持皮肤清洁干燥，会阴部、臀部尿湿后均需及时更换尿垫，用清水擦洗。皮肤表面可涂油剂保护皮肤，如凡士林等。及时除去不良气味并保持患者皮肤干燥。

（6）健康指导

1）对膀胱功能障碍者教会其和家属正确导尿方法及有关护理知识。

2）施行排尿训练，其效果的产生往往需要数日至数周不等。指导患者家属需保持耐心，给予精神上支持及正向反馈。

3）针对引起排尿异常不同的病因进行心理护理，情绪紧张、焦虑、烦躁、不安及羞耻感均造成心理压力大，久之可丧失自信和生存信念，护理人员要加强与患者的交流和沟通，鼓励患者坚定信心，配合治疗，坚持康复训练。

4）针对病因进行预防教育。

（杨淑英）

第四节　排便困难

排便障碍主要是指由于盆底肌协调障碍或大便困难引起的排出粪便的障碍，这一类又可以称为出口梗阻型便秘，常由于盆底肌、肛门括约肌在排便时的活动不能协调，或感觉异常所致。便秘是老年人经常发生的问题，由于缺乏排便的动力所致或排便反射经常受到抑制，直肠对粪便刺激敏感性下降，粪便在肠内停留过久，水分被吸收过多，粪便干燥不能排出。腹泻是指排便次数较平时增多，且粪质稀薄、容量及水分增加，并含有异常成分，如未消化的食物、黏液、脓血及脱落的肠黏膜等。腹泻时伴有腹痛及里急后重感。大便失禁则由于肛门内、外括约肌功能失常导致粪便不正常储存于肠道。

一、发病原因（图 18 - 6）

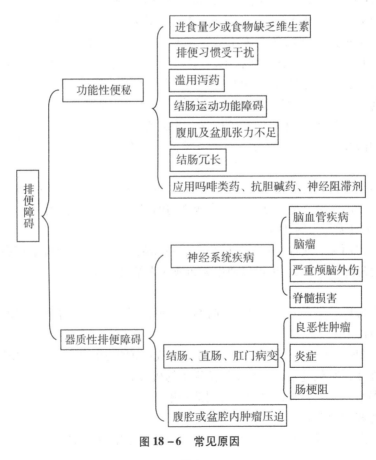

图 18 - 6　常见原因

二、辅助检查

1. 便秘患者　进行大便常规（注意观察大便的颜色、气味、硬度、形状等）及便隐血试验检查，X线钡餐检查，纤维内镜检查。

2. 腹泻患者　应行大便常规、大便培养及大便隐血试验检查。还根据患者情况做血液检查如血常规、电解质、肝肾功能等，必要时行小肠吸收功能试验、X线钡餐、直肠镜、结肠镜及B超等检查。

3. 大便失禁患者　如下所述。

（1）视诊检查：可能见肛门处有原手术或外伤瘢痕畸形等。

（2）肛门指检检查：见肛管松弛或括约肌收缩功能差等，临床诊断可以确立原发病因在神经系统和结肠者，要通过神经系统检查、钡剂灌肠和内镜检查等来确立。近年来对肛肠功能检查有一些新的进展，包括肌电描记可见到肌肉张力异常，肛门反射潜伏期加长，肛门皮肤反射和直肠膨胀正常反射消失等。肛直肠腔内气囊测压描记可见到压力图异常。

（3）排粪X线造影：可见到肛管直肠角消失等，这些检查有助于区分病变病因和制订合适的治疗方法。

三、护理措施

（一）便秘的护理措施

1. 病情观察　密切注意患者排便的情况，粪便的性质、颜色及量，观察有无伴随症状，病情变化随时做好记录。

2. 遵医嘱给予药物治疗　常用口服缓泻药如酚酞、通便灵等。应用缓泻剂应注意药物起作用的时间，避免影响患者的休息。直肠常用药物有甘油灌肠剂、开塞露等。使用时应注意尽量使药液在肠道内保留15~20分钟，以达到疗效。注意观察用药后的排便情况。

3. 培养定时排便习惯　培养良好的规律生活，定时进餐、定时排便。协助并鼓励患者每日晨起坐盆或蹲10~20分钟。因晨起后易引起胃、结肠反射，此刻训练排便，易建立条件反射，日久可养成定时排便的好习惯。

4. 合理安排日常饮食　鼓励患者多食用含纤维素高的饮食，纤维素有亲水性，能吸收水分，使食物残渣膨胀，形成润滑凝胶，在肠内易推进、刺激肠蠕动，加快残渣对直肠壁的刺激，激发便意和排便反射。如玉米面、荞麦面、蔬菜、水果等，还可以增加花生油、香油等油脂的摄入。

5. 多饮水　水分可增加肠内容物容积，刺激胃肠蠕动，并能使大便软化。每天至少保证饮水量为1 500~2 000mL，可喝些淡盐水或蜂蜜水。每天清晨最好空腹饮一杯水，空腹饮水对排便有刺激作用，反射性地引起排便。

6. 进行适当的体育锻炼　适当增加全身运动量，可增加直肠血供及肠蠕动，以利于排便。如保持膝部伸直做收腹抬腿及仰卧起坐动作，并教会患者做提肛收腹运动，或顺肠蠕动的方向做腹部按摩，一日数次。

7. 环境　创造舒适安静的生活环境尽量避免如厕时受外界因素的干扰，保持厕所清洁。

8. 心理护理　加强与患者的交流沟通，仔细聆听患者的诉说，给予患者精神安慰与支持。与患者一起共同寻找便秘的原因，共同制订训练排便计划，消除其心理不安因素，减轻精神压力等。为患者提供舒适安静的休养环境，保证充分休息，增强战胜疾病的信心。

9. 健康指导　向患者及家属解释便秘对人体的危害，预防便秘的重要性及方法。告诉患者及家属不良的生活方式和饮食习惯、运动量不足、滥用药物、精神因素等与便秘的关系。教会患者观察病情、简单处理便秘的方法及使用泻药的原则。

（二）腹泻的护理措施

1. 控制腹泻，维持水电解质平衡　如下所述。

（1）病情观察：①排便状态及粪便性状：不同原因引起的腹泻，可产生不同的粪便特征。排便次数多且变成暗红色果酱样，提示阿米巴痢疾；腥臭便见于急性出血性坏死性肠炎和直肠癌；米泔水样便见于霍乱。应注意正确记录大便次数、量、形状、颜色、气味等，并及时送检大便标本。②脱水的观察：由于患者食欲不振，摄入不足，腹泻排出大量水分和电解质，造成体内水分不足，引起水电解质紊乱，可能导致休克和心力衰竭。故对腹泻患者应注意观察和估计脱水的程度，每小时要监测出入量情况；同时注意观察患者的神志及生命体征变化，及时给予液体、电解质、营养物质的补充，以满足患者每日需要量，补充额外丧失量，维持血容量，防脱水和循环衰竭发生。

（2）药物治疗原则：腹泻患者，应以病因治疗为重点，遵医嘱给予止泻药，使用止泻药物应注意：①明确病因治疗时，轻度腹泻患者应慎用止泻药，因腹泻有将体内有害物质清除体外的作用。②诊断不明而又不能排除严重疾病时，应慎用止泻药，不能因症状控制而放松观察和治疗。③尽量避免服用可成瘾的药物，必要时短期使用。

（3）用药后观察：①一般止泻药具有收敛作用，其颗粒表面积大，可吸收水分和有毒物质。用药时应注意记录大便次数、性状和量，了解用药后的反应，一旦腹泻控制应立即停药。用药过程中大便颜色变黑属正常现象。②服用吗啡、可待因时，由于它可减少消化液分泌，抑制肠蠕动，从而减慢粪便通过肠道的速度，使大便干燥，久用可成瘾，用药时一定严格按照用药的剂量和用药的次数，腹泻停止应立即停药。③解痉止痛剂如阿托品等，应注意用药反应，如口干、视力模糊等。

2. 减轻肛周刺激，增加舒适感　因粪便中含有酸性及消化酶等刺激性物质，频繁排便可使肛周皮肤受损，引起瘙痒、疼痛、糜烂及感染。应指导和帮助患者排便后用软布清洗肛门。局部可湿热敷，肛周可涂敷抗生素软膏保护肛周皮肤，促进溃疡愈合。

3. 饮食疗法　饮食中脂肪含量不宜过多，过多会造成消化、吸收障碍，增加病变肠道的负担。生冷、多纤维、不易消化等食物大量摄取可造成机械性刺激，促进肠蠕动，故患者应进食清淡、少渣、易消化、营养丰富的高蛋白、高热量、高维生素和矿物质的食物。忌食豆类和乳制品，以防肠胀气。腹泻好转后逐渐增加食量，以利于体力的恢复，维持体重。

4. 健康教育　如下所述。

（1）建立并维持满意的生活方式：生活有规律，注意劳逸结合。功能性腹泻的患者，应使其了解精神因素在疾病发展过程中所起的作用，协助患者合理安排生活与工作，建立和谐、健康的生活方式。

（2）注意饮食卫生：向患者及家属讲明饮食对疾病的治疗与预防的重要性，指导其应注意饮食卫生，如蔬菜水果应清洗干净，生、熟食品应分开加工等。饭前便后应洗手，养成良好的卫生习惯。

（3）讲解止泻药物相关知识：遵医嘱按时服药，不能自行吃药或停药，尤其注意勿滥用止泻药，以免造成便秘和成瘾。

5. 心理护理　保持心态平衡，腹泻可由生理及心理因素造成。精神紧张可刺激自主神经，造成肠蠕动增加及黏液分泌亢进。因此，必须使患者情绪稳定。可通过解释、鼓励和提高患者的认知水平来调节情绪。建立清洁整齐的休养环境，保证患者安静、舒适的休息。

（三）大便失禁的护理措施

（1）若无禁忌，保证患者每天摄入 3 000mL 的液体。

（2）如果有粪块嵌塞，给予清除。

（3）如果病情允许，鼓励患者活动锻炼。

（4）提供床旁便器和辅助器具（轮椅、拐杖），或帮助患者如厕。

（5）在肛周涂保护性软膏，减轻皮肤刺激。

（6）建立排便规律

1）鼓励患者每天在同一时间排便。

2）早饭后或喝热饮料后，给甘油栓剂并使用手法刺激，每次 10～15 分钟，直到产生便意。

3）排便时尽量采取坐姿。

（7）必要时指导患者选择合适的便失禁器具。

（杨淑英）

第五节 睡眠障碍

睡眠和觉醒是人一生中反复交替的两种生理状态，睡眠占据人类生命中大约三分之一的时间，是人类生存的必要条件。它受接近地球自转周期的"昼夜节律（circadian rhythm）"的影响，同时也受人类自身"生物钟（biologicalclock）"的调控。据世界卫生组织调查，27% 的人有睡眠问题。睡眠障碍是指睡眠的数量、质量或时间发生紊乱。睡眠障碍在一般人群中很常见。根据其定义和研究的人群构成不同，得出的患病率也有很大的不同。有研究显示，超过 30% 的成人主诉失眠，5% 的成人有过多睡眠，大约 15% 的青少年和 14% 的成人存在某种睡眠 - 觉醒障碍。随着年龄的增长，失眠的发生率呈升高趋势，睡眠障碍是老年人常见的症状之一。

一、发病原因（图 18 - 7）

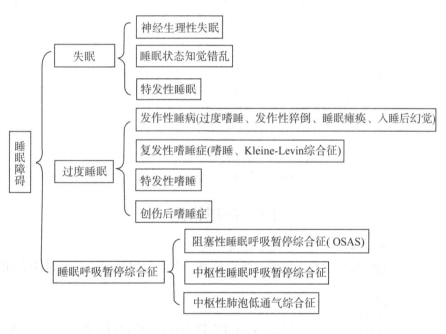

图 18 - 7 常见原因

二、辅助检查

睡眠客观的测定和评价是依靠实验室多导睡眠生理记录的检查。整夜连续脑电图、眼动电图和肌电图的综合分析可以准确地确定睡眠的分期。通过测定相应指标如：

1. 与呼吸有关的指标 包括口鼻气流、胸腹呼吸运动、血氧饱和度的无创性测定、鼾声、体位及食管压力。

2. 与心脏功能有关的指标 主要有心电图的连续监测，了解睡眠中的心肌供血及心律失常情况。血压的监测可了解睡眠中血压的变化过程和与呼吸心脏变化的关系，来确诊相关疾病，如发作性睡眠或睡眠呼吸暂停综合征。

三、诊断与鉴别诊断（图18-8）

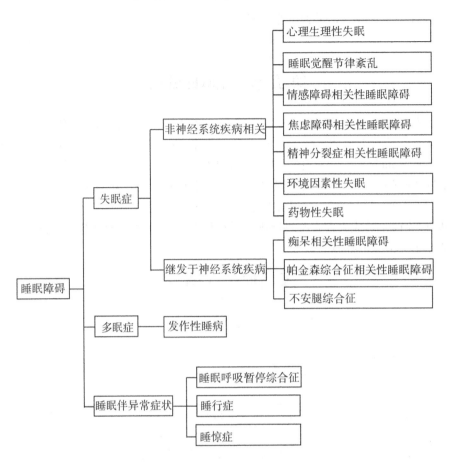

图18-8　诊断与鉴别诊断流程图

四、护理措施

（1）观察并记录患者的睡眠型态、伴随症状及程度。

（2）和患者分析引起睡眠障碍的生理、心理、环境、生活习惯等因素，并讨论去除或减轻这些原因的有效方法。

（3）帮助患者建立良好的睡眠习惯

1）调整作息时间，合理安排日间活动，午间可安排小睡，晚间能有固定的就寝时间。

2）改善睡眠环境，减轻声音的干扰，调整适宜的光线与温度，保持卧室的舒适与整洁。

3）建立有助于入眠的行为，并将其规律化。例如就寝前沐浴、刷牙、上洗手间；睡前短时间的阅读、听音乐，使自己放松等。

4）改善不良的睡眠习惯。如非睡眠的时间躺床；睡前2小时有过度的饮食与过度的活动；睡前饮用刺激性饮料（咖啡、茶或可乐）等。

5）睡眠时注意夜间醒后避免强光照射；起床后30分钟内接受日光1小时以上，有利于培养规律的睡眠觉醒节律。

6）住院患者，则应尽量提供患者平常睡前习惯的环境及条件，减少病房环境与治疗活动对患者睡眠的干扰，并协助患者采取舒适的卧姿。

（4）心理护理

1）护理人员应掌握患者的心理动态，帮助患者认识和发觉自己产生恐惧和忧虑的根源。消除患者睡前精神紧张和不安，保持良好的精神状态，促进睡眠。

2）关心和体贴患者，耐心倾听主诉，多与患者交流，建立相互信任的关系。

3）若患者在生活中遇到突发事件，调适困难，可提供个别交谈的机会，适时给予理解并设法解决，或向患者介绍心理咨询医生。

4）指导患者学习放松技巧，例如渐进性肌肉放松、冥想、自我暗示等，以增加患者放松与舒适感。

5）鼓励患者积极治疗原发病，增强战胜疾病的信心。

（5）用药护理

1）指导患者遵医嘱合理服药。

2）观察并记录患者的服药情况及评估药物对睡眠型态的影响。

（6）健康教育

1）睡眠卫生对保持正常和良好的睡眠是非常重要的：睡眠环境、舒适度、安静程度、空气质量、温度及光线等都是睡眠卫生的重要因素。最适合的睡眠环境和消除不良的睡眠习惯对治疗失眠是非常奏效的。不良的睡眠卫生习惯常引起失眠。

2）使患者了解不规则的起居时间，过多或过少的睡眠，都可以干扰睡眠节律引起失眠。

3）40岁以后人体随年龄增长会出现一些睡眠生理变化，特别会在45岁之后，出现睡眠的潜伏期延长，睡眠中唤醒次数增加，有时还会出现睡眠呼吸暂停和周期性下肢运动。随年龄增长发生失眠的概率增加。所以，45岁以上的失眠人群应积极采取应对措施，减少白天的小睡，增加室外活动。

4）咖啡因、尼古丁和乙醇都是与睡眠密切相关的物质：大量饮酒会引起睡眠中出汗和头痛，咖啡因和尼古丁可增加睡眠唤醒的次数，减少总的睡眠时间。因此，忌烟或睡前不吸烟，停止饮用含有咖啡因的饮料，可有效地防治失眠。

5）及时向患者讲解疾病知识、治疗原则、方法、效果及注意事项。

6）睡眠过度的患者如果药物不能控制嗜睡症状，则应避免驾车等有一定危险性的活动，以免受伤。

（杨淑英）

第六节　语言障碍

语言（language）是人类特有的复杂而重要的功能，人类每天加工处理大量信息，其中最重要的是语言符号（视觉和听觉符号）信息。语言是通过应用符号达到交流的目的，即符号的运用（表达）和接受（理解）能力。符号包括口头的、书写的（文字）符号，用口头表达的语言叫会话语言，用文字书写的语言叫文字语言。失语症（aphasia）由于大脑受损引起的语言交流能力的丧失或受损，是大脑局部病变导致的后天性或获得性语言障碍。失语症患者在无意识障碍的情况下，对语言交流符号的运用和认识发生障碍，语言表达及理解能力受损或丧失。患者无感觉缺损，能听到声音和看见文字，但不理解言语和文字的意义。患者无口咽部肌肉瘫痪、共济失调，但不能清晰地说话或说出的话不能表达意思，使听者难以理解。构音障碍（dysarthria）是指和发音有关的神经和肌肉的障碍引起发音异常或构音不清，是单纯的言语障碍，构音障碍无听理解障碍，写字、读书没有异常，不属于失语。

一、发病原因（图 18 - 9）

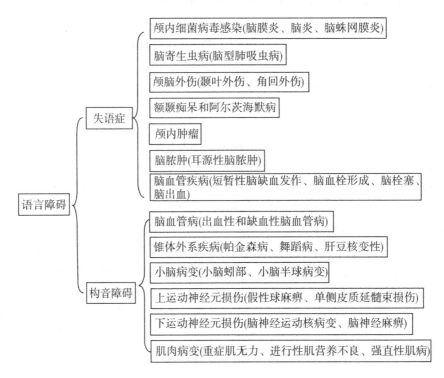

图 18 - 9 常见原因

二、辅助检查

头部 CT 和头部 MRI 是诊断失语症、构音障碍的重要依据，在确定有语言障碍的基础上，应通过头部 CT 或头部 MRI 确定大脑是否有局部病灶。同时应进一步确定是否为言语的功能区，结合失语症的检查进一步区分是哪种失语症及是否有构音障碍。如果为脑血管病所致的失语或构音障碍，则可进一步通过 TCD、MRI、CTA 及 DSA 等进一步观察血管的走行、动脉硬化程度和有无狭窄、闭塞、血管畸形及动脉瘤等。

三、诊断与鉴别诊断（图 18 - 10，18 - 11）

1. 构音障碍 如下所述。

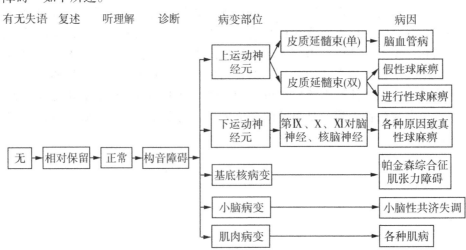

图 18 - 10 构音障碍诊断与鉴别诊断流程图

2. 失语症 如下所述。

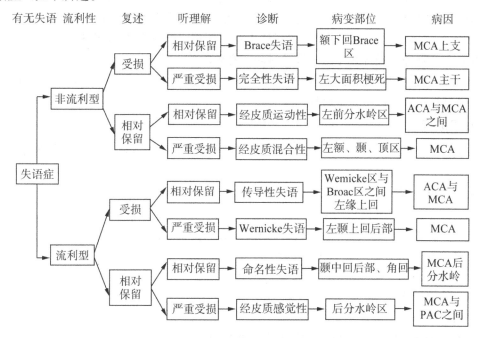

图 18-11 失语症诊断与鉴别诊断流程图

四、护理措施

（一）选择有效的沟通方式，满足患者的生活需要

（1）把信号灯放在患者的手边。

（2）注意观察患者非语言的沟通信息。

（3）与患者交谈时注意减少环境中的干扰因素，如电视、收音机、病室内人员过多等。

（4）提出的问题应直接、简短，一次只问一个问题，使患者能用"点头"或"摇头"来回答问题。

（5）安排熟悉患者情况、能与其有效沟通的医护人员为患者提供连续护理，以减少无效交流。

（二）在病情平稳后，尽早进行语言训练

（1）鼓励患者多说话。

（2）给患者充足的时间回答问题。

（3）护理人员对患者说话时，应慢且清楚，重复关键词，必要时使用躯体语言。

（4）对于失语症患者，语言功能训练是非常重要的，护理人员应指导患者和家属进行语言功能训练。具体方法如下：

1）对于完全性运动性失语的患者，即完全不会讲话的患者，应从学发音开始。如让患者发"啊"音，或用嘴吹哨来诱导发音。然后让患者学说常用的、最熟悉的单字如吃、喝、好、不，再教患者讲双音词、短语、短句，最后说长句。训练时说话与视觉刺激结合起来，看图识字或与实物相结合来练习，这样效果较好。

2）运动性失语的患者讲话费力或讲不清楚，这种患者常常词汇贫乏，只能讲单词或单句。对其进行语言训练比较容易，主要是耐心地教患者学会更多的词汇和锻炼语言肌肉的运用技巧。通过多读（报纸或书）来练习舌的灵活性。

3）对感觉性失语的患者，可以用视觉逻辑法或手势来训练：视觉逻辑法是让语言与视觉结合，促使语言功能恢复。比如给患者端上饭、放好勺，并告诉患者吃饭。反复刺激，让患者理解。手势法就是训练者用手势与语言结合起来，如说洗脸，同时用毛巾示意抹脸，患者会很快理解而主动接毛巾洗脸。

4）混合性失语的患者既听不懂，又不会说话：这种患者训练较困难，训练时需将说、视、听结合

起来。如让患者洗脸，既要说洗脸，又要指着毛巾和脸盆，并做手势抹脸让患者看，如此反复讲述。

5）失语症状严重的患者，其语言训练需反复刻苦地练习，患者要有信心，训练者要有耐心。

6）平时要与患者多面对面地交谈，给患者读书报：跟患者交谈时要慢慢地说，句子要短，内容要简单，让患者有一个听进、理解并作出应答的时间，必要时重复几遍。

7）练习发音和讲话要从单音开始，由易到难：鼓励患者主动练习，反复练习，持之以恒，就一定能使语言障碍恢复得很好，甚至完全康复。

（三）心理护理

护理人员及家属应有耐心对待失语的患者，及时了解患者的心理变化，给予心理支持。心理护理过程中应注意：

（1）当患者进行尝试和获得成功时给予鼓励。

（2）当患者试着与人沟通时要耐心倾听。

（3）尽量避免在患者面前说他不能说话，以免挫伤患者的自尊心。

（4）不要对患者大声说话，除非患者有听力障碍。

（5）当对患者说话时，要站在患者前面，眼光要注视患者。

（6）对患者的挫折感要表示理解。

（7）鼓励患者慢慢说，说话之间可以停顿。

（8）鼓励家属探视，增加患者与家属之间的交流机会。

（杨淑英）

第七节　感觉障碍

感觉是作用于各感受器的各种形式的刺激在人脑中的直接反映。感觉包括躯体感觉和内脏感觉，而躯体感觉包括一般躯体感觉和特殊躯体感觉。躯体感觉障碍可分为主观感觉障碍和客观感觉障碍。外界给予刺激（如针刺），患者出现异常的感觉（如痛觉迟钝），检查者可以由此感知患者的感觉障碍，称为客观感觉障碍。与此相对，如果没有外界给予刺激，患者有异常的感觉（如麻木），称为主观感觉障碍。

一、分类（图18－12）

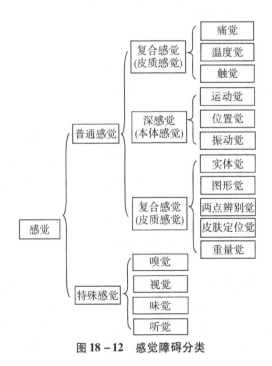

图 18－12　感觉障碍分类

二、发病原因（图 18 - 13）

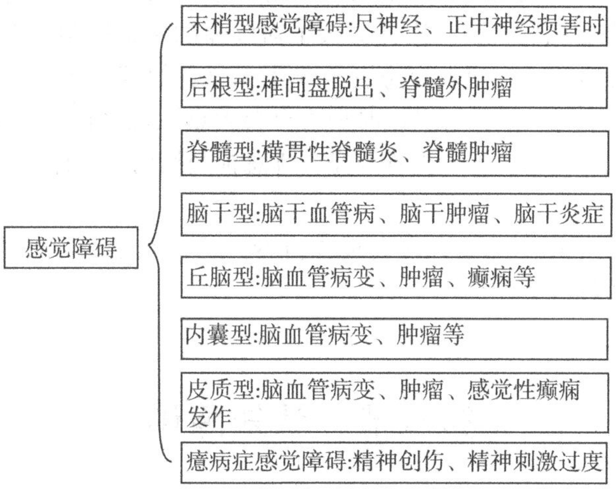

图 18 - 13 常见原因

```
                    ┌─ 末梢型感觉障碍:尺神经、正中神经损害时
                    │
                    ├─ 后根型:椎间盘脱出、脊髓外肿瘤
                    │
                    ├─ 脊髓型:横贯性脊髓炎、脊髓肿瘤
                    │
                    ├─ 脑干型:脑干血管病、脑干肿瘤、脑干炎症
  感觉障碍 ─────────┤
                    ├─ 丘脑型:脑血管病变、肿瘤、癫痫等
                    │
                    ├─ 内囊型:脑血管病变、肿瘤等
                    │
                    ├─ 皮质型:脑血管病变、肿瘤、感觉性癫痫
                    │   发作
                    └─ 癔病症感觉障碍:精神创伤、精神刺激过度
```

三、辅助检查

末梢型感觉障碍应选择肌电图、腰穿脑脊液检查，必要时做神经活检。后根型和脊髓型应根据感觉平面选择脊髓 CT 或 MRI、腰穿做脑脊液检查、脊髓椎管造影等。脑干型、丘脑型、内囊型、皮质型等应选择脑 CT 或 MRI、脑电图、脑血管造影等检查。癔症型感觉障碍应从心理方面进行检查。

四、护理措施

（一）对有刺激性症状的感觉障碍患者的护理

保证患者所处的环境安全，病室内不放置危险物品。避免温度过高或过低；避免锋利物品、强光、高频声音等刺激。可使用眼罩或窗帘遮挡阳光，减少视觉刺激。保持病室安静，限制探视，减少噪声刺激。

（二）对有抑制性症状感觉障碍患者的护理

（1）注意患者肢体的保暖。

（2）慎用暖水袋，防止烫伤。使用热水时，指导患者用健侧的手先去试水温。

（3）给患者做知觉训练如用砂纸、毛线等刺激触觉，用冷水、温水刺激温度觉，用针尖刺激痛觉。

（4）用粗布或手刺激患肢，促进其感觉功能恢复，同时教会患者、家属促进感觉恢复的常用方法，如：可使用冷水、热水交替刺激感觉减退的肢体；每日按摩或摩擦患肢，以增加其感觉。

（三）感觉障碍患者的生活护理及安全保障

（1）每日用温水擦洗感觉障碍的身体部位，以促进血液循环和感觉恢复。

（2）协助患者翻身，按摩骨突处，以免发生压疮。

（3）保持患者床铺清洁、平整、干燥、无渣屑，防止感觉障碍的身体部分受损伤。

（4）患者卧床时加床档防止坠床。

（5）恢复期患者练习行走时应搀扶患者，并清除活动范围内的障碍物，保持患者活动范围内地面清洁干燥。

（四）健康指导

（1）早期在病情允许下，在肢体受限范围内尽早活动，以预防水肿、挛缩等并发症。

（2）让患者必须认识到单靠医生和治疗师不能使受伤的肢体完全恢复功能，患者应积极主动地参与治疗。

（3）指导患者经常做肢体主动活动，包括家属、照顾者在内经常给患者做肢体按摩和被动活动。

（4）周围神经病患者常有感觉丧失，因此失去了对疼痛的保护机制。无感觉区容易发生灼伤、外伤。一旦发生了创伤，较难愈合。必须教育患者不要用无感觉的部位去接触危险物体，如运转中的机器、搬运重物。烧饭、煮水时易被烫伤，吸烟时烟头也会无意识地烧伤无感觉区。对有感觉丧失的手、手指，应经常保持清洁，戴手套保护。若坐骨神经或腓总神经损伤，应保护足底，特别是在穿鞋时，要防止足的磨损。

（5）无感觉区也容易发生压迫溃疡，在夹板或石膏内应注意皮肤是否发红或破损，若出现石膏、夹板的松脱、碎裂，应立即就诊。

（杨淑英）

第八节　认知障碍

认知功能障碍（cognitive impairment）包括痴呆和精神发育迟滞（mentalretardation）。痴呆（dementia）是指由各种原因致脑损伤而产生的后天获得性认知功能障碍的一组综合征，痴呆包括记忆、定向力、计算、读写、学习、理解、判断等功能障碍。痴呆应理解为持续性智能损害，至少持续几个月以上，有别于常见的急性脑外伤、代谢障碍和中毒疾病引起的短期的智能损害和意识错乱。精神发育迟滞（MR），也称为智力落后或精神发育不全，是小儿常见的一种发育障碍。智力低下主要表现在社会适应能力、学习能力和生活自理能力低下，其言语、注意、记忆、理解、洞察、抽象思维、想象、心理活动能力等都明显落后于同龄儿童。智力低下是诊断的根据。

一、发病原因（图 18 - 14）

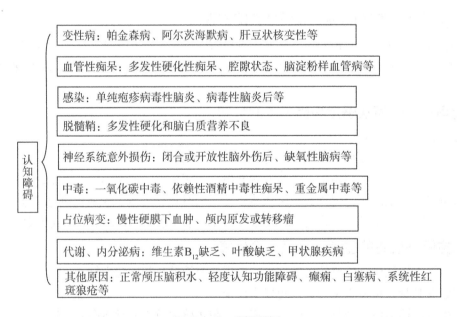

认知障碍

- 变性病：帕金森病、阿尔茨海默病、肝豆状核变性等
- 血管性痴呆：多发性硬化性痴呆、腔隙状态、脑淀粉样血管病等
- 感染：单纯疱疹病毒性脑炎、病毒性脑炎后等
- 脱髓鞘：多发性硬化和脑白质营养不良
- 神经系统意外损伤：闭合或开放性脑外伤后、缺氧性脑病等
- 中毒：一氧化碳中毒、依赖性酒精中毒性痴呆、重金属中毒等
- 占位病变：慢性硬膜下血肿、颅内原发或转移瘤
- 代谢、内分泌病：维生素B_{12}缺乏、叶酸缺乏、甲状腺疾病
- 其他原因：正常颅压脑积水、轻度认知功能障碍、癫痫、白塞病、系统性红斑狼疮等

图 18 - 14　常见原因

二、辅助检查

头部 CT 和头部 MRI 是诊断各种痴呆的重要依据。通过简单临床精神状态初筛和智能测试认定有痴呆的基础上，通过头部 CT 和头 MRI 检查进一步观察是否有脑萎缩或局灶病变，如有脑萎缩，应观察是大脑萎缩还是脑干或小脑萎缩；如有大脑萎缩，则应进一步观察是全部萎缩还是局部萎缩。如 AD 应是

大脑的全面萎缩，而 Pick 病则应是限局性脑叶萎缩，如为血管性痴呆则应有相应的局灶病变。

三、诊断与鉴别诊断（图 18 – 15）

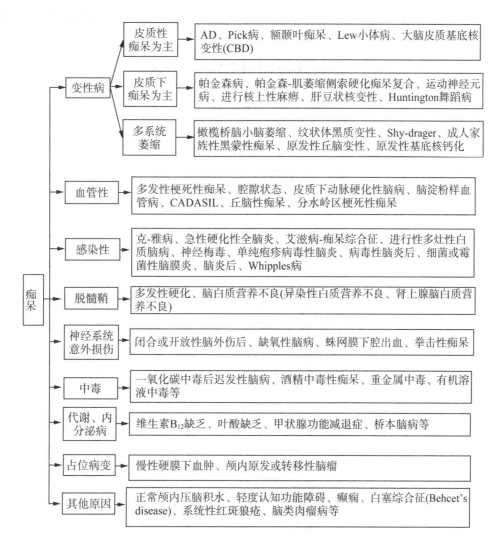

图 18 – 15　诊断与鉴别诊断流程图

四、护理措施

（1）在患者衣袋中放记有本人姓名、年龄、性别、家庭住址、配偶、子女姓名和电话号码的卡片，以便走失后获得救助联系。

（2）由于记忆障碍，往往刚吃完饭就忘了，以致饮食过度，因此要合理安排进食时间、定时定量。饭菜要有足够的营养，荤素搭配。多选择易咀嚼、易吞咽、易消化的食品。多食豆制品、豆类、水果、果壳类（核桃、杏仁、花生、栗子等）、菌类食物（香菇、银耳、黑木耳等）。

（3）患者后期出现失语，失去与人交流能力，从而加重痴呆的发展，故应及早进行语言训练。训练从简单到复杂，可跟着数数，说单字，再说短句、长句，以防止或减慢病情的发展。

（4）鼓励患者做力所能及的日常活动，减缓病情进展，如洗脸、刷牙、穿衣、扫地等。

（5）做好生活护理，严防意外。

（杨淑英）

第九节 呼吸困难

呼吸困难是指患者感到空气不足或呼吸急促，并表现为呼吸费力。通过旁人观察判断呈现的呼吸困难状态，也称呼吸困难。

一、发病原因（图18-16）

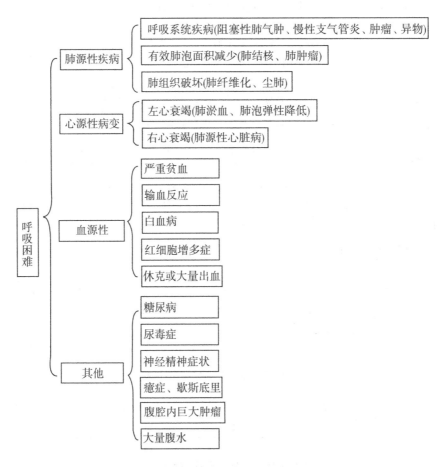

图18-16 常见原因

二、辅助检查

（1）血常规：感染引起的呼吸困难可有白细胞升高。

（2）嗜酸性粒细胞增高：可能为过敏反应性引起的呼吸困难。

（3）动脉血气分析：呼吸困难时氧分压及二氧化碳分压异常。

（4）血糖异常升高或降低，也会出现呼吸困难等症状。

（5）胸部X线检查、心电图、心肺功能等检查有利于病因的协助诊断。

三、护理措施

（一）减轻呼吸困难

（1）维持呼吸道通畅：指导患者正确地咳痰。痰液黏稠而无力咳出者，应给予祛痰药物、湿化气道、雾化吸入、拍背等措施协助患者排痰。必要时经口、鼻吸痰。对气管插管或气管切开的患者应定时吸痰。

（2）调整体位：患者取坐位或半卧位，抬高床头，利用枕头、被褥使身体前倾，以维持舒适，减轻疲劳。自发性气胸患者取健侧卧位，大量胸腔积液应患侧卧位。

（3）安静休息：帮助患者尽量减少活动和不必要的谈话，减少其耗氧量，继而减轻缺氧对心、肺、肾功能的损害。

（4）卧床患者应脱去紧身衣物及避免盖厚重被盖，以减轻胸部压迫。

（5）给氧：根据动脉血气分析结果调整氧气的用量，明确呼吸衰竭的类型。Ⅰ型呼吸衰竭的患者应高流量吸氧。Ⅱ型呼吸衰竭的患者，则持续低流量吸氧，必要时用呼吸机给氧治疗。心源性呼吸困难可酒精湿化给氧。

（二）药物治疗及观察要点

1. β-肾上腺素受体兴奋类药 这类药物作用是气管平滑肌舒张，对心脏有兴奋作用，可使心脏收缩加强，心肌耗氧增加。应用时应观察有无心悸、心率加快、心律失常甚至心跳停止。但这类药物的主要不良反应是肌肉震颤，轻者感到四肢、面、颈部的不适，严重者可影响患者的生活及工作。

2. 茶碱类 是临床常用的平喘药，如氨茶碱对气道平滑肌有较强的松弛作用，但其不良反应和刺激性较大。静脉给药时应用生理盐水稀释并缓慢滴注，同时注意观察心律、心率、血压、神志情况，定期检测血中氨茶碱的浓度，及早发现中毒症状。氨茶碱为强碱性药物，不宜与酸性药物如维生素 C、间羟胺及洛贝林合用，以免发生沉淀，也不宜与麻黄碱或其他拟肾上腺药合用，避免增加氨茶碱的毒性作用。

3. 对呼吸有抑制的药物 如吗啡禁用；地西泮类镇静药应慎用。

（三）恢复自理能力的护理

1. 呼吸锻炼 如下所述。

（1）教会患者放松技巧，减轻焦虑，减缓肌肉的紧张程度，改善呼吸型态。

（2）指导患者缓慢深呼吸。

（3）指导患者掌握缩唇呼吸、腹式呼吸。每日坚持 1~2 次，每次 5~10 分钟。

2. 适当的活动 可根据患者的病情及体力情况制订切实可行的活动计划并逐步实施。如可从床上做呼吸操开始，以后可床旁活动、床边活动、散步、上楼梯，逐渐增加活动量。

（四）心理护理

呼吸困难既是客观体征又是主观感觉，它与心理反应之间是相互作用、相互影响的关系。呼吸困难的心理反应受个性、人群关系、情绪等因素影响。一般可导致患者表情痛苦、紧张、疲劳感和失眠，严重时会有恐惧、惊慌、濒死感。慢性呼吸困难患者自觉预后严重，加之家庭因素等也可出现悲观、失望和厌世。故指导患者及家属正确对待，使其保持愉快的心情，呼吸困难时限制探视，减少谈话，避免劳累。安慰和鼓励患者，使其情绪稳定，精神放松，指导患者正确呼吸，转移注意力可减轻呼吸困难的程度。

（五）健康指导

（1）避免过敏源的接触。注意个人卫生，预防感染。

（2）指导患者正确服药，介绍药物的不良反应，尤其是气雾剂的使用方法、剂量等。

（3）禁烟、禁酒，减少有害物质对呼吸道的刺激。

（4）环境与饮食的指导：给予安静的环境以及室内适当的温湿度。保持空气新鲜，限制探视。进食易消化、不易发酵的食物，以预防便秘及腹部胀气，控制体重的增长。心源性呼吸困难的患者应严格记录出入量，避免加重心脏负担。

（杨淑英）

第十节 抽 搐

抽搐（convulsion）是局部和全身骨骼肌阵发性不自主的痉挛僵硬，伴随躯体抽动，或出现阵发性的、自发性的，较长时间的肌肉抽搐，它是一种快速、重复的阵挛性的或强直性的、不自主的运动冲动。

一、发病原因（图 18 - 17）

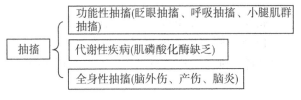

图 18 - 17 常见原因

二、辅助检查

1. 实验室检查　对患者要进行血常规、尿常规、肝功能、肾功能、血离子、血糖等检查，排除急性症状性发作的各种内科疾病，如低血糖、高血糖症、低钙血症、低钠血症、高钠血症、肝功能衰竭、肾衰竭等。

2. 脑电图（electroencephalogram，EEG）　是诊断癫痫最常用的一种辅助检查方法，通过测定自发的有节律的生物电活动以了解脑功能状态。50% 以上的癫痫患者在发作期间可见到癫痫样放电，出现棘波、尖波、棘慢波综合、多棘波以及尖慢波综合等。重复脑电图检查，或应用过度换气，闪光刺激、剥夺睡眠、睡眠诱发等方法可提高脑电图检查结果的阳性率。如果在发作时脑电图完全正常，则癔症性发作的可能性更大。视频脑电监测（video - EEG）有助于癫痫和癔症性发作的鉴别。抽动秽语综合征患者可有非特异性脑电图异常。

3. 神经影像学检查　CT 或 MRI 等检查手段有利于发现抽搐的病因，而癔症性发作患者的检查结果正常。头部 MRI + 海马相检查、功能 MRI、磁共振波谱、SPECT 和 PET 检查可用于癫痫源的综合定位。

三、诊断与鉴别诊断（图 18 - 18）

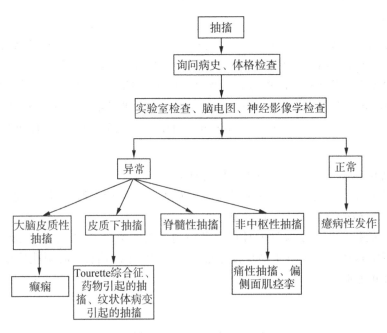

图 18 - 18　诊断与鉴别诊断流程图

四、护理措施

1. 抽搐发作时的护理　如下所述。

（1）立即将缠有纱布的压舌板、筷子或毛巾等置于患者的上下臼齿之间，防止舌咬伤。及时解开衣扣、裤带，以减少呼吸道阻塞和改善缺氧。保护四肢大关节，防止肢体抽搐而致脱臼、骨折。

（2）遵医嘱肌肉或静脉注射镇静药物，同时观察记录用药后的效果。

（3）抽搐发作时注意观察患者的意识状态、瞳孔变化、发作的类型、持续时间、发作特点。明确病因，对症处理，并做好记录。

（4）发作时患者应侧卧，头偏向一侧，以利于口腔分泌物引流，防止误吸，注意保持呼吸道通畅，必要时从口腔吸痰，呼吸困难时给予吸氧。

（5）患者抽搐时减少任何刺激，一切动作要轻，保持安静，避免强光刺激。

（6）发作时，应加床档，床档两边加软垫，以防肢体撞伤。

（7）有义齿者应取出，防止误吸。

2. 抽搐发作后的护理　如下所述。

（1）患者平卧，安静休息，给予低流量吸氧，缓解因抽搐造成的脑缺氧状态。

（2）抽搐发作时意识清醒者，可因剧烈的骨骼肌抽搐，痛苦万分，应给予积极的治疗。

（3）少数患者在清醒过程中可有短时间躁动，应加强保护措施，设专人陪护，安装床档，防止自伤、伤人或出走。

（4）抽搐并伴有肢体疼痛及尿失禁，如脊髓性抽搐等根据病情遵医嘱给药，并做好会阴部的护理，及时更换衣裤，保持患者的皮肤清洁干净。

3. 病情观察　发作间歇期可下地活动，注意观察发作的先兆症状，有无诱发原因，出现先兆应立刻卧床休息，必要时加床档，以防坠床。

4. 心理护理　指导患者放松，不可紧张，避免一切引发的诱因，保持情绪稳定，避免情绪激动，必要时遵医嘱应用药物消除患者的紧张、焦虑情绪。

5. 健康指导　如下所述。

（1）向患者及家属讲解抽搐发作时的紧急处理方法及如何避免或减少意外伤害发生的方法。

（2）劝告患者避免过度劳累，生活、工作有规律；不登高、不游泳、不驾驶车辆。

（3）患者不应单独外出，并应随身带有卡片，注明姓名、诊断，以便急救时参考。

（4）清淡饮食，少进辛辣食物，忌烟酒。避免过饱，不能进食者给予鼻饲。

（5）长期服药者嘱家属及患者按时服药及定期复查，不宜私自停药或减量，以免诱发癫痫持续状态。讲明药物的不良反应，定期监测血药浓度。

（杨淑英）

第十一节　瘫　痪

运动包括随意运动（受意志支配）、不随意运动和共济运动（不受意志支配）。当随意运动功能障碍时，则产生肌力（肌肉的收缩能力）的减弱或丧失，称之为瘫痪（paralysis）。肌力完全丧失称为完全性瘫痪，肌力不完全丧失称为不完全性瘫痪。

一、发病原因（图18-19）

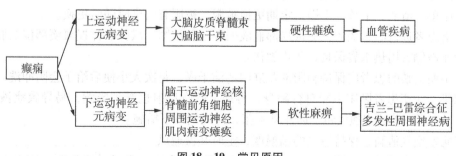

图18-19　常见原因

二、肌力分级

0 级：完全性瘫痪。

1 级：肌肉可收缩，但不能产生动作。

2 级：肢体能在床面上移动，但不能抬起。

3 级：肢体能抬离床面，但不能对抗外界阻力。

4 级：能对抗部分外界阻力，但较正常差。

5 级：正常肌力。

三、辅助检查

1. 头部 CT　脑血管病为首选，脑梗死多于发病 24 小时后出现低密度的梗死灶，对某些肿瘤、炎症、寄生虫等有一定的诊断价值。

2. MRI　可早期发现梗死灶，对肿瘤、炎症、寄生虫、脱髓鞘等疾病可早期发现异常信号，其定位诊断优于 CT。

3. 脑血管造影（DSA）　可发现脑血管畸形、血管狭窄、闭塞或其他血管异常。

4. SPECT 脑血流显像　能早期显示脑梗死部位、程度及局部脑血流的情况。

5. 颈部彩色超声及 TCD　可发现颈动脉及颅内动脉狭窄、动脉粥样硬化斑块及流动的栓子等。

6. 脑脊液检查　对脱髓鞘、感染性等疾病有一定的诊断价值，亦是蛛网膜下隙出血的辅助检查之一。

7. 电生理检查　对周围神经及肌肉病变有较高的诊断价值。

8. PET　可定性和定量测定脑血流量，以及糖基氧代谢功能异常。有助于临床诊断。

四、诊断与鉴别诊断流程图（图 18 - 20）

五、护理措施

1. 做好生活护理，满足患者生活基本需求　如下所述。

（1）患者因瘫痪生活不能自理，护士要随时了解患者的生活需求，做好生活护理。协助翻身、更换体位、洗漱、床上擦浴、会阴冲洗，保证患者清洁舒适。

（2）将生活用品放置在容易取到的地方，协助进食、进水及大小便。

2. 预防压疮　瘫痪患者肢体功能受损，没有自主活动，加上一般情况较差，肢体感觉减退，易发生压疮，做好皮肤护理，预防压疮发生。

（1）经常改变体位，缓解局部压力，每 2~3 小时翻身一次。翻身时需要注意护理人员的指甲不要过长，避免翻身时掐伤患者皮肤，翻身时动作要轻，切忌推拉，以免造成皮肤擦伤。

（2）患者坐轮椅时，每 15 分钟协助患者转移重心 1 次。

（3）每日定时观察皮肤有无压红、破溃情况，尤其瘫痪部位无法自行活动及循环障碍，疼痛敏感度下降极易产生压疮，必要时使用气垫床或自动翻身床。

（4）保持床单位清洁、平整、干燥，定期更换被服，被服有污染时随时更换。

（5）定时给患者进行温水擦浴，促进局部血液循环，并按摩、敲打、揉捏瘫痪部位及肢体。

（6）患者瘫痪侧禁用热水袋保暖，防止烫伤。

（7）对大小便失禁的患者应保持会阴部及肛门清洁干燥，每次大小便后给予会阴冲洗。

3. 预防感染　由于患者卧床不能自行翻身，再加上咳嗽反射也受到影响，易导致痰液聚集，而产生坠积性肺炎。为了改善肺泡通气量，防止肺不张，应做到以下措施。

（1）保持病室空气清新，保持适当的温湿度，定时开窗通风。

（2）每 2 小时为患者翻身、叩背 1 次。翻身时注意动作要轻，叩背时注意顺序应由下到上、由外到内，并鼓励患者咳痰，患者无力咳嗽时应给予吸痰。

（3）保持会阴部清洁，每日给予会阴冲洗。

（4）鼓励患者多饮水，防止泌尿系感染。

（5）减少人员探视，防止交叉感染。

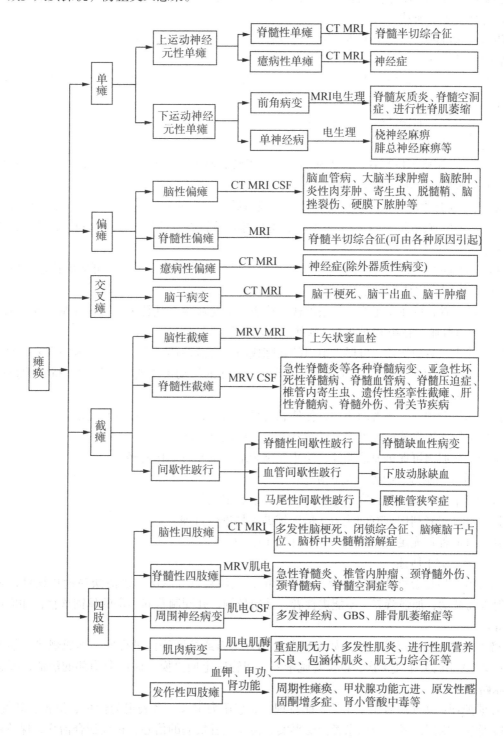

图 18-20　诊断与鉴别诊断流程图

4. 排泄的护理　如下所述。

（1）排尿的护理：由于膀胱功能障碍，患者会出现尿潴留和尿失禁，可遵医嘱给予留置导尿管，保留尿管时应注意会阴部的清洁卫生，女患者每天冲洗 2 次，鼓励患者多饮水，注意提尿袋时不宜超过耻骨联合，防止尿液回流引起感染。长期留置尿管的患者应每 2～4 小时放尿 1 次，以训练膀胱功能，防止膀胱肌功能减低。同时应注意观察尿的性质、量及颜色。

（2）排便护理：瘫痪患者因下半身感觉功能障碍，大便多不能自行排出，嘱患者多吃含粗纤维的食物，多吃蔬菜水果。定时给予腹部按摩，增加肠蠕动。必要时给予开塞露置肛协助排便。

5. 防止外伤 如下所述。

（1）环境：床应低矮并使用床档，房间内设施简单、光线充足、设置扶手。

（2）危险物品应远离患者放置。

（3）患者下地活动初期应使用拐杖、步行器等辅助工具，同时要有旁人监护，防止发生外伤。

（4）穿着轻便、舒适、易活动的衣服和鞋子。

6. 预防关节变形、肌肉萎缩 如下所述。

（1）保持肢体功能位

1）平躺时可在瘫痪部位垫软枕，头和躯干呈一直线，将枕头垫在头和肩膀下，患侧的肩部要高于健侧一边，手掌向上，防止关节外展、变形。

2）向患侧平躺时背部可垫一个枕头，健侧微倾向后，患侧的肩膀应向前伸展，手肘伸直，双手间可放置一个枕头，患侧髋部要伸直，膝部微屈，健侧腿可放置在舒适位置，双腿间放置枕头，为今后的康复打下良好基础。

3）向健侧侧躺时，患侧手臂及手部用枕头承托，尽量向前伸直，手部不可伸出枕边，患侧的髋部保持伸直，膝部微屈，用枕头承托。

（2）防止足下垂，可在床尾放一长条硬枕，让患者双足底顶在硬枕上，被子不应太重压在双足上。为了防止瘫痪肢体肿胀，在患肢下可放一软枕以抬高患肢。

（3）肢体的主、被动活动，可促进组织的新陈代谢、血液循环、神经肌肉功能的恢复，每天至少 2 次，每次 20 分钟，被动活动时要注意活动各关节，有节律的活动可以使结缔组织保持它的弹性和牵拉性，以保持关节的灵活性。

（4）根据病情合理安排患者的活动，促使患者早期活动，维持正常的活动功能。

（5）瘫痪的肌肉因血液循环不良，易感到寒冷，应注意保暖。

（6）按摩瘫痪肌肉可促进血液循环，防止肌肉萎缩，按摩时动作要轻。

7. 日常生活自理能力的训练 如下所述。

（1）协助日常生活如进食、穿衣、如厕、大小便、卫生等。

（2）指导鼓励患者利用现有的能力，借助辅助工具进行自理。

（3）在训练时保证充足的时间给患者，并给予鼓励。

8. 健康指导 如下所述。

（1）患者瘫痪后也会给消化功能带来一些影响，应注意营养状况。进清淡易消化饮食，多吃些蔬菜水果，促进肠蠕动，加强营养。不能进食者，采用鼻饲，并配制营养丰富的鼻饲饮食，如肉汤、水果汁、牛奶等。

（2）培养大便习惯，每日定时（如晚 8 点）用开塞露或按摩等促进排便，养成规律大便习惯；插尿管者应每 2～3 小时放小便 1 次，以免膀胱挛缩，尿管应定期更换，保持会阴部的清洁，嘱患者多饮水，预防尿路感染。

（3）心理护理：瘫痪患者由于生活不能自理，思想压力很大，多表现为忧愁、沮丧、脾气暴躁等。护理人员应理解、安慰患者，鼓励患者接受事实，树立战胜疾病的信心，积极配合治疗，保持稳定、乐观、积极的情绪。遵医嘱按时用药。协助满足患者生活需要，特别在康复锻炼时，要有耐心、诚心帮助患者，给予心理上的支持。

（杨淑英）

第十二节 头 痛

头痛（headache）是指头颅上半部及眉弓、耳郭上部、枕外隆凸连线以上的疼痛。头颅下半部，包括面部、舌部和咽部疼痛属颅面痛（craniofacial pain）。

一、发病原因（图 18 – 21）

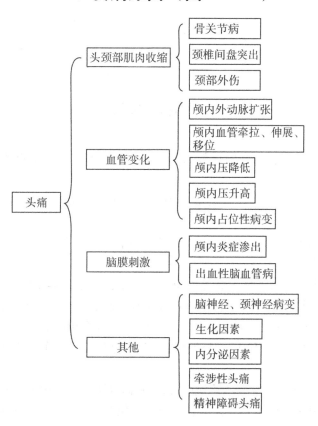

图 18 – 21 常见原因

二、头痛特点（表 18 – 2）

表 18 – 2 头痛特点

头痛部位与疾病关系	眼部痛	青光眼、三叉神经痛、丛集性头痛
	前头部痛	鼻窦炎、三叉神经痛、颅内肿瘤
	头顶部痛	幕上病变、紧张型头痛
	后头及颈部痛	脑膜炎、蛛网膜下隙出血、枕神经痛、颅后窝及颈部疾病
头痛性质与发病关系	电击、针刺、烧灼样剧痛	多为神经痛：三叉神经痛、舌咽神经痛
	突发剧烈头痛	脑出血、蛛网膜下隙出血
	搏动性跳痛	偏头痛、高血压、血管源性头痛、感染性头痛
	进行性加重胀痛、跳痛	颅内占位病变
	头部紧张感、酸胀痛	紧张型头痛
	部位性质多变的胀痛、钝痛	精神疾病

续　表

	轻度头痛	见于颅内肿瘤、硬膜下血肿、紧张型头痛
头痛程度	中度头痛	慢性炎症、颅内占位病变，眼、耳、鼻、口腔疾病所致头痛
	重度头痛	三叉神经痛、舌咽神经痛、偏头痛、丛集性头痛、脑膜刺激性头痛
	急性发病伴恶心呕吐者	多见于偏头痛、脑出血、蛛网膜下隙出血、高血压脑病
发病速度	急性发病伴有发热者	脑炎、脑膜炎
	突发剧烈头痛	器质性疾病
	缓慢起病进行加重头痛	颅内占位病变

三、辅助检查

1. 常规检查　如下所述。

（1）血液检查：感染性头痛，白细胞总数和中性粒细胞可增高。寄生虫所致头痛，嗜酸性粒细胞增高。

（2）尿常规、便常规检查：肾病所致头痛，查尿常规有助诊断。脑囊虫头痛，应查便绦虫卵和节片。

2. 颈椎 X 线片、CT、MRI　对颈部疾病的头痛诊断具有参考意义。

3. 神经影像学检查　如下所述。

（1）头颅 CT 检查：能较确切地显示病变的位置、性质，有助于器质性疾病头痛的诊断。CT 血管成像（CTA）能显示血管系统，用于动脉瘤、动静脉畸形、大血管栓塞、肿瘤血管等诊断。

（2）头颅 MRI 检查：能多方位和多层面提供解剖信息、白质和灰质对比明显、图像清晰度高、不出现颅骨伪影。磁共振血管成像（MRA）对动脉瘤、动静脉畸形、大血管闭塞、静脉窦血栓等头痛诊断有帮助。

（3）数字减影血管造影（DSA）：常采用股动脉穿刺插管法，行全脑血管造影，是目前临床常用的血管造影技术，能清楚地显示血管走行，狭窄、闭塞、移位及血流异常，是诊断与头痛相关血管疾病，如脑梗死、动脉瘤、动静脉畸形、静脉和静脉窦病变的金标准。

4. 穿刺脑脊液检查　怀疑感染、炎症、脑膜癌病或颅压等所致头痛时，腰穿脑脊液检查有一定帮助。

5. 脑电图（EEG）　是脑生物电活动的检查技术，通过测定自发有节律的生物电活动，了解脑功能状态。脑电图是癫痫所致头痛诊断的客观方法。对颅内血肿、脑炎、脑脓肿、中毒代谢脑病引起的头痛诊断有参考价值。

6. 经颅多普勒超声（TCD）检查　是利用超声波的多普勒效应检查脑血管及血流动力学的技术。对血管源性头痛如血管痉挛有较大的参考价值。

7. 眼、耳、鼻、口腔检查　一些疾病均可引起头面痛，根据临床诊断需要应进行相关的辅助检查。

四、诊断与鉴别诊断（图18-22）

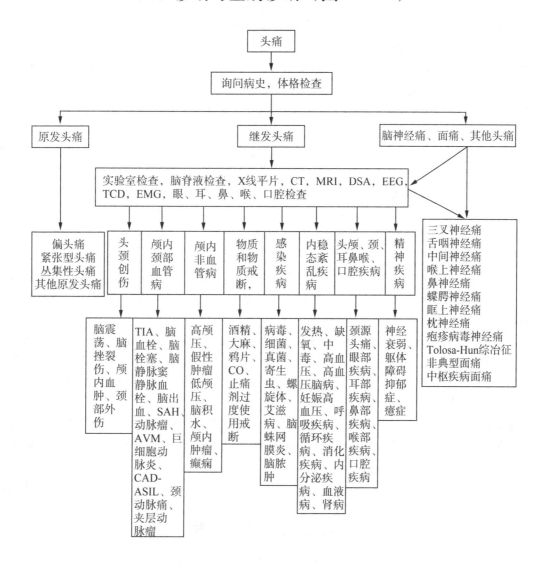

图18-22 诊断与鉴别诊断流程图

五、护理措施

（1）观察患者头痛的特征及性质、有无头痛的前驱症状及其表现，头痛发生时有无伴随的不适症状及程度，有无生命体征变化，影响头痛的主要因素和诱因。

（2）应用药物治疗根据不同的病因给予不同药物的治疗，遵医嘱合理使用止痛药物，对偏头痛患者可选用血管收缩药物，但不可过量，以免血压上升。紧张型头痛可选用一般的解热镇痛剂，可加上肌肉松弛或抗焦虑药物。高颅压性疼痛可遵医嘱使用降颅压药物。

（3）提供并指导患者及家属减轻头痛的方法

1）急性期应卧床休息，减少头部运动。

2）保持居住环境温度湿度适宜、舒适，避免光线、温度、声音、气味等不良因素刺激头痛发作。

3）保证患者充足的休息和睡眠及良好的睡眠质量。避免过度的疲劳，过度劳累可增加血氧消耗，造成血管扩张，从而引起头痛。

4）头颈部肌肉适当的按摩及放松运动，避免头颈部肌肉长时间保持一个姿势，可减少紧张型头痛发作。

5）冷热的应用：冷敷可阻止神经传导，具有镇静、麻醉及解痉等作用。可用于缓解偏头痛。温热敷可促进血液循环，使紧张的肌肉得以缓解，适用于紧张型头痛。

6）中医按穴位的方法：如偏头痛可按压穴位。手取外关，位于前臂伸侧正中，腕上 2 寸。足取三阴交，位于内踝间上 3 寸等，可缓解头痛。

7）适当的卧姿：头部低位可促进脑血液循环，使因缺血的脑血管收缩得以缓解，但颅内压高者应抬高头部，以降低颅压，避免颅压上升而引起头痛。

8）保持大便通畅：便秘及用力排泄会使血压及颅内压快速升高，引起头痛。

9）保持身心健康：情绪紧张、焦虑、不安、兴奋都会使全身肌肉紧张收缩，促使头痛恶化。护理患者时应对疾病的检查、治疗，给予充分解释，指导患者解除焦虑的方法，如压力调节及肌肉放松技巧等。

10）饮食指导：可进高营养、高蛋白、易消化的食物。戒烟戒酒，饮酒会引起血管扩张，引起或加重头痛症状。

（4）腰椎穿刺后应去枕平躺 4~6 小时，鼓励患者多饮水，补充脑脊液，预防穿刺后的低颅压性头痛。

（5）高颅压性头痛：应绝对卧床休息，保持病室安静，可将床头抬高 30°，以利于脑静脉回流而减轻脑水肿。减少颅内压升高的诱发因素，如排便不可过猛和用力，避免咳嗽、喷嚏，以免使颅内压增高而发生脑疝。

（6）心理护理：给患者讲明头痛与精神和心理因素的关系，如人际关系紧张、工作不顺心、压抑等情绪均会诱发头痛发作，因此，患者应保持积极、乐观、平稳的情绪。护理人员应随时安慰患者，耐心听取患者的主诉，经常与患者交流，对患者提出的疑问做好解释工作，取得患者的信任、理解和配合，帮助其解除心理压力，尽快恢复。

（7）健康指导：保持良好的精神状态，正确对待工作、生活中的事情，积极参加有益的活动，建立健康的生活方式。工作和生活中避免长时间固定一种体位，适当进行体育锻炼，同时要保证睡眠的质量，减轻精神压力。

（杨淑英）

第十三节　眩　晕

眩晕是视觉、本体感觉、前庭功能障碍所致的一组综合征，国外多采用 dizziness 一词，国内习惯上称此为头晕，将 vertigo 称为眩晕，事实上 vertigo 是 dizziness 的类型之一。一般认为，眩晕是人的空间定位障碍所致的一种主观错觉，对自身周围的环境、对自身位置的判断发生错觉。通常认为头昏头晕相对较轻，而眩晕较重。眩晕包括摇摆感、倾斜感、漂浮感、升降感等。

一、发病原因（图 18 - 23）

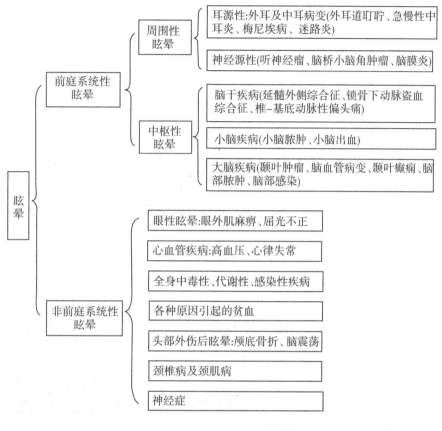

图 18 - 23　常见原因

二、辅助检查

1. 视动型眼震（optokinetic nystagmus，OKN）　正规方法是用一个带竖条纹的滚筒，按一定的方向和速度滚动，患者注视滚筒，正常可诱发出与滚筒方向相反的眼震，若不出现眼震或方向倒错则为异常。本试验亦可用画有红白竖条的长条布人工移动，或者用较宽的皮尺拉动，让患者注视亦可出现同样的结果。

2. 旋转眼震诱发试验　让患者坐于可控制转动速度的椅子上，检查外侧半规管时，头部前倾30°，检查垂直半规管时头部矢状方向位于水平位，转动椅子观察旋转时眼震情况及旋转停止后眼震情况，可以用来鉴别一侧迷路病变、迷路部分性病变、小脑性病变和周围性前庭系统病变，亦可大概判断病变程度。

3. 温度眼震检查（冷热水试验）　向外耳道内注44℃温水或30℃冷水，使半规管内的淋巴变热或变冷，内淋巴流动刺激半规管嵴诱发眼震。此检查可帮助诊断梅尼埃病、前庭神经炎、听神经瘤及氨基糖苷类药物中毒等。中枢性前庭系统损害通常无改变。

4. 视觉抑制性试验　前庭器官病变出现的自发性眼震、温度性眼震和旋转性眼震，可出现视觉抑制现象，50%～85%的患者表现出眼震在暗室呈阳性，而明亮的房间眼震可被抑制。若视觉抑制眼震减少，提示小脑半球、脑桥旁中央网状结构或顶下小叶病变，因为上述结构是对前庭的视觉抑制系统。

5. 重心变动试验　让患者站立在重心变动仪上，仪器可记录患者重心变动的轨迹，同时记录静闭眼的区别。一侧迷路损害时为左右型，双侧迷路损害时为前后型，小脑病变时为弥散型，脊髓空洞症时为向心型，氨基糖苷类药物中毒或潜水病时表现为前后型的变动。

三、诊断与鉴别诊断（图 18 - 24）

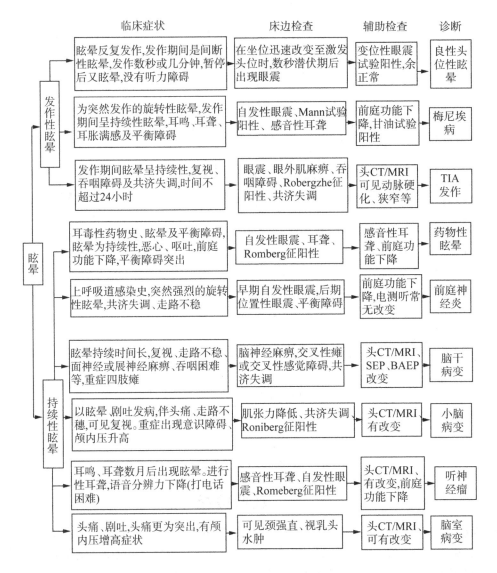

图 18 - 24　诊断与鉴别诊断流程图

四、护理措施

（1）眩晕发作时的护理

1）有眩晕症状发生时，嘱患者卧床休息。

2）有恶心、呕吐时，患者应侧卧并保持呼吸道通畅。如呕吐污染衣物及被服时及时更换，保持床单位清洁。

3）嘱患者避免突然改变体位，下床活动时应有人搀扶。

4）呼叫器放于患者易取之处，眩晕发作时及时通知医务人员。

（2）保持环境安静，避免诱因，操作轻柔，尽量减少不良刺激。

（3）给患者创造良好的环境

1）将患者经常使用的物品放在容易拿取的地方。

2）保持周围环境中没有障碍物，注意地面要防滑。

3）把患者安排在离护士站近的房间里，便于巡视患者。

4）指导患者穿大小合适、鞋底不滑的鞋。

5）指导患者、家属有关的安全防护措施。如保持周围环境的安全，患者行走时有人搀扶。

（4）健康指导：患者应养成良好的生活习惯，让患者了解心情紧张、压力过大及一些不良刺激（如睡眠不足、不良气味等）会诱发眩晕。有梅尼埃病的患者家中常备治疗眩晕药物，有椎-基底供血不足及 TIA 的患者应积极治疗原发病。

（杨淑英）

第十四节　焦　虑

焦虑是日常生活中常见的现象。正常人在预期不利形势、执行无把握的任务时也可出现相应的焦虑表现，此时的焦虑表现为正常生理现象。当焦虑的严重程度与危险不相称或持续时间过长时则为异常。病态焦虑（anxiety）是指缺乏相应的客观因素情况下，出现内心极度不安的期待状态，伴有大祸临头的恐惧感、坐立不安、精神紧张，常伴有心悸、气急、出汗、四肢发冷、震颤等自主神经功能失调的表现和运动性不安。所有这些症状与其他哺乳动物面对猎者的险境，准备逃逸、躲避和搏斗时的状况相似。

一、发病原因（图 18 - 25）

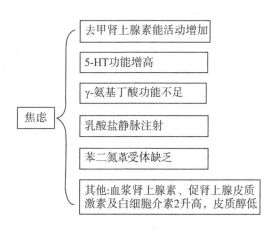

图 18 - 25　常见原因

二、辅助检查

（1）心理评估：抑郁、焦虑量表，简易智能量表。

（2）心电图、胸片。

（3）甲状腺功能、血糖。

（4）根据患者的病史及症状选择其他必要的辅助检查。

三、诊断与鉴别诊断（图 18 – 26）

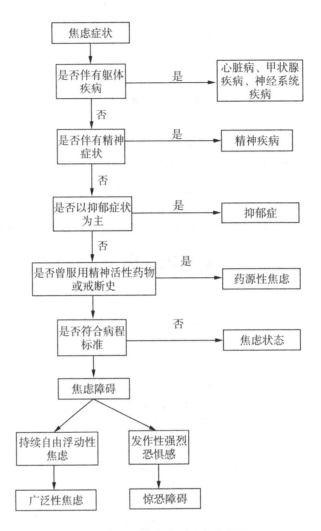

图 18 – 26　诊断与鉴别诊断流程图

四、护理措施

（1）认识到患者的焦虑，承认患者的感受，对患者表示理解。

（2）主动向患者介绍环境，消除患者的陌生和紧张感。

（3）耐心向患者解释病情，消除心理紧张和顾虑，使能积极配合治疗和得到充分休息。

（4）使患者感到安全，从而可以放心，必要时陪伴患者。

（5）经常巡视病房，了解患者的需要，帮助患者解决问题，鼓励患者当产生焦虑时告诉工作人员。

（6）护理患者时保持冷静和耐心，通过连续性护理与患者建立良好的护患关系。

（7）当对患者进行诊断和手术检查时用通俗的语言简明扼要地进行解释，说话语速要慢，语调要平静，尽量解答患者提出的问题。

（8）安排安静的房间，避免与其他焦虑患者接触，保持环境安静，以减少感官刺激。

（9）健康指导

1）协助患者认知他的焦虑，以便主动采取调整行为。

2）指导患者使用放松技术，如：缓慢的深呼吸，全身肌肉放松，练气功，听音乐等。

3）帮助患者提高解决问题的能力，重点强调出现焦虑感觉时也能使用符合逻辑的应对措施。

4）必要时遵医嘱使用抗焦虑药。

（杨淑英）

第十五节　高颅压综合征

高颅压综合征（intracranial hypertension syndrome）是指颅腔内容物（脑组织、脑脊液和脑血容量）体积增加或颅内占位性病变所引起。颅内压增高到一定水平时，可严重影响脑的血流量，致使脑缺血、缺氧而产生脑水肿，进一步加重颅内压增高，脑组织受压移位而发生脑疝，也可导致下丘脑和脑干功能发生障碍，而引起急性消化道溃疡、穿孔、出血等。严重颅内压增高还常并发肺水肿等并发症。主要临床表现包括：①头痛、呕吐和视盘水肿；②意识和生命体征发生改变；③局灶性神经功能损害表现；④内脏并发症。

一、发病原因（图18-27）

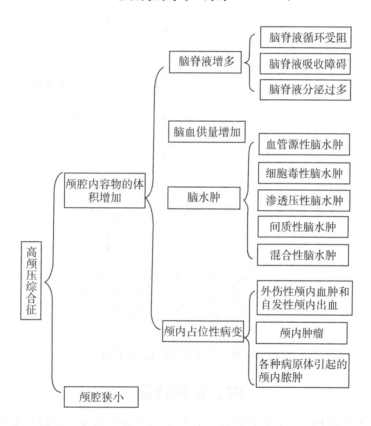

图18-27　常见原因

二、辅助检查

（1）眼底检查：在典型的视盘水肿出现之前，常有眼底静脉充盈扩张、搏动消失、眼底微血管出血，视盘上下缘可见灰白色放射状线条等改变。

（2）婴幼儿颅内压增高：早期可发现前囟的张力增高，颅缝分离，叩诊如破水壶声音。

（3）脱水试验治疗：20%甘露醇溶液250mL快速静脉滴注或呋塞米40mg静脉推注后，若头痛、呕吐等症状减轻，则颅内压增高的可能性较大。

（4）影像学检查

1）头颅CT：目前CT是确诊颅内占位性病变的首选辅助检查措施。它不仅能对绝大多数占位性病变做出定位诊断，而且还有助于定性诊断。

2）头颅 MRI：在 CT 不能确诊的情况下，可进一步行 MRI 检查以利于确诊。

3）数字减影血管造影（DSA）：主要用于脑血管畸形或脑动脉瘤等疾病的诊断。DSA 的安全性高，而且图像清晰，使疾病的检出率提高。

4）头部 X 线摄片：颅内压增高时，可见颅骨骨缝分离，指状压迹增多，鞍背骨质稀疏及蝶鞍扩大等。X 线片对于诊断颅骨骨折、垂体瘤所致的蝶鞍扩大，以及听神经瘤引起的内听道孔扩大等有重要价值。

（5）对怀疑有严重颅内压增高，特别是急性或亚急性起病，有局限性脑损害症状的患者，切忌盲目腰穿检查。

三、诊断与鉴别诊断（图 18 – 28）

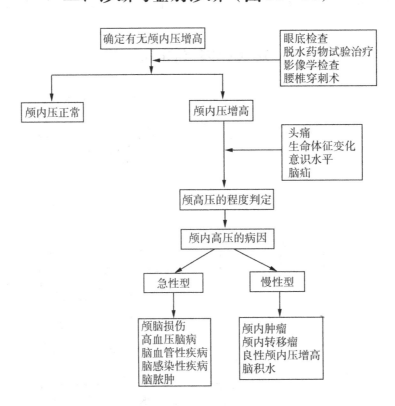

图 18 – 28　诊断与鉴别诊断流程图

四、护理措施

1. 一般护理　床头抬高 15°~30°的斜坡位，有利于颅内静脉回流，减轻脑水肿。昏迷患者取侧卧位，便于呼吸道分泌物排出。通过持续或间断吸氧，可以降低 $PaCO_2$，使脑血管收缩，减少脑血流量，达到降低颅内压的目的。不能进食者，成人每天静脉输液量在 1 500 ~ 2 000mL，其中等渗盐水不超过 500mL，保持每日尿量不少于 600mL，并且应控制输液速度，防止短时间内输入大量液体，加重脑水肿。神志清醒者给予普通饮食，但要限制钠盐摄入量。加强生活护理，适当保护患者，避免意外损伤。昏迷躁动不安者切忌强制约束，以免患者挣扎导致颅内压增高。

2. 防止颅内压骤然升高的护理　如下所述。

（1）卧床休息：保持病室安静，清醒患者不要用力坐起或提重物。稳定患者情绪，避免情绪激烈波动，以免血压骤升而加重颅内压增高。

（2）保持呼吸道通畅：当呼吸道梗阻时，患者用力呼吸、咳嗽，致胸腔内压力增高，加重颅内压。呼吸道梗阻使 $PaCO_2$ 增高，致脑血管扩张，脑血容量增多，也加重颅内高压。昏迷患者或排痰困难者，应配合医生及早行气管切开术。

（3）避免剧烈咳嗽和用力排便：当患者咳嗽和用力排便时胸、腹腔内压力增高，有诱发脑疝的危险。因此，要预防和及时治疗感冒，避免咳嗽。应鼓励能进食者多食富含纤维素食物，促进肠蠕动。已发生便秘者切勿用力屏气排便，可用缓泻剂或低压小量灌肠通便，避免高压大量灌肠。

（4）控制癫痫发作：癫痫发作可加重脑缺氧和脑水肿。

3. 脱水治疗的护理　最常用高渗性脱水剂，如20%甘露醇250mL，在30分钟内快速静脉滴注，每日2~4次，静注后10~20分钟开始颅内压下降，约维持4~6小时，可重复使用。通过减少脑组织中的水分，缩小脑的体积，起到降低颅内压的作用。若同时使用利尿药，降低颅压效果更好。脱水治疗期间，应准确记录出入量，并注意纠正利尿药引起的电解质紊乱。停止使用脱水药时，应逐渐减量或延长给药间隔，以防止颅内压反跳现象。

4. 应用肾上腺皮质激素　主要通过改善血-脑屏障的通透性，预防和治疗脑水肿，并能减少脑脊液生成，使颅内压下降。常用地塞米松5~10mg，每日1~2次静脉注射；在治疗中应注意防止感染和应激性溃疡。

5. 冬眠低温疗法的护理　如下所述。

（1）冬眠低温疗法是应用药物和物理方法降低体温，使患者处于亚低温状态，其目的是降低脑耗氧量和脑代谢率，减少脑血流量，增加脑对缺血缺氧的耐受力，减轻脑水肿。适用于各种原因引起的严重脑水肿、中枢性高热患者。但儿童和老年人慎用，休克、全身衰竭或有房室传导阻滞者禁用此法。

（2）冬眠低温疗法前应观察生命体征、意识、瞳孔和神经系统病症并记录，作为治疗后观察对比的基础。先按医嘱静脉滴注冬眠药物，通过调节滴速来控制冬眠深度，待患者进入冬眠状态，方可开始物理降温。若未进入冬眠状态即开始降温，患者的御寒反应会出现寒战，使机体代谢率增高、耗氧量增加，反而增高颅内压。降温速度以每小时下降1℃为宜，体温降至肛温31~34℃较为理想，体温过低易诱发心律失常。在冬眠降温期间要预防肺炎、冻伤及压疮等并发症，并严密观察生命体征变化。若脉搏超过100次/分，收缩压低于100mmHg，呼吸慢而不规则时，应及时通知医生停药。冬眠低温疗法时间一般为3~5日，停止治疗时先停物理降温，再逐渐停用冬眠药物，任其自然复温。

6. 健康指导　如下所述。

（1）患者原因不明的头痛症状进行性加重，经一般治疗无效；或头部外伤后有剧烈头痛并伴有呕吐者，应及时到医院做检查以明确诊断。

（2）颅内压增高的患者要预防剧烈咳嗽、便秘、提重物等使颅内压骤然升高的因素，以免诱发脑疝。

（3）指导患者学习康复的知识和技能，对有神经系统后遗症的患者，要针对不同的心理状态进行心理护理，调动他们的心理和躯体的潜在代偿能力，鼓励其积极参与各项治疗和功能训练，如肌力训练、步态平衡训练、排尿功能训练等，最大限度地恢复其生活能力。

（杨淑英）

第十六节　低颅压综合征

低颅压综合征（intracranial hypotension syndrome）是由于各种原因引起的侧卧位腰部蛛网膜下隙的脑脊液压力在0.59kPa（60mmH₂O）以下，以体位性头痛为特征的临床综合征。低颅压综合征一般是由于脑脊液的减少或脑内血流量的减少导致颅内总体积的降低，而使颅内压下降，并且引发一系列的临床表现。临床上常分为症状性低颅压和原发性低颅压。

一、发病原因（图18-29）

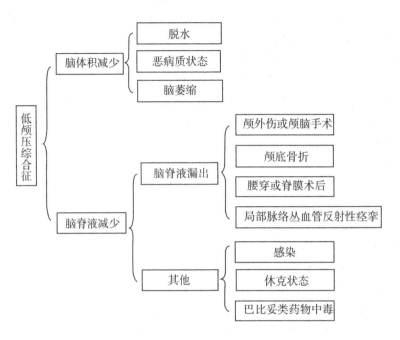

图18-29 常见原因

二、辅助检查

1. 腰椎穿刺术检查 可见脑脊液压力 < 0.59kPa（60mmH$_2$O），有时脑脊液压力过低而测不出，导致"干性穿刺"。

2. 头部MRI检查 可表现为脑静脉窦扩大、脑室狭小，脑沟、脑池变窄，脑下沉等，特征性表现为弥漫性硬脑膜强化和硬膜下积液等。

3. 脊髓造影和放射性核素脑池造影检查 可以明确脑脊液漏出的部位。

三、诊断与鉴别诊断（图18-30）

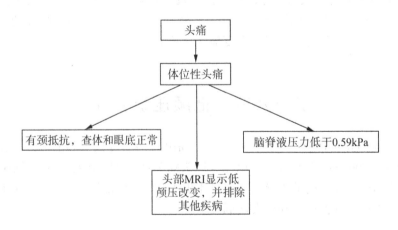

图18-30 诊断与鉴别诊断流程图

四、护理措施

（1）合适的体位：患者一经确诊后，均以头低足高位卧床休息，去枕将床尾垫高或抬高10°~30°。

适当增加液体入量，纠正脱水和电解质紊乱。

（2）腰椎穿刺应避免一次性放脑脊液过多。术后首先要去枕平卧 4~6 小时，如颅压低时取头低脚高位卧床 24 小时；术后要严密观察患者面色、神志、瞳孔、生命体征的变化，有无恶心、呕吐，如有上述症状应多饮水，必要时给镇静剂。

（3）利尿、脱水药应用的护理：颅高压症状好转应及时调整脱水、利尿药的用量或停用。准确记录出入量，发现颅内低压，应静脉补充生理盐水加糖盐水 2 500mL，促进脑脊液分泌。

（4）心理护理：颅内压过低所致的头晕、恶心、食欲缺乏、睡眠欠佳等情况常使患者精神不振，力不从心，患者容易出现烦躁不安、忧虑甚至恐惧等心理问题，护士应耐心细致地为患者宣教，主动与患者沟通，使患者消除疑虑，积极配合治疗、护理工作，多鼓励患者树立信心，使患者以愉快的心情接受治疗，早日康复。

（杨淑英）

第十九章

神经系统常见疾病护理

第一节　急性炎症性脱髓鞘性多发性神经病

急性炎症性脱髓鞘性多发性神经病（acute inflammatory demyelinating polyneuropathy，AIDP）是以周围神经和神经根的脱髓鞘及小血管周围淋巴细胞及巨噬细胞浸润的炎性反应为病理特点的自身免疫病。又称吉兰 - 巴雷综合征（Guillain - Barre syndrome，GBS）。

一、病因及发病机制

GBS 确切病因未明。临床及流行病学资料显示发病可能与空肠弯曲菌（campylobacter jejuni，CJ）感染有关。以腹泻为前驱症状的 GBS 患者 CJ 感染率高达 85%，常引起急性运动轴索性神经病。CJ 是革兰阴性微需氧弯曲菌，有多种血清型，患者常在腹泻停止后发病。此外，GBS 还可能与巨细胞病毒、EB 病毒、水痘 - 带状疱疹病毒、肺炎支原体、乙型肝炎病毒、HIV 感染相关。较多报告指出白血病、淋巴瘤、器官移植后使用免疫抑制剂或系统性红斑狼疮、桥本甲状腺炎等自身免疫病常合并 GBS。

分子模拟（molecular mimicry）是目前认为可能导致 GBS 发病的最主要的机制之一。此学说认为病原体某些成分与周围神经某些成分的结构相同，机体免疫系统发生识别错误，自身免疫性细胞和自身抗体对正常的周围神经成分发动免疫攻击，致周围神经脱髓鞘。不同类型 GBS 系因不同部位的神经组织靶位被识别，临床表现也不尽相同。

二、临床表现

多数患者病前 1~4 周有胃肠道或呼吸感染症状或疫苗接种史。急性或亚急性起病，出现四肢完全瘫痪及呼吸肌麻痹。瘫痪可始于下肢、上肢或四肢同时发生，下肢常较早出现，可自肢体近端或远端开始。呈弛缓性瘫痪，腱反射减低或消失。部分患者在 1~2 天迅速加重，多于数日至 2 周达到高峰。发病时多有肢体感觉异常如烧灼感、麻木、刺痛和不适感，可先于瘫痪或同时出现，呈手套袜套样分布，震动觉和关节运动觉障碍少见，约 30% 患者有肌肉痛。可有 Kernig 征和 Laseqgue 征等神经根刺激症状。

脑神经麻痹可为首发症状，双侧周围性面瘫最常见，其次是延髓麻痹、眼肌及舌肌瘫痪较少见。可有皮肤潮红、出汗增多、手足肿胀及营养障碍。

单相病程，多于发病后 4 周左右肌力开始恢复，恢复中可有短暂波动，但无复发缓解。

三、辅助检查

1. 脑脊液蛋白细胞分离　即蛋白含量增高而细胞数正常，是本病的特征之一。起病之初蛋白含量正常，至病后第 3 周蛋白增高最明显。

2. 神经传导速度和肌电图检查　在发病早期可见 F 波或 H 波反射延迟或消失，神经传导速度减慢，远端潜伏期延长，波幅正常或轻度异常。病情严重可有远端波幅减低，甚至不能引出。

3. 腓肠神经活检　发现脱髓鞘及炎性细胞浸润可提示 GBS。

四、治疗原则

（一）辅助呼吸

当呼吸肌受累出现呼吸困难时，应行气管插管或气管切开，及早使用呼吸机辅助呼吸。

（二）对症治疗及预防长时间卧床的并发症

需加强护理，预防并发症，保持呼吸道通畅，定时翻身拍背、雾化吸入和吸痰，使呼吸道分泌物及时排出，预防肺不张。并发呼吸道、泌尿道感染时应用抗生素。保持床单平整，勤翻身，预防压疮。早期进行肢体被动活动，防止关节挛缩。

（三）病因治疗

1. 血浆置换　每次置换血浆量按 40mL/kg 体重或 1～1.5 倍血浆容量计算，根据病情程度决定血浆置换的频率和次数。通常采用每日 1 次或隔日 1 次，连续 3～5 次。禁忌证是严重感染、严重心律失常、心功能不全及凝血系统疾病。

2. 静脉注射人免疫球蛋白　每天 0.4g/kg，连用 5 天。禁忌证是免疫球蛋白过敏或先天性 IgA 缺乏患者。多次应用可发生过敏反应，发热和面红等常见的不良反应，可通过减慢输液速度减轻。个例报道可发生无菌性脑膜炎、肾衰、脑梗死及肝功能损害。

3. 皮质类固醇　皮质激素治疗 GBS 的疗效不确定。

（四）康复治疗

被动或主动运动，针灸、按摩、理疗及步态训练。

五、护理评估

1. 健康史　有无感染（上呼吸道、肠道）或疫苗接种史。

2. 症状　如下所述。

（1）对称性迟缓性瘫痪：急性或亚急性周围神经支配的运动功能障碍。

（2）感觉功能障碍：手套、袜套样感觉障碍。

（3）自主神经功能障碍：窦性心动过速、直立性低血压、大小便障碍、皮肤营养障碍和多汗或无汗。

3. 身体状况　如下所述。

（1）生命体征及意识状态：有无呼吸困难及血氧下降。

（2）肢体活动障碍：肌力分级、肌力有无下降。神经功能障碍具有从远至近（肢体远端、近端）、由下至上（下肢、躯干、上肢、脑神经）、双侧对称的特点。

4. 心理状况　如下所述。

（1）疾病对生活、工作有无影响。

（2）有无焦虑、恐惧、抑郁等情绪。

六、护理诊断/问题

1. 呼吸困难　与病变侵犯呼吸肌，引起呼吸肌麻痹有关。

2. 有误吸的危险　与病变侵犯脑神经，使得吞咽肌群无力有关。

3. 生活自理能力缺陷　与运动神经脱髓鞘改变引起的四肢瘫痪有关。

4. 有失用综合征的危险　与运动神经脱髓鞘改变引起的四肢瘫痪有关。

5. 皮肤完整性受损　与运动神经脱髓鞘改变引起的四肢瘫痪有关。

6. 便秘　与自主神经功能障碍及长期卧床有关。

7. 恐惧　与运动障碍引起的快速进展性四肢瘫，或呼吸肌麻痹引起呼吸困难带来的濒死感有关。

七、护理措施

（一）一般护理

1. 环境与休息　保持病室安静舒适，病房内空气清新，温湿度适宜。有明显肌痛患者宜卧床休息，预防跌倒及坠床等不良事件发生。

2. 饮食护理　给予患者营养丰富、易消化的食物。有吞咽障碍者根据医嘱放置胃管，给予患者鼻饲胃肠营养，以保证营养供应，促进疾病康复。

（二）病情观察

患者因四肢瘫痪，躯干、肋间肌和膈肌麻痹而致呼吸困难，甚至呼吸肌麻痹。因此，应重点观察患者呼吸情况。如果出现呼吸肌群无力，呼吸困难，咳痰无力，烦躁不安及口唇发绀等缺氧症状应及时给予吸氧。必要时进行气管插管或气管切开，使用人工呼吸机辅助呼吸。

（三）保持呼吸道通畅

（1）能否保持患者呼吸道通畅是关系患者生命安危的关键问题。对已气管切开使用人工呼吸机的患者应采取保护性隔离。病室温度保持在 22～24℃，避免空气干燥，定时通风，保持室内空气新鲜。

（2）吸痰时要严格执行无菌操作，使用一次性吸痰管，操作前后洗手，防止交叉感染。

（3）每 2～3 小时翻身、叩背一次，促进痰液排出，预防肺部感染。

（4）气管切开伤口每日换药，并观察伤口情况。

（5）减少探视。

（四）防止压疮的发生

本病发病急骤，瘫痪肢体恢复缓慢，因此，久卧患者要每天擦洗 1～2 次，保持皮肤清洁干净。患者床褥整齐、干净、平整。每 2～3 小时翻身更换体位，以免局部受压过久。

（五）加强对瘫痪肢体的护理

GBS 患者瘫痪特点为四肢对称性瘫痪，患病早期应保持侧卧、仰卧时的良肢位，恢复期做好患者主动、被动训练，步态训练，以利于肢体功能恢复。

（六）生活护理

患者四肢瘫痪，气管切开不能讲话。因此，护理人员必须深入细致地了解患者的各项要求，做好患者的口腔、皮肤、会阴部的护理。

（七）鼻饲护理

（1）鼻饲前将床头抬高 30°。

（2）每次鼻饲前应回抽胃液，观察有无胃潴留、胃液颜色，并观察胃管有无脱出。

（3）每次鼻饲量不宜过多，200～300mL。

（4）鼻饲液的温度不宜过热，38～40℃。

（5）速度不宜过快，15～20 分钟，以防止呃逆。

（6）鼻饲后，注入 20mL 温开水，清洗胃管。

（八）肠道护理

患者长期卧床，肠蠕动减慢，常有便秘，应多饮水，多吃粗纤维的食物。可做腹部按摩，按顺时针方向，必要时服用缓泻剂，使患者保持排便通畅。

（九）用药护理

（1）使用免疫球蛋白时，将其放置在室温下 30 分钟，以不冻手为宜。用药前询问患者有无过敏史，告知输注过程中如有不适，及时呼叫医务人员。开始滴速缓慢，15 分钟后若无不良反应，可调至正常滴速，输注前后用 5% 葡萄糖注射液冲管。观察患者，如有药物不良反应，立即停药，遵医嘱给药，认真做好护理记录，及时上报并保留药品送检。

（2）使用糖皮质激素应注意观察药物的不良反应及并发症，及时有效遵医嘱给予处理。注意观察生命体征、血糖变化。保护胃黏膜，避免进食坚硬、有刺激的食物。长期应用者，要注意避免感染。并向患者及家属进行药物宣教，以取得其配合。

（十）心理护理

要做好患者心理护理，介绍有关疾病知识，鼓励患者配合医护人员的治疗，树立战胜疾病的信心，减轻恐惧、焦虑、抑郁等不良情绪，以促进疾病康复。

（十一）健康指导

（1）指导患者养成良好的生活习惯，注意休息，保证充足的睡眠。

（2）指导患者坚持每日定时服药，不可随意更改药物剂量，定期复查。

（3）指导患者坚持活动和肢体功能锻炼，克服依赖心理，逐步做一些力所能及的事情。

（倪序美）

第二节　慢性炎症性脱髓鞘性多发性神经病

慢性炎症性脱髓鞘性多发性神经病（chronic inflammatory demyelinating polyneuropathy，CIDP）也称慢性吉兰－巴雷综合征，为慢性进行性、脱髓鞘性感觉运动性周围神经病，常累及四肢，对激素治疗敏感。

一、病因及发病机制

本病发病机制未明，与 AIDP 相似而不同。CIDP 体内可发现 β－微管蛋白抗体和髓鞘结合糖蛋白抗体，尚未发现与 AIDP 发病密切相关的针对空肠弯曲菌及巨细胞病毒等感染因子免疫反应的证据。

二、临床表现

发病率低，男女患病比率相似；各年龄均可发病，儿童少。隐袭发病，多无前驱因素，进展期数月至数年，平均 3 个月；其自然病程有阶梯式进展、稳定进展和复发缓解等三种形式。常见对称分布的肢体远端及近端无力，自远端向近端发展，腱反射减弱或消失；呼吸肌及脑神经受累少见；大多数患者同时存在运动和感觉障碍，可有痛觉过敏、深感觉障碍及感觉性共济失调；少数病例可有 Horner 征、排尿及排便功能障碍和阳痿等。

三、辅助检查

（1）脑脊液（CSF）可见蛋白细胞分离，部分患者寡克隆区带阳性。

（2）神经传导速度、远端潜伏期、F 波潜伏期等均可异常，电生理检查提示不同程度的脱髓鞘及继发性轴索损害。

（3）腓肠神经活检可见到节段性脱髓鞘和"洋葱头"样肥大改变。

四、治疗原则

1. 皮质类固醇激素　最常用泼尼松，可长期口服，每日 1 次，连用 2~4 周，后逐渐减量，大多数患者平均在 2 个月时临床出现肌力改善。方法可采用隔日用药及隔日减量方案。长期应用激素应当注意其不良反应。

2. 血浆置换　每周接受 2 次，连用 3 周，3 周时疗效最明显。

3. 静脉注射免疫球蛋白　每天 0.4g/kg，连续 5 天。

4. 免疫抑制剂　可以选择环磷酰胺、硫唑嘌呤、环孢素 A 等。

五、护理评估

1. 健康史　病程有无急性炎症性脱髓鞘性多发性神经病病史。
2. 症状　如下所述。
(1) 对称性肢体远端或近端无力，大多自远端向近端发展。
(2) 感觉功能障碍：四肢末梢感觉减退或消失。
(3) 自主神经功能障碍：心律失常、直立性低血压、括约肌功能障碍。
3. 身体状况　如下所述。
(1) 生命体征：有无直立性低血压。
(2) 肢体活动障碍：四肢肌力分级，肌张力，有无肌肉萎缩，感觉有无障碍。
4. 心理状况　如下所述。
(1) 有无焦虑、恐惧、抑郁等情绪。
(2) 疾病对生活、工作有无影响。

六、护理诊断/问题

1. 生活自理能力缺陷　与神经脱髓鞘改变引起的四肢瘫痪有关。
2. 有失用综合征的危险　与神经脱髓鞘改变引起的四肢瘫痪有关。
3. 有受伤的危险　与肢体无力、动作笨拙、步态不稳有关。
4. 便秘　与自主神经功能障碍及卧床有关。
5. 恐惧　与疾病阶梯式进展或呈复发缓解方式有关。

七、护理措施

(一) 一般护理

1. 环境与休息　保持病室安静舒适，病房内空气清新，温湿度适宜。患者病情平稳时，鼓励床上活动及早期康复，应预防跌倒及坠床等不良事件发生。疾病较重或晚期，患者宜卧床休息，预防压疮的发生。

2. 饮食护理　给予患者高热量、高维生素、易消化的食物。

(二) 病情观察

(1) 严密观察患者病情变化，肌力下降、疾病有进展时及时通知医生。患者卧床期间早期进行主、被动锻炼，翻身后做好良肢位的摆放，防止瘫痪肢体发生失用综合征。长期卧床的患者要每天擦洗 1 ～ 2 次，保持皮肤清洁干净。患者床褥整齐、干净、平整。每 2 ～ 3 小时翻身更换体位，以免局部受压过久，促进局部血液循环。病情平稳后早期进行康复锻炼。

(2) 了解患者感觉障碍及自主神经功能障碍的变化，洗漱或泡脚时，注意水温，防止烫伤。使用冰袋时防止冻伤。

(3) 有直立性低血压的患者可指导患者穿弹力袜，并应做好知识宣教，预防跌倒坠床的发生。

(4) 便秘时，鼓励患者食用富含粗纤维的饮食，保证水分的摄入，并按摩腹部，适当给予通便药物，嘱患者养成定时排便习惯。

(三) 用药护理

(1) 使用免疫球蛋白时，将其放置在室温下 30 分钟，以不冻手为宜。用药前询问患者有无过敏史，告知输注过程中如有不适，及时呼叫医务人员。开始滴速缓慢，15 分钟后若无不良反应，可调至正常滴速，输注前后用 5% 葡萄糖注射液冲管。观察患者，如有药物不良反应，立即停药，遵医嘱给药，认真做好护理记录，及时上报并保留药品送检。

(2) 使用糖皮质激素应注意观察药物的不良反应及并发症，及时有效遵医嘱给予处理。注意观察生命体征、血糖变化。保护胃黏膜，避免进食坚硬、有刺激的食物。长期应用者，要注意避免感染。并向患者及家属进行药物宣教，以取得其配合。

（四）心理护理

介绍有关疾病知识，鼓励患者配合医护人员的治疗，树立战胜疾病的信心，减轻恐惧、焦虑、抑郁等不良情绪，以促进疾病康复。

（五）健康指导

（1）养成良好的生活习惯，注意休息，保证充足的睡眠。

（2）坚持每日定时服药，不可随意更改药物剂量，定期复查。

（3）坚持活动和肢体功能锻炼，克服依赖心理，逐步做一些力所能及的事情。

（倪序美）

第三节 急性脊髓炎

急性脊髓炎（acute myelitis）是脊髓白质脱髓鞘或坏死所致的横贯性损害。任何年龄均可发病，青壮年较多见，无性别差异，散在发病。病因不清，其发生可能为病毒感染后诱发的异常免疫应答，而不是感染因素的直接作用。表现为病变水平以下肢体运动障碍、各种感觉缺失以及自主神经功能障碍。本病若无严重并发症通常3~6个月可恢复生活自理；若并发压疮、肺部或泌尿系感染常影响康复，或遗留后遗症。部分患者可死于并发症；当病变迅速上升波及高颈段脊髓或延髓时，称为上行性脊髓炎。上行性脊髓炎患者往往短期内死于呼吸循环衰竭。若脊髓内有两个以上散在病灶，称为播散性脊髓炎。

（一）护理评估

1. 了解患者的起病情况　是否为急性发病，发病时有何异常感觉。本病多为急性起病，在数小时至2~3d发展到完全瘫痪，首发症状多为双下肢麻木无力。

2. 评估神经功能受损情况　如下所述。

（1）检查患者有无运动障碍：本病早期常呈脊髓休克表现，截瘫肢体肌张力低、腱反射消失、病理反射阴性、腹壁反射及提睾反射消失，脊髓休克持续时间可为数日或数周或更长，多为2~4周。

（2）有无感觉障碍：利用针刺、冷热水及棉花絮触摸等方法评估患者的痛觉、温觉及触觉，是否病变节段以下所有感觉丧失，通常感觉消失平面上缘可有一感觉过敏区或束带样感觉异常区，感觉平面随病情恢复而逐渐下降。

（3）有无自主神经功能障碍：①评估其大、小便排泄情况，如大、小便潴留，有无膀胱充盈感，膀胱可因充盈过度而出现充盈性尿失禁，随着脊髓功能的恢复，膀胱充盈量缩小，尿液充盈300~400mL时即自主排尿，称反射性神经源性膀胱。②评估患者皮肤是否干燥或湿润，因损害平面以下可出现无汗或少汗、皮肤脱屑及水肿、指甲松脆和角化过度等。

3. 了解有无前驱症状　即病前数日或1~2周有无发热、全身不适或呼吸道感染症状，或有无过劳、外伤或受凉等诱因。

4. 了解实验室情况　如下所述。

（1）外周血和脑脊液检查：除部分患者急性期外周血和CSF白细胞轻度增高外均无特殊变化。

（2）电生理检查：MEP异常，EMG呈失神经改变。

（3）影像学检查：脊柱X线正常，脊髓MRI可见病变部脊髓变粗。病变节段髓内斑点状或片状长T_1长T_2信号，常为多发，或有融合；恢复期可恢复正常。但也有脊髓MRI始终未显示异常者。

（二）治疗原则

及时治疗、减轻症状、预防并发症、早期功能训练，促进康复。

（1）糖皮质激素：急性期大剂量甲泼尼龙短程冲击疗法，可减轻脊髓水肿，控制病情发展。

（2）免疫球蛋白。

（3）可选用适当的抗生素预防感染。

（4）维生素 B 族，神经营养药如三磷腺苷、细胞色素 C、胞磷胆碱等有助于神经功能的恢复。

（5）血管扩张剂：如烟酸、尼莫地平、丹参。

（三）护理措施

1. 一般护理　急性期卧床休息，有呼吸困难者应抬高床头；避免厚棉被等重物压迫肢体，使膝关节和髋关节处于外展、伸直的姿势；保持室内安静和空气新鲜，减少探视，恢复期适当做床上的主动与被动运动和下床活动。

2. 饮食护理　予以高蛋白、高维生素且易消化的食物，多食瘦肉、豆制品、新鲜蔬菜、水果及含纤维素多的食物；多饮水（每日至少 3 000mL）以刺激肠蠕动增加，减轻便秘及肠胀气。

3. 症状护理　密切观察患者呼吸的频率、节律变化，评估患者的运动和感觉障碍的平面，及时发现上行性脊髓炎的征兆，如瘫痪下肢迅速波及上肢或延髓支配肌群，出现吞咽困难、构音不清、呼吸困难等应立即通知医生，并做好相应护理。

（1）对躯体功能障碍的患者，评估患者的日常生活和活动的依赖程度，协助其生活护理，做好晨、晚间护理。与患者和家属共同制订康复训练计划，提供必要的康复器械和安全防护措施，指导患者尽早进行康复训练，帮助患者进行肢体被动和主动运动，并辅以肢体按摩，防止肌肉挛缩和关节强直。

（2）对感觉减退或缺失的患者，禁用热水袋，防止烫伤和冻伤，每日用温水擦洗，以促进血液循环和感觉恢复，给患者做知觉训练，用砂纸、丝绸等判断触觉，可用冷水、温水等刺激温度觉，用大头针刺激痛觉。

（3）对排尿功能障碍的患者密切观察患者排尿的方式、次数、频率、时间、尿量与颜色，了解有无尿路刺激征，检查膀胱是否膨隆，区分是尿潴留还是充盈性尿失禁。留置导尿管者，及时更换导尿管和引流袋，定时夹闭导尿管以训练膀胱的舒缩功能，严格无菌操作，以防尿路逆行感染。

（4）对有吞咽困难的患者，予以流质，药物需磨碎，必要时予鼻饲。

4. 预防并发症的护理　如下所述。

（1）预防尿路感染的护理：留置尿管的患者要严格无菌操作；定期更换尿管和无菌接尿袋；保持外阴部清洁，每天进行尿道口的清洗、消毒；观察尿液的颜色、性质与量，注意有无血尿、脓尿或结晶尿；每 3～4h 开放尿管 1 次，以训练膀胱充盈和收缩功能；鼓励患者多饮水，2 500～3 000mL/d，以稀释尿液，促进代谢产物的排泄，以达到自动冲洗膀胱的目的。

（2）预防压疮的护理：予加强营养；卧气垫床，指导舒适的床上卧位，保持肢体功能位置；避免臀部直接与橡皮布接触，每 2h 翻身 1 次，避免拖拉、推，避免皮肤的机械刺激和骨突处受压；每天协助温水擦拭 1～2 次，按摩皮肤，以促进局部血液循环；保持床单位清洁、干燥、无屑；协助做好患者的个人卫生处置，及时清理排泄物，保持皮肤清洁、干燥；密切观察皮肤有无发红、破溃等状况。

5. 用药护理　应注意观察药物的作用及不良反应，如糖皮质激素应随病情好转遵医嘱逐渐减量，如发现呕吐、黑便、胃部不适、水钠潴留、高血压或有感染征象等，应通知医生处理，同时应注意补钾、补钙。

6. 心理护理　患者常因卧床、生活不能自理而焦虑，心理负担重，护士应以高度的同情心和责任心加强与患者的沟通，及时了解患者的心理状况，帮助患者及家属了解疾病的相关知识，鼓励患者树立信心，积极配合治疗和护理。

（四）健康教育

（1）本病病程恢复时间较长，指导患者及家属掌握疾病康复知识和自我护理方法，帮助分析和去除对疾病治疗和康复不利的因素，鼓励患者持之以恒地做好肢体功能的锻炼，注意劳逸结合，克服急于求成心理。

（2）合理安排饮食，加强营养，多食瘦肉、鱼，多喝水，多食水果、蔬菜等。

（3）适当体育锻炼，增强体质，根据天气变化及时增减衣服，预防受凉、感染等诱因。

（4）按医嘱正确服药，不可随意更改药物剂量与用法。

（5）鼓励患者做力所能及的家务，指导家属患者锻炼时要加以保护，有人陪伴，地面防滑、防湿，穿防滑鞋以防跌伤等意外。

（6）向患者及照顾者讲授留置尿管的相关知识和操作注意事项，避免尿袋接头的反复打开，防止逆行感染。告知膀胱充盈的指征与尿道感染的相关表现。如发现患者尿液引流量明显减少或无尿、下腹部膨隆、小便呈红色或浑浊时应协助及时就诊。

（倪序美）

第四节　脊髓亚急性联合变性

脊髓亚急性联合变性（subacute combined degeneration of the spinal cord，SCD）是由于维生素 B_{12} 的摄入、吸收、结合、转运或代谢障碍导致体内含量不足而引起的中枢和周围神经系统变性的疾病。病变主要累及脊髓后索、侧索及周围神经等，临床表现为双下肢深感觉缺失、感觉性共济失调、痉挛性瘫痪及周围神经病变等，常伴有贫血的临床征象。

一、病因及发病机制

本病与维生素 B_{12} 缺乏有关。维生素 B_{12} 是 DNA 和 RNA 合成时必需的辅酶，也是维持髓鞘结构和功能所必需的一种辅酶，若缺乏则导致核蛋白的合成不足，从而影响中枢神经系统的甲基化，造成髓鞘脱失、轴突变性而致病。因维生素 B_{12} 还参与血红蛋白的合成，本病常伴有恶性贫血。正常人维生素 B_{12} 日需求量仅为 $1 \sim 2\mu g$，摄入的维生素 B_{12} 必须与胃底壁细胞分泌的内因子合成稳定复合物，才可在回肠远端吸收。萎缩性胃炎、胃大部切除术及内因子分泌先天缺陷等因素导致内因子缺乏或不足；回肠切除术、局限性肠炎等影响维生素 B_{12} 吸收；血液中转运腺苷钴胺素缺乏等均可导致维生素 B_{12} 代谢障碍。由于叶酸代谢与维生素的代谢相关，叶酸缺乏也可产生相应症状及体征。

二、临床表现

（1）隐匿起病，逐渐进展。

（2）最初症状：常为四肢麻木，此后逐渐出现双下肢无力、走路不稳和上肢笨拙。

（3）神经系统检查：锥体束和后索损害体征。双下肢痉挛性瘫痪，可有锥体束征，腱反射增高或减低。可出现足趾关节位置觉和音叉震动觉减退，Romberg 征闭目阳性。可有手套袜套样痛触觉减退。

（4）少数患者可出现 Lhermitte 征阳性，即屈曲颈部时有一阵阵针刺感沿脊背向肢体放射。

（5）某些患者并发视神经萎缩及行为和精神异常。

（6）有贫血者出现面色苍白、疲倦等症状。

三、辅助检查

1. 周围血常规及骨髓涂片检查　提示巨细胞低色素性贫血，血网织红细胞数减少，维生素 B_{12} 含量减低（正常值 $220 \sim 940\mu g/mL$）。注射维生素 B_{12} $1\,000\mu g/d$，10 日后网织红细胞数增多有助于诊断。血清维生素 B_{12} 含量正常者应做 Schilling 试验（口服放射性核素[57]钴标记维生素 B_{12}，测定其在尿、便中的排泄量），可发现维生素 B_{12} 吸收障碍。

2. 胃液分析　注射组胺后做胃液分析，可发现抗组胺性胃酸缺乏。

3. 脑脊液检查　多正常，少数可有轻度蛋白增高。

4. 脊髓磁共振　可示脊髓病变部位，呈条形、点片状病灶，T_1 低信号，T_2 高信号。

四、治疗原则

（1）肌注维生素 B_{12}，每日 $100 \sim 1\,000\mu g$，应用 2 周，然后改为每周 $100\mu g$，应用 2 个月，此后给

维持量每月100μg或口服维生素 B_{12}。应用过程中要定期复查血液和血中维生素 B_{12} 浓度，以确定治疗效果。

（2）维生素 B_{12} 缺乏的患者，叶酸的使用应在维生素 B_{12} 治疗的基础上应用。口服叶酸，每日3次，每次 5~10mg。

五、护理评估

1. 健康史　患者的饮食习惯，有无胃部疾病史。

2. 症状　如下所述。

（1）贫血：早期多有贫血、倦怠、腹泻和舌炎等病史，伴血清维生素 B_{12} 减低，常先于神经系统症状出现。

（2）不完全性痉挛性瘫痪：表现为肌张力的增高、腱反射亢进和病理征阳性。

（3）其他症状：精神异常如易激惹、抑郁、幻觉、精神错乱、类偏执狂倾向，认知功能减退甚至痴呆。

3. 身体状况　生命体征，患者有无肢体活动障碍。

4. 心理状况　有无焦虑、恐惧、抑郁等情绪。

六、护理诊断/问题

1. 自理缺陷　与双下肢无力、发硬及手动作笨拙有关。

2. 有受伤的危险　与双下肢无力、发硬、动作笨拙、步态不稳有关。

3. 躯体移动障碍　与脊髓受损有关。

4. 感觉异常　与刺痛、麻木、烧灼与脊髓、周围神经受损有关。

5. 知识缺乏　与疾病相关知识缺乏有关。

七、护理措施

（一）一般护理

1. 环境与休息　保持病室安静舒适，病房内空气清新，温湿度适宜。鼓励患者活动，但应预防跌倒、坠床等不良事件的发生。

2. 饮食护理　向患者讲解平衡饮食的重要性，住院期间饮食定时定量，多食含维生素 B_{12} 丰富的食物，如肉类（包括肝脏）、鱼贝类、禽蛋、乳类、豆类、不去壳的小麦。

（二）用药护理

（1）每天肌内注射维生素 B_{12}，口服药物嘱患者饭后服用。

（2）补充铁剂时嘱患者避开饮用牛奶、咖啡、浓茶等饮料，以防止阻碍铁的吸收。

（3）定期抽血，监测贫血情况及肝肾功能。

（三）心理护理

注重与患者建立一种相互信任的护患关系，鼓励患者表达自己的情感、想法，避免过度保护，主动给予心理干预，进行心理疏导，树立愉快的生活信心。

（四）健康指导

（1）向家属讲解烹调食物的正确方法，由于烹调加热过程可降低食物中维生素 B_{12} 的含量，所以烹调食物时，温度不可过高，时间不能过长，以减少维生素 B_{12} 的丢失，改变进食软、烂食物的不良饮食习惯。

（2）根据患者病情制订肢体被动运动和主动运动的康复计划，做些力所能及的事情。

（3）遵医嘱服药，定期复查。

（倪序美）

第五节 短暂性脑缺血发作

短暂性脑缺血发作（transient ischemic attack，TIA）是由颅内外动脉病变引起的一过性或短暂性、局灶性脑或视网膜功能障碍，临床症状一般持续10~15分钟，多在1小时内恢复，不超过24小时。不遗留神经功能缺损症状和体征，影像学（CT、MRI）检查无责任病灶。

一、病因及发病机制

TIA的发病与动脉粥样硬化、动脉狭窄、心脏病、血液成分改变及血流动力学变化等多种病因有关，其发病机制主要有以下两种类型。

1. **血流动力学改变** 是在各种原因（如动脉硬化和动脉炎等）所致的颈内动脉系统或椎－基底动脉系统的动脉严重狭窄基础上，血压的急剧波动导致原来靠侧支循环维持的脑区发生的一过性缺血。血流动力型TIA的临床症状比较刻板，发作频率通常密集，每次发作持续时间短暂，一般不超过10分钟。

2. **微栓塞** 主要来源于动脉粥样硬化的不稳定斑块或附壁血栓的破碎脱落、瓣膜性或非瓣膜性心源性栓子及胆固醇结晶等。微栓子阻塞小动脉常导致其供血区域脑组织缺血，当栓子破碎移向远端或自发溶解时，血流恢复，症状缓解。微栓塞型TIA的临床症状多变，发作频率通常稀疏，每次发作持续时间一般较长。如果持续时间超过30分钟，提示微栓子较大，可能来源于心脏。

二、临床表现

（一）一般特点

TIA好发于中老年人，男性多于女性，患者多伴有高血压、动脉粥样硬化、糖尿病或高血脂等脑血管病危险因素。发病突然，局部脑或视网膜功能障碍历时短暂，最长时间不超过24小时，不留后遗症。由于微栓塞导致的脑缺血范围很小，一般神经功能缺损的范围和严重程度比较有限。TIA常反复发作，每次发作表现相似。

（二）颈内动脉系统TIA

临床表现与受累血管分布有关。大脑中动脉（middle cerebral artery，MCA）供血区的TIA可出现缺血对侧肢体的单瘫、轻偏瘫、面瘫和舌瘫，可伴有偏身感觉障碍和对侧同向偏盲，优势半球受损常出现失语和失用，非优势半球受损可出现空间定向障碍。

大脑前动脉（anterior cerebral artery，ACA）供血区缺血可出现人格和情感障碍、对侧下肢无力等。

颈内动脉（internal cerebral artery，ICA）主干TIA主要表现为眼动脉交叉瘫［患侧单眼一过性黑蒙、失明和（或）对侧偏瘫及感觉障碍］，Horner交叉瘫（患侧Horner征、对侧偏瘫）。

（三）椎－基底动脉系统TIA

最常见表现为眩晕、平衡障碍、眼球运动异常和复视。可有单侧或双侧面部、口周麻木，单独出现或伴有对侧肢体偏瘫、感觉障碍，呈现典型或不典型的脑干缺血综合征。此外，椎－基底动脉系统TIA还可出现下列几种特殊的临床综合征。

1. **跌倒发作（drop attack）** 表现为下肢突然失去张力而跌倒，无意识丧失，常可很快自行站起，系脑干下部网状结构缺血所致。有时见于患者转头或仰头时。

2. **短暂性全面遗忘症（transient global amnesia，TGA）** 发作时出现短时间记忆丧失，发作时对时间、地点定向障碍，但谈话、书写和计算能力正常，一般症状持续数小时，然后完全好转，不遗留记忆损害。发病机制仍不十分清楚，部分发病可能是大脑后动脉颞支缺血累及边缘系统的颞叶海马、海马旁回和穹隆所致。

3. **双眼视力障碍发作** 双侧大脑后动脉距状支缺血导致枕叶视皮质受累，引起暂时性皮质盲。

值得注意的是，椎－基底动脉系统TIA患者很少出现孤立的眩晕、耳鸣、恶心、昏厥、头痛、尿便失禁、嗜睡或癫痫等症状，往往合并有其他脑干或大脑后动脉供血区缺血的症状和体征。

三、辅助检查

CT 或 MRI 检查大多正常。部分病例弥散加权 MRI（DWI）可以在发病早期显示一过性缺血灶，缺血灶多呈小片状。CTA、MRA 及 DSA 检查有时可见血管狭窄、动脉粥样硬化改变。TCD 检测可探查颅内动脉狭窄，并可进行血流状况评估和微栓子监测。血常规和生化检查也是必要的，神经心理学检查可能发现轻微的脑功能损害。

四、治疗原则

TIA 是急症。TIA 发病后 2～7 天内为卒中的高风险期，对患者进行紧急评估和干预可以减少卒中的发生。临床医师还应提前做好有关的准备工作，一旦 TIA 转变成脑梗死，不要因等待凝血功能等结果而延误溶栓治疗。

1. TIA 短期卒中风险评估　常用的 TIA 危险分层工具为 ABCD2 评分，症状发作在 72 小时内并存在以下情况之一者，建议入院治疗。

（1）ABCD2 评分 >3 分。

（2）ABCD2 评分 0～2 分，但门诊不能在 2 天之内完成 TIA 系统检查。

（3）ABCD2 评分 0～2 分，并有其他证据提示症状由局部缺血造成，如 DWI 已显示对应小片状缺血灶。

2. 药物治疗　如下所述。

（1）抗血小板治疗：非心源性栓塞性 TIA 推荐抗血小板治疗。抗血小板药物以单药为主，氯吡格雷（75mg/d）及阿司匹林（50～325mg/d）均可作为首选药物，有证据表明对于高危患者，氯吡格雷优于阿司匹林。不推荐常规应用双重抗血小板药物，但近期有急性冠状动脉病变或支架成形术者，或有明确证据示动脉 - 动脉栓塞者，推荐短期联合用药。

（2）抗凝治疗：心源性栓塞性 TIA 可采用抗凝治疗。主要包括肝素、低分子肝素和华法林。一般短期使用肝素后改为口服华法林治疗。华法林治疗目标为国际标准化比值（international normalized ratio，INR）达到 2～3，用药量根据结果调整。卒中高危 TIA 患者应选用半衰期较短和较易中和抗凝强度的肝素；一旦 TIA 转变成脑梗死，可以迅速纠正凝血功能指标的异常，使之符合溶栓治疗的入选标准。频繁发作的 TIA 或椎 - 基底动脉系统 TIA，以及对抗血小板治疗无效的病例也可考虑抗凝治疗。对人工心脏瓣膜置换等卒中高度风险的 TIA 患者还可考虑口服抗凝剂治疗加用小剂量阿司匹林或双嘧达莫联合治疗。

（3）扩容治疗：纠正低灌注，适用于血流动力型 TIA。

（4）溶栓治疗：对于新近发生的符合传统 TIA 定义的患者，虽神经影像学检查发现，有明确的脑梗死责任病灶，但目前不作为溶栓治疗的禁忌证。在临床症状再次发作时若临床已明确诊断为脑梗死，不应等待，应按照卒中指南积极进行溶栓治疗。

（5）其他：对有高纤维蛋白原血症的 TIA 患者，可选用降纤酶治疗。活血化瘀性中药制剂对 TIA 患者也可能有一定的治疗作用。

3. TIA 的外科治疗　对于过去 6 个月内发生过 TIA 的患者，如果同侧颈内动脉狭窄 70%～90% 的患者，推荐实施颈动脉内膜剥脱术（carotid endarterectomy，CEA）；症状性颈内动脉狭窄 50%～69% 的患者，根据患者年龄、性别、伴发疾病及首发症状严重程度等实施 CEA；建议在最近一次缺血事件发生后两周内实施 CEA；不建议颈内动脉狭窄 <50% 的患者施行 CEA；建议术后继续抗血小板治疗。

对于症状性颈动脉高度狭窄的患者 >70%，无条件做 CEA 时，可考虑行颈动脉血管成形和支架置入术（carotid artery stenting，CAS）。如果有 CEA 禁忌证或手术不能到达，CEA 后期再狭窄、放疗后狭窄，可考虑行 CAS；对于高龄患者行 CAS 要慎重。支架置入术前即给予氯吡格雷和阿司匹林联用，持续至术后至少 1 个月，之后单独使用氯吡格雷至少 12 个月。

症状性颅外段颈动脉闭塞患者不推荐常规行颅外－颅内血管旁路移植术。患者在接受最佳的药物治疗（包括抗栓、他汀类药物和相关危险因素控制）期间仍然出现症状，可考虑对椎动脉颅外段狭窄患者行血管内和手术治疗。主要颅内动脉狭窄所致的 TIA 不推荐行颅外－颅内血管旁路移植术，目前进行血管成形术和（或）支架植入术的有效性尚不清楚。

五、护理评估

1. 健康史　有无高血压、高脂血症、心脏病、糖尿病、下肢静脉血栓病、易栓症、动脉粥样硬化、动脉狭窄、血液病、肥胖症等病史；有无吸烟史；有无跌倒、外伤史；发作时主要症状及伴随症状。

2. 症状　如下所述。

（1）头晕：发作有无诱因、程度、急缓，发作时间及持续时间，有无恶心、呕吐等。

（2）偏瘫或四肢瘫：发作有无诱因、发作时肌力情况、有无肢体麻木、肌力下降有无进展、发作时间及持续时间。

（3）视网膜功能障碍：发作有无诱因、发作时间及持续时间，症状主要是复视、偏盲、视野缺损、全盲。

（4）伴随症状：有无大小便失禁、记忆丧失等。

3. 身体状况　如下所述。

（1）生命体征及意识状态：尤其是血压及有无意识障碍。

（2）肌力：肌力障碍的部位，肌力变化。

（3）体位：是否有肢体痉挛，是否处于功能位。

（4）脑功能：计算力、记忆力、时间空间定向力是否正常。

4. 心理状况　如下所述。

（1）有无焦虑、抑郁、恐惧等情绪。

（2）疾病对生活、工作有无影响。

六、护理诊断/问题

有受伤的危险与 TIA 不定时发作有关。

七、护理措施

（一）一般护理

1. 环境与休息　保持病室环境安静舒适、空气清新、温湿度适宜。发作时嘱患者卧床休息，预防跌倒等不良事件发生。

2. 饮食护理　给予患者低盐、低脂饮食。每天食盐以不超过 6g 为宜，多食含钾丰富的食物，如新鲜蔬菜、水果、大豆制品、鱼类。忌食甜食、动物内脏、辛辣油炸食物，禁忌暴饮暴食，避免过分饥饿，避免晚餐后及睡前加餐，睡前可适当饮水，以稀释血液，降低血液黏稠度。控制体重，戒烟，戒酒。

（二）病情观察

注意观察和记录每次发作的持续时间、间隔时间和伴随症状，观察患者肢体无力或麻木是否减轻或加重，有无头痛、头晕等表现。

（三）安全护理

发作时卧床休息，注意枕头不宜过高，以 15°～20° 为宜，以免影响头部的血液供应。仰头或头部转动时应缓慢、动作轻柔，转动幅度不要太大，防止因颈部活动过度或过急导致 TIA 发作而跌伤，患者如厕、沐浴及外出活动时应有家属陪伴。洗澡时间不宜过长。

（四）用药护理

嘱患者严格遵医嘱正确服药，不能随意更改、终止或自行购药服用。抗凝治疗时密切观察有无出血倾向，观察大便颜色，皮肤黏膜有无出血点、瘀斑及牙龈出血。使用抗血小板聚集剂治疗时，注意有无食欲减退、皮疹或白细胞减少等不良反应。

（五）心理护理

嘱患者积极调整心态、稳定情绪，消除紧张、恐惧的心理，培养自己的兴趣爱好，多参加有益身心的家庭和社会活动，分散对疾病的注意力，树立战胜疾病的信心。

（六）健康指导

（1）保持心情愉快，情绪稳定，避免精神紧张。

（2）生活起居规律，改变不良生活方式，坚持适当的体育锻炼和运动，注意劳逸结合。扭头或仰头动作不宜过急，幅度不要太大，防止诱发 TIA 或跌伤。

（3）合理饮食，宜进食低盐、低脂、充足蛋白质和维生素的饮食，限制动物油脂的摄入，注意粗粮与细粮搭配，肉菜搭配，戒烟酒。

（4）按医嘱正确服药，积极治疗高血压、动脉硬化、糖尿病、高脂血症和肥胖症。服药期间注意有无肝、肾功能的异常。

（5）发现肢体麻木、无力、头晕、头痛、复视或突然跌倒时应引起重视，及时就医。

（倪序美）

第六节　脑梗死

脑梗死（cerebral infarction，CI）又称缺血性脑卒中（cerebral ischemic stroke），包括脑血栓形成、腔隙性脑梗死和脑栓塞等，是指因各种原因导致脑部血液供应障碍，缺血、缺氧所致的局限性脑组织的缺血性坏死或软化。临床上最常见的有脑血栓形成、脑栓塞和腔隙性梗死。

脑血栓形成（cerebral thromoosis，CT）是脑梗死最常见的类型，约占全部脑梗死的 60%，是在各种原因引起的血管壁病变基础上，脑动脉主干或分支动脉管腔狭窄、闭塞或血栓形成，引起脑局部血流减少或供应中断，使脑组织缺血、缺氧性坏死，出现局灶性神经系统症状和体征。

脑栓塞（cerebral embolism）是由各种栓子（血流中异常的固体、液体、气体）沿血液循环进入脑动脉，引起急性血流中断而出现相应供血区脑组织缺血、坏死及脑功能障碍。只要产生栓子的病原不消除，脑栓塞就有复发的可能。2/3 的复发发生在第 1 次发病后的 1 年之内。脑栓塞急性期病死率与脑血栓形成大致接近，死因多为严重脑水肿引起的脑疝、肺炎和心力衰竭等。有 10%~20% 在 10d 内发生第 2 次栓塞，再发时病死率更高。约 2/3 患者留有偏瘫、失语、癫痫发作等不同程度的神经功能缺损。

腔隙性梗死是指大脑半球或脑干深部的小穿通动脉，在长期高血压基础上，血管壁发生病变，最终管腔闭塞，导致缺血性微梗死，缺血、坏死和液化的脑组织由吞噬细胞移走形成空腔，主要累及脑的深部白质、基底节、丘脑和脑桥等部位，形成腔隙性梗死灶。

一、病因与发病机制

（一）脑血栓形成

（1）脑动脉粥样硬化：是脑血栓形成最常见的病因，它多与主动脉弓、冠状动脉、肾动脉及其他外周动脉粥样硬化同时发生。但脑动脉硬化的严重程度并不与其他部位血管硬化完全一致。高血压常与脑动脉硬化并存、两者相互影响，使病变加重。高脂血症、糖尿病等则往往加速脑动脉硬化的进展。

（2）脑动脉炎：如钩端螺旋体感染引起的脑动脉炎。

（3）胶原系统疾病、先天性血管畸形、巨细胞动脉炎、肿瘤、真性红细胞增多症、血液高凝状态等。

（4）颈动脉粥样硬化的斑块脱落引起的栓塞称为血栓－栓塞：在颅内血管壁病变的基础上，如动脉内膜损害破裂或形成溃疡，在睡眠、失水、心力衰竭、心律失常等情况时，出现血压下降、血流缓慢，胆固醇易于沉积在内膜下层，引起血管壁脂肪透明变性、纤维增生、动脉变硬、迂曲、管壁厚薄不匀、血小板及纤维素等血液中有形成分黏附、聚集、沉着、形成血栓。血栓逐渐扩大，使动脉管腔变狭窄，最终引起动脉完全闭塞。缺血区脑组织因血管闭塞的快慢、部位及侧支循环能提供代偿的程度，而出现不同范围、不同程度的梗死。

脑部任何血管都可发生血栓形成，但以颈内动脉、大脑中动脉多见。血栓形成后，血流受阻或完全中断，若侧支循环不能代偿供血，受累血管供应区的脑组织则缺血、水肿、坏死。经数周后坏死的脑组织被吸收，胶质纤维增生或瘢痕形成，大病灶可形成中风囊。

（二）脑栓塞

脑栓塞的栓子来源可分为心源性、非心源性、来源不明性三大类。

1. 心源性　为脑栓塞最常见的原因。在发生脑栓塞的患者中约一半以上为风湿性心脏病二尖瓣狭窄并发心房颤动。在风湿性心脏病患者中有 14% ~ 48% 的患者发生脑栓塞。细菌性心内膜炎心瓣膜上的炎性赘生物易脱落，心肌梗死或心肌病时心内膜病变形成的附壁血栓脱落，均可成为栓子。心脏黏液瘤、二尖瓣脱垂及心脏手术、心导管检查等也可形成栓子。

2. 非心源性　主动脉弓及其发出的大血管动脉粥样硬化斑块与附着物及肺静脉血栓脱落，也是脑栓塞的重要原因。其他如肺部感染、败血症引起的感染性脓栓；长骨骨折的脂肪栓子；寄生虫虫卵栓子；癌性栓子；胸腔手术、人工气胸、气腹以及潜水员或高空飞行员所发生的减压病时的气体栓子；异物栓子等均可引起脑栓塞。

3. 来源不明性　有些脑栓塞虽经现代先进设备、方法进行仔细检查仍未能找到栓子的来源。

（三）腔隙性梗死

主要病因为高血压导致小动脉及微小动脉壁脂质透明变性，管腔闭塞产生腔隙性病变。有资料认为舒张压增高对于多发性腔隙性梗死的形成更为重要。病变血管多为 100 ~ 200μm 的深穿支，如豆纹动脉、丘脑穿通动脉及基底动脉中央支，多为终末动脉，侧支循环差。

二、临床表现

（一）脑血栓形成

（1）本病好发于中老年人，多见于 50 ~ 60 岁以上的动脉硬化者，且多伴有高血压、冠心病或糖尿病；年轻发病者以各种原因的脑动脉炎为多见；男性稍多于女性。

（2）通常患者可有某些未引起注意的前驱症状，如头晕、头痛等；部分患者发病前曾有 TIA 史。

（3）多数患者在安静休息时发病，不少患者在睡眠中发生，次晨被发现不能说话，一侧肢体瘫痪。病情多在几小时或几天内发展达到高峰，也可为症状进行性加重或波动。多数患者意识清楚，少数患者可有不同程度的意识障碍，持续时间较短。神经系统体征主要决定于脑血管闭塞的部位及梗死的范围，常见为局灶性神经功能缺损的表现如失语、偏瘫、偏身感觉障碍等。

（4）临床分型：根据起病形式可分为以下几种。

1）可逆性缺血性神经功能缺损：此型患者的症状和体征持续时间超过 24h，但在 1 ~ 3 周完全恢复，不留任何后遗症。可能是缺血未导致不可逆的神经细胞损害，侧支循环迅速而充分地代偿，发生的血栓不牢固，伴发的血管痉挛及时解除等。

2）完全型：起病 6h 内病情达高峰，为完全性偏瘫，病情重，甚至出现昏迷，多见于血栓－栓塞。

3）进展型：局灶性脑缺血症状逐渐进展，阶梯式加重，可持续 6h 至数日。临床症状因血栓形成的部位不同而出现相应动脉支配区的神经功能障碍。可出现对侧偏瘫、偏身感觉障碍、失语等，严重者可引起颅内压增高、昏迷、死亡。

4）缓慢进展型：患者症状在起病 2 周以后仍逐渐发展。多见于颈内动脉颅外段血栓形成，但颅内动脉逆行性血栓形成亦可见。多与全身或局部因素所致的脑灌流减少有关。此型病例应与颅内肿瘤、硬膜下血肿相鉴别。

（二）脑栓塞

1. 任何年龄均可发病　风湿性心脏病引起者以中青年为多，冠心病及大动脉病变引起者以中老年居多。

2. 通常发病无明显诱因　安静与活动时均可发病，以活动中发病多见。起病急骤是本病的主要特征。在数秒钟或很短的时间内症状发展至高峰。多属完全性脑卒中，个别患者可在数天内呈阶梯式进行性恶化，为反复栓塞所致。

3. 常见的临床症状　局限性抽搐、偏盲、偏瘫、偏身感觉障碍、失语等，意识障碍常较轻且很快恢复。严重者可突起昏迷、全身抽搐，可因脑水肿或颅内压增高，继发脑疝而死亡。

（三）腔隙性梗死

多见于中老年，男性多于女性，半数以上的患者有高血压病史，突然或逐渐起病，出现偏瘫或偏身感觉障碍等局灶症状。通常症状较轻、体征单一、预后较好，一般无头痛、颅高压和意识障碍，许多患者并不出现临床症状而由头颅影像学检查发现。

腔隙状态是本病反复发作引起多发性腔隙性梗死，累及双侧皮质脊髓束和皮质脑干束，出现严重精神障碍、认知功能下降、假性延髓性麻痹、双侧锥体束征、类帕金森综合征和尿便失禁等。

三、实验室检查

1. 血液检查　血常规、血生化（包括血脂、血糖、肾功能、电解质）血流动力学、凝血功能。

2. 影像学检查　如下所述。

（1）CT 检查：是最常用的检查，发病当天多无改变，但可除外脑出血，24h 以后脑梗死区出现低密度灶。脑干和小脑梗死 CT 多显示不佳。

（2）MRI 检查：可以早期显示缺血组织的大小、部位，甚至可以显示皮质下、脑干和小脑的小梗死灶。

（3）血管造影 CTA、MRA、DSA：可以发现血管狭窄、闭塞及其他血管病变，如动脉炎、脑底异常血管网、动脉瘤和动静脉畸形等。可以为脑卒中的血管内治疗提供依据。其中 DSA 是脑血管病变检查的金标准，缺点为有创，费用高，技术要求条件高。

3. TCD　对判断颅内外血管狭窄或闭塞、血管痉挛、侧支循环建立程度有帮助，还可用于溶栓监测。

4. 放射性核素检查　可显示有无脑局部的血流灌注异常。

5. 心电图检查　作为确定心肌梗死和心律失常的依据。超声心电图检查可证实是否存在心源性栓子，颈动脉超声检查可评价颈动脉管腔狭窄程度及动脉硬化斑块情况，对证实颈动脉源性栓塞有一定意义。

四、治疗要点

脑梗死患者一般应在卒中单元中接受治疗，由多科医师、护士和治疗师参与，实施治疗、护理康复一体化的原则，以最大限度地提高治疗效果和改善预后。

1. 一般治疗　主要为对症治疗，包括维持生命体征和处理并发症。主要针对以下情况进行处理：

（1）血压：缺血性脑卒中急性期血压升高通常不需特殊处理，除非收缩压 >220mmHg 或舒张压 >120mmHg 及平均动脉压 >130mmHg。如果出现持续性的低血压，需首先补充血容量和增加心排血量，如上述措施无效，必要时可应用升压药。

（2）吸氧和通气支持：轻症、无低氧血症的患者无须常规吸氧，对脑干卒中和大面积梗死等病情危重或有气道受累者，需要气道支持和辅助通气。

（3）血糖：脑卒中急性期高血糖较常见，可以是原有糖尿病的表现或应激反应，当超过11.1mmol/L时应予以胰岛素治疗，将血糖控制在8.3mmol/L以下。

（4）脑水肿：多见于大面积梗死，脑水肿通常于发病后3~5d达高峰。治疗目标是降低颅内压、维持足够脑灌注和预防脑疝发生。可应用20%甘露醇125~250mL/次静点，6~8h 1次；对心、肾功能不全者可改用呋塞米20~40mg静脉注射，6~8h 1次；可酌情同时应用甘油果糖250~500mL/次静点，1~2次/d；还可用七叶皂苷钠和白蛋白辅助治疗。

（5）感染：脑组织患者（尤其存在意识障碍者）急性期容易发生呼吸道、泌尿系感染等，是导致病情加重的重要原因。患者采用适当体位，经常翻身叩背及防止误吸是预防肺炎的重要措施，肺炎的治疗主要包括呼吸支持（如氧疗）和抗生素治疗；尿路感染主要继发于尿失禁和留置导尿，尽可能避免插管和留置导尿，间歇导尿和酸化尿液可减少尿路感染，一旦发生应及时根据细菌培养和药敏试验应用敏感抗生素。

（6）上消化道出血：高龄和重症脑卒中患者急性期容易发生应激性溃疡，建议常规应用静脉抗溃疡药（H$_2$受体拮抗药）；对已发生消化道出血者，应进行冰盐水洗胃、局部应用止血药（如口服或鼻饲云南白药、凝血酶等）；出血量多引起休克者，必要时需要输注新鲜全血或红细胞成分输血。

（7）发热：由于下丘脑体温调节中枢受损、并发感染或吸收热、脱水引起，可增加患者死亡率及致残率。对中枢性发热患者应以物理降温为主，必要时予以人工亚冬眠。

（8）深静脉血栓形成：高龄、严重瘫痪和心房纤颤均增加深静脉血栓形成的危险性，也增加了发生肺栓塞的风险。应鼓励患者尽早活动，下肢抬高，避免下肢静脉输液（尤其是瘫痪侧）。对有发生血栓形成风险的患者可预防性药物治疗，首选低分子肝素4 000U皮下注射，1~2次/d。对发生近端深静脉血栓形成、抗凝治疗症状无缓解者应给予溶栓治疗。

（9）水电解质平衡紊乱：脑卒中时由于神经内分泌功能紊乱、进食减少、呕吐及脱水治疗常并发水电解质紊乱，主要包括低钾血症、低钠血症和高钠血症。应对患者常规进行水电解质监测并及时加以纠正，纠正低钠血症和高钠血症均不宜过快，防止脑桥中央髓鞘溶解和加重脑水肿。

（10）心脏损伤：脑卒中合并的心脏损伤是脑心综合征的表现之一，主要包括急性心肌缺血、心肌梗死、心律失常及心力衰竭。脑卒中急性期应密切观察心脏情况并及时治疗。慎用增加心脏负担的药物，注意输液速度及输液量，对高龄患者或原有心脏病者甘露醇用量减半或改用其他脱水药，积极处理心肌缺血、心肌梗死、心律失常或心功能衰竭等心脏损伤。

（11）癫痫：如有癫痫发作或癫痫持续状态时可给予相应处理。脑卒中2周后如发生癫痫，应长期抗癫痫治疗。

2. 特殊治疗 包括早期溶栓治疗、抗血小板治疗、抗凝治疗、血管内治疗、细胞保护治疗和外科治疗等。

（1）早期溶栓：脑血栓形成发生后，尽快恢复脑缺血区的血液供应是急性期的主要治疗原则。早期溶栓是指发病后6h内采用溶栓治疗使血管再通，可减轻脑水肿，缩小梗死灶，恢复梗死区血液灌流，减轻神经元损伤，挽救缺血半暗带。

1）重组组织型纤溶酶原激活剂（rt-PA）：可与血栓中纤维蛋白结合成复合体，后者与纤溶酶原有高度亲和力，使之转变为纤溶酶，以溶解新鲜的纤维蛋白，故rt-PA只引起局部溶栓，而不产生全身溶栓状态。其半衰期为3~5min，剂量为0.9mg/kg（最大剂量90mg），先静滴10%（1min），其余剂量连续静滴，60min滴完。

2）尿激酶：是目前国内应用最多的溶栓药，可渗入血栓内，同时激活血栓内和循环中的纤溶酶原，故可起到局部溶栓作用，并使全身处于溶栓状态。其半衰期为10~16min。用100万~150万U，溶于生理盐水100~200mL中，持续静脉滴注30min。

3）链激酶：它先与纤溶酶原结合成复合体，再将纤溶酶原转变为纤溶酶，半衰期为10~18min，常用量10万~50万U。

（2）抗血小板治疗：常用抗血小板聚集剂包括阿司匹林和氯吡格雷。未行溶栓治疗的急性脑梗死患者应在48h内服用阿司匹林，但一般不在溶栓后24h内应用阿司匹林，以免增加出血风险。一般认为氯吡格雷的疗效优于阿司匹林，可口服75mg/d。

（3）抗凝治疗：主要包括肝素、低分子肝素和华法林。一般不推荐急性缺血性脑卒中后急性期应用抗凝药来预防脑卒中复发、阻止病情恶化或改善预后。但对于长期卧床，特别是合并高凝状态有形成深静脉血栓和肺栓塞的趋势者，可以用低分子肝素预防治疗。对于心房纤颤者可以应用华法林治疗。

（4）脑保护治疗：包括自由基清除药、阿片受体阻滞药、电压门控性钙通道阻断药、兴奋性氨基酸受体阻断药和镁离子等，可通过降低脑代谢、干预缺血引发细胞毒性机制减轻缺血性脑损伤。

（5）血管内治疗：包括经皮腔内血管成形术和血管内支架置入术等。对于颈动脉狭窄＞70%，而神经功能缺损与之相关者，可根据患者情况考虑行相应的血管内介入治疗。

（6）外科治疗：对于有或无症状、单侧重度颈动脉狭窄＞70%，或经药物治疗无效者可以考虑进行颈动脉内膜切除术，但不推荐在发病24h进行。幕上大面积脑梗死伴严重脑水肿、占位效应和脑疝形成征象者，可行去骨瓣减压术；小脑梗死使脑干受压导致病情恶化时，可行抽吸梗死小脑组织和颅后窝减压术。

（7）其他药物治疗：降纤治疗可选用巴曲酶，使用中注意出血并发症。

（8）中医药治疗：丹参、川芎嗪、葛根素、银杏叶制剂等可降低血小板聚集、抗凝、改善脑血流、降低血液黏度。

（9）康复治疗：应早期进行，并遵循个体化原则，制定短期和长期治疗计划，分阶段、因地制宜地选择治疗方法，对患者进行针对性体能和技能训练，降低致残率，增进神经功能恢复，提高生活质量。

五、护理措施

（一）基础护理

保持床单位清洁、干燥、平整；患者需在床上大小便时为其提供隐蔽、方便的环境，指导患者学会和配合使用便器；协助定时翻身、叩背；每天温水擦浴1~2次，大小便失禁者及时擦洗，保持会阴部清洁；鼓励患者摄取充足的水分和均衡的饮食，饮水呛咳或吞咽困难者遵医嘱予鼻饲；保持口腔清洁，鼻饲或生活不能自理者协助口腔护理；养成定时排便的习惯，便秘者可适当运动或按摩下腹部，必要时遵医嘱使用缓泻药；协助患者洗漱、进食、沐浴和穿脱衣服等。

患者卧床时上好床栏，走廊、厕所要装扶手，可便患者坐起、扶行；地面保持平整，防湿、防滑；呼吸器和经常使用的物品置于床头患者伸手可及处；患者穿防滑软底鞋，衣着宽松；步态不稳或步态不稳者有专人陪伴，选用三角手杖等辅助工具。

告知患者不要自行使用热水瓶或用热水袋取暖。

（二）疾病护理

观察意识、瞳孔、生命体征的变化；观察有无头痛、眩晕、恶心、呕吐等症状以及偏瘫、失语等神经系统体征的变化；观察有无癫痫发作，记录发作的部位、形式、持续时间；观察有无呕血或黑粪。

正确摆放患者的良肢位，并协助体位变换以抑制患侧痉挛；加强患侧刺激以减轻患侧忽视：所有护理工作及操作均在患者患侧进行，床头柜置于患侧，与患者交谈时在患者患侧进行，引导患者将头转向患侧；根据病情指导患者进行床上运动训练：如Bobath握手、桥式运动、关节被动运动、坐起训练；恢复期可指导患者进行转移动作训练、坐位训练、站立训练、步行训练、平衡共济训练、日常生活活动训练等；患者吞咽困难，不能进食时遵医嘱鼻饲流食，并做好胃管的护理；饮水呛咳的患者选择半流或糊状食物，进食时保持坐位或半坐位，进餐时避免分散患者注意力；如果患者出现呛咳、误吸或呕吐，立即让患者取头侧位，及时清除口鼻分泌物和呕吐物，预防窒息和吸入性肺炎。

失语或构音障碍的患者应鼓励其采取不同方式向医护人员或家属表达自己的需要，可借助卡片、笔、本、图片、表情或手势等进行简单有效的交流；运动性失语者尽量提一些简单的问题让患者回答

"是""否"或点头、摇头表示，与患者交流时语速要慢；感觉性失语的患者与其交流时应减少外来干扰，避免患者精神分散；听力障碍的患者可利用实物或图片与其交流；对于有一定文化，无书写障碍的患者可用文字书写法进行交流；护士可以配合语言治疗师指导患者进行语言训练。

加强用药护理：使用溶栓抗凝药物时应严格把握药物剂量，密切观察意识和血压变化，定期进行神经功能评估，监测出凝血时间、凝血酶原时间，观察有无皮肤及消化道出血倾向，有无头痛、急性血压升高、恶心、呕吐和颅内出血的症状；有无栓子脱落引起的小栓塞，如肠系膜上动脉栓塞可引起腹痛，下肢静脉栓塞可出现皮肤肿胀、发红及肢体疼痛、功能障碍等；使用钙通道阻滞药如尼莫地平时，因能产生明显的扩血管作用，可导致患者头部胀痛、颜面部发红、血压降低等，应监测血压变化，控制输液滴速，一般小于每分钟30滴，告知患者和家属不要随意自行调节输液速度；使用低分子右旋糖酐时应密切观察有无发热、皮疹甚至过敏性休克的发生。

大脑左前半球受损可以导致抑郁，加之由于沟通障碍，肢体功能恢复的过程长，日常生活依赖他人照顾，如果缺少家庭和社会支持，患者可能产生焦虑或抑郁，而焦虑和抑郁情绪阻碍了患者的有效康复，从而严重影响患者的生活质量。因此应重视对精神情绪变化的监控，提高对抑郁、焦虑状态的认识，及时发现患者的心理问题，进行针对性心理治疗（解释、安慰、鼓励、保证等），以消除患者思想顾虑，稳定情绪，增强战胜疾病的信心。

（三）健康指导

1. 疾病知识和康复指导　指导患者和家属了解本病的基本病因、主要危险因素和危害，告知本病的早期症状和就诊时机，掌握本病的康复治疗知识与自我护理方法，帮助分析和消除不利于疾病康复的因素，落实康复计划；鼓励患者树立信心，克服急于求成心理，循序渐进，坚持锻炼，增强自我照顾的能力；鼓励家属关心体贴患者，给予精神支持和生活照顾，但要避免养成患者的依赖心理。

2. 合理饮食　进食高蛋白、低盐低脂、低热量的清淡饮食，多吃新鲜蔬菜、水果、谷类、鱼类和豆类，戒烟、限酒。

3. 日常生活指导　适当运动，如慢跑、散步等，每天30min以上，合理休息和娱乐；日常生活不要依赖他人，尽量做力所能及的家务；患者起床、坐起或低头系鞋带等体位变换时动作宜缓慢，转头不宜过猛过急，洗澡时间不宜过长，平时外出时有人陪伴，防止跌倒；气候变化时注意保暖，防止感冒。

4. 预防复发　遵医嘱正确服用降压、降糖和降脂药物；定期门诊检查，了解血压、血糖、血脂和心功能情况，预防并发症和脑卒中复发。当患者出现头晕、头痛、一侧肢体麻木无力、讲话吐词不清或进食呛咳、发热、外伤时应及时就诊。

（倪序美）

第七节　脑出血

脑出血是由高血压合并动脉硬化或其他原因造成的非外伤性脑实质内出血。占急性脑血管病的20%～30%。年发病率为（60～80）/10万人口，急性期死亡率为30%～40%，好发年龄在50～70岁，男性稍多见，冬春季发病较多。在脑出血中大脑半球出血占80%，脑干和小脑出血占20%。原发性高血压和动脉粥样硬化是脑出血最常见的病因，慢性原发性高血压患者使脑小动脉中形成微动脉瘤或夹层动脉瘤，在血压骤升时，瘤体可能破裂而引起脑出血。另外，高血压还可引起远端血管痉挛，造成远端脑组织缺氧坏死，发生点状出血和脑水肿，出血融合扩大即成大片出血。脑内动脉壁薄弱，可能是脑出血比其他内脏出血多见的一个原因。脑出血的其他病因还有动静脉畸形、动脉瘤、脑肿瘤、血液病、抗凝及溶栓治疗、淀粉样血管病等。临床主要表现为突然头痛、恶心、呕吐、偏瘫、失语、视力障碍、吞咽障碍、意识障碍、大小便失禁等，发病时有血压明显升高。脑出血预后与出血量、出血部位、病因及全身状况有关，部分患者可恢复生活自理或工作；相当一部分患者留有失语、偏瘫、智能障碍等严重后遗症；还有一部分患者可在短期内死亡。

一、护理评估

1. 询问患者的起病情况 如下所述。

（1）了解起病时间、方式、速度及有无正在活动，或者是在生气、大笑等情绪激动，或者是在用力大便等诱因。脑出血患者多在活动和情绪激动时起病。

（2）询问患者有无明显的头昏、头痛等前驱症状。大多数脑出血患者病前无预兆，少数患者可有头痛、头晕、肢体麻木、口齿不利等前驱症状。

（3）了解有无头痛、恶心、呕吐、打哈欠或烦躁不安等伴随症状，脑出血患者因血液刺激以及血肿压迫脑组织引起脑组织缺血、缺氧，发生脑水肿和颅内压增高，可致剧烈头痛和喷射状呕吐。

2. 观察患者的神志、瞳孔和生命体征情况 如下所述。

（1）观察神志是否清楚，有无意识障碍及其类型、程度：无论轻症或重症脑出血患者起病初时均可以意识清楚，随着病情加重，意识逐渐模糊，常常在数分钟或数十分钟内神志转为昏迷。观察瞳孔大小及对光反射是否正常。瞳孔的大小与对光反射是否正常，与出血量、出血部位有着密切关联，轻症脑出血患者瞳孔大小及对光反射均可正常；如出现"针尖样"瞳孔，为脑桥出血的特征性症状；双侧瞳孔散大可见于脑疝患者；双侧瞳孔缩小、凝视麻痹伴严重眩晕，意识障碍呈进行性加重，应警惕脑干和小脑出血的可能。

（2）观察生命体征的情况：重症脑出血患者呼吸深沉带有鼾声，甚至呈潮式呼吸或不规则呼吸；脉搏缓慢有力，血压升高；当脑桥出血时，丘脑下部对体温的正常调节被阻断而使体温严重上升，甚至呈持续高热状态。如脉搏增快，体温升高，血压下降，则有生命危险。

3. 观察有无神经功能受损 如下所述。

（1）观察有无"三偏征"：大脑基底核为最常见的出血部位，当累及内囊时，患者常出现偏瘫、偏身感觉障碍和偏盲。

（2）了解有无失语及失语类型：脑出血累及大脑优势半球时，常出现失语症。

（3）有无眼球运动及视力障碍：除了内囊出血可发生"偏盲"外，枕叶出血可引起皮质盲；丘脑出血可压迫中脑顶盖，产生双眼上视麻痹而固定向下注视；脑桥出血可表现为交叉性瘫痪，头和眼转向非出血侧，呈"凝视瘫肢"状；小脑出血可有面神经麻痹，眼球震颤、两眼向病变对侧同向凝视。

（4）检查有无肢体瘫痪及瘫痪类型：除内囊出血、丘脑出血和额叶出血引起"偏瘫"外，脑桥小量出血还可引起交叉性瘫痪，脑桥大量出血（血肿 >5mL）和脑室大出血可迅即发生四肢瘫痪和去皮质强直发作。

（5）其他：颞叶受累除了发生 Wernike 失语外，还可引起精神症状；小脑出血则可出现眩晕、眼球震颤、共济失调、行动不稳、吞咽障碍。

4. 了解患者的既往史和用药情况 如下所述。

（1）询问患者既往是否有原发性高血压、动脉粥样硬化、高脂血症、血液病病史及家族脑卒中病史。

（2）询问患者曾经进行过哪些治疗，目前用药情况怎样，是否持续使用过抗凝、降压等药物，发病前数日有无自行停服或漏服降压药的情况。

5. 了解患者的生活方式和饮食习惯 如下所述。

（1）询问患者工作与生活情况，是否长期处于紧张忙碌状态，是否缺乏适宜的体育锻炼和休息时间。

（2）询问患者是否长期摄取高盐、高胆固醇饮食。

（3）询问患者是否有嗜烟、酗酒等不良习惯。

6. 了解实验室检查情况 如下所述。

（1）血常规及血液生化检查：白细胞可增高，超过 10×10^9/L 者占 60% ~80%，甚至可达（15 ~ 20）$\times 10^9$/L，并可出现蛋白尿、尿糖、血液尿素氮和血糖升高。

（2）脑脊液检查：压力常增高，多为血性脑脊液。应注意重症脑出血患者，如诊断明确，不宜行腰穿检查，以免诱发脑疝导致死亡。

（3）影像学检查：头部 CT 检查是临床疑诊脑出血的首选检查。发病后 CT 即可显示边界清楚的均匀高密度病灶，并可显示血肿部位、大小、形态以及是否破入脑室；MRI 表现因疾病不同时期而不一样。

（4）DSA 检查：对血压正常疑有脑血管畸形的年轻患者，可考虑行 DSA 检查，以便进一步明确病因，积极针对病因治疗，预防复发。

7. 了解患者的心理－精神－社会状况　了解患者是否因突然发生肢体残疾或瘫痪卧床，生活需要依赖他人，而可能产生的焦虑、恐惧、绝望等心理反应；患者及家属对脑血管病的病因、病程经过、防治知识及预后的了解程度，能否接受偏瘫、失语需要照顾的现状；家庭成员组成、家庭环境及经济状况如何；家属对患者的关心支持程度等。

二、治疗原则

急性期积极防止再出血、控制脑水肿、降低颅内压，控制高血压并维持在适当水平，维持生命功能，防治感染和消化道出血等并发症。应用止血药和凝血药，必要时可通过外科手术清除血肿，挽救重症患者的生命，但应严格掌握其适应证和禁忌证；当患者生命体征平稳，疾病停止进展后，宜尽早实施康复治疗，如体疗、理疗、针灸、按摩、高压氧治疗等，以尽早恢复患者的神经功能，提高生活质量。

三、护理措施

1. 一般护理　急性期患者绝对卧床休息 4 周，抬高床头 15°~30°，以促进脑部静脉回流，减轻脑水肿；取侧卧位或平卧头侧位，防止呕吐物反流引起误吸。脑出血急性期患者应尽量就地治疗，避免不必要的搬动，并注意保持病房安静、安全，严格限制探视，避免各种刺激，各项治疗操作应集中进行。翻身时，注意保护头部，动作宜轻柔缓慢，尽量减少头部的摆动幅度，以免加重出血，避免咳嗽和用力排便。神经系统症状稳定 48~72h 后，患者即可开始早期康复锻炼，但应注意不可过度用力或憋气。恢复期的康复训练不可急于求成，应循序渐进、持之以恒。

2. 饮食护理　急性期患者给予高蛋白、高维生素、高热量饮食，并限制钠盐摄入（<3g/d），有意识障碍、消化道出血的患者宜禁食 24~48h，然后酌情给予清淡、易消化、无刺激、营养丰富的鼻饲流质，如牛奶、豆浆、藕粉、蒸蛋或混合匀浆等，注意温度适宜、少食多餐，4~5 次/日，每次约 200mL。恢复期患者应给予清淡、低盐、低脂、适量蛋白质、高维生素食物，戒烟酒，忌暴饮、暴食。

3. 症状护理　如下所述。

（1）对神志不清、躁动或有精神症状的患者，床应加护栏，并适当约束，防止患者自伤或他伤。

（2）注意保持呼吸道通畅，防止舌根后坠和窒息，及时清除口鼻分泌物，协助患者轻拍背部，以促进痰痂的脱落排出，但急性期应避免刺激咳嗽，必要时遵医嘱给予负压吸痰及定时雾化吸入。

（3）协助患者完成生活护理，按时翻身，保持床单干燥、整洁，保持皮肤清洁卫生，预防压疮的发生，必要时使用气垫床；如有闭眼障碍的患者，应涂四环素眼膏，并用湿纱布盖眼，保护角膜；昏迷和鼻饲患者应做好口腔护理，2 次/日。有大小便失禁的患者，注意及时清理大小便，保持会阴部及肛周皮肤清洁、干燥。

（4）有吞咽障碍的患者，喂饭、喂水时宜缓慢，遇呕吐或反呛时应暂停喂食喂水，防止食物呛入气管引起窒息或吸入性肺炎，对昏迷等不能进食的患者可遵医嘱予以鼻饲流质饮食。

（5）注意保持瘫痪肢体的功能位，防止足下垂，被动运动关节和按摩患侧肢体，防止手足挛缩、变形及神经麻痹，病情稳定后应尽早开始肢体及语言功能的康复训练，以促进神经功能的早日康复。

（6）中枢性高热的患者先行物理降温，如温水擦浴、酒精浴、冰敷等，效果不佳时可遵医嘱给予退热药，并注意监测和记录体温的情况。

（7）密切观察病情，尤其是生命体征、神志、瞳孔的变化，及早发现脑出血的先兆表现，发现异常，应立即报告医生及时抢救。使用脱水降颅内压药物时注意检测尿量与水、电解质的变化，防止低钾血症和肾功能受损。

4. 预防并发症的护理　如下所述。

（1）预防脑疝发生的护理：严密观察患者有无剧烈头痛、喷射性呕吐、躁动不安、血压升高、脉搏减慢、呼吸不规则、一侧瞳孔散大、意识障碍加重等脑疝的先兆表现，一旦出现，应立即报告医生，保持呼吸道通畅，迅速予吸氧，建立静脉通路，遵医嘱快速给予脱水、降颅压药物及其他抢救器械、药物。

（2）预防上消化道出血的护理：遵医嘱予合理饮食及保护胃黏膜、止血的药物；告知患者及家属上消化道出血的原因，安慰患者，消除其紧张情绪，创造安静舒适的环境，保证患者的休息。注意观察患者有无呃逆、上腹部饱胀不适、胃痛、呕血、黑便、尿量减少等症状和体征；胃管鼻饲的患者，注意回抽胃液，并观察胃液的颜色、有无黑便，如有异常及时报告医生。如果患者出现呕吐或从胃管抽出咖啡色液体，解柏油样大便，同时伴面色苍白、口唇发绀、呼吸急促、皮肤湿冷、烦躁不安、血压下降、尿少等，应考虑上消化道出血和出血性休克，要立即报告医生，并配合行止血、抗休克处理。

5. 用药护理　告知药物的作用与用法，注意观察药物的疗效与不良反应，发现异常情况，及时报告医生处理。

（1）颅高压使用20%甘露醇静脉滴注脱水时，要保证绝对快速输入，20%的甘露醇100～250mL要在15～30min滴完，注意防止药液外漏，并注意尿量与血电解质的变化，防止低血钾和肾功能受损的发生。患者每日补液量可按尿量加500mL计算，在1 500～2 000mL以内，如有高热、多汗、呕吐或腹泻者，可适当增加入液量。每日补钠50～70mmol/L，补钾40～50mmol/L。防止低钠血症，以免加重脑水肿。

（2）严格遵医嘱服用降压药，不可骤停和自行更换，亦不宜同时服用多种降压药，避免血压骤降或过低致脑供血不足。应根据患者的年龄、基础血压、病后血压等情况来判定最适血压水平，缓慢降压，不宜使用强降压药。

（3）用地塞米松消除脑水肿时，因其易诱发上消化道应激性溃疡，应观察有无呃逆、上腹部饱胀不适、胃痛、呕血、便血等，注意胃内容物或呕吐物的性状，以及有无黑便的发生；鼻饲流质的患者，注意观察胃液的颜色是否为咖啡色或血性，必要时可做隐血试验检查，如发现异常及时通知医生处理。

（4）躁动不安的患者可根据病情给予小量镇静止痛药；患者有抽搐发作时，可用地西泮静脉缓慢注射，或苯妥英钠口服，并密切观察用药后的反应。

6. 心理护理　主动关心患者与家属，耐心介绍病情及预后，消除其紧张焦虑、悲观、忧郁等不良心理，保持患者及家属情绪稳定，积极配合抢救与治疗。

四、健康教育

1. 疾病知识和康复指导　同"脑梗死"。

2. 饮食　给予低盐、低脂、适量蛋白质、富含维生素与纤维素的清淡饮食，多吃蔬菜、水果，少食辛辣刺激性强的食物，戒烟酒。

3. 避免诱因　指导患者尽量避免使血压骤然升高的各种因素。

（1）避免情绪激动，去除不安、恐惧、愤怒、忧郁等不良心理，保持正常心态。避免惊吓等刺激。

（2）建立健康的生活方式，生活有规律，保证充足睡眠。

（3）养成定时排便的习惯，保持大便通畅，避免大便时用力过度和憋气。

（4）坚持适度锻炼，避免重体力劳动。如坚持做保健体操、慢散步、打太极拳等。避免突然用力过猛。

4. 控制高血压　遵医嘱正确服用降压药，维持血压稳定，减少血压波动对血管的损害。

5. 出院后护理　出院后定期复查血压、血糖、血脂、血常规等项目，积极治疗原发性高血压病、糖尿病、心脏病等原发疾病。如出现头痛、呕吐、肢体麻木无力、进食困难、饮水呛咳等症状时需及时就医。

（倪序美）

第八节　蛛网膜下隙出血

蛛网膜下隙出血是指由多种病因所致脑底部或脑及脊髓表面血管破裂、出血进入蛛网膜下隙引起的原发性SAH，不同于脑实质出血直接破入或经脑室进入蛛网膜下隙引起的继发性SAH。SAH占整个脑卒中的5%～10%，年发病率为（5～20）/10万。SAH的病因以先天动脉瘤最常见，脑血管畸形居第二位，其次为高血压动脉硬化性动脉瘤、脑底异常血管（Moyamoya病）、血液病、各种感染所致的脑动脉炎、肿瘤破坏血管、抗凝治疗的并发症等。由于SAH的病因不同，其发病机制也有所不同：①先天性动脉瘤可能与遗传及先天性发育缺陷有关。②脑血管畸形则因先天性发育异常所致。③脑动脉炎也可造成血管壁病变致血管破裂出血。④肿瘤可直接侵蚀血管而造成出血。SAH以突起的剧烈头痛、呕吐、脑膜刺激征和血性CSF为临床特征。各个年龄组均可发病，动脉瘤破裂所致者好发于30～60岁，女性多于男性；因血管畸形所致者多见于青少年，无性别差异。无意识障碍的轻症患者经积极治疗预后好；部分患者可留有认知障碍等后遗症；个别及重症患者可因脑疝形成而迅速死亡。

一、护理评估

1. 询问患者起病的情况　如下所述。

（1）了解起病的形式：询问患者起病时间，了解是否在剧烈活动或情绪大悲大喜时急性起病，SAH起病很急，常在突然剧烈活动或情绪激动、兴奋时突然发病。

（2）了解有无明显诱因和前驱症状：询问患者起病前数日内是否有头痛等不适症状，部分患者在发病前数日或数周有头痛、恶心、呕吐等"警告性渗漏"的前驱症状。

（3）询问患者有无伴随症状：多见的有短暂意识障碍、项背部或下肢疼痛、畏光等伴随症状。

2. 观察神志、瞳孔及生命体征的情况　询问患者病情，了解患者有无神志障碍。少数患者意识始终清醒，瞳孔大小及对光反射正常；半数以上患者有不同程度的意识障碍，轻者出现神志模糊，重者昏迷逐渐加深。监测患者血压、脉搏状况，了解患者血压、脉搏有无改变。起病初期患者常可出现血压上升，脉搏加快，有时节律不齐，但呼吸和体温均可正常；由于出血和脑动脉痉挛对下丘脑造成的影响，24h以后患者可出现发热、脉搏不规则、血压波动、多汗等症状。

3. 评估有无神经功能受损　如下所述。

（1）活动患者头颈部，了解脑膜刺激征是否阳性，大多数患者在发病后数小时内即可出现脑膜刺激征，以颈项强直最具特征性，Kernig征及Brudzinski征均呈阳性。

（2）了解患者有无瘫痪、失语及感觉障碍，这与出血引起脑水肿、血肿压迫脑组织，或出血后迟发性脑血管痉挛导致脑缺血、脑梗死等有关；大脑中动脉瘤破裂可出现偏瘫、偏身感觉障碍及抽搐；椎-基底动脉瘤可出现面瘫等脑神经瘫痪。

（3）观察患者瞳孔，了解有无眼征。后交通动脉瘤可压迫动眼神经而致眼睑下垂、瞳孔散大、复视等麻痹症状，有时眼内出血亦可引起严重视力减退。

（4）有无精神症状，少数患者急性期可出现精神症状，如烦躁不安、谵妄、幻觉等，且60岁以上的老年患者精神症状常较明显；大脑前动脉瘤可出现精神症状。

（5）有无癫痫发作，脑血管畸形患者常有癫痫发作。

4. 了解既往史及用药情况　询问患者既往身体状况，了解有无颅内动脉瘤，脑血管畸形和高血压、动脉硬化病史；有无冠心病、糖尿病、血液病、颅内肿瘤、脑炎病史；询问患者是否进行过治疗，过去和目前的用药情况怎样；了解患者有无抗凝治疗史等。

5. 评估患者的心理状态　主动与患者进行交谈，了解患者有无恐惧、紧张、焦虑及悲观绝望的心理，患者常因起病急骤，对病情和预后的不了解以及害怕进行DSA检查和开颅手术，易出现上述不良

— 287 —

心理反应。

6. 了解实验室检查情况　如下所述。

（1）三大常规检查：起病初期常有白细胞增多，尿糖常可呈阳性但血糖大多正常，偶可出现蛋白尿。

（2）脑脊液检查：CSF 为均匀一致血性，压力增高（＞200mmH₂O），蛋白含量增加。

（3）影像学检查：颅脑 CT 是确诊 SAH 的首选诊断方法，可见蛛网膜下隙高密度出血灶，并可显示出血部位、出血量、血液分布、脑室大小和有无再出血；MRI 检查可发现动脉瘤或动静脉畸形。

（4）数字减影血管造影 DSA 检查可为 SAH 的病因诊断提供可靠依据，如发现动脉瘤的部位、显示解剖行程、侧支循环和血管痉挛情况；还可发现动静脉畸形（AVM）、烟雾病、血管性肿瘤等。

（5）经颅多普勒 TCD 检查可作为追踪监测 SAH 后脑血管痉挛的一个方法，具有无创伤性。

二、治疗原则

积极控制脑水肿，降低颅内压；控制继续出血和防治迟发性脑血管痉挛及脑缺血；可行脱水、止血及钙通道阻滞剂治疗，也可考虑行脑室穿刺引流减压或 CSF 置换疗法，对动脉瘤和 AVM 患者可择期手术，去除病因，防止复发；维持生命体征稳定，纠正水、电解质紊乱，预防感染。

三、护理措施

1. 一般护理　如下所述。

（1）绝对卧床休息 4～6 周，头部稍抬高（15°～30°），以减轻脑水肿；尽量少搬动患者，避免震动患者头部；在此期间，禁止患者洗头、如厕、淋浴等一切下床活动。

（2）保持病房安静、舒适，治疗、护理活动集中进行，避免频繁接触和打扰患者休息。

（3）避免精神紧张、情绪波动、用力排便、屏气、咳嗽、喷嚏、过度劳累等诱发再出血的因素。

（4）保持呼吸道通畅：长期卧床的患者呼吸道内的分泌物不能有效排出，常合并坠积性肺炎。对呕吐频繁的患者应取侧卧位，及时引流呕吐物，预防吸入性肺炎，痰多者用吸痰器，以保持呼吸道通畅。

（5）急性蛛网膜下隙出血的患者发病 3～7d 后，如不合并其他感染常有体温升高到38～40℃，此发热称为生理性发热，不用药物即可恢复正常。

（6）对血压高者一定要密切观察血压变化，定时定位测量血压，避免误差。

（7）SAH 再发率较高，出血后 1 个月内再出血危险性最大，其中 2 周内再发率占再发病例的半数以上，其原因多为动脉瘤再破裂。如果患者在病情稳定或好转情况下，突然再发剧烈头痛、呕吐、抽搐发作、昏迷，甚至去皮质强直及脑膜刺激征明显加重，多为再出血。护士应加强观察与巡视，密切观察生命体征、意识、瞳孔、头痛、呕吐等各种病情变化。并及时报告医生立即配合抢救治疗。

2. 饮食护理　给予清淡易消化，含丰富维生素和蛋白质的低盐、低脂饮食，谷类和鱼类、新鲜蔬菜、水果、豆类、坚果；少吃糖类和甜食。避免辛辣、油炸食物等刺激性强的食物；禁忌暴饮暴食；注意粗细搭配、荤素搭配；戒烟、限酒；控制食物热量，保持理想体重。

3. 症状护理　如下所述。

（1）头痛的护理：注意保持病室安静、舒适，避免不良的声、光刺激，控制探视，指导患者采用放松术减轻疼痛，如缓慢深呼吸，听轻音乐，全身肌肉放松等。必要时可遵医嘱给予止痛和脱水降颅内压药物。

（2）运动和感觉障碍的护理：应注意保持良好的肢体功能位，防止足下垂、爪形手、足外翻等后遗症，恢复期指导患者积极进行肢体功能锻炼，用温水擦洗患肢，改善血液循环，促进肢体知觉的恢复。

（3）对有精神症状的患者，应注意保持周围环境的安全，对烦躁不安等不合作的患者，应加护栏，防止坠床，必要时遵医嘱予以镇静治疗。有记忆力，定向力障碍的老年患者，外出时应有人陪护，注意防止患者走失或其他意外发生。

4. 预防并发症的护理　如下所述。

（1）压疮的护理：为避免加重出血，在尽量减少头部摆动时，采用小角度的翻身和轻度按摩，一般在 2h 左右为宜，以促进受压部位的血液循环。保持床铺平整、干燥、无碎屑，被褥要清洁、干燥。定期用温水清洗皮肤，保持皮肤清洁。补充足够营养，以维持患者机体所需要的热量，增强抵抗力。

（2）口腔的护理：每天早晚用 0.9% 的生理盐水棉球擦拭，严防患者将溶液吸入呼吸道。若有假牙者，应取下清洗。

（3）眼睛护理：昏迷患者常因眼睑闭合不全，应每日清洗眼睛排泄物，然后涂抗生素软膏，再用生理盐水纱布遮盖。

（4）二便观察：对于尿潴留者给予腹部热敷、针灸、按摩，促使患者自行排尿。必要时遵医嘱给予留置尿管。对便秘者，应按摩腹部遵医嘱予开塞露、番泻叶通便治疗，以防患者排便用力，诱发再出血。

5. 用药护理　告知药物的作用与用法，注意观察药物的疗效与不良反应，发现异常情况，及时报告医生处理。

（1）使用 20% 甘露醇脱水治疗时，应快速静脉滴入，并确保针头在血管内，必要时遵医嘱记录 24h 尿量。

（2）尼莫地平等缓解脑血管痉挛的药物静脉滴注时可能刺激血管引起皮肤发红、剧烈疼痛，及多汗、心动过速、心动过缓、胃肠道不适等反应。应通过三通阀与 5% 葡萄糖注射液或生理盐水溶液同时缓慢滴注，5 ~ 10mL/h，并密切注意血压变化，如果出现不良反应或收缩压小于 90mmHg，应报告医生适当减量、减速或停药处理；如果无三通阀联合输液，一般将 50mL 尼莫地平针剂加入 5% 葡萄糖注射液 500mL 中静脉滴注，速度为 15 ~ 20 滴/分，6 ~ 8h 输完。

（3）使用 6 - 氨基己酸（EACA）止血时应特别注意有无双下肢肿胀疼痛等临床表现，谨防深部静脉血栓形成；有肾功能障碍者应慎用。

6. 心理护理　关心患者，耐心告知病情、特别是绝对卧床与预后的关系，详细介绍 DSA 检查的目的、程序与注意事项，指导患者消除紧张、不安、焦虑、恐惧等不良心理，增强战胜疾病的信心，配合治疗和检查，并保持情绪稳定，安静休养。

四、健康教育

（1）避免情绪激动，去除不安、恐惧、愤怒、忧郁等不良心理，保持正常心态。避免惊吓等刺激。建立健康的生活方式，生活有规律，保证充足睡眠。

（2）养成定时排便的习惯，保持大便通畅，避免大便时用力过度和憋气。

（3）坚持适度锻炼，避免重体力劳动，如坚持做保健体操、慢散步、打太极拳等。避免突然用力过猛。

（4）合理饮食。

（5）SAH 患者一般于首次出血 3 周后进行 DSA 检查，应告知脑血管造影的相关知识，指导患者积极配合，以明确病因，尽早手术，解除潜在威胁，以防复发。

（6）女性患者 1 ~ 2 年避免妊娠和分娩。

（7）指导家属应关心、体贴患者，为其创造良好的修养环境，督促尽早检查和手术，发现再出血征象及时就诊。

（倪序美）

第九节　病毒性脑膜炎

病毒性脑膜炎（viral meningitis）是一组由各种病毒感染引起的脑膜急性炎症性疾病，临床以发热、头痛和脑膜刺激征为主要表现。本病大多呈良性过程。

一、病因及发病机制

多数的病毒性脑膜炎由肠道病毒引起。该病毒属于微小核糖核酸病毒科，有 60 多个不同亚型，包括脊髓灰质炎病毒、柯萨奇病毒 A 和 B、埃可病毒等，其次为流行性腮腺炎、单纯疱疹病毒和腺病毒。

肠道病毒主要经粪 - 口途径传播，少数通过呼吸道分泌物传播；大部分病毒在下消化道发生最初的感染，肠道细胞上有与肠道病毒结合的特殊受体，病毒经肠道入血，产生病毒血症，再经脉络丛侵犯脑膜，引发脑膜炎症改变。

二、临床表现

（1）本病以夏秋季为高发季节，在热带和亚热带地区可终年发病。儿童多见，成人也可罹患。多为急性起病，出现病毒感染的全身中毒症状如发热、头痛、畏光、肌痛、恶心、呕吐、食欲减退、腹泻和全身乏力等，并可有脑膜刺激征。病程在儿童常超过 1 周，成人病程可持续 2 周或更长时间。

（2）临床表现可因患者的年龄、免疫状态和病毒种类不同而异，如幼儿可出现发热、呕吐、皮疹等症状，而脑膜刺激征轻微甚至阙如；手 - 足 - 口综合征常发生于肠道病毒 71 型脑膜炎，非特异性皮疹常见于埃可病毒 9 型脑膜炎。

三、辅助检查

脑脊液压力正常或增高，白细胞数正常或增高，可达（10~100）×10^6/L，早期可以多形核细胞为主，8~48 小时后以淋巴细胞为主。蛋白质可轻度增高，糖和氯化物含量正常。

四、治疗

本病是一种自限性疾病，主要是对症治疗、支持治疗和防治并发症。对症治疗：如头痛严重者可用止痛药，癫痫发作可选用卡马西平或苯妥英钠等，脑水肿在病毒性脑膜炎不常见，可适当应用甘露醇。对于疱疹病毒引起的脑膜炎，应用阿昔洛韦抗病毒治疗可明显缩短病程和缓解症状，目前针对肠道病毒感染临床上使用或试验性使用的药物有人免疫球蛋白（immunoglobulin）和抗微小核糖核酸病毒药物普来可那立（pleconaril）。

五、护理评估

1. 健康史　发病前有无发热及感染史（呼吸道、消化道）。

2. 症状　发热、头痛、呕吐、食欲减退、腹泻、乏力、皮疹等。

3. 身体状况　如下所述。

（1）生命体征及意识，尤其是体温及意识状态。

（2）头痛：头痛部位、性质、有无逐渐加重及突然加重，脑膜刺激征是否阳性。

（3）呕吐：呕吐物性质、量、频率，是否为喷射样呕吐。

（4）其他症状：有无人格改变、共济失调、偏瘫、偏盲、皮疹。

4. 心理状况　如下所述。

（1）有无焦虑、恐惧等情绪。

（2）疾病对生活、工作有无影响。

六、护理诊断/问题

1. 体温过高　与感染的病原有关。

2. 意识障碍　与高热、颅内压升高引起的脑膜刺激征及脑疝形成有关。

3. 有误吸的危险　与脑部病变引起的脑膜刺激征及吞咽困难有关。

4. 有受伤的危险　与脑部皮质损伤引起的癫痫发作有关。

5. 营养失调：低于机体需要量　与高热、吞咽困难、脑膜刺激征所致的入量不足有关。

6. 生活自理能力缺陷　与昏迷有关。

7. 有皮肤完整性受损的危险　与昏迷抽搐有关。

8. 语言沟通障碍　与脑部病变引起的失语、精神障碍有关。

9. 思维过程改变　与脑部损伤所致的智能改变、精神障碍有关。

七、护理措施

（一）高热的护理

（1）注意观察患者发热的热型及相伴的全身中毒症状的程度，根据体温高低定时监测其变化，并给予相应的护理。

（2）患者在寒战期及时给予增加衣被保暖；在高热期则给予减少衣被，增加其散热。患者的内衣以棉制品为宜，且不宜过紧，应勤洗勤换。

（3）在患者头、颈、腋窝、腹股沟等大血管走行处放置冰袋，及时给予物理降温，30 分钟后测量降温后的效果。

（4）当物理降温无效、患者持续高热时，遵医嘱给予降温药物。给予药物降温后特别是有昏迷的患者，要观察其神志、瞳孔、呼吸、血压的变化。

（5）做好基础护理，使患者身体舒适；做好皮肤护理，防止降温后大量出汗带来的不适；给予患者口腔护理，以减少高热导致口腔分泌物减少引起的口唇干裂、口干、舌苔，以及呕吐、口腔残留食物引起的口臭带来的不适感及舌尖、牙龈炎等感染；给予会阴部护理，保持其清洁，防止卧床所致的泌尿系统感染；床单位清洁、干燥、无异味。

（6）患者的饮食应以清淡为宜，给予细软、易消化、高热量、高维生素、高蛋白、低脂肪饮食。鼓励患者多饮水、多吃水果和蔬菜。意识障碍不能经口进食者及时给予鼻饲，并计算患者每公斤体重所需的热量，配置合适的鼻饲饮食。

（7）保持病室安静舒适，空气清新，室温 18～22℃，湿度 50%～60% 适宜。避免噪声，以免加重患者因发热引起的躁动不安、头痛及精神方面的不适感。降低室内光线亮度或给患者戴眼罩，减轻因光线刺激引起的燥热感。

（二）病情观察

（1）严密观察患者的意识状态，维持患者的最佳意识水平：严密观察病情变化，包括意识、瞳孔、血压、呼吸、体温等生命体征的变化，结合其伴随症状，正确判断、准确识别因智能障碍引起的表情呆滞、反应迟钝，或因失语造成的不能应答，或因高热引起的精神萎靡，或因颅压高所致脑疝引起的嗜睡、昏睡、昏迷，应及时并准确地反馈给医生，以利于患者得到恰当的救治。

（2）按时给予脱水降颅压的药物，以减轻脑水肿引起的头痛、恶心、呕吐等脑膜刺激征，防止脑疝的发生。

（3）注意补充液体，准确记录 24 小时出入量，防止低血容量性休克而加重脑缺氧。

（4）定时翻身、叩背、吸痰，及时清理口鼻呼吸道分泌物，保持呼吸道通畅，防止肺部感染。

（5）给予鼻导管吸氧或储氧面罩吸氧，保证脑组织氧的供给，降低脑组织氧代谢。

（6）避免噪声、强光刺激，减少癫痫发作，减少脑组织损伤，维护患者意识的最佳状态。

（7）癫痫发作及癫痫持续状态的护理详见癫痫患者的护理。

（三）精神症状的护理

（1）密切观察患者的行为，每天主动与患者交谈，关心其情绪，及时发现有无暴力行为和自杀倾向。

（2）减少环境刺激，避免引起患者恐惧。

（3）注意与患者沟通交流和护理操作技巧，减少不良语言和护理行为的刺激，避免患者意外事件的发生。

1）在与患者接触时保持安全距离，以防有暴力行为患者的伤害。

2）在与患者交流时注意表情，声音要低，语速要慢，避免使患者感到恐惧，从而增加患者对护士的信任。

3）运用顺应性语言劝解患者接受治疗护理，当患者焦虑或拒绝时，除特殊情况外，可等其情绪稳定后再处理。

4）每天集中进行护理操作，避免反复的操作引起患者的反感或激惹患者的情绪。

5）当遇到患者有暴力行为的倾向时，要保持沉着、冷静的态度，切勿大叫，以免使患者受到惊吓后产生恐惧，引发攻击行为而伤害他人。

（4）当患者烦躁不安或暴力行为不可控时，及时给予适当约束，以协助患者缓和情绪，减轻或避免意外事件的发生。约束患者时应注意以下几点：

1）约束患者前一定要向患者家属讲明约束的必要性，医生病程和护理记录要详细记录，必要时签知情同意书，在患者情绪稳定的情况下也应向家属讲明约束原因。

2）约束带应固定在患者手不可触及的地方。约束时注意患者肢体的姿势，维持肢体功能性位置，约束带松紧度适宜，注意观察被约束肢体的肤色和活动度。

3）长时间约束至少每2小时松解约束5分钟。必要时改变患者体位，协助肢体被动运动。若患者情况不允许，则每隔一段时间轮流松绑肢体。

4）患者在约束期间家属或专人陪伴，定时巡视病房，并保证患者在护理人员的视线之内。

（四）用药护理

（1）遵医嘱使用抗病毒药物，静脉给药注意保持静脉通路通畅，做好药物不良反应宣教，注意观察患者有无谵妄、震颤、皮疹、血尿，定期抽血监测肝肾功能。

（2）使用甘露醇等脱水降颅压的药物，应保证输液快速滴注，并观察皮肤情况，药液有无外渗，准确记录出入量。

（3）使用镇静、抗癫痫药物，要观察药效及药物不良反应，定期抽血，监测血药浓度。

（4）使用退热药物，注意及时补充水分，观察血压情况，预防休克。

（五）心理护理

（1）要做好患者心理护理，介绍有关疾病知识，鼓励患者配合医护人员的治疗，树立战胜疾病的信心，减轻恐惧、焦虑、抑郁等不良情绪，以促进疾病康复。

（2）对有精神症状的患者，给予家属帮助，做好患者生活护理，减少家属的焦虑。

（六）健康教育

（1）指导患者和家属养成良好的卫生习惯。

（2）加强体质锻炼，增强抵抗疾病的能力。

（3）注意休息，避免感冒，定期复查。

（4）指导患者服药。

（倪序美）

参考文献

[1] 申文江，朱广迎．临床医疗护理常规．北京：中国医药科技出版社，2013.

[2] 郎红娟，侯芳．神经外科专科护士实用手册．北京：化学工业出版社，2016.

[3] 屈红，秦爱玲，杜明娟．专科护理常规．北京：科学出版社，2016.

[4] 潘瑞红．专科护理技术操作规范．湖北：华中科技大学出版社，2016.

[5] 傅一明．急救护理技术．北京：科学出版社，2016.

[6] 易敏，谭进．急救护理技术．上海：上海第二军医大学出版社，2016.

[7] 唐英姿，左右清．外科护理．上海：上海第二军医大学出版社，2016.

[8] 沈翠珍．内科护理．北京：中国中医药出版社，2016.

[9] 孟共林，李兵，金立军．内科护理学．北京：北京大学医学出版社，2016.

[10] 陆一春，刘海燕．内科护理学．北京：科学出版社，2016.

[11] 王骏，万晓燕，许燕玲．内科护理学．大连：大连理工大学出版社，2016.

[12] 游桂英，方进博．心血管内科护理手册．北京：科学出版社，2015.

[13] 张铭光，杨小莉，唐承薇，等．消化内科护理手册．北京：科学出版社，2015.

[14] 赵爱萍，吴冬洁，张凤芹．心内科临床护理．北京：军事医学科学出版社，2015.

[15] 李娟．临床内科护理学．西安：西安交通大学出版社，2014.

[16] 翁素贞，叶志霞，皮红英．外科护理．上海：复旦大学出版社，2016.

[17] 刘梦清，余尚昆．外科护理学．北京：科学出版社，2016.

[18] 陈茂君，蒋艳，游潮．神经外科护理手册．北京：科学出版社，2015.

[19] 徐燕，周兰姝．现代护理学．北京：人民军医出版社，2015.

[20] 姜安丽．新编护理学基础．第2版．北京：人民卫生出版社，2013.

[21] 李小寒．基础护理学．第5版．北京：人民卫生出版社，2012.

[22] 尤黎明，吴瑛．内科护理学．北京：人民卫生出版社，2006.

[23] 黄人健，李秀华．现代护理学高级教程．北京：人民军医出版社，2014.

[24] 王爱平．现代临床护理学．北京：人民卫生出版社，2015.

[25] 唐少兰，杨建芬．外科护理．北京：科学出版社，2015.

[26] 黄素梅，张燕京．外科护理学．北京：中国医药科技出版社，2013.

[27] 李淑迎，应岚．临床护理常规．北京：中国医药科技出版社，2013.

[28] 李建民，孙玉倩．外科护理学．北京：清华大学出版社，2014.

[29] 尹安春，史铁英．内科疾病临床护理路径．北京：人民卫生出版社，2014.

[30] 史淑杰．神经系统疾病护理指南．北京：人民卫生出版社，2013.

[31] 于为民．肾内科疾病诊疗路径．北京：军事医学科学出版社，2014.

[32] 蔡金辉．肾内科临床护理思维与实践．北京：人民卫生出版社，2013.